G. Michael Wittmann

Ernst Graser (1860–1929)

Ein Erlanger Chirurgenleben
zwischen Katheder und Operationssaal

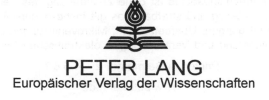

PETER LANG
Europäischer Verlag der Wissenschaften

Bibliografische Information Der Deutschen Bibliothek
Die Deutsche Bibliothek verzeichnet diese Publikation in der
Deutschen Nationalbibliografie; detaillierte bibliografische
Daten sind im Internet über <http://dnb.ddb.de> abrufbar.

Zugl.: Erlangen, Nürnberg, Univ., Diss., 2003

Gedruckt auf alterungsbeständigem,
säurefreiem Papier.

D 29 (n2)
ISSN 0531-7320
ISBN 3-631-51112-4

© Peter Lang GmbH
Europäischer Verlag der Wissenschaften
Frankfurt am Main 2003
Alle Rechte vorbehalten.

Printed in Germany 1 2 4 5 6 7

www.peterlang.de

Ernst Graser (1860–1929)

Europäische Hochschulschriften
Publications Universitaires Européennes
European University Studies

Reihe III
Geschichte und ihre Hilfswissenschaften

Série III   Series III
Histoire, sciences auxiliaires de l'histoire
History and Allied Studies

Bd./Vol. 978

PETER LANG
Frankfurt am Main · Berlin · Bern · Bruxelles · New York · Oxford · Wien

Meinen Eltern
Helmut und Irmgard Wittmann
und meiner Familie
Elfriede Heider
Jakob Yoshi, Samuel Akito und Lea Harumi Wittmann

Vorwort

Der Kulturhistoriker Erwin Panofsky sprach von der Biographie als einer Lokomotive der Geschichte. So wird in der vorliegenden biographischen Arbeit der Versuch unternommen, eine Antwort auf die Frage nach den gestalterischen Möglichkeiten des Erlanger Chirurgen Ernst Graser (1860-1929) im geschichtlichen und medizingeschichtlichen Kontext seiner Zeit zu geben.

Gerade im Laufe der zweiten Hälfte des 19. Jahrhunderts erlebte die Chirurgie in vergleichsweise kurzer Zeit einen gewaltigen Aufschwung. Naturwissenschaftliche Entdeckungen und technischer Fortschritt ermöglichten zahlreiche neue Operationsmethoden und bildeten die Grundlage für die moderne Chirurgie.

Diese Biographie wurde im Frühjahr 2002 von der medizinischen Fakultät der Friedrich-Alexander-Universität Erlangen-Nürnberg als Dissertation angenommen.

Mein Dank gilt Frau Professor Dr. Renate Wittern-Sterzel für die stets freundliche und geduldige Unterstützung während meiner langjährigen Arbeit. Zahlreiche Anregungen verdanke ich Herrn Dr. Thomas Schnalke sowie den Studentinnen und Studenten der Doktorandenkolloquien im Institut für Geschichte der Medizin, die kritisch die Entstehung der Einzelkapitel begleiteten.

Für die sorgfältige Durchsicht des Manuskripts und die tatkräftige Hilfe bei der technischen Lösung mancher Layout-Probleme danke ich Herrn Dr. Detlef Thofern. Unterstützt wurde die gesamte Arbeit von Frau Elfriede Heider, die mir mit Rat und Tat nicht zuletzt in der Endphase der Arbeit zur Seite stand.

Mit besonderer Dankbarkeit denke ich an Herrn Dr. Viktor Graser und seine Frau Rosemarie Graser (Tübingen), die mir bereitwillig Einsicht in persönliche Dokumente und eine Briefsammlung Ernst Grasers gewährten.

Schließlich gilt es den nachfolgend genannten Personen zu danken, ohne deren Hilfe die Arbeit nicht in dieser Form zustandegekommen wäre:

Herrn Bach (Archiv der Burschenschaft Germania zu Erlangen), Frau Bauer (Deutsche Gesellschaft für Chirurgie, Geschäftsstelle München), Herrn Prof. Dr. Becker (Pathologie Erlangen), Herrn Braun (Bayerisches Staatsministerium für Unterricht, Kultus, Wissenschaft und Kunst), Herrn Prof. Dr. Busley (Bayerisches Hauptstaatsarchiv), Frau Dette (Institut für Geschichte und Ethik der Medizin der Friedrich-Alexander-Universität Erlangen-Nürnberg), Frau Fischer (Stadtarchiv Erlangen), Herr Gerber (Robert-Koch-Institut des Bundesgesundheitsamtes), Herr Götz (Schlaraffia am Erlenanger e.V.), Frau Goetze (Fürth), Frau Dr. Goetze (Fürth), Frau Groth (Universitätsarchiv Erlangen), Frau Heinrich (Bund für Geistesfreiheit, Erlangen), Herrn Dr. Heinrich (Deutsches Museum; Sondersammlungen), Frau Herrmann (Bundesarchiv Koblenz), Herrn Prof. Dr. Holle (Vereinigung der Bayerischen Chirurgen e.V.), Herrn Horn (Gymnasium bei St. Anna, Augsburg), Herrn Jakob (Universitätsarchiv Erlangen/ Stadtarchiv Erlagen), Herr Jürgens (Bayerische Landesärztekammer), Herrn Katt (Evang. Diakonissenanstalt Augsburg), Frau Kistner-Hensel (Erlangen), Herrn König (Erlangen), Herrn Lenger (Universitätsbibliothek Leipzig), Herrn Dipl.-Ing. Lenk (Erlangen), Herrn Dr. Lenz (Bundesarchiv Koblenz), Herrn Dr. Letkemann (Geheimes Staatsarchiv Preussischer Kulturbesitz), Frau Mayer (Stadtarchiv Erlangen), Herrn Prof. Dr. Moll (Krankenhaus Neuwittelsbach München), Herrn Medizinaldirektor Dr. Oettle (Krumbach), Herrn Prof. Dr. Plattig (Physikalisch-Medizinische Sozietät Erlangen), Herrn Preibisch (Bayerisches Staatsministerim für Unterricht, Kultus, Wissenschaft und Kunst), Herrn Prof. Dr. Rathert (Archiv der Deutschen Gesellschaft für Urologie), Herr Dr. Rhomberg (Bubenreuth), Herrn Prof. Dr. Dr. Schipperges (Gesellschaft Deutscher Naturforscher und Ärzte), Herrn Schweigert (SPD-Kreisverband Erlangen), Herrn Spieker (Klinikum der Landeshauptstadt Wiesbaden), Frau Spiller (Kommission für die Geschichte der Julius-

Maximilians-Universität Würzburg), Frau Steffen (Archiv der Universität Rostock), Herrn Steininger (Bayerisches Hauptstaatsarchiv München), Herrn Dr. Stordeur (Bayerische Landesärztekammer), Herrn Väth (Geschichtswerkstatt Arbeiten und Leben in Erlangen e.V.), Herrn Dr. Voß (Mecklenburgisches Landeshauptarchiv Schwerin), Herrn Dr. Wachter, (Universitätsarchiv Erlangen), Herrn Weiß (Stadtarchiv Feuchtwangen), Herrn Prof. Dr. Wendehorst (Universitätsarchiv Erlangen), Herrn Wittmann (MAN Aktiengesellschaft, Stabsabteilung Information und Marktbeobachtung, Historisches Archiv), Frau Woitke (Handschriftenabteilung Zentralkartei der Autographen, Staatsbibliothek Preussischer Kulturbesitz), Herrn Dr. Zink (Stadtarchiv Bamberg), Herrn Dr. Zwicker (Staatsarchiv des Kantons Basel-Stadt).

9

Inhaltsverzeichnis

1. Einleitung[1]

„Eine wahrhafte Biographie ist es geworden; kein kleiner Aufsatz fehlt, keine Festrede, keine nichtige Rezension in irgend einem Jahrbuch, die nicht bibliographischer Fleiß dem papiernen Grabe entrissen hätte - mein ganzer Werdegang, säuberlich klar, Stufe um Stufe, einer wohlgefegten Treppe gleich, ist er aufgebaut [...]. War das wirklich mein Leben, stieg es tatsächlich in so behaglich zielvollen Serpentinen von der ersten Stufe bis an die heutige heran, wie sich's hier aus papiernem Bestand der Biograph zurechtschichtet?"[2]

„Es ist irrtümlich, das Leben so einfach zu nehmen, als ließe es sich in seinen Taten packen, so wirksam diese sein mögen. Die Ereignisse, Entschlüsse und so weiter sind doch nur die Zufälle, durch die der Grundstrom abgelenkt, auch ganz unterbrochen werden kann."[3]

1.1. Grundlegende Gedanken zur Entstehung meiner Arbeit

„Warum ausgerechnet eine Biographie?" lautet die mir von Verwandten, Freunden und nicht zuletzt von zahlreichen Kollegen immer wieder gestellte Frage.
Die Atmosphäre in meinem Elternhaus, einem evangelischen Pfarrhaus, war prägend für den bewußten Umgang in Sachen Wort. Die Liebe zur Literatur verdanke ich behutsamen Leseführungen meiner Mutter und dem leidenschaftlich engagierten Lektüreunterricht eines verehrten Deutschlehrers in der Kollegstufe, einer schon seit langem sich zeigenden eigentümlichen Mischung aus Ergriffenheit und Neugierde wohl meine Neigung zum Biographischen.

In den letzten Jahren läßt sich, wenn in der Öffentlichkeit über Ärzte gesprochen wird, eine sonderbare Diskrepanz in der Beurteilung ausmachen. Da ist auf der einen Seite eine fast religiös anmutende Ehrfurcht vor dem gleichsam demiurgisch tätigen Chirurgen,[4] wie sie etwa in zahlreichen Ärzteserien zum Ausdruck kommt. Auf der anderen Seite hat die Diskussion um die unterschiedlichen Stufen der Gesundheitsreform und nicht zuletzt die Arbeit des Allgemeinen Patienten-Verbandes (apv) Marburg seit 1976[5] zu einer Demontage der „Halbgötter in Weiß"[6] geführt.
Vor diesem Hintergrund begann ich mich dafür zu interessieren, welche Einzelaspekte das Bild von den „großen Ärzten" bestimmen. Dabei beschäftigte mich deren Auftreten in Fachkreisen und in der Gesellschaft ebenso wie die Frage nach der Legitimation ihrer Autorität, die uns oftmals so selbstherrlich anmutet. Der Schritt von diesen eher grundsätzlichen Überlegungen hin zu einer Einzelbiographie war dann nur noch ein kleiner.

---

[1]) Zu den Literaturangaben in der Fußnote ist folgendes anzumerken: Jeweils bei der ersten Nennung eines Titels innerhalb eines Kapitels findet sich die vollständige bibliographische Angabe. Wird im Verlauf dieses Kapitels noch einmal auf die gleiche Literatur verwiesen, nenne ich lediglich Autor und Jahreszahl sowie die in Frage kommenden Seiten.

[2]) Zweig, Stefan: Verwirrung der Gefühle. In: ders.: Die Mondscheingasse. Gesammelte Erzählungen. Frankfurt a. M. 1989, S. 466.

[3]) Loerke, Oskar: Tagebücher (1903-1939) (hrsg. von Helmut Kasack). Frankfurt a. M. 1986, Mittwoch, 12. Mai 1909, S. 52.

[4]) S. dazu: Mittelstrass, Jürgen: Der Chirurg als moderner Demiurg. Neue Zürcher Ztg., internat. Ausgabe 218, 02./ 03.08.1997.

[5]) Allgemeiner Patienten-Verband (apv) Marburg (Hrsg.): Ärztefehler - pfuschen und vertuschen. Frankfurt a. M. 1986; s. dazu auch: Wich, Rainer: Gegen „Kunstfehler", „Notgemeinschaft Medizingeschädigter" hat Sitz in Erlangen. Erlanger Nachrichten 141, 30./ 31.01.1999.

[6]) Müller, Ralf: Niedergang der weißen Götter? Nürnberger Zeitung 191, 12.10.1994.

Meine Entscheidung, unter den historischen Professorenpersönlichkeiten der Erlanger medizinischen Fakultät den Chirurgen Ernst Graser (1860-1929)[7] auszuwählen, hatte drei Gründe:
1. Den entscheidenden Anreiz bildete Grasers Beziehung zur Zahnmedizin. Bereits kurz nach der Einführung des akademischen Grades Dr. med. dent. 1919 war ihm „in Ansehung seiner wissenschaftlichen Betätigung auf dem Gebiete der Zahnheilkunde" und für seine „angelegentlichen, erfolgreichen Bemühungen um die Schaffung eines zahnärztlichen Lehrstuhls und Instituts"[8] dieser Titel ehrenhalber verliehen worden.
2. Graser hatte seine wissenschaftliche Laufbahn 1883 als Assistent am pathologischen Institut begonnen und war, sieht man von einem einsemestrigen Intermezzo 1901 in Rostock ab, bis zu seiner Emeritierung an der Erlanger Universität geblieben.[9] Allein die Tatsache dieser Kontinuität versprach interessante Einblicke in die Entwicklung der chirurgischen Klinik und des Universitätskrankenhauses und ebenso in ein durch die kleine Universitätsstadt geprägtes Leben.
3. Der relativ kurze zeitliche Abstand zu Grasers Leben ließ auf zahlreiche methodische Möglichkeiten des Zugangs hoffen. Gleichzeitig boten die Lebensdaten Gewähr dafür, den besonderen Schwierigkeiten bei der Betrachtung deutscher und insbesondere Erlanger Universitätsgeschichte nach 1933 entgehen zu können. Abgesehen von der inhaltlichen Problematik schreckten mich hier die Furcht vor Stolpersteinen während der Recherche: von der offizi-ellen Sperrung wesentlicher Archivalien über die bewußte Zurückhaltung bis hin zur takt-vollen Rücksichtnahme eventueller Interviewpartner.

Am Anfang stand zunächst allein die Freude an der gleichsam kriminalistischen Spurensuche und mein Sinn fürs Detektivische, fern jeglicher methodologischer Überlegungen zur Biographie. Nicht zuletzt eine Äußerung des englischen Kulturkritikers John Ruskin hatte mich zu

---

[7]) Informationen zu Leben und Werk Ernst Grasers finden sich in folgenden Veröffentlichungen: Pagel, Julius: Biographisches Lexikon hervorragender Ärzte des neunzehnten Jahrhunderts. Berlin; Wien 1901, Sp. 626 f.; Deutsches Zeitgenossenlexikon. Biographisches Handbuch deutscher Männer und Frauen der Gegenwart. Leipzig 1905, Sp. 476; Zieler, Gustav; Scheffer, Theodor (Hrsg.): Das akademische Deutschland. Biographisch-bibliographisches Handbuch für die Universitäten des Deutschen Reiches als Ergänzung zum Deutschen Universitätskalender. 3. Bd., Leipzig 1906, S. 196, Kolde, Theodor: Die Universität Erlangen unter dem Hause Wittelsbach 1810-1910. Festschrift. Erlangen; Leipzig 1910 [Neudruck Erlangen 1991], S. 486, 523; Degener, Hermann A. L. (Hrsg.): Wer ist's? 8. Aufl., Leipzig 1922, S. 514; Michelsson, Friedrich (Hrsg.): Deutscher Chirurgenkalender. 2. Aufl., Leipzig 1926, S. 107; Krecke, Albert: Ernst Graser. *Münch. med. Wschr. 76*, 1929, S. 542-545; Friedrich, Heinrich: E. Graser. *Dt. med. Wschr. 56*, 1930, S. 152 f.; Haas, Willy: Ernst Graser zum Gedächtnis. *Dt. Ztschr. Chir. 229*, 1930, S. I-VIII; Jamin, Friedrich: Dr. Ernst Graser. In: Universitätsbund Erlangen (Hrsg.): Jahresbericht 1930, S. 9-12; Steiger, Hugo: Ernst Graser. In: Erlanger Germanenstammbuch, Heft 41-60, Erlangen 1925-1933, S. 309-314; Vogel, Erwin; Endriß, Gudrun: Zweihundert Jahre Universität Erlangen. Beiträge zur Geschichte der Universität, ihrer Lehrer und Forschungsstätten sowie der Studentenschaft. [masch.] Erlangen 1943, S. 37; Heidacher, Alfred: Geschichte der chirurgischen Universitätsklinik Erlangen. Bonn 1960, S.110-124, 168 f., 173; Maurer, Georg; Hartl, Hannelore: Die Geschichte der Chirurgie in Bayern. München; Berlin 1960, S. 87; Fischer, Isidor (Hrsg.): Biographisches Lexikon der hervorragenden Ärzte der letzten fünfzig Jahre (1880-1930). 2./ 3. Aufl., 1. Bd., München; Berlin 1962, S. 528; Pittroff, Rainer: Die Lehrer der Heilkunde der Universität Erlangen 1843-1943 und ihr Werdegang. Diss. med. Erlangen-Nürnberg 1964, S. 40 f.; Schmidt, Inge: Personalbibliographien von Professoren und Dozenten der Chirurgie und Gynäkologie der Universität Erlangen-Nürnberg 1900- ca. 1960. Diss. med. Erlangen-Nürnberg 1967, S. 31-37; Killian, Hans: Meister der Chirurgie. 2. Aufl., Stuttgart 1980, S. 310; Bayerische Chirurgenvereinigung (Hrsg.): 1911-1986, 75 Jahre Bayerische Chirurgen-Vereinigung. Gräfelfing 1986, S. 78 f.; Wittern, Renate (Hrsg.): Die Professoren und Dozenten der Friedrich-Alexander-Universität Erlangen 1743-1960. Erlangen 1999, S. 56 f.

[8]) (UQ 108), Doktorbrief, 24.06.1920.

[9]) Während er anläßlich seiner Emeritierung nicht ohne Stolz auf die Besonderheit dieser Treue zur Universität Erlangen verwies ((UQ 93), Brief an Staatsrat Hauptmann, Erlangen, 07.11.1928), hatte er sich in den Anfangsjahren nach 1901 offensichtlich noch einen weiteren Universitätswechsel vorstellen können. So schrieb er 1903 in einem Brief an Reinhold Seeberg: „Es könnte ja sein, daß man in Breslau an mich denkt, vielleicht haben Sie einmal Gelegenheit [...] über mich zu sprechen." (UQ 78), Brief Graser, Erlangen, 24.06.190[3]

diesem scheinbar unwissenschaftlichen Vorgehen in der Anfangsphase meiner Arbeit ermutigt:

„Die Zeit des Suchens muß oftmals unmethodisch sein; man folgt den Adern der Mine, wo sie sich verzweigen, oder man tastet nach ihnen, wo sie unterbrochen sind. Und da die Mine, die in die Seele der Menschen reicht und wieder zurück in die Zusammenhänge von Seele und Handarbeit führt, vielfach in dunkle und verschlungene Wege aufgespalten ist, können wir unsere Arbeit nicht im voraus planen oder ihre Richtung vorwegentscheiden. Wir werden nicht versuchen, uns an irgendeine methodische Behandlung des Gegenstandes zu binden, sondern wir werden versuchen, die Wahrheiten an den Stellen aufzulesen, wo sie sich uns darbieten."[10] Auch wenn im weiteren Verlauf die Gedankengänge im Kopf häufig ins Stokken kamen, bot mir dieses Aufspüren von Details reizvolle Abwechslung und neue Motivation.

Obwohl gerade solchen Einzelbeobachtungen und charakterisierenden anekdotischen Geschichten von zahlreichen Autoren große Bedeutung für die biographische Darstellung beigemessen wird,[11] gilt es, sich schon frühzeitig gegen die Gefahr zu wappnen, dem heimlichen Glücksgefühl beim aufwendigen Stöbern nach lebensgeschichtlichen Splittern, die letztlich wenig oder gar nicht weiterbringen, zu erliegen.

Erst der Prozeß des Erkundens und Sammelns der lebensgeschichtlichen Daten sowie des wissenschaftlichen Werkes von Ernst Graser führte mich zur Gattung Biographie, ihrer Probleme und darstellerischen Möglichkeiten.

1.2. Die historische Biographie im Methodendiskurs: grundlegende Überlegungen zu Gattungsbegriff und Methodik

Es bleibt einerlei, ob man anläßlich der großen Buchmessen im Frühjahr in Leipzig oder im Herbst in Frankfurt auf die dort vorgestellten Neuerscheinungen blickt. Eines ist ganz offensichtlich: Man wird kaum einen renommierten Verlag finden, der nicht neben Briefausgaben, Memoiren- und Tagebuchliteratur, „Lebensgeschichten" oder gar eine eigenständige biographische Reihe in seinem Programm führt.[12] Wenn auch Publikumserfolge wie Golo Manns "Wallenstein"[13], Joachim C. Fests "Hitler"[14], oder Anna Wimschneiders „Herbstmilch. Lebenserinnerungen einer Bäuerin"[15,] die über Monate hinweg Spitzenplätze der Bestsellerlisten innehielten, eher die Ausnahme bleiben, erfreuen sich Biographien und autobiographische Werke seit nunmehr bald dreißig Jahren bei der Leserschaft großer Beliebtheit.

Um so erstaunlicher mag es deshalb erscheinen, daß die klassische Geschichtswissenschaft nach dem Zweiten Weltkrieg der Gattung Biographie noch bis weit in die achtziger Jahre die

---

[10]) Zitiert nach: Kemp, Wolfgang: John Ruskin. München; Wien 1983, S. 161.

[11]) „Für den Biographen jedoch ist das Detail entscheidend wichtig [...]. Die bezeichnende Episode - oft etwas flüchtig unter die Rubrik 'Anekdote' verwiesen - hat höchste Bedeutung für den Haushalt einer Biographie." Richter, Werner: Über das Schreiben von Biographien. Dt. Beitr. 3, 1949, S. 484 f.; „[...] das Kleine des Tages vergißt man; es fließt erst ein, nachdem es sich bis zu seiner ersten Reife ausgewachsen hat. Weil es heute soviel wichtig wirkendes Kleines gibt, ist es nahezu unmöglich, eine triftige Biographie irgend eines Menschen zu schreiben, denn das ganz Persönliche wird sehr oft hier zu fassen sein." Friedenthal, Richard: Zum Thema Biographie. In: Dt. Akad. Sprache u. Dichtung: Jahrbuch 1971. S. 101 f.; Loerke (1986), Montag, 7. Januar 1907, S. 37.

[12]) S. dazu auch: Stankau, Annelie: Als wär's ein Stück von ihr, Memoirenschreiben ist groß in Mode. Nürnberger Nachrichten 53, 06./ 07.09.1997.

[13]) Mann, Golo: Wallenstein. Frankfurt a. M. 1971.

[14]) Fest, Joachim C.: Hitler. Frankfurt a. M.; Berlin; Wien 1973.

[15]) Wimschneider, Anna: Herbstmilch. Lebenserinnerungen einer Bäuerin. München 1984.

Anerkennung als Form historischer Darstellung verweigerte. In den folgenden Überlegungen zu Gattungsbegriff und Methodik werde ich versuchen den wesentlichen Gründen für diese Haltung nachzugehen und aufzuzeigen, welche zumeist interdisziplinären Anregungen und Einflüsse die Biographie bis zum Ende des zwanzigsten Jahrhunderts aus ihrem wissenschaftstheoretischen Dornröschenschlaf wecken konnten.

Ab Mitte der 60er Jahre fanden sich vermehrt Klagen nicht nur deutscher Historiker[16] über das Fehlen einer theoretischen Grundlage im Biographiediskurs, die moderner geschichts- und sozialwissenschaftlicher Methodik gerecht werden könnte. So vermißte Carola Stern 1966 in ihrem Artikel „Biographie - ein Brachland"[17] neue Biographietheorien und neue Konzepte. Jürgen Oelkers sprach 1974 von einer „völligen biographietheoretischen Abstinenz und [..] nachlassendem Interesse an empirischen Arbeiten"[18].
1977 konstatierte auch Dieter Riesenberger, daß Äußerungen zur historischen Biographie lediglich beiläufig fielen, „sozusagen als Abfall- oder Nebenprodukte innerhalb der geschichtswissenschaftlichen Diskussion und der Selbstreflexion der Geschichtswissenschaft"[19]. Ende der 70er Jahre mußte man also feststellen, daß die deutsche Geschichtswissenschaft einer Beschäftigung mit der Geschichte der Gattung Biographie, und davon ausgehend vor einer Auseinandersetzung mit den besonderen Fragestellungen von Lebensgeschichte, über mehr als dreißig Jahre konsequent aus dem Weg gegangen war.[20] Daran hatte sich bis Mitte der 90er Jahre nicht viel geändert. Ein 1990 erschienener Werkstattbericht „Biographie" stellte abschließend ebenfalls fest: „Eine systematische und theoretisch fundierte Aufarbeitung der Geschichte der Biographie fehlt bis heute".[21]

Worin begründete sich nun die Zurückhaltung der Historiker gegenüber einer noch bis zu Beginn des 20. Jahrhunderts so geschätzten Gattung der Geschichtsschreibung? Zur Klärung dieser Frage scheint es von Nutzen, zunächst einen Blick auf die geschichtliche Entwicklung der modernen Biographie zu werfen.[22]

Vorbereitet durch die Einführung des Gedankens historischer Entwicklung, insbesondere durch Giambattista Vico sowie Georg Wilhelm Friedrich Hegels[23] universalhistorische Theorie der Weltgeschichte als „Freiheitsgeschichte", konnte sich bis zum Ende des 19. Jahrhunderts der Historismus als geisteswissenschaftliche und philosophische Richtung in Deutschland konstituieren.[24]

---

[16]) S. dazu: Plumb, John H.: Men and Places. London 1963, S. 217; Wilson, Alan: Biographie as History. Moskau 1970, S. 6; Ich betrachte hier exemplarisch die deutschsprachige Entwicklung, fremdsprachige Publikationen werden nur dann berücksichtigt, wenn sie für diese Entwicklung wesentliche Bedeutung erlangt haben.
[17]) Stern, Carola: Biographie - ein Brachland. *Die Zeit 21*, 16.12.1966.
[18]) Oelkers, Jürgen: Biographik - Überlegungen zu einer unschuldigen Gattung. *Neue politische Literatur 19*, 1974, S. 296-309, S. 296.
[19]) Riesenberger, Dieter: Biographie als historiographisches Problem. In: Bosch, Michael (Hrsg.): Persönlichkeit und Struktur in der Geschichte. Düsseldorf 1977, S. 25.
[20]) Die letzten großen Monographien, die sich mit der Gattung Biographie auseinandersetzten, waren Jan Romeins 1948 in Bern erschienene Arbeit „Die Biographie. Einführung in ihre Geschichte und ihre Problematik", sowie der 1958 auf deutsch bei Suhrkamp veröffentlichte Essay „Die Kunst der Biographie" von Harold Nicolson.
[21]) Alheit, Peter; Dausien, Bettina: Biographie. Bremen 1990, S. 46.
[22]) Entscheidende Ideen erhielten meine Ausführungen zu Theorie und Methodologie der Biographie, soweit nicht anders vermerkt, aus den Arbeiten von Jürgen Oelkers, Dieter Riesenberger, Hagen Schulze und Helmut Scheuer.
[23]) S. dazu: Ottmann, Henning: Individuum und Gemeinschaft bei Hegel. Berlin; New York 1977.
[24]) Jaeger, Friedrich; Rüsen Jörn: Geschichte des Historismus. München 1992.

Bereits in der ausgehenden Klassik, vor allem jedoch in der Romantik war eine vollkommene Neubewertung des Individuellen erfolgt. Hier ist insbesondere an die Werke Johann Gottfried Herders und Johann Wolfgang von Goethes zu denken. In der romantischen Philosophie erscheint das individuelle Subjekt, von sinnlich-rationalen Bezügen unterschiedlich stark gelöst, als eigentlicher Träger der Wirklichkeit, und es bestimmt wesentlich die Geschichte. Besonders plakativ kommt das in Heinrich von Treitschkes „Männer machen Geschichte"[25] zum Ausdruck. Die Entwicklung der allgemeinen Geschichtstheorien korrespondiert mit der inneren Entwicklung der Biographiemodelle. So lassen sich für die Möglichkeit von Lebensgeschichte im deutschen Historismus drei Grundformen erkennen:

1. Leopold von Rankes[26] Objektivitätsmodell, sein atheoretisches Methodenideal, spiegelt sich in einer episch-dokumentarischen Biographik wieder. Er meinte, das Leben streng aus den ihm vorliegenden Quellen rekonstruieren zu können. Überindividuelle Bezüge berücksichtigte er dabei jeweils nur nach der Vorgabe seiner Quellenlage.

2. Johann Gustav Droysen[27] hat sich in seinem allgemeinen Geschichtsansatz der Idee einer ausdrücklichen Vermittlung zwischen Theorie und Lebenspraxis, und somit einem „aktiveren Subjektivismus", verschrieben. Sein pädagogisch-politisch ausgerichteter Biographietyp bietet, aus unvermeidbar parteilichem Blickwinkel, für aktuelle tagespolitische Probleme historisch gefundene Lösungen. Die Quellenkritik an sich bleibt zwar bestehen, wird aber sekundär.

3. Weitgehend ohne Berücksichtigung tatsächlicher sozialer Bezüge beurteilte Wilhelm Dilthey[28] die Ideenwelt historischer Individuen in einer wechselseitigen Abhängigkeit von vermeintlich objektiv Allgemeinem und subjektiv Besonderem. Zum Teil sehr einseitig ästhetisierend gestaltete Biographien entwerfen klare, meist ursächliche Zusammenhänge zwischen Person und Idee, Leben und Werk. Entsprechend dem Diltheyschen erkenntnis- und wissenschaftstheoretischen Geschichtsbild erfolgt die psychologisch-lebensphilosophische Beurteilung der historischen Größe einer Person durch Einordnung in einen allgemeinen, umfassenden Ideenzusammenhang. Hier ist die Ebene methodologischer Gedanken und Überlegungen einzig durch Erfahrungen der empirischen Forschung bestimmt. In Auswertung der vorhandenen Quellen wird lediglich ein äußeres Erscheinungsbild beschrieben. Eine Auslegung, Erklärung oder Deutung der Materialien im Sinne einer ordnenden Interpretation erfolgt nicht.

Die in den Jahren nach dem ersten Weltkrieg entstandenen vermeintlichen biographischen Alternativen,[29] die eher einer wissenschaftlich-literarischen Spielart der Gattung zuzuordnen sind, wurden von den universitären deutschen Historikerkreisen jener Zeit als „historische Belletristik"[30] abgetan. Obwohl unter anderen so angesehene Historiker wie Friedrich

---

[25]) Treitschke, Heinrich von: Deutsche Geschichte im 19. Jahrhundert. 1. Bd., Leipzig 1913, S. 28; dazu auch: ders.: Charakterbilder aus der deutschen Geschichte (hrsg. von R. Sternfeld und H. Spiero). Berlin o. J.
[26]) Ranke, Leopold von: Weltgeschichte. 5. Aufl., München; Leipzig 1922; ders.: Historische Charakterbilder (ausgewählt und eingeleitet von R. Sternfeld). Berlin o. J.
[27]) Droysen, Johann Gustav: Historik. Vorlesungen über Enzyklopädie und Methodologie der Geschichte (hrsg. von R. Hübner). München 1937.
[28]) Dilthey, Wilhelm: Plan der Fortsetzung zum Aufbau der geschichtlichen Welt in den Geisteswissenschaften. In: ders.: Gesammelte Schriften. 7. Bd., 2. Aufl., Stuttgart; Göttingen 1958; insbesondere Kapitel IV: Die Biographie, S. 246-251.
[29]) Zur Frage, ob und inwieweit durch die „historische Belletristik" Grundannahmen des Historismus überhaupt in Frage gestellt werden vgl. Kehr, Eckart: Der Primat der Innenpolitik. Berlin 1965, S. 269-278.
[30]) S. dazu: Scheuer, Helmut: Historische Belletristik am Ausgang der Weimarer Republik. Emil Ludwig und Stefan Zweig. In: Kirchhoff, Hans Georg; Kampen, Wilhelm van (Hrsg.): Geschichte in der Öffentlichkeit. Stuttgart 1979, S. 172-193.

Meineke[31] für eine Verbindung von Kunst und Wissenschaft eintraten, führte nicht zuletzt gerade der Anspruch, Literatur und Geschichte zu vereinen, zu überaus polemisch geführten Auseinandersetzungen.[32]

Spätestens mit dem in Hegels Vorlesungen über die Ästhetik 1820/1821 aufgestellten Postulat vom Ende der Kunst[33] hatte die Wissenschaft eine Vormachtstellung und in deren Folge rasch den Anspruch der Alleinherrschaft erlangt. In den dreißiger Jahren des 20. Jahrhunderts machte Georg Lukács noch einmal deutlich, daß es keine Gemeinsamkeiten der „grundlegenden Darstellungsmethoden von Wissenschaft und Kunst"[34] gebe, daß diese sich geradezu ausschließen würden. Und noch 1958 kündete Theodor Adorno von dieser nicht wieder rückgängig zu machenden Trennung von Wissenschaft und Kunst.[35]

Die namhaftesten Vertreter der „historischen Belletristik", Emil Ludwig[36] und Stefan Zweig[37], erlagen - ebenso wie die wissenschaftliche Geschichtsschreibung dieser Jahre - der Annahme, daß sich Wirklichkeit mit den Möglichkeiten herkömmlichen Erzählens beschreiben und fassen ließe.[38] Ihr chronologischer, im Hinblick auf ein spannungsreiches Geschehen, sowohl im Bezug auf die Schauplätze als auch auf die eingeführten Personen, stark geraffter Erzählstil vermittelt der Leserschaft den Eindruck eindeutiger Klarheit und unbedingter Notwendigkeit des geschichtlichen Verlaufs. So wird mit der erzählten Lebensgeschichte eine Wahrheit vorgespiegelt, die sich im rationalen Diskurs als künstlich erweist und zumeist empirischen Untersuchungen nicht standhalten kann. Interessant in diesem Zusammenhang

---

[31]) Meineke, Friedrich: Kausalitäten und Werte in der Geschichte. In: ders.: Werke, 4. Bd., Stuttgart 1959, S. 61-89.

[32]) Mommsen, Wilhelm: Legitime und illegitime Geschichtsschreibung. *Zeitwende 5*, 1929, S. 302-314.

[33]) Hegel, Georg Wilhelm Friedrich: Vorlesungen über die Ästhetik. In: ders.: Werke. 13. Bd., Frankfurt a. M. 1970, S. 123.

[34]) Lukács, Georg: Reportage oder Gestaltung. In: ders.: Literatursoziologie. 4. Aufl., Neuwied; Berlin 1979, S. 128.

[35]) Adorno, Theodor W.: Der Essay als Form. In: ders.: Noten zur Literatur I. Frankfurt a. M. 1958, S. 15 f.

[36]) S. z. B.: Ludwig, Emil: Goethe. Berlin 1920; ders.: Napoleon. Berlin 1925; ders.: Bismarck. Berlin 1926; ders.: Der entzauberte Freud. Zürich 1946.

[37]) S. z. B.: Zweig, Stefan: Drei Meister. Balzak. Dickens. Dostojewski. Leipzig 1920; ders.: Die Heilung durch den Geist. Mesmer, Mary Baker-Eddy, Freud. Leipzig 1931; ders.: Marie Antoinette. Leipzig 1932; ders.: Magellan. Stockholm 1938.

[38]) Gegen 1920 wurden, angeregt von Edmund Husserls "Logischen Untersuchungen", Sprachinhalte in die systematische Sprachforschung miteinbezogen. Die Bonner Schule unter Leo Weißgerber untersuchte auf der einen Seite die Frage nach der historischen Semantik und Bedeutung des Wortes, auf der anderen die Problematik des Satzsinnes. Im neopositivistischen Wiener Kreis um Moritz Schlick und Rudolf Carnap erfolgte, unter dem Einfluß von Bertrand Russel, Ludwig Wittgenstein und Ernst Mach eine sprachkritische Analyse der Alltags- und Wissenschaftssprachen in ontologischer und logischer Hinsicht auf ihren Wirklichkeitsgehalt hin. Damit wurde die Sprache selbst und mit ihr Strukturen und Möglichkeiten des Erzählens zu einem vorrangigen Gebiet des Forschens und Verstehens. Vgl. dazu: Störig, Hans Joachim: Ludwig Wittgenstein. Sprache als Zentralthema heutigen Philosophierens. In: ders.: Weltgeschichte der Philosophie. Zürich 1982, S. 678-690. Zur Frage der Narrativität der Geschichte: Koselleck, Reinhard; Stempel, Wolf-Dieter (Hrsg.): Geschichte - Ereignis und Erzählung. München 1973; Rossi, Pietro: Theorie der modernen Geschichtsschreibung. Frankfurt a. M. 1987; Baumgartner, Hans Michael: Narrative Struktur und Objektivität. Wahrheitskriterien im historischen Wissen. In: Rüsen, Jörn (Hrsg.): Historische Objektivität. Göttingen 1975, S. 48-67; Rüsen, Jörn: Geschichtsschreibung als Theorieproblem der Geschichtswissenschaft. In: Koselleck, Reinhart; Lutz, Heinrich; Rüsen, Jörn (Hrsg.): Formen der Geschichtsschreibung. München 1982, S. 14-35; Rüsen, Jörn: Die vier Typen des historischen Erzählens. In: Koselleck; Lutz; Rüsen (1982), S. 514-605; Schiffer, Werner: Theorien der Geschichtsschreibung und ihre erzähltheoretische Relevanz. Stuttgart 1980; Jauß, Hans Robert: Der Gebrauch der Fiktion in Formen der Anschauung und Darstellung der Geschichte. In: Koselleck; Lutz; Rüsen (1982), S. 415-451; Wapnewski, Peter: Geschichte in Geschichten gespiegelt. *Merkur 27*, 1973, S. 282-288.

scheint mir, daß Stefan Zweig in den Nachbemerkungen zu seiner Biographie über Marie Antoinette dargelegt hat, „welche Quellen nicht benutzt wurden und aus welchen Gründen"[39]. Gleichwohl fühlten sie sich in ihren Arbeiten den Erkenntnissen Sigmund Freuds verpflichtet. Die zur Anwendung gebrachte Diagnostik steigerte dabei aber eher das persönliche Einfühlungsvermögen des Autors. Statt tatsächlich zur psychoanalytischen Erhellung der beschriebenen Persönlichkeit beizutragen, sorgte sie, nicht zuletzt durch die ausdrückliche Beschränkung auf eine geistig-psychische Ebene und die persönlich private Sphäre, für biographische Darstellungen, die unter deutlichem Vorrang des Gefühls geheimnisvoll und vom Unbewußten gesteuert erscheinen.

Als gestalterische Vorliebe der „historischen Belletristen" erweist sich die Präsentation der jeweiligen Titelfigur als „Gleicher unter Gleichen". Der Hang, „nicht zu vergöttlichen, sondern zu vermenschlichen" als „das oberste Gebot aller schöpferischen Seelenkunde"[40], verführt jedoch sowohl Autoren als auch Leser allzu leicht dazu, sich selbst und ihre eigene Situation als tatsächliche Wirklichkeiten in eine Lebensgeschichte hineinzutragen.

Alle diese biographischen Modelle sind mit dem Manko behaftet, daß sie ihre Titelfiguren stilisieren oder wirklichkeitsfern, auf eigenen Vorstellungen und Entwürfen gründend, entwerfen. Dabei werden weder persönlich - psychologische Dimensionen noch die tatsächliche soziale Wirklichkeit erfaßt.

Die Zurückhaltung und eigentümliche Scheu der Historiker gegenüber der Biographie und der Schwund biographischen Interesses nach dem Zweiten Weltkrieg war offensichtlich in den Schwierigkeiten im Umgang mit dem „Individuellen" begründet. Dabei zeigte sich in der Krise der Gattung letztlich nur ein Symptom für die Krise der Geschichtswissenschaft allgemein. Die dabei vorgebrachte, scharfe Kritik galt augenscheinlich in gleicher Weise den methodologischen biographischen Entwürfen und Zielsetzungen des Historismus, wie der, aus der romantischen Philosophie erwachsenen Selbstlegitimation der Geschichtswissenschaft. Vertraute Vorgehensweisen und Fragestellungen erschienen veraltet und unbrauchbar. Diese traditionellen historischen Positionen galt es zu überwinden: Mit der Verknüpfung einzelner biographischer und systematischer Aspekte erfolgt eine Annäherung an die Sachmonographie. Wir sehen uns also der Situation gegenüber, daß, wie Hagen Schulze es formuliert, die Biographie ihre „wissenschaftsmethodische Unschuld"[41] verloren hat. Unabhängig davon bleibt grundsätzlich zu fragen, ob es mit der Beschreibung eines historischen Lebenslaufs überhaupt möglich sei, über das unmittelbare Objekt hinaus Erkenntnisse von allgemeiner geschichtlicher Bedeutung zu vermitteln.[42]

Der berechtigte Tadel an der überbewerteten einseitigen Auffassung der Individualität führte in der historischen Forschung zu einem Richtungswandel. Dabei kommt der 1950 von Max Horkheimer[43] und Theodor W. Adorno in Frankfurt begründeten "Frankfurter Schule" im Zusammenhang mit der studentischen Bewegung der "Neuen Linken" Ende der 60er Jahre eine entscheidende Rolle zu. Insbesondere Jürgen Habermas beeinflußte als einer der führenden Theoretiker der "Kritischen Theorie" nach Adornos Tod, ausgehend von einer neomarxistisch orientierten analytischen Sozialtheorie über den von ihm geprägten Begriff des „er-

---

[39]) Zweig, Stefan: Die Königinnen [Lizenzausgabe für den europäischen Buch- und Phonoclub Reinhard Mon]. Stuttgart o. Jahr, Nachbemerkung, S. 757-762.

[40]) Ebenda, S. 762.

[41]) Schulze, Hagen: Die Biographie in der Krise der Geschichtswissenschaft. *Geschichte in Wissenschaft und Unterricht 29*, 1978, S. 509.

[42]) Ebenda, S. 513.

[43]) Horkheimer, Max: Kategorien der Bestattung. In: ders: Dämmerung. Notizen zu Deutschland. Zürich 1934, S. 35-39.

kenntnisleitenden Interesses", die Diskussion auf gesellschaftskritscher und pädagogischer, vor allem aber auf wissenschafts- und erkenntnistheoretischer Ebene.[44]

Es fand ein Schwerpunktwechsel von der Einzelpersönlichkeit zur Gesellschaft und von der Ereignis- und Personengeschichte zur Strukturgeschichte statt. Untersucht wird nun die Entwicklung geschichtlicher Persönlichkeiten in einen möglichen Handlungszusammenhang hinein, sowie ihre Wechselwirkungen und Verflechtungen mit den bestehenden historischen Gegebenheiten. Geschichtsschreibung als Sozialgeschichte versteht sich als Nachbildung vergangener sozialer Abläufe im Wechselspiel von Individuum und Gesellschaft. Die Ausrichtung auf diesen scheinbar dialektischen Zusammenhang im menschlichen Lebenslauf führt zu einem Streit zwischen Ereignis- und Struktur- beziehungsweise Sozialgeschichte. Nur wer von der irrtümlichen Grundvoraussetzung einer scharfen Trennung zwischen Individuum und Struktur (Gesellschaft) ausgeht, ist gezwungen, dabei an ein Modell mit zwei Seiten zu denken.

Die methodologische Kritik am Historismus richtete sich ebenso gegen den entscheidenden Grundsatz, im Verfahren der Auslegung und Erklärung Geschichte erforschend zu verstehen. Handelt es sich doch dabei um einen Anspruch, dem wir heute, mit unseren durch Soziologie, Anthropologie und Ethnologie geprägten modernen Wissenschaftstheorien, nicht mehr gerecht werden können. Der Wandel des Erkenntnisinteresses wird in den neuen Fragestellungen deutlich. Gefragt wird nach dem Verhältnis zwischen Struktur und Persönlichkeit, nach der Absicht historischen Erkennens.

Diese neue Ausrichtung der biographietheoretischen Diskussion entpuppt sich als wichtigstes Anliegen einer sozialgeschichtlichen Geschichtswissenschaft.[45] In dem Maße wie die traditionelle Geschichtswissenschaft seit Ende der 50er, Anfang der 60er Jahre an Bedeutung verlor, erstarkten die sozialwissenschaftlichen Fächer, wie Soziologie oder politische Wissenschaft.

Ausschließlich strukturelle Geschichtsschreibung läßt, wenn auch häufig nur unterschwellig, die Absicht erkennen, Geschichte sei als Wirkung bestimmender Umstände, als „einleuchtende Kausalkette"[46], gleichsam vorbestimmt zu erfassen. Im Wissen darum, wie begrenzt die Realität vielschichtiger historischer Strukturen darstellbar ist, bietet sich mit der Lebensgeschichte, als „Wissenschaft von einem Menschen in seiner Zeit"[47], die Möglichkeit, unter Mitberücksichtigung der Verantwortlichkeit und Entscheidungsfreiheit einzelner handelnder Persönlichkeiten, diesen Mangel auszugleichen. Dahingehend ist wohl auch die engagierte Befürwortung der Biographie durch den Historiker Karl Brandi zu verstehen, der sie im Quellen- und Erörterungsband seiner Arbeit über Karl V als „Idealform geschichtlicher Darstellung" bezeichnete, „weil sie allein entsprechend dem einzelnen Menschenleben eine in sich klar begrenzte und innerlich gegebene Einheit" darstelle.[48]

---

[44]) Habermas, Jürgen: Strukturwandel der Öffentlichkeit. 5. Aufl., Neuwied; Berlin, 1971; ders.: Über das Subjekt der Geschichte. In: Baumgartner, Hans Michael; Jörn Rüsen (Hrsg.): Seminar: Geschichte und Theorie. Frankfurt a. M. 1976, S. 388-396.

[45]) Gestrich, Andreas: Sozialhistorische Biographieforschung. In: ders.; Knoch, Peter; Merkel, Helga (Hrsg.): Biographie - sozialgeschichtlich. Sieben Beiträge. Göttingen 1988, S. 5-28.

[46]) Schulze (1978), S. 516.

[47]) Peter de Mendelssohn in Anlehnung an Marc Blochs: „Geschichte ist die Wissenschaft vom Menschen in der Zeit." Mendelssohn, Peter de: Einige Schwierigkeiten beim Schreiben von Biographien. In: Dt. Akad. Sprache und Dichtung: Jahrbuch 1971. S 89.

[48]) Brandi, Karl: Kaiser Karl V. 2. Bd., München 1941, S 13.

Die Einflüsse, die die Biographiediskussion in den letzten Jahren wesentlich bestimmten, sind zahlreich. Dabei fällt auf, daß die Anregungen vor allem von „jungen" Wissenschaftszweigen ausgingen, die auf dem Weg zur eigenen Profilfindung offensichtlich geistige Experimente ungehemmter wagten, als die etablierten traditionellen Disziplinen dies wollten oder konnten, von Repressalien, denen solche „thematischen `Querschläger'"[49] sich gegenübergestellt sehen, ganz zu schweigen.

Von der Psychologie und Psychoanalyse gingen erstaunlicherweise nur geringe Impulse aus, obwohl von Sigmund Freud[50] über Kurt R. Eissler[51] bis Eric Ericson[52] eine biographische Tradition besteht, die durchaus eigenständige Entwicklungen vorzuweisen hat. Dies scheint an den besonderen Schwierigkeiten zu liegen, die sich bei Anwendung sowohl psychoanalytischer als auch sozialpsychologischer Erklärungsmodelle auf lange vergangene Lebensgeschichte in inhaltlicher wie in methodologischer Hinsicht ergeben,[53] sind doch beide als zusätzliche Hilfsmittel allgemein anerkannt. Trotzdem zeigen sich selbst so aufgeschlossene Autoren wie Hagen Schulze[54] oder Jürgen Oelkers[55] in ihren Bewertungen äußerst zurückhaltend, ganz abgesehen von der zum Teil scharfen Kritik konservativerer Forscher.[56]

Auch die marxistisch ausgerichtete Biographieforschung bringt methodologisch wenig Neues. Mitunter erliegt man dem Verdacht, es handele sich bei den meisten Biographien dieser Tradition wieder nur um die Lebensbeschreibungen „großer Männer und Frauen", lediglich aus einem anderen Blickwinkel. Peter Alheit und Bettina Dausien haben in diesem Zusammenhang von einer „organisationspolitischen `Ikonographie'"[57] gesprochen.
Biographen wie Ernst Engelbergs „Bismarck"[58] oder Anneliese Laschitzas und Günter Radczuns „Rosa Luxemburg"[59], die den beeindruckenden Versuch unternehmen, die Vielseitigkeit eines individuellen Lebens in all seinen Schattierungen und Abhängigkeiten von sozialen und kulturellen, aber vor allem von historisch-wirtschaftlichen und ideologisch-politischen Bedingungen zu erfassen, sind eher die Ausnahme geblieben.

---

[49]) „Noch immer freilich ist es der Bannkraft der disziplinären Wissenschaftsorganisation bisher gelungen, bedrohlich erscheinende thematische `Querschläger' in disziplinäre Gewalt zu zwingen und sie, sei es in Nischen und Kellergewölbe, dauerhaft zu behausen und so zu neutralisieren, - wenn sie denn nicht auf andere Art und Weise, durch vermeintlich wissenschaftslogische oder methodologische Destruktion etwa oder durch ihre Diskriminierung als einer `Mode' auszuschalten waren." Matthes, Joachim: Ein schwieriger Diskurs. Überlegungen zur zeitgenössischen Fremdheitsforschung. (Vorwort). In: Shimada, Shingo: Grenzgänge - Fremdgänge. Frankfurt a. M.; New York 1994, S.18 f.
[50]) Bullit, William C.; Freud, Sigmund: Woodrow Wilson. Boston 1967.
[51]) Eissler, Kurt R.: Goethe. Eine psychoanalytische Studie. 2 Bde., Frankfurt a. M. 1983/ 1985.
[52]) Ericson, Eric H.: Der junge Mann Luther. Reinbek 1970; ders.: Gandhis Wahrheit. Frankfurt a. M. 1971.
[53]) Vgl. dazu: Groh, Dieter: Geschichtswissenschaft in emanzipatorischer Absicht. Stuttgart 1973, S. 65 f.; Kornbichler, Thomas: Tiefenpsychologie und Biographik. Ein Beitrag zur Wissenschaftsgeschichte. Frankfurt a. M. 1989.
[54]) Schulze (1978), S 512.
[55]) Oelkers (1974), S. 309.
[56]) Heuss, Alfred: Zum Problem einer geschichtlichen Anthropologie. In: Gadamer, Hans-Georg; Vogler, Peter (Hrsg.): Kulturanthropologie. Stuttgart; München 1972, S. 159 f.
[57]) Alheit; Dausien (1990), S. 49 f.
[58]) Engelberg, Ernst: Bismarck. Berlin 1985; ders.: Forschungs- und Darstellungsprobleme einer Bismarck-Biographie. Sitzungsber. AdW der DDR 16 G, 1984, S. 9-25; s. dazu auch: Engelberg, Ernst; Schleier, Hans: Zur Geschichte und Theorie der historischen Biographie. Theorieverständnis - biographische Totalität - Darstellungstypen und -formen. Ztschr. Geschwiss. 38, 1990, S. 195-217.
[59]) Laschitza, Anneliese; Radczun, Günter: Rosa Luxemburg. Berlin 1971; dazu auch: Laschitza, Anneliese: Gedanken zur Biographieschreibung aus Erfahrungen über Rosa Luxemburg. Sitzungsber. AdW der DDR 16 G, 1984, S. 26-32.

22

Die Theorie der Persönlichkeit des marxistischen Wissenschaftlers Lucien Sève[60], der keine kulturanthropologisch festgelegte Grundpersönlichkeit, sondern das tatsächliche, konkrete Individuum entwickeln und beschreiben will, ebenso wie seine daraus abgeleitete These von der Biographie als dem „grundlegende[n] Material aller objektiven wissenschaftlichen Forschung zur menschlichen Persönlichkeit"[61], haben weder in der marxistischen Biographieforschung noch in der allgemeinen psychobiologischen und -soziologischen Diskussion Bedeutung erlangt.

In den historischen Sozialwissenschaften, allgemeiner in der Soziologie, besinnt man sich seit Anfang der 1970er Jahre der von der „Chicagoer Schule"[62] entworfenen biographischen Konzepte.[63] Besondere Gewichtung erfährt die Auseinandersetzung mit Lebensgeschichten der kleinen Leute, mit Alltagsgeschichte, die in der bisherigen Geschichtsforschung eher ein Schattendasein führte.[64] Einen augenfälligen Ausdruck findet dieser veränderte Blickwinkel in der Gründung zahlreicher Vereine für „Geschichte von unten"[65]. Von im etablierten Wissenschaftsbetrieb zunächst kaum beachteten Positionen, wie z. B. der Frauenforschung[66], die mit betont unkonventionellem Ansatz arbeitet, erfolgt zunehmend die Entwicklung neuer Ideen und Fragestellungen. Die „Oral history" kann seit Mitte der 1970er Jahre ein zunehmendes Interesse an biographischen Interviews und grundsätzlich am lebensgeschichtlichen Erzählen verzeichnen.[67] Mit der wissenschaftlichen Berücksichtigung „mündlicher Quellen" erschließen sich weitere Möglichkeiten, Einblicke in persönliche Lebensbedingungen zu nehmen,[68] ein Zugang, der über die alleinige Auswertung von schriftlichen Quellen nicht möglich ist.

Eine Um- und Neubewertung fanden biographische Methoden zu Beginn der 60er Jahre auch in den Fragestellungen der Mentalitätengeschichte.[69] Ausgehend vor allem von französischen Wissenschaftlern[70] gewann die Beschäftigung mit historischer Subjektivität, gelebter Psyche und vergangener Empfindsamkeit an Bedeutung. Geschichte - zunächst mit Schwerpunkt auf dem „europäischen Mittelalter" - wurde nun unter historisch-anthropologischem Blickwinkel betrachtet als Entwicklungsgeschichte der Einzelpersönlichkeiten. Über eine weit gefächerte Erkundung des individuellen Denkens, persönlicher Empfindungen, Vorstellungen, und Ver-

[60]) Sève, Lucien: Marxismus und die Theorie der Persönlichkeit. 3. Aufl., Frankfurt a. M. 1977.
[61]) Ebenda, S. 303.
[62]) Thomas, William I.; Znaniecki, Florian W.: The polish peasant in Europe and America. New York; Dover 1927.
[63]) S. dazu: Niethammer, Lutz (Hrsg.): Lebenserfahrung und kollektives Gedächtnis. Frankfurt a. M. 1980
[64]) Lüdtke, Alf: Alltagsgeschichte. Frankfurt a. M.; New York 1989.
[65]) So z. B der Verein „Geschichte für alle e. V." in Erlangen, Fürth und Nürnberg.
[66]) Dokumentation der Tagung „Weibliche Biographien" in Bielefeld im Oktober 1981. Beiträge zur feministischen Theorie und Praxis. München 1982; Alves, Eva-Maria: Ansprüche [Verständigungstexte von Frauen]. Frankfurt a. M. 1983; Pusch, Luise F. (Hrsg.): Berühmte Frauen, Taschenkalender seit 1988. Frankfurt a. M.
[67]) Niethammer (1980).
[68]) Brown, Cynthia: Like it was. New York 1988.
[69]) Allgemein wird das Jahr 1961 als Durchbruch der Mentalitätengeschichte angesehen; vgl. dazu: Raulff, Ulrich: Mentalitäten-Geschichte [Vorwort]. In: ders. (Hrsg.): Mentalitäten-Geschichte. Berlin 1987, S. 7-17, insb. Fußnoten 8 und 16.
[70]) Honegger, Claudia (Hrsg.): Schrift und Materie der Geschichte. Frankfurt a. M. 1988; Middell, Matthias; Sammler, Steffen: Alles Gewordene ist Geschichte. Die Schule der Annales in ihren Texten 1929-1992. Leipzig 1994.

haltensweisen[71] sollten Gruppenprofile, „Sozialcharaktere", „Kollektivmentalitäten"[72] erarbeitet und das einer Zeit oder einzelnen zeitlichen Strömungen eigene Lebensgefühl als geschichtliche Phänomenologie erfahrbar werden.[73] Neben allgemein kultur- und zivilisationsgeschichtlichen Werken, vor allem von Norbert Elias[74], Philippe Ariès[75] und Fernand Braudel[76], beleben Einzeluntersuchungen zur Denk-, Anschauungs- und Auffassungsweise ausgewählter Personengruppen[77] nicht zuletzt auch den biographischen Diskurs.

Weitere wesentliche Impulse im wissenschaftlichen Diskurs erfuhr die Biographie- und Lebenslaufforschung durch die deutlich pädagogische Ausrichtung unter dem Schlagwort „Aus Geschichten lernen"[78] in der Erziehungswissenschaft.[79] Neben den schon gegen Ende der 60er, Anfang der 70er Jahre geprägten wissenschaftlich-abstrakten Begriffen „Sozialisation", „Qualifikation", „Emanzipation" und „Chancengleichheit" sollte wieder vermehrt von „Bildung" und „Menschwerdung" gesprochen werden. Der Biographie kommt im tagtäglichen Leben, in Schule, Erwachsenen- und Weiterbildung die entscheidende Rolle zu, mit greifbar anschaulichen geschichtlichen Situationen sowie einfach und rasch zu verstehenden Handlungszusammenhängen, prägende Einblicke zu vermitteln.[80] „Erst aus der Sicht eines individuellen Lebens gewinnt der Auftrag der Gesellschaft an die Erziehung die hinreichende Konkretheit, die erforderlich ist, den gesellschaftlichen Wandel und Fortschritt menschlich zu gestalten".[81]

Auf die Problematik erzählender Strukturen in der Biographieschreibung und in der Geschichte allgemein habe ich weiter oben schon hingewiesen. Annähernd die gleichen Fragestellungen spiegelten sich in der Krise des Romans gegen Ende des letzten Jahrhunderts wi-

---

[71]) „Mentalitätengeschichte funktioniert nach Art eines joint venture, an dem Psychologie, Kultur- und Ethnoanthropologie, Sozialgeschichte und zahlreiche andere Bindestrich-Geschichten partizipieren." Raulff (1987), S. 8 f.

[72]) Wehler, Hans-Ulrich: Zum Verhältnis von Geschichtswissenschaft und Psychoanalyse. In: ders. (Hrsg.): Geschichte und Psychoanalyse. Köln 1971, S. 22 f.; s. dazu auch: Hughes, H. Stuart: Geschichte und Psychoanalyse. Ebenda, S. 47-49.

[73]) Burke, Peter: Stärken und Schwächen der Mentalitätengeschichte. In: Raulff (1987), S. 127-145.

[74]) Elias, Norbert: Über den Prozeß der Zivilisation. 2 Bde., Frankfurt a. M. 1976; ders.: Die Gesellschaft der Individuen (hrsg. von M. Schröter). Frankfurt a. M. 1987; ders.: Studien über die Deutschen (hrsg. von M. Schröter). Frankfurt a. M. 1989

[75]) Ariès, Philippe: Geschichte der Kindheit. Frankfurt a. M.; Wien; Zürich 1976; ders.: Geschichte des Todes. München; Wien 1984; ders.; Duby, Georges (Hrsg.): Geschichte des privaten Lebens. 5 Bde., Frankfurt a. M. 1989-1993.

[76]) Braudel, Fernand: Das Mittelmeer und die mediterrane Welt in der Epoche Philipps II. 3 Bde., Frankfurt a. M. 1990; ders.: Geschichte Frankreichs. 3 Bde., Stuttgart 1990-1992.

[77]) Die Übergänge in der Gewichtung von der Gruppe zur Einzelperson, d. h. von eher monographischen Arbeiten zu gleichsam prosopographisch angelegten Gruppenbiographien sind dabei durchaus fließend, so z. B. bei: Bracher, Karl-Dietrich: Die Auflösung der Weimarer Republik. Eine Studie zum Problem des Machtverfalls in der Demokratie. 5. Aufl., Villingen 1971; Dülffer, Jost (Hrsg.): Bereit zum Krieg. Kriegsmentalität im wilhelminischen Deutschland 1890-1914. Göttingen 1986; Grab, Walter; Schoeps, Julius H. (Hrsg.): Juden in der Weimarer Republik. Skizzen und Portraits. 2. Aufl., Darmstadt 1998; Goez, Walter: Lebensbilder aus dem Mittelalter. 2. Aufl., Darmstadt 1998; Oppelland, Torsten (Hrsg.): Deutsche Politiker 1949-1969. 2 Bde., Darmstadt 1999.

[78]) Baacke, Dieter; Schulze, Theodor: Aus Geschichten lernen. 2. Aufl., Weilheim; München 1993.

[79]) Baacke, Dieter; Schulze, Theodor: Pädagogische Biographieforschung. Weilheim; Basel 1985; s. dazu auch: [Vorwort der Herausgeber]. In: Keck, Rudolf W.; Wiersing, Erhard (Hrsg.): Vormoderne Lebensläufe erziehungshistorisch betrachtet. Köln; Weimar; Wien 1994, S. V-X.

[80]) Zu denken ist hier etwa an die biographischen Reihen „Beltz & Gelberg Biographie" oder „Dressler/ Menschen".

[81]) Baacke; Schulze (1993), S. 9 f.

der. Im Bemühen um eine Erneuerung dieser belletristischen Gattung bereiteten Schriftsteller wie Alfred Döblin[82], Robert Musil[83], Franz Kafka[84] und Hermann Broch[85] die Demontage traditioneller Erzählformen vor. Eine Entwicklung, die von James Joyce[86] über Uwe Johnson[87] und Peter Weiss[88] bis hin zu Arno Schmidt[89] konsequent weitergeführt wurde.

Auf den hier entwickelten Formenvorrat[90] kann die moderne literarische Biographie zurückgreifen.[91] Dabei finden sich die immer wieder erhobenen Forderungen nach einer Darstellung aus unterschiedlichsten Blickwinkeln,[92] nach „standortbezogenen Perspektiven", einem „offenen Horizont der Zukunft" und nach der Ausnützung von Möglichkeiten die „Illusion der Vollständigkeit durch überraschende, ˋquerlaufendeˊ Details zu zerstören"[93] zu großen Teilen verwirklicht.

Die Bedeutung eines „ˋquellensicherenˊ Fundaments"[94] für die moderne Biographieschreibung ist unumstritten. Es bleibt nur zu fragen, welcher Stellenwert dem erarbeiteten Material bei Erklärung und Deutung zukommt. Aus Sorge um eine allzu subjektive Verzerrung durch Interpretation entstanden in den 20er Jahren „Biographien", in denen verfügbares Quellenmaterial lediglich zusammengestellt, aber nicht weiter ausgewertet wurde.[95] In dieser Tradition können Arbeiten wie Walter Benjamins nicht vollendeter „Baudelaire"[96] oder auch Arno Schmidts „Fouqué"[97] gesehen werden. Die Hoffnungen, die in die Wirkung der nichtinterpretierten Quelle, ins direkte Zitat gesetzt werden, erklärte Winston Churchill im Vorwort seines „Marlborough" so: „Ich habe mich bemüht, wo immer möglich, Marlborough selbst

82) Döblin, Alfred: Die drei Sprünge des Wang-Lun. Berlin 1915; ders: Wallenstein. Berlin 1920; ders.: Berlin Alexanderplatz. Berlin 1929; dazu auch: Döblin, Alfred: Der historische Roman und wir. In: ders.: Aufsätze zur Literatur. Olten; Freiburg/ Br. 1963, S. 163-186.

83) Musil, Robert Edler von: Der Mann ohne Eigenschaften. [Buch 1] Berlin 1930, [Buch 2] Berlin 1933, [Buch 3, hrsg. von M. Musil] Lausanne 1943.

84) Kafka, Franz: Der Prozeß (hrsg. von Max Brod). Berlin 1925; ders.: Das Schloß. München 1926; ders.: Amerika (hrsg. von Max Brod). München 1927.

85) Broch, Hermann: Die Schlafwandler. München; Zürich 1931, 1932; ders.: Der Tod des Vergil. New York 1945; ders.: Der Versucher (= Die Verzauberung) (hrsg. von F. Stössinger). Zürich 1953.

86) Joyce, James A. A.: A portrait of the artist as a young man. New York 1916; ders.: Ulysses. Paris 1922; ders.: Finnegans Wake. London; New York 1939.

87) Johnson, Uwe: Mutmaßungen über Jakob. Frankfurt a. M. 1959; ders.: Das dritte Buch über Achim. Frankfurt a. M. 1961; ders.: Jahrestage. Frankfurt a. M. 1971-1983.

88) Weiss, Peter: Fluchtpunkte. Frankfurt a. M. 1962; ders.: Die Ästhetik des Widerstands. Frankfurt a. M. 1975-1981.

89) Schmidt, Arno: Das steinerne Herz. Karlsruhe 1956; ders.: Kaff auch Mare Crisium. Karlsruhe 1960; ders.: Zettels Traum. Stuttgart 1970.

90) Auf weitere Formen literarisch-biographischer Annäherung sei hier zumindest verwiesen: Lyrik: Becker, Uli: Sechs Richtige. Hamburg 1989; Filmessay: Blumenberg, Hans-Christoph: In meinem Herzen Schatz .... Frankfurt a. M. 1991; Kurzprosa: Canetti, Elias: Der Ohrenzeuge. München 1974, darin „Der Maestroso" als Charakterbild Hermann Scherchens. Vgl. dazu: ders.: Das Augenspiel. München 1985, Der Dirigent, S. 49-59; Rheinsberg, Anna: Kriegs/läufe. Mannheim 1989.

91) Scheuer, Helmut: Biographie. Stuttgart 1979; ders.: Kunst und Wissenschaft. In: Klingenstein, Grete; Lutz, Heinrich; Stourzh, Gerhardt (Hrsg.): Biographie und Geschichtswissenschaft. München 1979, S. 81-110.

92) Meier, Christian: Narrativität, Geschichte und die Sorgen des Historikers. In: Koselleck; Stempel (1973), S. 584.

93) Jauß, Hans Robert: Geschichte der Kunst und Historie. In: ders.: Literaturgeschichte als Provokation. Frankfurt a. M. 1970, S. 230.

94) Oelkers (1974), S. 306.

95) Wiegler, Paul: Wilhelm der Erste. Sein Leben und seine Zeit. Hellerau bei Dresden 1927; Hegemann, Werner: Fridericus, oder das Königsopfer. Hellerau bei Dresden 1925; ders.: Napoleon oder „Kniefall vor dem Heros". Hellerau bei Dresden 1927.

96) Benjamin, Walter: Charles Baudelaire. Frankfurt a. M. 1974; vgl. dazu: „Zur Krönung seines [Walter Benjamins] Antisubjektivismus sollte das Hauptwerk nur aus Zitaten bestehen." Adorno, Th. W.: Über Walter Benjamin. Frankfurt a. M. 1977, S 26.

97) Schmidt, Arno: Fouqué und einige seiner Zeitgenossen. Frankfurt a. M. 1975.

sprechen zu lassen und die Geschichte mit den Worten ihrer Hauptakteure oder durch die Feder ihrer Zeitgenossen zu erzählen. Ich bin überzeugt, daß ein einziges damals geprägtes Wort mehr wert ist als viele nachträglich gemünzte Sätze".[98] Dieses Vertrauen hat durch die Erkenntnis der Geschichtswissenschaft, daß alle nachgebildeten, vergangenen Ereignisse heute lediglich in der Vorstellung existent sind, die tatsächliche Wirklichkeit jedoch unwiederbringlich vergangen sei,[99] deutliche Einschränkungen in seiner Gültigkeit erfahren.

Die literarischen Reaktionen darauf fallen sehr unterschiedlich aus: Während Hans Magnus Enzensberger in seiner Biographie Buenaventura Durrutis auch sich widersprechendes Quellenmaterial ohne weitere kritische Anmerkungen oder Erläuterungen, gänzlich auf „Erzählung" verzichtend, aneinanderreihte, um seinem Leser die „Fragwürdigkeit der Quellen"[100] vor Augen zu führen, nützten Autoren wie Wolfgang Hildesheimer[101], Dieter Kühn[102] und Peter Härtling[103] die verfügbare Quelle zur Überprüfung eigener, individueller Ausdeutungen. Sie „schließt aus, was nicht gesagt werden darf. Nicht aber schreibt sie vor, was gesagt werden kann".[104]

Gerade bei der rekonstruierenden Darstellung einer an sich schon abgeschlossenen Biographie besteht die Gefahr, jede Entwicklung in der zeitlichen Abfolge des Lebens als sinnvoll und einstmals getroffene Entscheidungen immer auf Ursache und notwendige Wirkung, in Richtung auf einen gleichsam vorbestimmten Endpunkt hin, darzustellen. Allzu leicht erliegt man der Versuchung, die erzählerische, kausal schlüssige Täuschung für tatsächliche Wirklichkeit zu nehmen, ohne zu bedenken, daß im historischen Handeln und Erleben die Gesamtheit aller äußeren Bedingungen für unterschiedliche Möglichkeiten durchaus offen gewesen ist.

Damit erlangt die literarische Biographie den gewichtigsten erkenntnistheoretischen Vorsprung[105] gegenüber anderen Wissenschaften zweifelsohne in ihrem Bemühen um eine Antwort auf die gestellte Frage: Was wäre geschehen, wenn dies oder das nicht eingetreten wäre? So hatte Wolfgang Hildesheimer gefordert, „der freien Assoziation zu folgen, ohne Bindung an formalen Aufbau"[106]. Dieter Kühn hat mit unterschiedlichen biographischen Varianten[107] gespielt oder sich, ähnlich wie auch Peter Härtling, seinen Hauptpersonen in Entsprechungen und Ähnlichkeiten mit eigenen Lebenserfahrungen[108] genähert. In Unterscheidung zu den Arbeiten der „historischen Belletristen" in den 20er Jahren wird deutlich bewußt gemacht, wo und in welchem Maße eigene Vorstellungen sowohl des Autors[109] als auch des Lesers ihren

---

[98]) Winston Churchills Ausspruch hier in deutscher Übersetzung nach: Mendelssohn (1971), S. 91.

[99]) Koselleck (1973.2), S. 567.

[100]) Enzensberger, Hans Magnus: Der kurze Sommer der Anarchie. Buenaventura Durrutis Leben und Tod. Frankfurt a. M. 1972, S. 14 f.

[101]) Hildesheimer, Wolfgang: Mozart. Frankfurt a. M. 1977; ders.: Marbot. Frankfurt a. M. 1981.

[102]) Kühn, Dieter: N. Frankfurt a. M. 1970; ders.: Die Präsidentin. Frankfurt a. M. 1973; ders.: Josephine. Aus der öffentlichen Biographie der Josephine Baker. Frankfurt a. M. 1976; ders.: Ich Wolkenstein. Frankfurt a. M. 1977.

[103]) Härtling, Peter: Niembsch oder der Stillstand. Stuttgart 1964; ders.: Hölderlin. Darmstadt; Neuwied 1976; ders.: Die dreifache Maria. Darmstadt; Neuwied 1982; ders.: Waiblingers Augen. Darmstadt; Neuwied 1987; ders.: Schubert. Hamburg; Zürich 1992.

[104]) Koselleck (1973.2), S. 567.

[105]) Vgl. dazu: Lepenies, Wolf: Der Wissenschaftler als Autor. *Akzente 2*, 1978, S. 145 f.

[106]) Hildesheimer (1977), S. 34.

[107]) Kühn (1970).

[108]) Kühn (1973); Kühn (1977); „Ich bemühe mich, auf Wirklichkeiten zu stoßen. Ich weiß es sind eher meine als seine. [...] So kann es gewesen sein. Hier kann es enden." Härtling (1976), S. 6; s. dazu auch: Härtling, Peter: Der spanische Soldat oder Finden und Erfinden. Darmstadt; Neuwied 1984.

[109]) „Das eben ist das Elend der Trivialbiographie: Sie findet für alles jene eingängige Erklärungen innerhalb der uns zugänglichen und dem Radius unseres Erlebens entsprechenden Wahrscheinlichkeit. Die Primärquelle ist identisch mit dem Motiv: das Wunschdenken. Die Identifikation des Schreibenden mit dem Helden, seine Fixierung an ihn, machen alles Dargestellte zutiefst unwahrhaftig, denn wir haben es ja unter dem Aspekt der Ungleichheit der Potenzen zu betrachten." Hildesheimer (1977), S. 11.

Raum beanspruchen. Diese Aufrichtigkeit, der kritische Abstand zur traditionellen Biographie, deutet sich zum Teil schon in den jeweils gewählten Gattungszuordnungen an: Der „Fouqué" war für Arno Schmidt ein „biographischer Versuch"[110], Härtling schrieb „eine Suite"[111], „eine Annäherung"[112], versuchte sich in „Zwölf Moments musicaux und ein[em] Roman"[113]. Wiewohl man allgemein um die Gefahren einer streng chronologischen, kontinuierlichen Lebensbeschreibung weiß, bleibt festzustellen, daß dieser Forschungsansatz nach wie vor durchaus umstritten ist.[114]

Die unterschiedlichen Einflüsse anderer Wissenschaftsdisziplinen auf die traditionelle historische Biographie wurden bald schon so übermächtig, daß der eher konservative Historiker Heinz Zahrnt sich veranlaßt sah, in einer Feuilletonbesprechung über Friedenthals Luther warnend zu schreiben: „Mit dem sicheren Instinkt des Historikers hat Friedenthal sich von den heute modischen kurzschlüssigen, psychologischen oder soziologischen Deutungen freigehalten".[115]

Dennoch hat gerade dieser Methodendiskurs seit den 1980er Jahren wesentlich zu einer Wiederbelebung der Gattung Biographie in der Geschichtswissenschaft beigetragen.[116] Christoph Gradmann spricht 1998 sogar von voller Rehabilitation.[117]

---

[110]) Schmidt (1975).

[111]) Härtling (1964).

[112]) „Ich schreibe keine Biographie, ich schreibe vielleicht eine Annäherung." Härtling (1976), S. 7.

[113]) Härtling (1992).

[114]) Vgl. dazu: pro: Demandt, Alexander: Ungeschehene Geschichte. Göttingen 1984; Niall, Ferguson (Hrsg.): Virtuelle Geschichte. Historische Alternativen im 20. Jahrhundert. Darmstadt 1999; contra: Mann, Golo: „Die Geschichte kennt kein Wenn". Hist. Ztschr. 198, 1964, S. 78; „Geschichte läßt sich nicht konstruieren; es gilt vielmehr zu ermitteln, wie es denn eigentlich gewesen sei." Weizsäcker, Carl Friedrich von: Wahrnehmung der Neuzeit. München 1983, S. 263.

[115]) Zitiert nach: Zahrnt, Heinz: [Klappentext] zu: Friedenthal, Richard: Luther. 7. Aufl., München 1982.

[116]) Stiller, Heinz: Forschungs- und Darstellungsprobleme einer historischen Biographie. Berlin 1985; Gradmann, Christoph: Geschichte. Erfahrung und Fiktion. Kritische Anmerkungen zur neuerlichen Aktualität der historischen Biographie. Int. Arch. Sozgesch. dt. Lit. 17, 1992, S. 1-16.

[117]) Gradmann, Christoph: Leben in der Medizin: Zur Aktualität von Biographie und Prosopographie in der Medizingeschichte. In: Paul, Norbert; Schlich, Thomas (Hrsg.): Medizingeschichte. Aufgaben, Probleme, Perspektiven. Frankfurt a. M. 1998, S. 249; s. dazu auch: Berlepsch, Hans-Jörg von: Die Wiederentdeckung des „wirklichen Menschen" in der Geschichte. Neue biographische Literatur. Arch. Soz.gesch. 29, 1989, S. 488-510.

1.3. Die Biographie in der Medizingeschichte[118]

Welche Position kann nun die Biographie im medizin- bzw. chirurgiegeschichtlichen Kontext finden? Zur Beantwortung dieser Frage soll vorab auf die heutige Situation der Geschichte der Medizin[119] und unterschiedlicher medizingeschichtlicher Konzepte[120] eingegangen werden. Hatte Giovanni Battista Morgagni gegen Ende des 18. Jahrhunderts in seinem Spätwerk „De sedibus et causis morborum" mit der Ansicht, daß Erkrankungen ihre Ursache nicht in einem Ungleichgewicht der galenischen Körpersäfte, sondern in pathologischen Veränderungen einzelner Organe fänden, den morphologischen Gedanken in die klinische Medizin eingeführt,[121] entwickelte Xavier Bichat im 19. Jahrhundert aus diesem Ansatz eine "Pathologie der Gewebe". Er sah nicht einzelne Organe, sondern Gewebestrukturen als Orte der Krankheiten.[122] Rudolf Virchow formulierte schließlich in seiner "Zellularpathologie"[123] Krankheiten als Störungen physiologischer Lebensvorgänge einzelner Zellen oder Zellgruppen. Therapeutisch gesehen bedingte diese Erkenntnis eine gezielt gegen erkrankte Zellen und nicht auf den gesamten Körper ausgerichtete Vorgehensweise.[124]
Im Gefolge der bakteriologischen, serologischen und physikalisch-chemischen Forschung in der zweiten Hälfte des 19. Jahrhunderts, der Möglichkeiten und Ergebnisse experimenteller Pharmakologie und einer raschen Weiterentwicklung von Röntgendiagnostik und Strahlentherapie zu Beginn des 20. Jahrhunderts wandelte eine stark funktionell orientierte Denkweise den medizinischen Blick. Einen deutlichen Ausdruck fand diese Entwicklung hin zum mechanistischen Denken in den - zum Teil immer noch anhaltenden - Tendenzen einer Aufsplitterung in medizinische Spezialfächer.[125] Die Heilkunde wurde und wird vermehrt als eine größtenteils naturwissenschaftlich - technisch fundierte Heilwissenschaft gesehen. Dabei hat die "Schulmedizin" einen immer größeren Abstand zur körperlichen Ganzheit gewonnen.
Auf dieser Folie wird die schwierige Stellung der Geschichte der Medizin als eigenständige Disziplin innerhalb der medizinischen Fakultät zwischen Natur- und Geisteswissenschaft

---

[118]) Gradmann (1998), S. 243-265.
[119]) Bergdolt, Klaus: Warum Medizingeschichte. *Dt. Ärztebl. 95*, 1998, S. 663-666.
[120]) Als Basisliteratur zur Medizingeschichte allgemein habe ich folgende Literatur berücksichtigt: Ackerknecht, Erwin: Geschichte der Medizin. 5. Aufl., Stuttgart 1986; Aschoff, Ludwig; Diepgen, Paul; Goerke, Heinz (Hrsg.): Kurze Übersichtstabelle zur Geschichte der Medizin. 7. Aufl., Berlin; Göttingen; Heidelberg 1960; Fischer-Homberger, Esther: Geschichte der Medizin. 2. Aufl., Berlin 1977; Meyer-Steineg, Theodor: Illustrierte Geschichte der Medizin. 5. Aufl., Stuttgart 1965; Sigerist, Henry E.: Einführung in die Medizin. Leipzig 1931; Schipperges, Heinrich: Moderne Medizin im Spiegel der Geschichte. Stuttgart 1970; Toellner, Richard (Hrsg.): Illustrierte Geschichte der Medizin. 6 Bde., [Sonderausgabe] Erlangen 1992. Speziell zur Geschichte der Chirurgie: Brunn, Walter von: Kurze Geschichte der Chirurgie. Berlin 1928; Guleke, Nikolai: 50 Jahre Chirurgie. Berlin; Göttingen; Heidelberg 1955; Gurlt, Ernst Julius: Geschichte der Chirurgie und ihrer Ausübung. Berlin 1898; Killian, Hans: Meister der Chirurgie und die Chirurgenschulen im deutschen Raum. 2. Aufl., Stuttgart 1980; Kudlien, F.; Michler, M.: Neuere Geschichte der Chirurgie (von 1600-1900). *Hippokrates 35*, 1964, S. 279-286; Kümmell, Hermann: Die Entwicklung der Chirurgie in den letzten 50 Jahren. Hamburg 1922; Küster, Ernst: Geschichte der neueren deutschen Chirurgie. Stuttgart 1915; Schipperges, Heinrich: 5000 Jahre Chirurgie. Stuttgart 1967; Sailer, Franz X.; Gierhake, Friedrich W.: Chirurgie historisch gesehen. München 1973.
[121]) Morgagni, Giovanni Battista: Sitz und Ursache der Krankheiten (Venedig 1761) (hrsg. von M. Michler). Stuttgart 1967.
[122]) Bichat, M. F. Xavier: Physiologische Untersuchungen über Leben und Tod (in einen Aufzug gebracht von Johan D. Herholdt und C. G. Rafn, übers. von Christoph H. Pfaff). Kopenhagen 1802.
[123]) „omnis cellula e cellula", Virchow, Rudolf: Die Cellularpathologie in ihrer Begründung auf physiologische und pathologische Gewebelehre. Berlin 1858.
[124]) Zu Rudolf Virchow: Ackerknecht, Erwin H.: Rudolf Virchow. Stuttgart 1957; Aschoff, Ludwig: Rudolf Virchow. Hamburg 1940.
[125]) Eulner, Hans-Heinz: Das Spezialistentum in der ärztlichen Praxis. In: Artelt, Walter; Rüegg, Walter (Hrsg.): Der Arzt und der Kranke in der Gesellschaft des 19. Jahrhunderts. Stuttgart 1967, S. 17-34; ders.: Die Entwicklung der medizinischen Spezialfächer an den Universitäten des deutschen Sprachgebietes. Stuttgart 1970; Ritter, Leo: Die Spezialgebiete der Medizin und ihre Geschichte. Darmstadt 1978.

deutlich. Doch Medizin als Lehre vom kranken Menschen[126] und vom Umgang des Arztes mit seinem Patienten „ist nur zum Teil Naturwissenschaft, [...] die Methodik der Medizingeschichte muß also geisteswissenschaftlich sein"[127]. Robert Dumesnil de Rochemont schrieb in diesem Zusammenhang: „Die Medizin kann niemals nur reine Wissenschaft sein, sie bleibt auch eine Kunst".[128] Erwin E. Ackerknecht sprach von der Medizin als einer „sogenannten Kunst", die „wahrscheinlich immer eine Kunst bleiben [wird], so sehr wir auch versuchen mögen, ihren wissenschaftlichen Gehalt zu vervollkommnen".[129]

In den 50er Jahren des 20. Jahrhunderts forderte man, um dieser scheinbar zwiespältigen inneren Gegensätzlichkeit - hier Naturwissenschaft und da Geisteswissenschaft - gerecht werden zu können, eine eigenständige medizinhistorische Methodik.[130] In Beurteilung dieser Ansicht hatte Werner Leibbrand 1953 geschrieben, sie könne „wohl höchstens eine Hoffnung [... aber], keine Forderung a priori" sein, sie könne „nur in immer neuen Versuchen heranwachsen".[131] Allgemein wird, wenn auch in deutlich unterschiedlicher Gewichtung, gerade für den Fortschritt der Medizin und insbesondere der Chirurgie der nicht nur wissenschaftlich gebildeten, reflektierenden und eigenverantwortlich entscheidenden Einzelpersönlichkeit große Bedeutung zugemessen.[132]

An dieser Stelle soll auch kurz auf Charles Lichtenthaeler und seine "Geschichte der Medizin" eingegangen werden, da die hier im Gefolge der erkenntnistheoretisch -biologistisch geprägten Kultur- und Geschichtsphilosophie Oswald Spenglers vorgestellten medizinhistorischen Entwürfe eine so markant andere Sicht auf individuelle Lebensgeschichte und deren historische Bewertung bieten.

Oswald Spengler entwickelte in der Tradition Goethes, Jakob Burckhardts und Friedrich Nietzsches, unter Einfluß eines Darwinismus Haeckelscher Prägung[133] in seinem Werk über

---

[126]) Vgl. dazu: Schipperges, Heinrich: Die Kranken im Mittelalter. 3. Aufl., München, 1993.

[127]) Leibbrand, Werner: Heilkunde. München 1953, S. XII.

[128]) Dumesnil de Rochemont, Robert; Schadewaldt, Hans: Die berühmten Ärzte. 2. Aufl., Köln 1967, S. 10.

[129]) Ackerknecht (1986), S. 4.

[130]) Artelt, Walter: Einführung in die Medizinhistorik. Stuttgart 1949; einen aktuellen Überblick zur allgemeinen Problematik um natur- und geisteswissenschaftliche Methodik bietet die Zeitschrift Gegenworte in ihrem Heft 6 Herbst 2000 unter dem Titel „Natur- und/ versus Geisteswissenschaften. Scharmützel und Annäherungen".

[131]) Leibbrand (1953), S. XII.

[132]) Sigerist, Henry E.: Große Ärzte. 5. Aufl., München 1965; „[...] denn man hat ja [...] den echten Ordinarius abgeschafft, seines Glanzes beraubt und durch ein Team von H4, H3 und H2 Professoren ersetzt, ohne zu bedenken, daß gerade in der Chirurgie starke überragende Persönlichkeiten mit ihren Ausstrahlungen und Wirkungen auf die jüngere Generation von entscheidendem Wert für die Erziehung des Nachwuchses sind. Schließlich wird die Medizin nicht aus Büchern, sondern im Schatten großer Männer erlernt." Killian (1980), S. V; in „einer für die Zeit und den Forscher besonders charakteristischen Biographie [...] erhält man oft das beste Bild vom Denken einer Ärztegeneration." Diepgen, Paul: Geschichte der Medizin. 1. Bd., Berlin 1949, S. 9 [Vorwort]; „Gerade in einer Zeit, in der soziologische sowie ideen- und problemgeschichtliche Betrachtungsweisen auch in der Medizingeschichte in den Vordergrund gerückt sind, scheint es angebracht, immer wieder darauf hinzuweisen, daß die bedeutenden Entdeckungen in der Medizin in erster Linie hervorragenden Persönlichkeiten zu verdanken sind." Dumesnil de Rochemont; Schadewaldt (1967), S. 7; Medizin muß „von einem wissenschaftlich gebildeten Arzt ausgeübt werden [...], der reflektiert und der nie die Gefahren der mißbräuchlichen Verallgemeinerung und des Schematisierens vergißt. Sie benötigt Persönlichkeiten mit klarem Urteil, mit reinem Gewissen und mit einem mitleidsvollen Herzen." Dumesnil de Rochemont; Schadewaldt (1967), S. 10 f.; Koch, Eugen: Ärzte, die Geschichte machten. Augsburg 1981.

[133]) Haeckel, Ernst: Über die Entwicklungstheorie Darwin's. In: Amtlicher Bericht über die 38. Versammlung deutscher Naturforscher und Ärzte. Stettin 1864, S. 17-30; ders.: Über die heutige Entwicklungslehre im Verhältnisse zur Gesamtwissenschaft. In: Amtlicher Bericht der 50. Versammlung deutscher Naturforscher und Ärzte. München 1877, S. 14-22; ders.: Über die Naturanschauung von Darwin, Goethe und Lamarck. In: Tagblatt der 55. Versammlung deutscher Naturforscher und Ärzte. Eisenach 1882, S. 81-91; s. dazu auch: Eckart, Wolfgang U.: Survival of the fittest - Charles Darwin und der Darwinismus. In: Engelhardt, Dietrich von (Hrsg.): Zwei Jahrhunderte Wissenschaft und Forschung in Deutschland. Stuttgart 1998, S. 123-137.

den „Untergang des Abendlandes" Umrisse einer Morphologie der Weltgeschichte.[134] Diese vergleichende Morphologie und die damit verbundene organische Entwicklungsidee überträgt Charles Lichtenthaeler[135] auf die Geschichte der Medizin.

War es Oswald Spenglers erklärte Absicht, einen Blick in die Zukunft der abendländischen Großgesellschaft[136] zu werfen, so will Lichtenthaeler mit seinen Betrachtungen medizingeschichtlicher Gesetzmäßigkeiten verstehende Einblicke in die momentan sich ihm immer deutlicher abzeichnende Krise der Medizin[137] eröffnen und unter Berücksichtigung der so gefundenen historischen Lösungsmuster mögliche Auswege aufzeigen.[138] Es entsteht ein medizingeschichtliches Werk, das nicht mehr systematisch-chronologische, nicht mehr „Tendenzgeschichte"[139] sein will, sondern sich vielmehr als „'lebendige' Geschichte"[140], „'offene' Geschichte"[141], als „Metahistorie" ohne verzerrende Geschichtsphilosophie[142] versteht.

Im Nachvollzug geschichtlicher Zusammenhänge und Abhängigkeiten einzelner Aspekte medizinischer Entwicklungsgänge sollen überzeitliche Grundstrukturen und -formen, „permanente Rahmen medizinischen Geschehens"[143] herauskristallisiert werden. Hier wird nun nicht mehr „das Einmalige in seiner Einmaligkeit, sondern das Überindividuelle, Typische, ja Normenhafte in seiner vielfältigen Ausprägung"[144] betrachtet. In einer so gearteten medizinhistorischen Gesamtkonzeption dürfte biographischen Arbeiten damit wohl ein ähnlicher Stellenwert zukommen wie tabellarischen Darstellungen, die Lichtenthaeler immerhin als „chronologische Stützen historischer Orientierung"[145], als „elementare historische Hilfsmittel [...] von großer praktischer Bedeutung"[146] betrachtet.

Äußerst kritisch sehe ich an Lichtenthaelers Konzept auf der einen Seite die zum Teil sehr gewagten Gedankenkonstruktionen sowie die grundsätzliche Problematik eines philosophischen Relativismus[147]. Auf der anderen Seite bleiben trotz der von ihm so häufig beschworenen Objektivität die subjektive Sicht und Auswahl der Gegenwartsprobleme und die dadurch bedingte, durchaus absichtsvolle Quellenauswertung.

Sieht man einmal vom Konzept Charles Lichtenthaelers ab, in dem die biographische Arbeit als eigenständiges wissenschaftliches Werk keinen Platz findet, lassen sich in der Bewertung von medizinhistorischen Biographien drei Positionen ausmachen:
1. 1949 sah der Medizinhistoriker Walter Artelt, ganz in der Tradition Wilhelm Diltheys, „alles historische Geschehen" als „menschliches Geschehen oder Sein" und die Einzelpersönlichkeit als „Bezugspunkt aller Geschichte".[148] Diese Sichtweise auf Lebensgeschichte ist vor

---

[134]) Spengler, Oswald: Der Untergang des Abendlandes. 1. Bd. [Gestalt und Wirklichkeit], Wien 1918; 2. Bd. [Welthistorische Perspektiven], München 1922. Im folgenden nach: 1. Bd., 2. Aufl., München 1973; 2. Bd., München 1972.
[135]) Lichtenthaeler, Charles: Geschichte der Medizin. 2. Aufl., Köln-Lövenich 1982.
[136]) „In diesem Buche wird zum ersten Mal der Versuch gewagt, Geschichte vorauszubestimmen." Spengler (1973), S. 3.
[137]) Lichtenthaeler (1982), S. 40-42.
[138]) Ebenda, S. 25, 27, 44; „die überzeitlichen geschichtlichen Grundformen [...] zeigen [...] wie sehr unsere Gegenwart in der Vergangenheit wurzelt und erlauben dem futurologisch erfahrenen Historiker ernst zu nehmende Prognosen." Ebenda, S. 699.
[139]) Ebenda, S. 25.
[140]) Ebenda.
[141]) Ebenda, S. 26.
[142]) Ebenda, S. 651.
[143]) Ebenda, S. 666.
[144]) Ebenda, S. 648.
[145]) Ebenda, S. 654.
[146]) Ebenda.
[147]) Vgl. dazu: Ludz, Peter Christian (Hrsg.): Spengler heute. München 1980.
[148]) Artelt (1949), S. 144.

allem in älteren Arbeiten, wie in der Biographie über Hermann von Helmholtz von Leo Koenigsberger[149] oder in der Biographie über Robert Koch von Bruno Heymann[150] verwirklicht. Aber auch noch 1967 bewertete Dumesnil de Rochemont die medizinhistorische „Biographie sozusagen als Mikrokosmos [...] der Geschichte der Heilkunde".[151]

2. Auf der anderen Seite steht eine strenge Trennung von Person und Werk. Von der französischen Autorin Marguerite Duras wird der Wahlspruch tradiert: „Was in den Büchern steht, ist wahrhaftiger als der Autor, der sie geschrieben hat."[152] Und wer sich als Autor zu intensiv auf das Leben der betreffenden Person einläßt, „vernachlässigt [...] die Biographenpflicht der kritischen Distanz"[153]. Ähnlich äußert sich auch Werner Kraft in einer Betrachtung über Goethes Leben: „Die Wirklichkeit ist durch Briefe und Gespräche nur bedingt rekonstruierbar. Das wirkliche Leben geht in die Werke ein, wird zu Tasso, Klärchen oder Gretchen".[154] Diese Position vertrat etwa Erwin H. Ackerknecht. In seiner 1957 erschienenen medizinhistorischen Arbeit über Rudolf Virchow konzentrierte er sich bewußt auf eine Analyse des veröffentlichten Werkes. Die Lebensgeschichte benutzte er lediglich zur chronologischen Einordnung. Dies schien ihm der einzig gangbare Weg eine verzerrende Überzeichnung der Persönlichkeit zu vermeiden.[155] In dieser Tradition stehen die 1993 erschienene Biographie über Rudolf Virchow von Heinz David[156] oder die Arbeit über den jüdischen Arzt Robert Remak von Heinz-Peter Schmiedebach[157] aus dem Jahr 1995. Beide Autoren räumen den Lebensgeschichten nur wenige Seiten ein.[158]

3. Seit den 1980er Jahren versucht man, das historische Individuum in seinen historischen und sozialgeschichtlichen Strukturen zu erfassen und damit den beiden oben genannten Standpunkten gerecht zu werden.[159] So schreibt Ulrich Tröhler in seiner Arbeit über Theodor Kocher zwar, daß „die lebendige Bedeutung dieser Persönlichkeiten [...] in der Natur ihrer wissenschaftlichen Bemühungen" liege,[160] und Schadewaldt betont im Vorwort ausdrücklich die erfreuliche Kürze der eigentlichen Biographie.[161] Gleichwohl wird die Lebensgeschichte Kochers mit Blick auf das kulturelle, soziale und politische Umfeld wesentlich in Tröhlers medizinhistorische Betrachtungen miteinbezogen.

---

[149]) Koenigsberger, Leo: Hermann von Helmholtz. Bde. 1-3, Braunschweig 1902, 1903.

[150]) Heymann, Bruno: Robert Koch. Leipzig 1932.

[151]) Dumesnil de Rochemont, Schadewaldt (1967), S. 7.

[152]) Schott, Christine: Die Krankheit Liebe. Dt. Allg. Sonntagsblatt 45, 04.12.1992.

[153]) Ebenda. Dazu auch: Vircondelet, Alain: Marguerite Duras. Freiburg i. Br. 1992.

[154]) Kraft, Werner: Überlegungen zum Thema Biographie und Autobiographie. In: Dt. Akad. Sprache und Dichtung Darmstadt. Jahrbuch 1971, S. 75; auch bei: Berges, Wilhelm: Biographie und Autobiographie heute. In: Kurze, Dietrich (Hrsg.): Aus Theorie und Praxis der Geschichtswissenschaft. Berlin; New York 1972, S. 28.

[155]) „Es ist meine Überzeugung, daß wir nur durch Konzentration auf die ...Arbeit eine Verzerrung der historischen Perspektive vermeiden können.[...] Doch auch die größten der großen Männer bilden nicht nur ihre Zeit und Umgebung, sondern werden auch durch sie geformt; sie sind sowohl Erben als Erblasser; sind trotz ihrer Einzigartigkeit, die primär in ihren Charakteren verankert ist, auf viele Weisen typische Mitglieder ihrer Generation, von Gruppen von Bewegungen. Ein Studium ihres Werks enthüllt dies viel deutlicher als ein Studium ihrer Beziehungen zu ihren Schwiegermüttern oder ihrer Vorliebe für gewisse Krawattenmuster. Doch selbst wenn sie verfügbar gewesen wäre, hätte ich es vorgezogen, mich mehr mit dem Werk des Mannes zu beschäftigen, als mit unwesentlichen Einzelheiten seines Lebens, die zu diskutieren in unserer dekadenten Epoche so modern geworden ist." Ackerknecht (1957), S. VIII.

[156]) David, Heinz: Rudolf Virchow und die Medizin des 20. Jahrhunderts. München 1993.

[157]) Schmiedebach, Heinz-Peter: Robert Remak (1815-1865). Ein jüdischer Arzt im Spannungsfeld von Wissenschaft und Politik. Stuttgart 1995.

[158]) Vgl. dazu: Gradmann (1998), S. 246, 254.

[159]) Gestrich (1988).

[160]) Tröhler, Ulrich: Der Nobelpreisträger Theodor Kocher 1841-1917. Basel; Boston; Stuttgart 1984, S. XV.

[161]) Schadewaldt, Hans: [Vorwort]. In: Tröhler (1984), S. XIII, XIV.

Ich denke, daß eine Biographie, in der es gelingt, die bisher betrachteten unterschiedlichen Facetten in Heuristik, Kritik und Interpretation zu berücksichtigen, tatsächlich ideale Voraussetzungen bietet, die beiden Pole Naturwissenschaft und Geisteswissenschaft, zwischen denen sich die Medizin bewegt, anzunähern. Besser als zahlreiche andere geschichtliche Darstellungen erlaubt Lebensgeschichte durch die möglichen Verknüpfungen auf methodologischer Ebene, Aspekte, die wir einerseits Begriffen wie Verstand und Vernunft zuordnen, gemeinsam mit solchen zu betrachten, die wir mit den Worten Gemüt und Gefühl zu fassen suchen.

1.4. Intention der vorliegenden Arbeit

Wenngleich in der hier vorgelegten Arbeit die eingehende Untersuchung und Würdigung des medizinischen Werkes und der medizinhistorisch relevanten Leistungen Grasers den deutlichen Schwerpunkt bilden werden, soll doch der Versuch einer Darstellung der „Gesamtpersönlichkeit Ernst Graser" unternommen werden. Der interdisziplinäre Dialog, die Überschreitung der strengen Grenzen einzelner wissenschaftstheoretischer Fächer[162] eröffnet außerordentliche Möglichkeiten, ein umfassendes, vielschichtiges Bild zu zeichnen. Da die äußerst komplexen Zusammenhänge der Chirurgiegeschichte um 1900 jedoch meine darstellerischen Möglichkeiten im Ablauf der Biographie gesprengt hätten, habe ich mich dazu entschlossen, Leben und Werk in zwei getrennten Teilen zu behandeln.

Wenn man bemüht ist, in medizinischen Entwicklungslinien die Beziehungen und Zusammenhänge aufzuzeigen, sieht man sich oftmals mit der Unterstellung konfrontiert, es ginge einem darum, Vergehen gleichsam wie Straftaten entlarven zu wollen. Dabei scheint es selbstverständlich, daß, wie in allen geistigen Bereichen, auch im medizinisch-wissenschaftlichen eine fortdauernde Beschäftigung mit den Traditionen, mit erreichten Erfolgen, aber auch mit beschrittenen Irrwegen und Mißerfolgen, nicht zuletzt zur eigenen Standortbestimmung, notwendig ist. Mein Augenmerk soll also - jeweils mit einem besonderen Fokus auf Erlangen beziehungsweise Mittelfranken - der Entwicklung der Persönlichkeit Grasers hinein in unterschiedliche vorgegebene Handlungsabläufe, zum einen dem Wechselspiel mit der medizinischen, insbesondere der chirurgischen Situation um die Jahrhundertwende vom 19. zum 20. Jahrhundert,[163] zum anderen den Abhängigkeiten von gesellschaftlichen, allgemein-geschichtlichen Bedingungen, gelten. Die Beantwortung der Frage, in wie weit sich Graser als „Kind seiner Zeit" erweist, die dem Leser eher Atmosphäre, Anschauungs-, Auffassungs- und Denkweise dieser Jahrzehnte näherbringt, soll durch Betrachtung der persönlichen, individuellen Möglichkeiten und Entscheidungen Grasers ergänzt werden und damit nicht zuletzt einen Blick auf Erlanger Medizin- und Chirurgiegeschichte von der Jahrhundertwende bis in die zwanziger Jahre des 20. Jahrhunderts bieten.

Eine Geschichte der chirurgischen Klinik oder des Universitätskrankenhauses in Erlangen unter Ernst Graser wird hier aber nicht geschrieben werden, wiewohl eine Sammelbiographie, beginnend mit seinen Assistenz- und Oberärzten bis hin zu dem von ihm eingestellten medizinischen Hilfspersonal, sowie eine Analyse der von ihm betreuten Dissertations- und Habili-

---

[162]) Spann, Walter (Hrsg.): Wer schreibt meine Lebensgeschichte? Gütersloh 1990; zur Problematik des interdisziplinären Dialogs: *„Interdisziplinarität*, vor allem in der zweiten Hälfte dieses Jahrhunderts immer wieder gepriesen und vehement eingefordert, ist, was das etablierte Wissenschaftsgeschäft angeht, ein Rhetorikum geblieben." Matthes, Joachim: Ein schwieriger Diskurs. Überlegungen zur zeitgenössischen Fremdheitsforschung. (Vorwort). In: Shimada, Shingo: Grenzgänge - Fremdgänge. Frankfurt a. M.; New York 1994, S. 18 f.

[163]) Zur Geschichte der Gastroenterologie an der Universität Erlangen vgl.: Becker, Volker: Genius loci gastroenterologicus Erlangensis. *Fortschr. Med. 91*, 1973, S. 1028-1034.

tationsthemen, sehr wohl ein bezeichnendes Licht gerade auch auf die Persönlichkeit des Lehrstuhlinhabers und Klinikvorstandes werfen könnte.[164]

1.5. Material- und Quellenlage

Da die von mir zur Erstellung dieser biographischen Arbeit konsultierten Quellen zahlreich und in ihrer Art sehr unterschiedlich waren, halte ich es für unabdingbar, gesondert über die vorgenommene Bewertung und den jeweils eingeräumten Stellenwert derselben aufzuklären. An erster Stelle stehen Grasers veröffentlichte Arbeiten. Neben dem eigentlichen wissenschaftlichen Werk finden sich hier Rezensionen und Aufsätze medizingeschichtlichen Inhalts. Gleichwertig habe ich die in Archiven oder privat gesammelten Dokumente behandelt, die gleichsam von Amts wegen für historische Daten bürgen. Jede weitere verwendete Quelle habe ich im Zusammenhang mit diesen gewertet und eingeordnet. Schwieriger gestaltet sich eine Bewertung Grasers als bereits in jungen Jahren gelobter und gefragter Redner, da seine Reden selten veröffentlicht wurden. Sie finden sich zwar oftmals in Zeitungsartikeln ausführlich besprochen, wurden aber meist lediglich in sehr kleinen Ausschnitten zitiert. Ausgewählte, von Graser betreute, Dissertationen oder Habilitationsarbeiten habe ich nur dann berücksichtigt, wenn diese ihrerseits Themen Graserscher Veröffentlichungen berühren, oder aber dazu beitragen können, seine Arbeitsweise und Standpunkte wesentlich zu erhellen.

Quellentexte besonderer Art stellen Laudationes, etwa zu Geburtstagen oder besonderen beruflichen Festen, sowie Nekrologe dar. Der Wert solcher „Interims-Biographie[n]"[165] wird in der Literatur sehr unterschiedlich beurteilt. Peter de Mendelssohn, der diese auch als „zeitgenössische, unfertige Biographie"[166] bezeichnete, betonte den zusätzlichen Informationsgehalt, der durch die Zusammenarbeit von Biographen und Gewürdigten zustandekommt. So könnten Informationen gerettet werden, die sonst vielleicht verlorengegangen wären. Der spätere Biograph muß die auf diesem Wege gefundene Information jedoch kritisch an anderen Quellen messen.[167] Werner Richter dagegen verweist die „vorzeitige Biographie"[168], weil er durch Zeitgenossenschaft eine Parteinahme für unvermeidbar hält, mehr aber noch, weil er glaubt, ein nicht beendetes Leben sei wissenschaftlich nicht darstellbar, entschieden in die Hände der Journalisten.[169]

Mit besonderem Interesse habe ich nach Grasers Namen in Autobiographien anderer Autoren gesucht. Mitgeteilte gemeinsame Erlebnisse können dabei weitere Facetten der Persönlichkeit ebenso erhellen, wie eine bewußte Nichtnennung. Zur Problematik und zum Wert autobiographischer Texte für lebensgeschichtliche Arbeiten sei insbesondere auf die Veröffentlichungen von Georg Misch, Wilhelm Berges und Manfred Schneider verwiesen.[170] Peter de Mendels-

---

[164]) „Denn die individuelle Forscherpersönlichkeit, ihr Lebensgang, ihre körperliche und geistige Entwicklung, ihr Verhältnis zur Außenwelt prägen sich auch in der Gestaltung der Wirkungsstätte, wie auch in Forschungsrichtung und sogar in Forschungsergebnissen aus." Heidacher, Alfred: Geschichte der Chirurgischen Universitätsklinik Erlangen. Bonn 1960, S. 12.

[165]) Mendelssohn, Peter de: Einige Schwierigkeiten beim Schreiben von Biographien. In: Dt. Akad. Sprache und Dichtung: Jahrbuch 1971, S. 84 f.

[166]) Ebenda, S. 83.

[167]) Ebenda, S. 84.

[168]) Richter, Werner: Über das Schreiben von Biographien. Dt. Beitr. 3, 1949, S. 483.

[169]) Ebenda, S. 482 f.

[170]) Misch, Georg: Geschichte der Autobiographie. 4 Bde., Bd. 1, Bern 1949/ 1950; Bde. 2-4, Frankfurt a. M. 1955-1969; Berges, Wilhelm: Biographie und Autobiographie heute. In: Kurze, Dietrich (Hrsg.): Aus Theorie und Praxis der Geschichtswissenschaft. Berlin; New York 1972, S. 27-48; Schneider, Manfred: Die erkaltete Herzensschrift. Der autobiographische Text im 20. Jahrhundert. München 1986; vgl. auch: Müller, Jürgen E.:

sohn geht davon aus, daß man eine Autobiographie „zur Belehrung seiner Kinder, zur Erbauung der Nachwelt, nicht zuletzt zur eigenen Rechtfertigung und Bestätigung"[171] verfasse. Damit vermittle sie als authentisches Quellenmaterial Einsichten, die keine andere historische Quelle bieten könne.[172]

Dennoch gilt es, kritisch die Frage nach dem Wahrheitsgehalt autobiographischer Texte zu stellen. So macht Werner Kraft in seinen Überlegungen zu Biographie und Autobiographie auf die Gefahr aufmerksam, daß zum Zeitpunkt der Aufzeichnung die Tatsachen in der Erinnerung auf erst viel später entstandene Vorstellungen und Ideen bezogen und damit verfälscht werden können.[173]

Leider existiert kein Nachlaß von Ernst Graser. Die meisten chirurgisch oder allgemeinmedizinisch interessanten Unterlagen waren nach seiner Emeritierung in den Besitz der chirurgischen Klinik, beziehungsweise seines Nachfolgers Otto Goetze übergegangen, der auch das Grasersche Wohnhaus in der Hindenburgstraße gekauft hatte. Bei der Zwangsräumung des Hauses durch die Amerikaner 1945 ist fast alles verlorengegangen. Nur ganz vereinzelt finden sich Bücher aus Grasers Besitz in Beständen der Universitätsbibliothek oder in einzelnen medizinischen Teilbibliotheken. Daraus und aus den wenigen in Briefen genannten Titeln können jedoch keine aussagekräftigen Rückschlüsse auf Grasers wissenschaftliche Bibliothek gezogen werden. Auch Grasers nichtmedizinische Bücher sowie alle privaten Aufzeichnungen und seine umfangreiche Briefesammlung sind 1929 beim Umzug nach München und der damit verbundenen raschen Haushaltsauflösung in Erlangen verlorengegangen. In den Inflationswirren der ausgehenden 20er Jahre bestand offensichtlich seitens der Kinder nur ein sehr geringes familiengeschichtliches Interesse. Lediglich der jüngste Sohn, Viktor Graser, besaß einige wenige persönliche Dokumente und Photographien, sowie einen Ordner mit Briefen seines Vaters.

Briefe hätten deshalb einen so großen Wert, schrieb Goethe, weil sich in ihnen „das Unmittelbare des Daseins"[174] aufbewahrte. Briefe können zweifelsohne, darin Tagebüchern oder Memoiren vergleichbar,[175] Aufschluß über den Autor geben. In ihnen offenbaren sich seine Absichten, private wie berufliche Hoffnungen und Enttäuschungen und verraten vor allem etwas darüber, wie er sich selbst sieht oder erscheinen lassen möchte. In gleicher Weise erhellen sie die Beziehung zwischen Briefeschreiber und Adressat. Korrespondenzen über einen längeren Zeitraum erlauben, Entwicklungslinien des Leben und der Lebensumstände zu verfolgen. Berücksichtigt man kritisch die Tatsache, daß im Brief jeweils nur Teilaspekte der Persönlichkeit zum Tragen kommen, je nachdem wie weit der Autor seinem Korrespondenzpartner entgegenkommen wollte, stellt er als Quelle der lebensgeschichtlichen Forschung eine wertvolle

---

Qui donc est je - Michel Leiris` „La règle du jeu". Zur historischen Funktion autobiographischer Texte. In: Matthes, Joachim; Pfeifenberger, Arno; Stosberg, Manfred (Hrsg.): Biographie in handlungswissenschaftlicher Perspektive. Nürnberg 1983.

[171]) Mendelssohn (1971), S 81.

[172]) Ebenda, S 83 f.

[173]) Kraft, Werner: Überlegungen zum Thema Biographie und Autobiographie. In: Dt. Akad. Sprache und Dichtung Darmstadt: Jahrbuch 1971. S 74.

[174]) Goethe, Johann Wolfgang von: zitiert nach: Akad. der Wissenschaften der DDR; Akad. der Wissenschaften Göttingen; Heidelberger Akad. der Wissenschaften (Hrsg.): Goethe Wörterbuch (GWb). 2. Bd., Stuttgart 1989, S. 891.

[175]) Vgl. dazu: Lejeune, Philippe: Der autobiographische Pakt. Frankfurt a. M. 1994.

Ergänzung dar.[176] Auch die Medizinhistoriker haben in den vergangenen Jahren nicht zuletzt im Rahmen biographischer Arbeiten vermehrt auf diese Textgattung zurückgegriffen.[177] Gespräche mit Zeitzeugen, vornehmlich der Kinder- oder Enkelgeneration, erweiterten meinen Blickwinkel auf die Persönlichkeit Grasers. Dabei war es ein besonders glücklicher Umstand, daß ich mit Grasers jüngstem Sohn Viktor und dessen Frau ein sehr ausführliches Interview führen konnte. Interessante Unterhaltungen durfte ich auch mit folgenden Gesprächspartnerinnen bzw. -partnern führen: Mit Frau Hensel-Kistner, der Tochter des Erlanger Philosophen Paul Hensel[178], der mit Graser freundschaftlich verbunden war, mit Frau Goetze, der Frau seines Nachfolgers Otto Goetze, und deren Tochter Frau Dr. Goetze, mit Herrn Lenk, dem Sohn des Erlanger Geologieprofessors Hans Lenk, der in unmittelbarer Nähe Grasers in der Hindenburgstraße wohnte und mit Grasers älteren Söhnen befreundet war, mit Herrn Rhomberg, dem Sohn des Universitätssyndikus Hans Rhomberg, der Graser als „alten Herren" bei der Burschenschaft Germania kennenlernte, und mit Herrn Professor Volker Becker, der sich als Erlanger Pathologe unter anderem intensiv mit dem Krankheitsbild des Graserschen Divertikels befaßt hat.[179] Von der Methodik der „oral history" aus gesehen, habe ich allerdings vergleichsweise wenige und gänzlich unsystematische Interviews geführt.[180] Zudem unterliegt die Bewertung der Ergebnisse hier einer ähnlichen Problematik wie bei autobiographischen Texten. Deshalb benutzte ich diese Interviews ausschließlich als wichtige Fährte bei der Spurensuche.

In den letzten Jahren gerieten zunehmend auch historische Photographien[181] und Postkarten ins Blickfeld der Biographen. Die wenigen meist offiziellen Photographien, die mir zur Verfügung stehen, dienen der Abrundung meines Bildes von Graser und seiner Zeit. Leider ist eine große Photoserie vom Neubau des Operationstraktes der chirurgischen Klinik, den Graser wohl in großen Zügen eigenständig entworfen hatte, bereits von Graser selbst dem entsprechenden Sachakt entnommen worden und heute nicht mehr auffindbar. Auch Bildpostkarten, die Ansichten des Krankenhauses oder der chirurgischen Klinik zwischen 1901 und 1929 zeigen und damit die Bauaktivitäten unter Graser illustrieren könnten, sind bislang nur selten veröffentlicht. Eine Sichtung der umfangreichen Sammlungen sowohl des Erlanger Stadtarchivs als auch des Universitätsbauamtes, die ich im Rahmen dieser Arbeit allerdings nicht vorgenommen habe, scheint mir hier vielversprechend.

---

[176] S. dazu: Frühwald, Wolfgang: Probleme der Briefedition. Bonn Bad Godesberg 1977; Honnefelder, Gottfried: Zur Phänomenologie des Briefes. In: ders.: Der Brief im Roman. Bonn 1975, S. 4-14; Schoeps, Hans-Joachim: Biographien, Tagebücher und Briefe als Geschichtsquellen. Dt. Rundschau 86, 1960, S. 813-817; ders.: Was ist und was will die Geistesgeschichte? Über Theorie und Praxis der Zeitgeschichtsforschung. Göttingen 1959.
[177] Einen guten Überblick zu dieser Entwicklung bietet Thomas Schnalke mit zahlreichen bibliographischen Angaben in seiner Habilitationsarbeit über den Briefwechsel des Nürnberger Arztes und Naturforschers Christoph Jakob Trew. Schnalke, Thomas: Medizin im Brief. Der städtische Arzt des 18. Jahrhunderts im Spiegel seiner Korrespondenz. Stuttgart 1997, S. 13-17; vgl. auch: ders.: Zwischen den Zeilen. Medizinische Briefwechsel im 18. Jahrhundert. In: ders.; Wiesemann, Claudia (Hrsg.): Die Grenze des Anderen. Medizingeschichte aus postmoderner Perspektive. Köln; Weimar; Wien 1998, S. 143-165.
[178] Zu Paul Hensel: Glockner, Hermann: Paul Hensel. Der Sokrates von Erlangen. Bonn 1972.
[179] S. dazu: Kapitel 5.3. Sonstige Quellen, S.230.
[180] Brown, Cynthia Stokes: Conducting the interview. In: dies.: Like it was. New York 1988, S. 31-49; Niethammer, Lutz (Hrsg.): Lebenserfahrung und kollektives Gedächtnis. Die Praxis der Oral history. Frankfurt a. M. 1980; Lüthke, Alf (Hrsg.): Alltagsgeschichte. Frankfurt a. M.; New York 1989.
[181] Brown, Cynthia Stokes: „Looking at old photographs". In: Brown (1988), S. 47; Maas, Ellen: Photobilder als Grundlage für Biographien (Ein Beitrag zur Analyse anonymer Fotografien). In: Sparn, Walter: Wer schreibt meine Lebensgeschichte? Gütersloh 1990, S. 163-177.

2. Ernst Graser. Ein Erlanger Chirurgenleben zwischen Katheder und Operationssaal

2.1. Historischer Exkurs: Bayern um das Jahr 1860[1]

Seit Mitte des 18. Jahrhunderts zeichnete sich ein gesellschaftlicher Wandel ab, der einen ersten Höhepunkt gegen Ende des 19. Jahrhunderts erreichte. Als wesentlicher Motor fungierte dabei naturwissenschaftlicher und technischer Fortschritt. Im Zusammenhang mit der um 1800 einsetzenden Industrialisierung kam es zu raschen und tiefgreifenden Veränderungen, die alle Bereiche des Lebens erfaßten.[2] Nicht zuletzt durch die Bedeutung in Industrie und Geldwesen kam es zu einer Annäherung zwischen Großbürgertum und Adel. Dies illustrieren die städtische Architektur oder die Verleihung des erblichen Adels als besondere Auszeichnung auf der einen Seite ebenso wie die zahlreichen Portraitdarstellungen des Hochadels in bürgerlicher Kleidung.[3] Mit der Niederschlagung der Revolution von 1848 waren zwar die Monarchien zunächst noch einmal erstarkt, gleichwohl konnte sich ein liberales Bürgertum bilden, das sich rasch zum tragenden Stand entwickelte.[4]

In Bayern hatte Ludwig I.[5], infolge der sogenannten Lola-Montez-Affäre, nach der Märzrevolution zugunsten seines Sohnes abgedankt.

Max II.[6] stand für eine gemäßigte, eher eingeschränkte konstitutionelle Monarchie. Mittels einer „Revolution von oben" gedachte er, erneuten Unruhen vorzubeugen und damit die volle politische Handlungsfähigkeit der Monarchie wiederzugewinnen. An einer weitergehenden Parlamentarisierung war ihm nicht gelegen. Zudem galten seine persönlichen Interessen mehr den Wissenschaften und den Künsten. Dabei lag ihm besonders die Stärkung eines bayerischen Nationalgefühls am Herzen.[7] Hier ist insbesondere an die Gründung der Stiftung Maximilianeum, der Historischen Kommission oder des Bayerischen Nationalmuseums, an die Stiftung des Maximilians-Ordens für Wissenschaft und Kunst, aber auch an die aktive Förderung der Brauchtums- und Denkmalpflege zu denken.[8]

---

[1]) Für diese einführende Darstellung habe ich folgende Literatur verwendet: Bundeszentrale für politische Bildung (Hrsg.): Das 19. Jahrhundert, 2 Hefte. Bonn 1981; Deneke, Bernward (Hrsg.): Leben und Arbeiten im Industriezeitalter. Eine Ausstellung zur Wirtschafts- und Sozialgeschichte Bayerns seit 1850. (Ausstellungskatalog). Stuttgart 1985; ders. (Hrsg.): Geschichte Bayerns im Industriezeitalter. Stuttgart 1987; Hubensteiner, Benno: Bayerische Geschichte. 5. Aufl., München 1967; Körner, Hans-Michael: Kulturpolitik im Königreich Bayern: Von der Revolution von 1848 bis zum Ende der Monarchie. In: Bayerische Landeszentrale für politische Bildungsarbeit (Hrsg.): Kulturstaat Bayern, 19. und 20. Jahrhundert. München 1997, S. 31-43; Spindler, Manfred: Das neue Bayern 1800-1970 (= Handbuch der bayerischen Geschichte, Bd. 4, 2 Teilbände). München 1974/ 1975; Treml, Manfred (Hrsg.): Geschichte des modernen Bayern. München 1994.

[2]) „Das 19. Jahrhundert hat die Strukturen Europas in einer Weise verändert, wie es nur mit den großen Umbrüchen und Neuordnungen des Abendlandes in der Geschichte vergleichbar ist." Fillitz, Hermann: Der Traum vom Glück. Das Phänomen des europäischen Historismus. In: ders.: Der Traum vom Glück. Die Kunst des Historismus in Europa. Wien; München 1996, S. 15.

[3]) S. dazu auch: Wehler, Hans-Ulrich: Deutsche Gesellschaftsgeschichte 1849-1914. München 1995, hier insb. S. 121-123; Biefang, Andreas: Politisches Bürgertum in Deutschland 1857-1868. Nationale Organisation und Eliten. Düsseldorf 1994.

[4]) Die Bedeutung, die man im Bürgertum einer persönlichen Audienz bei den jeweiligen Landesfürsten beimaß, mag das Verhältnis zum Adel kennzeichnen. Graser erhielt am 13. April 1894 eine Audienz bei Prinzregent Luitpold, (UQ 108), [Einladungsschreiben, München, 12.04.1894]; Am 3. Juni 1901 war er „zu Sr. K. Hoheit dem Großherzog auf 10 1/2 Uhr zur Audienz befohlen", (UQ 105), [Brief Graser] Rostock 31.05.1901.

[5]) Gollwitzer, Heinz: Ludwig I. von Bayern. München 1986.

[6]) Haus Bayerische Geschichte (Hrsg.): König Maximilian II. von Bayern (1848-1864). Rosenheim 1988.

[7]) Hanisch, Manfred: Für Fürst und Vaterland. Legitimationsstiftung in Bayern zwischen Revolution 1848 und Deutscher Einheit. München 1991, S. 1-8; Körner, Hans-Michael: Staat und Geschichte in Bayern im 19. Jahrhundert. München 1992, S. 106-112.

[8]) Sing, Achim: Die Wissenschaftspolitik Maximilians II. von Bayern (1848-1864). Berlin 1996.

Außenpolitisch war er getragen von der Idee eines „dritten Deutschland", der sogenannten Triasidee, der von der Gründung des Rheinbundes bis hin zu den Karlsbader Beschlüssen 1819 immer wieder eine wichtige Rolle zukam. Der Zusammenschluß deutscher Klein- und Mittelstaaten unter Führung Bayerns sollte, gleichsam als Gegengewicht, den Großmächten Österreich und Preußen und deren Vorherrschaft wirkungsvoll entgegentreten.[9]
Seit 1862 hatte Otto von Bismarck als preußischer Ministerpräsident einen systematischen Kampf um die Vorherrschaft Preußens in Deutschland begonnen. Die Schleswig-Holstein-Frage mündete schließlich 1866 in den deutsch-deutschen Krieg, in dem Bayern auf seiten Österreichs gegen Preußen kämpfte und verlor. Der Sieg der preußischen Armee bei Königsgrätz sicherte die Führungsrolle Preußens und markierte gleichzeitig das Ausscheiden Österreichs aus dem deutschen Nationalstaat. Neben einer territorialen Vergrößerung sicherte sich Preußen auch die Dominanz im Norddeutschen Bund. Bayern geriet völlig in politische Abhängigkeit von Preußen.
Nach dem Tod Max II. 1864 war Ludwig II.[10] König geworden. Ludwig war uninteressiert, vielleicht aber auch unfähig, den Regierungsgeschäften nachzukommen. Seine ausgeprägte Bauleidenschaft machte ihn jedoch empfänglich für Bismarcks finanzielle Zuwendungen. Zudem waren, anders als das Parlament, die bayerische Kabinette, die Ministerialbürokratie, sowie das Großbürgertum nationalliberal und damit durchaus Preußen und dem Reichsgedanken freundlich gesonnen.
Mit der 1866 erfolgten Neuerrichtung des Zollvereins und seiner späteren Umgestaltung zum Zollbund sicherte sich Preußen auch in wirtschaftlicher Hinsicht einen engen Anschluß der süddeutschen an die norddeutschen Staaten. Das liberale Ministerium Hohenlohe-Schillingsfürst förderte durch zahlreiche innenpolitische Reformen eine Angleichung an Preußen. Wesentlich wurde 1868 die Einführung von Freizügigkeit und Gewerbefreiheit.
Im deutsch-französischen Krieg kämpfte Bayern trotz des Widerstandes der Patriotenpartei auf Seiten Preußens. Der Sieg Preußens stärkte die Position der kleindeutschen Liberalen. Gleichzeitig gelang es Bismarck, durch massiven Druck und geschicktes Taktieren die süddeutschen Staaten geschickt gegeneinander auszuspielen. So drängte er Bayern im November 1870 unter Gewährung zahlreicher Sonderrechte[11] zum Beitritt in den Norddeutschen Bund.
Vor diesem Hintergrund scheint es durchaus legitim, den Krieg von 1870/71 als Eintrittsbillet in den deutschen Nationalstaat zu bezeichnen.[12] Während für die Liberalen das Jahr 1870 einen Höhepunkt deutscher und bayerischer Geschichte bildete, sah die Patriotenpartei als stärkste Fraktion im bayerischen Landtag dem Ende Bayerns entgegen. Protestantismus und Preußentum entwickelten sich mehr und mehr zu Angstgegnern und Angriffszielen eines bayerischen Katholizismus, der bereits seit der Regierungszeit Ludwig I. ausgeprägte ultramontane Züge aufzeigte. In zunehmendem Maße lassen sich dem ländlichen katholischen Konservatismus die Sorge um eine Bewahrung bayerischer Eigenstaatlichkeit und föderalistischer Positionen zuordnen. Dem stand ein eher städtisch-protestantischer Liberalismus mit Hang zum preußisch geprägten Staatsnationalismus gegenüber.
Schließlich unterzeichnete Ludwig II. einen von Bismarck vorformulierten Kaiserbrief. Mit diesem Schreiben wurde Wilhelm I. die Kaiserwürde im Namen des Vaterlandes und aufgrund seiner besonderen fürstlichen Eignung angetragen. Nach der Reichsgründung am

---

[9] S. auch: Burg, Peter: Die deutsche Trias in Idee und Wirklichkeit. Stuttgart 1989.
[10] Hüttl, Ludwig: Ludwig II. München 1986.
[11] So behielt Bayern eine eigene Armee unter Führung des bayerischen Königs (in Friedenszeiten), weitreichenden außenpolitischen Einfluß durch den Vorsitz im Bundesratsausschuß, das Privileg diplomatischer Vertretungen, einen bayerischen Bevollmächtigten bei allen Friedensverhandlungen. Eher psychologisch wichtig waren folgende Rechte: eigene Verwaltung für Post-, Telegraphen-, Eisenbahnwesen, Einnahmen aus Bier- und Brandweinsteuer, besonderes Heimat- und Niederlassungsrecht, Heeresfinanzwesen, Militärgesetzgebung.
[12] Treml (1994), S. 14.

1. Januar 1871 erfolgte bereits am 18. Januar im Spiegelsaal des Schlosses von Versailles seine Krönung zum deutschen Kaiser.

In Bayern setzte, im Unterschied zu Gebieten mit ausgedehnten Rohstoffvorkommen und Energiequellen, die Industrialisierung mit mehreren Jahrzehnten Verzögerung ein.[13] Neben der Binnenlage und der Armut an natürlichen Ressourcen, wie Kohle und Eisenerzen, gelten die dünne Besiedelung, eingeschränkte Gewerbefreiheit, hohe Zollschranken und damit verbunden eine geringe Innovationsmentalität als Gründe für den vergleichsweise langsamen wirtschaftlichen und gesellschaftlichen Wandel. So blieb Bayern lange Zeit ein ausgeprägter Agrarstaat, mit wenigen klein- und mittelständischen Betrieben. Der zaghaft einsetzende industrielle Aufschwung konzentrierte sich zunächst auf wenige Städte - bis Mitte des 19. Jahrhunderts eigentlich nur auf Nürnberg und Augsburg -, die bereits seit dem Mittelalter Schwerpunkte des Handwerks gewesen waren. Die für die wirtschaftliche Entwicklung so notwendige Gewerbefreiheit und ein liberales Heimat-, Niederlassungs- und Verheiratungsrecht wurden erst unter Ludwig II. 1868 gesetzlich verankert.

Im fränkischen Raum spielte die Verkehrserschließung eine wesentliche Rolle. Insbesondere die Eisenbahn entwickelte sich bald zum Symbol und eigentlichen Motor der Frühindustrialisierung.[14] Infolge der wirtschaftlichen Veränderungen entstanden neue soziale Gruppen: Auf der einen Seite entwickelte sich mit Großunternehmen wie der Spinnerei und Weberei Augsburg (SWA), der Maschinenfabrik Augsburg-Nürnberg (MAN) oder den Schuckert-Werken in Nürnberg ein Wirtschaftsbürgertum, das sich durch deutliche Zurückhaltung gegenüber der alten Mittelschicht und dem Adel auszeichnete und weder den Kontakt zur Unterschicht noch zu den reichen jüdischen Bankiers suchte. Auf der anderen Seite bildete das Heer der Fabrikarbeiter, zusammen mit den ländlichen Tagelöhnern, Dienstboten und Kleinhandwerkern, das Proletariat. Wenngleich die gesellschaftlichen Probleme, die dieser soziale Wandel mit sich brachte, wohl wegen der langsameren Tendenz zur Verstädterung und dem vergleichsweise geringen Bevölkerungswachstum, weniger ausgeprägt zu Tage traten als in anderen deutschen Staaten, blieb auch Bayern davon nicht verschont.[15]

„Fortschritt" und „Bewegung" waren allerdings nicht nur die Schlüsselwörter der industriellen Revolution und der sozialen Umbrüche, sondern standen als Leitmotiv auch für den Wandel der geistigen Tendenzen der Zeit. Die schönen Künste, Literatur und Musik wurden davon ebenso erfaßt wie philosophische Strömungen.[16] In den ersten Jahrzehnten des 19. Jahrhunderts waren in Deutschland geistiges Leben und Philosophie vor allem bestimmt von den Ideen der Romantik. Im Dasein sahen die Romantiker ewiges Werden, im Einzelnen verspürten sie das Unendliche. So blieben sie in ihren philosophischen Versuchen, die unendlichen Bewegungen des Universums zu erfassen, betont spekulativ. Dabei trat vor allem die Beschäftigung mit dem Unbewußten, dem Unterbewußtsein und den Nachtseiten der Natur in den Vordergrund.[17]

---

[13]) Dazu: Deneke (1987).

[14]) S. auch: Gall, Lothar; Roth, Ralf: 1848/49. Die Eisenbahn und die Revolution. Frankfurt a. M. 1999.

[15]) Doege, Michael: Armut in Preußen und Bayern (1770-1840). München 1991.

[16]) S. dazu: Dahlhaus, Carl: Die Musik des 19. Jahrhunderts. Darmstadt 1997; Fleischer, Margot; Henningfeld, Jochen (Hrsg.): Philosophen des 19. Jahrhunderts. Darmstadt 1998; McInnes, Edward O.; Plumpe Gerhard: Bürgerlicher Realismus und Gründerzeit (1850-1890). München 1996; Sautermeister, Gert; Schmid, Ulrich (Hrsg.): Zwischen Restauration und Revolution 1815-1848. München 1998; Ueding, Gert: Klassik und Romantik: Deutsche Literatur im Zeitalter der Französischen Revolution (1789-1815). München 1987; Zeitler, Rudolf: Die Kunst des 19. Jahrhunderts. Berlin 1990.

[17]) S. dazu: Bohrer, Karl Heinz: Die Ästhetik des Schreckens. München; Wien 1987.

Auch die Medizin stand in dieser Zeit ganz im Bann der Romantik.[18] In der Rückschau wurde diese „romantische Medizin" sehr unterschiedlich bewertet: Während Ricarda Huch in ihrer literarhistorischen Darstellung der Romantik die einmaligen Leistungen der Medizin dieser Zeit würdigte, ohne dabei die Schwächen und Verzerrungen auszublenden,[19] schrieb Erwin H. Ackerknecht, wenn auch nicht vom faulen, so doch vom „Zauber"[20] der romantischen Philosophie, dem die Ärzte erlegen waren. Insbesondere Friedrich Wilhelm Joseph von Schelling hatte versucht, der Vision von der Natur, als ein von einer Weltidee belebter Organismus, ein wissenschaftlich-spekulatives Fundament zu geben. Sehr ähnlich betrachtete Georg Wilhelm Friedrich Hegel die Natur als Idee in der Form der Entäußerung. Für die Medizin bedeutete dies ausgedehnte Spekulationen über das Wesen von Krankheit und Leben.[21] Gleichzeitig betonte Schellings natur- und religionsmetaphysischer Idealismus die spirituellen Wurzeln der Naturerkenntnis und machte den Arzt und Naturforscher zum „Priester und Dolmetscher der Natur"[22].

Der Geist des Mechanismus, erstarkt durch fortschreitende Industrialisierung und Technisierung, löste nach 1850 schließlich die naturphilosophischen Ideen mit ihren idealistischen Spekulationen und ihrem pseudoreligiösen Pathos ab und machte die Naturwissenschaften und ihre Methodik zu einer Macht allerersten Ranges. Friedrich Nietzsche sah sich schließlich veranlaßt, mahnend über den normativen Anspruch der Naturwissenschaft zu schreiben: „Nicht der Sieg der Wissenschaft ist das, was unser 19. Jahrhundert auszeichnet, sondern der Sieg der wissenschaftlichen Methode über die Wissenschaft".[23]
Dieser dramatische Wechsel von der Naturphilosophie zur Naturwissenschaft läßt sich gerade für den Bereich der Medizin besonders eindrücklich im Spiegel der Versammlungen der Gesellschaft Deutscher Naturforscher und Ärzte verfolgen.[24]
Verband der Maler und Arzt Carl Gustav Carus 1822 die reine Naturbeobachtung noch mit spekulativen Betrachtungen, indem er die naturwissenschaftlichen Erkenntnisse symbolisch verdichtete,[25] wurde nach 1849 Rudolf Virchow zur Leitfigur der wissenschaftlichen Einheitsidee und schließlich einer realistischen Naturforschung.[26]
Mit diesem ideellen Wechsel war ganz wesentlich auch eine Veränderung des Menschenbildes verbunden. Noch bis Mitte des 19. Jahrhunderts hatte die Religion und ihr Bild vom Menschen fast selbstverständlich zum Idealbild des Arztes gehört. Nur die Religiosität schien für den richtigen Umgang des Arztes mit seinen Patienten zu bürgen.[27] So betonte Georg Friedrich von Jäger noch 1847 auf der deutschen Naturforscherversammlung, „daß die Naturwis-

[18]) Leibbrand, Werner: Romantische Medizin. Hamburg; Leipzig 1937; Gerabek, Werner E.: Friedrich Wilhelm Schelling und die Medizin der Romantik. Frankfurt a. M. 1995.
[19]) Huch, Ricarda: Die Romantik. Tübingen 1951, S. 590-617.
[20]) Ackerknecht, Erwin H.: Geschichte der Medizin. 5. Aufl., Stuttgart 1986, S. 135.
[21]) Rothschuh, Karl E.: Konzepte der Medizin in Vergangenheit und Gegenwart. Stuttgart 1978, S. 385-396.
[22]) Zitiert nach: Engelhardt, Dietrich von: Forschung: Begriff und Konzeption im Wandel der Neuzeit. In: ders. (Hrsg.): Zwei Jahrhunderte Wissenschaft und Forschung in Deutschland. Stuttgart 1998, S. 35.
[23]) Nietzsche, Friedrich: Werke in drei Bänden (hrsg. von K. Schlechta). München 1954-1956, S. 814.
[24]) Dazu: Autrum, Hansjochem (Hrsg.): Von der Naturforschung zur Naturwissenschaft. Vorträge, gehalten auf Versammlungen der Gesellschaft Deutscher Naturforscher und Ärzte (1822-1952). Berlin 1987; Querner, Hans; Schipperges, Heinrich: Wege der Naturforschung 1822-1972 im Spiegel der Versammlungen Deutscher Naturforscher und Ärzte. Berlin 1972; Schipperges, Heinrich (Hrsg.): Die Versammlung Deutscher Naturforscher und Ärzte im 19. Jahrhundert. Stuttgart 1968.
[25]) Carus, Carl Gustav: Von den Anforderungen an eine künftige Bearbeitung der Naturwissenschaften. Leipzig 1822, Neudruck in: Engelhardt, Dietrich von (Hrsg.): Forschung und Fortschritt. Stuttgart 1997, S. 21-27.
[26]) Sudhoff, Karl: Rudolf Virchow und die deutsche Naturforscher-Versammlungen. Leipzig 1922.
[27]) Heischkel-Artelt, Edith: Die Welt des praktischen Arztes im 19. Jahrhundert. In: Artelt, Walter; Rüegg, Walter: Der Arzt und der Kranke in der Gesellschaft des 19. Jahrhunderts. Stuttgart 1967, S. 13.

senschaft in Übereinstimmung mit der religiösen Überzeugung"[28] trete. Nach 1850 verlor diese jedoch zusehends an Bedeutung und spielte schließlich für das Selbstverständnis der naturwissenschaftlich-materialistisch orientierten Mediziner keine Rolle mehr. Nach Virchow sollten der Humanismus und die Naturwissenschaften die Rolle übernehmen, die in früheren Zeiten den transzendenten Bestrebungen der verschiedenen Kirchen zugefallen war.[29] Ausdrücklich betonte er, daß die Wissenschaft für den modernen Arzt zur Religion geworden sei.[30]

Der primär christlich geprägte Blick auf den Menschen wich unterschiedlich ausgerichteten anthropologischen Konzepten. Weitreichende Bedeutung erlangten die Entwürfe der Philosophen Friedrich Nietzsche, Ludwig Feuerbach und Karl Marx.[31] Für die medizinische Anthropologie im 20. Jahrhundert wurden vor allem die Forschungen Charles Darwins, Ernst Haeckels und Sigmund Freuds wesentlich. Der veränderte ethisch-moralische Ausgangspunkt brachte einen Wandel für den Umgang mit dem Patienten.[32] Dies und die Änderung allgemein gültiger Grundwerte machte zweifelsohne einen ungeahnten medizinischen Fortschritt möglich, warf aber im Gegenzug ethische Fragestellungen auf, um deren Beantwortung heute zu Beginn des 21. Jahrhunderts zum Teil noch heftigste Auseinandersetzungen geführt werden.[33]

2.2. Kindheit und Schuljahre

In diese Zeit wurde Heinrich Ernst Graser am 4. April 1860 in der mittelfränkischen Kleinstadt Feuchtwangen geboren.[34] Er war das fünfte von sechs Kindern der Eheleute Wilhelm Gebhard Graser und Sophia Graser, geborene Müller.[35] Der Vater entstammte einer Bäckerfamilie, die Mutter war Tochter eines Volksschullehrers in Schweinfurt.[36] Sie hatten am 27. Januar 1853 in Schweinfurt geheiratet.[37] Bereits im Mai 1852 hatte Wilhelm Gebhard Graser das Bürgerrecht in Feuchtwangen erworben. Die Familie bewohnte hier, direkt angrenzend an die Klosteranlage mit ihrem Kreuzgang, das stattliche Haus Nr. 207 am Marktplatz.[38]

Ab 1868 gehörte der Vater als maßgebliches Mitglied dem Feuchtwanger Eisenbahn-Komitee an, das sich bis zu seiner Auflösung im November 1872 vergeblich darum bemühte, den ge-

---

[28]) Jäger, Georg Friedrich von: Über die Bedeutung und den Einfluß der Naturwissenschaften auf die Fortschritte der Humanität. Aachen 1847 [Neudruck in: Engelhardt (1997)], S. 58.

[29]) Virchow, Rudolf: Über den Fortschritt in der Entwicklung der Humanitätsanstalten. In: Amtlicher Bericht über die 33. Versammlung deutscher Naturforscher und Ärzte in Königsberg 1860. Königsberg 1861, S. 41-43.

[30]) Ders.: Über die nationale Entwicklung und Bedeutung der Naturwissenschaften. In: Amtlicher Bericht über die 40. Versammlung deutscher Naturforscher und Ärzte zu Hannover 1865. Hannover 1866, S. 56-65.

[31]) S. dazu auch: Engelhardt, Dietrich von; Schipperges, Heinrich: Die inneren Verbindungen zwischen Philosophie und Medizin im 20. Jahrhundert. Darmstadt 1980.

[32]) Büchner, Franz: Das Bild des Menschen in der modernen Medizin. In: ders.: Vom geistigen Standort der modernen Medizin. Freiburg i. Br. 1957, S. 28-41; Böcher, Wolfgang: Der Mensch im Fortschritt der Medizin. Erkenntnistheoretische Überlegungen zu Problemen der modernen Medizin. Berlin; Heidelberg; New York 1987. Hartmann, Fritz: Patient, Arzt und Medizin. Beiträge zur ärztlichen Anthropologie. Göttingen 1984.

[33]) Einen sehr guten Überblick bietet: Riha, Ortrun: Aktuelle ethische Probleme in der Medizin. Dt. Zahnärztl. Wo. 41, 1997, 9/ S. 20-22, 10/ S. 18-20, 11/ S. 44-46, 12/ S. 14-15, ebenda 42, 1998, 1/ S. 18 f., 3/ S. 24-28; dazu auch: Gross, Rudolf (Hrsg.): Ärztliche Ethik. Symposion Köln 1977. Stuttgart; New York 1978; Anschütz, Felix: Ärztliches Handeln. Grundlagen, Möglichkeiten, Grenzen, Widersprüche. Darmstadt 1987; Engelmeier, Max-Paul; Popkes, Bernhard (Hrsg.): Leitbilder des modernen Arztes. Stuttgart 1971.

[34]) (UQ 99), Taufregister 1860, S. 46.

[35]) (UQ 99), (UQ 110).

[36]) (UQ 111), 10, (UQ 110), S. 1.

[37]) (UQ 111), S. 8.

[38]) (UQ 68).

planten Bau der Eisenbahntrasse von Nürnberg nach Stuttgart über Ansbach, Herrieden und Dombühl zu verhindern und sie statt dessen an Feuchtwangen vorbei nach Crailsheim zu führen.[39] In dieser Angelegenheit unternahm er zusammen mit einem weiteren Gemeindebevollmächtigten auch eine Reise nach München.[40] Für das Jahr 1896 ist seine Mitgliedschaft im Feuchtwanger Gemeindeausschuß verbürgt.[41] All dies weist darauf hin, daß der tradierte Hinweis,[42] Ernst Graser stamme aus „kleinen Verhältnissen"[43], durchaus mit Vorbehalt zu bewerten ist.[44] 1898 legte Wilhelm Gebhard Graser sein Gewerbe nieder.[45] Nur zwei Jahre später starb er am 11. Juni 1900 in Feuchtwangen an den Folgen einer Pneumonie.[46]

Ernst Graser besuchte in Feuchtwangen zunächst die Elementarschule, dann, als Vorbereitung für das Gymnasium, „die dortige isolierte Lateinschule"[47], in der er nach absolviertem Vorkurs die erste Lateinklasse bestand. In der Frage der Erziehung und Weiterbildung des Knaben scheint der Großvater mütterlicherseits, Michael Müller, der seit seiner Pensionierung im Haus der Tochter wohnte,[48] eine entscheidende Rolle gespielt zu haben. Der Großvater, als ehemaliger Volksschullehrer selbst vielseitig gebildet, begleitete seinen Enkel Ernst mit viel Hingabe und Liebe bei Literatur, Kunst, Philosophie, Naturkunde, Sprachen und der Musik.[49]

Zu Ostern 1872 wurde Ernst, mit Beginn der zweiten Lateinklassse, Schüler und Kollegiat im humanistischen St. Anna Gymnasium in Augsburg.[50] Die Entscheidung gerade für dieses Gymnasium wirft ein deutliches Licht auf Grasers Elternhaus und hat sein Leben maßgeblich geprägt.[51] Jahrzehnte später wird er ins Goldene Buch der Universität Erlangen schreiben: „Von der Gymnasialzeit in St. Anna zu Augsburg ist mir eine enorme Begeisterung sogar für eine einseitige humanistische Ausbildung geblieben"[52].

Seit 1828 wieder protestantische Anstalt, hatte sich das Gymnasium bei St. Anna in Augsburg unter seinem Rektor Dr. Georg Caspar Mezger ab 1840 ganz dem Erziehungskonzept des Neuhumanismus nach Friedrich Thiersch verschrieben.[53] Mezgers Persönlichkeit, seine pädagogischen Wertvorstellungen, die auf den Ideen Philipp Melanchthons und der Reformation aufbauten, und seine „wahre und tiefe Religiosität"[54] prägten das Bild des Gymnasiums. St. Anna erwarb sich unter seiner Leitung den Ruf einer vorzüglichen Anstalt.[55] Sein Nachfolger Rektor Dr. Christian Cron führte die Schule in diesem Sinne weiter. Der Neuhumanismus wollte, vor allem im Umgang mit den alten, klassischen Sprachen Griechisch und Latein, den Schüler zu eigenständigem klaren und scharfen Denken erziehen. Im Gegensatz zum Bildungsideal der Aufklärung, das sich hauptsächlich an der praktischen Nützlichkeit orientierte und eine enge berufliche Ausbildung anstrebte, strebten die Neuhumanisten eine umfassende

---

[39]) (UQ 70).
[40]) (UQ 71).
[41]) (UQ 73).
[42]) Krecke, Albert: Ernst Graser. *Münch. Med. Wschr.* 76, 1929, S. 542; Haas, Willy: *Ernst Graser zum Gedächtnis.*, *Dt. Ztschr. Chir.* 229, 1930, S. I.
[43]) Krecke (1929), S. 542.
[44]) Ich nehme an, daß damit lediglich zum Ausdruck gebracht werden sollte, daß Ernst Graser weder aus dem Großbürgertum, noch aus einer Akademikerfamilie stammte.
[45]) (UQ 68).
[46]) (UQ 111).
[47]) (UQ 22), Curriculum vitae, Erlangen 30.06.1883.
[48]) (UQ 69).
[49]) Krecke (1929), S. 542 f.; (UQ 110), Nachtrag Nr.1, S. 6.
[50]) (UQ 108), Curriculum vitae, 20.07.1886; (UQ 110), S. 1.
[51]) Auf die gesellschaftliche Bedeutung der humanistischen Schulbildung werde ich später noch eingehen.
[52]) (UQ 21), [20].
[53]) Köberlin, Karl: Geschichte des humanistischen Gymnasiums bei St. Anna in Augsburg von 1531 bis 1931. Augsburg 1931, S. 299-301; zur Geschichte des Gymnasiums bei St. Anna in Augsburg vgl. auch: Gymnasium bei St. Anna; Societas Annensis e. V. (Hrsg.): 450 Jahre Gymnasium bei St. Anna in Augsburg. Augsburg 1981.
[54]) Ebenda, S. 300.
[55]) Ebenda, S. 308.

Persönlichkeitsbildung an. Das Gedächtnis sollte nicht zuletzt dadurch geschult werden, daß „schon auf der untersten Stufe [...] viel auf das Einprägen von Sätzen und Beispielen gehalten"[56] wurde. Hier entstand die Grundlage für Grasers später so viel gerühmte „ausserordentlich umfangreiche Allgemeinbildung"[57]. Immer wieder wurde seine Bibelkenntnis und seine Liebe zu den Klassikern der deutschsprachigen Literatur,[58] insbesondere zu Friedrich Schiller, hervorgehoben. Auch seine Begabung zu freier Rede fand hier entscheidende Förderung. Friedrich Mezger, seit 1871 Gymnasialprofessor bei St. Anna,[59] der nicht nur durch seine Fähigkeiten im Unterricht, sondern vor allem durch seine Persönlichkeit auch bei Ernst Graser einen nachhaltigen Eindruck hinterließ,[60] verlangte von seinen Schülern neben der freien Wiedergabe klassischer Texte im Original und in der deutschen Übertragung auch ein kritisches Urteil. Nur so könnten der wahre Geist eines Schriftstellers erfaßt und dadurch ein eigner Geschmack und ein sicheres Sprachgefühl erlernt werden.[61] Leicht sind Graser die vielfältigen Anforderungen offenbar nicht gefallen,[62] doch in der Schule gehörte er stets zu „den besseren Schülern"[63], und sein Abschlußzeugnis, das er im August 1878 erhielt, bescheinigte ihm neben guter Begabung vor allem einen anerkennenswerten Fleiß.[64] Hatte die Lehrerschaft im letzten Schuljahr noch die wenig entwickelte „dialektische Zucht"[65] und dadurch bedingt eine Unsicherheit und Verschwommenheit seiner Äußerungen bemängelt, entwickelte Graser sich schon in den ersten Universitätsjahren zu einem, nicht nur im Kreis seiner Bundesbrüder bei der Burschenschaft Germania,[66] beliebten und gefragten Redner.[67]

In den letzten beiden Jahren seiner Gymnasialzeit unterrichtete er als Hauslehrer in der Familie des Direktors der Maschinenfabrik Augsburg A.G.[68] Heinrich Ritter von Buz[69]. Ob es im Rahmen der schulischen Ausbildung für Schüler der Abschlußklassen am Gymnasium bei St. Anna üblich war, als Hauslehrer in Augsburger Familien geschickt zu werden, läßt sich nicht feststellen. Der Hinweis auf „eine glückliche Fügung"[70] scheint aber eher die Annahme einer Ausnahmesituation zu bestätigen. Als Mitglied des Feuchtwanger Eisenbahn-Komitees könnte Grasers Vater Ritter von Buz persönlich bekannt gewesen sein. Die Vermittlung der Hauslehrerstelle in eine gesellschaftlich so exponierte Augsburger Familie auf diesem Weg ist

---

[56]) Ebenda, S. 305.

[57]) (UQ 110), S. 20.

[58]) Friedrich, Heinrich: E. Graser. Dt. med. Wschr. 56, 1930, S. 153; Haas (1930), S. VII; Jamin, Friedrich: Dr. Ernst Graser. In: Universitätsbund Erlangen: Jahresbericht 1930, S. 10 f.; Krecke (1929), S. 544.

[59]) Köberlin (1931), S. 311-313.

[60]) „Neben seiner Lehrergabe war es besonders die Macht seiner Persönlichkeit, die auf die Schüler Eindruck machte." Ebenda, S. 312; (UQ 21); (UQ 110), S. 1.

[61]) Köberlin (1931), S. 312 f.

[62]) „[...] über das [Kollegium St. Anna, wußte] er vielerlei und zwar nicht nur Gutes zu erzählen", (UQ 110), S. 1; „er erzählte allerdings, dass er zur Erwerbung dieser Gedächtnisschätze, die alle auf seine früheste Schulzeit zurückgehen, sehr viel Zeit und Mühe hat aufwenden müssen", (UQ 110), S. 20; „schlimmer als ein strenger Gymnasiallehrer", (UQ 110), Nachtrag Nr. 1, S. 6.

[63]) (UQ 108), Gymnasial-Absolutorium.

[64]) Ebenda.

[65]) Ebenda.

[66]) Steiger, Hugo: Ernst Graser. In: Erlanger Germanenstammbuch, Heft 41-60, Erlangen, 1925-1933, S. 312 f.

[67]) „Es war seine besondere Befähigung zu freier Rede, die er auch bei manchen Tischreden bei den jährlichen Diners des Chirurgenkongresses mit besonderem Erfolg zur Geltung brachte." (UQ 110), S. 4; dazu: „Mit seinen Tischreden, Festreden, Gedächtnisreden erzielte er stets eine volle Wirkung. Die älteren Chirurgen erinnern sich noch der Tischreden, die er vor vielen Jahren bei den Festessen der Deutschen Gesellschaft für Chirurgie gehalten hat." Krecke (1929), S. 544; zahlreiche weitere Beispiele finden sich im Verlauf der Arbeit.

[68]) Seit 1898 Maschinenfabriken Augsburg und Nürnberg (M.A.N.).

[69]) Strößner, Georg; Kurzel-Runtscheiner, Erich von: Heinrich Ritter von Buz. In: Lebensbilder aus dem bayerischen Schwaben. 10. Bd., Weißenhorn 1973, S 319-360.

[70]) „Es war eine glückliche Fügung [...], dass er [...] als Hauslehrer in die Familie [...] v. Buz [...] kam, wo er [...] 2 Knaben mit Hingebung zu ernsten Arbeiten erzog." (UQ 110), S. 1.

also durchaus denkbar. Trotz der zusätzlichen Anstrengungen scheint Ernst Graser die Erziehung der beiden Söhne gefallen zu haben, denn während dieser Zeit spielte er ernstlich mit dem Gedanken, Gymnasiallehrer zu werden. Als Vorbild mag ihm dabei der Bruder seiner Mutter, der Strassburger Oberbibliothekar Dr. Ludwig Müller, gegolten haben, der als Lehrer sehr gerühmt wurde.[71] Doch dann entschloß er sich „einer schon länger erwachten Neigung folgend"[72] zum Studium der Medizin. Dennoch blieben auch noch für den später als hervorragenden Operateur bekannten Professor der Chirurgie die Betreuung der Studenten und die Aufgabe des Lehrens wesentlich.[73]

2.3. Studienjahre

Zum Wintersemester 1878/79 schrieb sich Graser an der Friedrich-Alexander-Universität Erlangen für Medizin ein und bezog in der Friedrichstraße 26 eine Studentenbude.[74] Wie die meisten anderen Studenten, die Erlangen zu ihrem Studienort erwählten,[75] schloß er sich gleichzeitig einer Studentenverbindung, der Burschenschaft Germania,[76] an.
Erlangen war zu dieser Zeit eine stille Kleinstadt mit etwa 14000 Einwohnern.[77] Die Industrie spielte noch keine große Rolle[78] und auch in der 1868 gegründeten Garnison[79] befand sich nur ein Bataillon, das 19. Infanterieregiment, so daß Soldaten und Offizierskorps im städtischen Leben nur wenig in Erscheinung traten. Erlangens ganzer Stolz scheint die Universität gewesen zu sein,[80] und so nimmt es denn kaum Wunder, daß das Stadtbild von Mitgliedern derselben, insbesondere von den Studenten, beherrscht wurde.[81]
Auf ihrem täglichen Bummel entlang der Nürnberger Straße,[82] beim „Fuchsenbrennen" [„Füchse": Studenten im Anfangssemester], auf Kommersen und den Stiftungsfesten der Korporationen zeigte sich die Studentenschaft selbstbewußt im farbenprächtigen „Wichs". Auch mit üppig gestalteten Faschingsveranstaltungen und aufwendig vorbereitetem Studentenulk wußte sie sich gebührlich in Szene zu setzen. Die großen Stiftungsfeste der Verbindungen, die man mit prächtigen Umzügen durch die Stadt beging, erwiesen sich als gesell-

---

[71]) Krecke (1929), S. 544.

[72]) (UQ 22), Curriculum Vitae, Erlangen, 30.06.1883.

[73]) „Graser hat mir wiederholt gesagt, wenn ich vor die Entscheidung gestellt würde, entweder nur praktischer Chirurg oder nur Lehrer der Chirurgie zu werden, dann würde ich ohne Besinnen sicher sagen, nur Lehrer." (UQ 110), S. 22.

[74]) „Zeit der Immatrikulation 2. Nov. 78", Übersicht des Personalstandes bei der Königl. Bay. Friedrich-Alexander-Universität Erlangen nebst dem Verzeichnisse der Studierenden WS 1878/ 79

[75]) Hans-Otto Keuneke schätzt den Anteil der korporierten Studenten auf etwa 60-70%. Keuneke, Hans-Otto: Die Studentenschaft im 19. und 20. Jahrhundert. In: Wendehorst, Alfred (Hrsg.): Erlangen. München 1984, S. 95; „eines aber gab's in Erlangen, was ihn mit Erwartungen und Hoffnungen auf eine große, geheimnisvolle Zukunft erfüllte. Das waren die Studentenverbindungen." Steiger, Hugo: Aus meiner Studienzeit 1879-1883. O. Ort, o. Jahr [Sonderdruck aus der Erlanger Germanenzeitung 1933], S. 4.

[76]) (UQ 4), Eintritt in die Germania: registriert am 30.10.1878; s. dazu: Anhang: Bild 1.

[77]) S. dazu: Hanisch, Manfred: Erlangen - Universität in einer Kleinstadt des Kaiserreiches. In: Friederich, Christoph (Hrsg.): Die Friedrich-Alexander-Universität Erlangen-Nürnberg 1743-1993. Erlangen 1993, 75-86; Hanisch, Manfred; Stürmer, Michael: Aufstieg und Niedergang des Bismarckstaates in der Provinz. In: Wendehorst (1984), S. 110.

[78]) Gleichwohl spricht der Brockhaus 1898 bereits von einer „lebhafte[n] Industrie der Stadt", Erlangen. In: Brockhaus Konversationslexikon. 14. Aufl., Berlin 1898, Bd. 6, S. 288 f.

[79]) Hanisch; Stürmer (1984), S. 110.

[80]) Noch 1905: Verein zur Förderung des Fremdenverkehrs in Erlangen und Umgebung (Hrsg.): Die Universitätsstadt Erlangen. Erlangen 1905, S. 5.

[81]) „Das Verbindungsleben in der kleinen fränkischen Universitätsstadt blühte wie kaum an einer zweiten Hochschule." Keuneke (1984), S. 95.

[82]) Steiger (1933), S. 3.

schaftliche Höhepunkte besonderer Art, zu denen zahlreiche „Alte Herren" auch eine weite Anreise nicht scheuten.
Verglichen mit manch anderer Universitätsstadt bot Erlangen dem Studenten wenig Ablenkungen. Ein Fremdenverkehrsführer warb geradezu damit, wie konzentriert man sich hier seinem Studium widmen könne.[83] Auch das Verhältnis zwischen Professoren und Studenten war an der Erlanger Universität viel enger und persönlicher als an den großen Universitäten. So zeigte sich Gustav Hauser[84], der im Wintersemester 1878/79 die Vorlesung über allgemeine Chirurgie bei Johann Nepomuk von Nußbaum in München besucht hatte, tief enttäuscht über den vergleichsweise oberflächlichen und unpersönlichen klinischen Unterricht.[85] Aber das studentische Leben mußte auch in dieser kleinen Universitätsstadt nicht ausschließlich auf die Studien beschränkt bleiben. Erlangen bot mit Ausflügen nach Nürnberg oder in die nahe fränkische Schweiz vielfältige Möglichkeiten, und nicht zuletzt lockten die zahlreichen Aktivitäten im Rahmen des Verbindungslebens.

Seine Bundesbrüder bei den „Germanen" nannten Ernst Graser nach dem Charakterbild, das Wilhelm Busch von Antonius von Padua zeichnete, Anton. Mit diesem Namen wollten sie auf das Urwüchsige, Frohe und humorvoll Belebende seiner Persönlichkeit hinweisen. Im dritten Studiensemester wurde er „Fuchsmajor".[86] Die in eine Verbindung neueingetretenen Studenten, die sogenannten „Füchse", erwerben sich unter Anleitung des „Fuchsmajors" die nötigen Kenntnisse und Fertigkeiten. Graser bemühte sich in diesem Amt in besonderer Weise um die persönlichen Probleme der ihm Anvertrauten, und mit seiner freundlichen Art war er ein beliebter Studienkollege,[87] wenngleich er trotz aller Umgänglichkeit kein einfacher Charakter gewesen zu sein scheint.[88]

Von nicht zu unterschätzendem Wert für die Erlanger Studenten war das „weit über die Grenzen Bayerns hinaus"[89] bekannte Erlanger Bier. Bis heute verbindet die öffentliche Meinung korporiertes Studentenleben nicht zuletzt mit der Vorstellung von ausschweifendem Alkoholkonsum. Dieses Bild ist in der Tat durch die Studentenverbindungen selbst, mit ihren Trinkverpflichtungen des „Comments" bei „Kneipen" und „Kommersen", sowie durch zahlreich belegte Trinkspiele, konsequent inszeniert worden. Nicht ganz zu Unrecht bereitete der Gedanke an Erlangens zahlreiche Brauereien[90] mancher Mutter Kopfzerbrechen. Da schrieb besorgt die Mutter eines „Fuchses" nach Erlangen: „Wie ist's denn mit dem Trinken? Wird man da gezwungen oder richtet sich das vernünftigerweise nach dem, was einer vertragen kann?"[91]. Graser legte als „Fuchsmajor" allerdings wenig Wert auf die „Bierehrlichkeit" und erwies sich auch in dieser Angelegenheit als verständig.
Von einem seiner originellen Einfälle, auf der Kneipe den Verpflichtungen des Vor- und Nachtrinkens gerecht zu werden, erzählt eine Anekdote in den Studienerinnerungen Hugo

---

[83]) Verein zur Förderung des Fremdenverkehrs in Erlangen und Umgebung (1905), S. 5.

[84]) Zu Gustav Hauser, der zwischen 1883 und 1928 zunächst als Privatdozent, 1894 als a.o. Professor und ab 1895 als Professor für allgemeine Pathologie und pathologische Anatomie in Erlangen war: (UQ 36); Hauser, Gustav: [Selbstdarstellung]. In: Grote, Louis R.: Die Medizin der Gegenwart in Selbstdarstellungen. Leipzig 1923, S. 141-204; Becker, Volker: Die Pathologie in Erlangen. In: Verh. Dt. Patholog. Ges. 1977. S. XX-XXVII; Wittern, Renate (Hrsg.): Die Professoren und Dozenten der Friedrich-Alexander-Universität Erlangen 1743-1960. Teil 2: Medizinische Fakultät. Erlangen 1999, S. 70 f.

[85]) Hauser (1923), S. 150.

[86]) Steiger (1925-1933), S. 310; auch: Steiger (1933), S. 9; (UQ 4).

[87]) Steiger, (1925-1933), S. 311.

[88]) „er war eine reiche, aber auch recht komplizierte Natur", ebenda.

[89]) Verein zur Förderung des Fremdenverkehrs in Erlangen und Umgebung (1905), S. 5-14.

[90]) Baurreiß, Fritz; Schneider, Jürgen: Die wirtschaftliche Entwicklung vom Ende des 18. Jahrhunderts bis zum Ende des zweiten Weltkriege. In: Wendehorst (1984), S. 115 f.

[91]) Steiger (1933), S. 9.

Steigers: „Bei Beginn der offiziellen Kneipe erhob er sich und rief mit der Stentorstimme, die ihm für solche öffentlichen Akte zu Gebote stand: `Füchse! Ich komm Euch den ersten von zehn Halben!´ Ob der ungeheuren Zahl staunten die Burschen, es entsetzten sich die Füchse. Dann, nach langer, langer Zeit erhob sich Anton abermals und erklärte ebenso laut und feierlich: `Füchse! Ich komm Euch den siebten von den zehn Halben. `Am Schluß der Kneipe kam er uns dann noch den zehnten Halben vor, manchmal vergaß er ihn auch"[92]. Obgleich Steiger hier in erster Linie sicherlich seine Bewunderung für Grasers spontanen Witz zum Ausdruck bringen wollte, ist der anschließenden Bemerkung, Graser habe einem das Mogeln zuweilen sträflich leicht gemacht, gleichsam zwischen den Zeilen auch Kritik zu entnehmen.

Während der ersten Studiensemester erwies Graser sich des öfteren seines Beinamens „Anton" würdig: So wurde er vom Kulturverein Sieglitzhof zur Feier des ersten Stiftungsfestes für die Festansprache verpflichtet. Graser, der sich bei den Germania als Redner bereits einen guten Ruf erworben hatte, „leistete sein Bestes", was in diesem Fall allerdings damit endete, „daß er durch seine Gabe den hellen Zorn der ländlichen Festgenossen erregte und vorzeitig das Fest verlassen mußte"[93].

Im Sommersemester 1880 bestand er das tentamen physicum.[94] Da der erste Assistent am physiologischen Institut Dr. Weyl mit dem Wintersemester 1880/81 eine Studienreise nach Neapel begann[95] und seine Stelle erst wieder zum 1. April 1881 antreten wollte,[96] arbeitete Graser in seinem vierten und fünften Studiensemester als stellvertretender Assistent am physiologischen Institut bei Isidor Rosenthal.[97] Damit verbunden war ein Umzug ins Physiologische Institut.[98] Der Freund und „Mitgermane" Hugo Steiger kommentierte diese Entscheidung: „Und das sorgenlose Studentenleben war zu Ende, nachdem es kaum begonnen hatte".[99]

Im Sommersemester 1880 hörte Graser bei Friedrich Albert von Zenker[100] spezielle pathologische Anatomie und ein Semester später belegte er hier die pathologisch-histologischen Übungen.[101] Obwohl von Zenker kein besonders gewandter und beeindruckender Vortragen-

---

[92]) Steiger (1925-1933), S 312.
[93]) Ebenda.
[94]) (UQ 22), Curriculum vitae, Erlangen, 30.06.1883.
[95]) (UQ 48), 7715, München, 04.07.1880.
[96]) (UQ 52), zu EN 1228, 13.06.1881.
[97]) (UQ 108), Curriculum vitae, Erlangen, 20.07.1886; zu Isidor Rosenthal, der in Erlangen von 1872 bis 1913 Professor für Physiologie (bis 1897 zusätzlich für Hygiene) war: Ewald, J. Richard: Zum Andenken an Isidor Rosenthal. *Berl. klin. Wschr.* 52, 1915, S. 278 f.; Gräf, Walter; Braun, Dagmar: 120 Jahre Hygiene an der Friedrich-Alexander-Universität Erlangen-Nürnberg. Erlangen 1986, S. 13-15; Rosenthal, Carl: Zum 70. Geburtstag I. Rosenthals - Erlangen. Münch. med. Wschr. 53, 1906, S. 1361 f.; Schulz, Oscar: Isidor Rosenthal. *Münch. med. Wschr.* 44, 1897, S. 508 f.; Sponsel, Inge: Drei Lebensbilder - Jüdische Schicksale in unserer Stadt, Isidor Rosenthal. In: *Das neue Erlangen 45*, 1978, S. 3310-3312; Wittern (1999), S. 154 f.
[98]) „Graser Ernst, Wohnung: Physiolog. Institut", Übersicht des Personalstandes bei der Königl. Bay. Friedrich Alexander Universität Erlangen nebst dem Verzeichnisse der Studierenden, SS 1880, WS 1880/ 81.
[99]) Steiger (1925-1933) S. 313.
[100]) Zu Friedrich Albert von Zenker, der in Erlangen zwischen 1862 und 1895 als Professor für Staatsarzneikunde und pathologische Anatomie lehrte: (UQ 49); Fiedler, Alfred: Zur Erinnerung an Dr. Friedrich Albert von Zenker. In: Jahresber. Ges. Natur- u. Heilkunde Dresden, Sitzungsperiode 1897-1898. Dresden 1898, S. 117-128; Hauser, Gustav: Zu. F. A. v. Zenker`s 70. Geburtstag. *Münch. Med. Wschr. 42*, S. 266; ders.: Friedrich Albert v. Zenker [Nekrolog]. *Münch. Med. Wschr. 45*, 1898, S. 854 f.; ders.: Die Geschichte des Lehrstuhls für pathologische Anatomie und das neue pathologische Institut in Erlangen. Jena 1907; Heurich, Josef: Das Leben und Wirken Friedrich Albert v. Zenkers. Diss. med. Düsseldorf 1938; Schmidt, Hermann: Über die Entdeckung der Trichinenkrankheit. Diss. med. Erlangen 1949; Schröder, Hermann: Ein Erinnerungsblatt für Friedrich Albert v. Zenker. *Münch. med Wschr. 72*, 1925, S. 436 f.; Wittern (1999), S. 224 f.; Ziemssen, H. v; Moritz, F.: Friedrich Albert von Zenker [Bekanntgabe des Todes]. *Arch. klin. Med. 60*, 1898 [als Vorsatz].
[101]) (UQ 108), E.Nr. 681, Sitten-Zeugnis, Erlangen, 07.03.1881.

der war[102], gelang es ihm doch, mit der ihm eigenen wissenschaftlichen Gewissenhaftigkeit und Gründlichkeit,[103] Grasers Interesse an der Pathologie und Histologie zu wecken. Von Zenker versuchte in seinem Unterricht, den Studenten die Bedeutung der pathologische Anatomie für die Fächer der praktischen Medizin nahe zu bringen. Immer wieder verwies er auf die Notwendigkeit, beide Disziplinen in der Zusammenschau zu behandeln.[104] Wenn wir später bei Gustav Hauser lesen, daß mit der Vorlesung über allgemeine Pathologie und allgemeine pathologische Anatomie der Student seine erste Einführung in das Studium der Medizin in engerem Sinn erfahre, da erst damit das Studium der Krankheiten beginne,[105] so charakterisiert dies sicherlich auch von Zenkers Überzeugung. Von Zenker selbst wurde als „feiner Mikroskopierer"[106] beschrieben, und viele Details, die seinen Unterricht ausmachen, wird man später in Arbeiten Grasers wiederfinden.

Vom Wintersemester 1879/1880 berichtete Hugo Steiger im Rückblick, daß Graser beim Austragen einer Mensur überrascht und auf die Feste Oberhaus bei Passau gebracht wurde.[107] Um 1870 eingeführt, war die Bestimmungsmensur als männlicher Ehrenkodex rasch zum Kernritual des Korporatismus geworden. Der Zweikampf wurde zur ritualisierten Voraussetzung für die Mitgliedschaft in der Verbindung und damit zur stilisierten Pflichtübung. Der ursprüngliche, dem Ehrenkodex der Offiziere mit seinem unerbittlichen Zwang um Genugtuung entlehnte Duellcharakter war bereits mit Beginn des 19. Jahrhunderts verloren gegangen. Mit diesem besonderen studentischen „Sport", der wenigstens von den großen Verbindungen zum Symbol studentischer Rechte und Freiheiten verklärt wurde, verband man Werte wie Standhaftigkeit, Kampfgeist, Selbstbeherrschung, Pflichterfüllung und Ehre. Zudem spielten neben der körperlichen Ertüchtigung, Nervenkitzel, Renommiersucht und der Beweis des persönlichen Muts eine wesentliche Rolle. Hugo Steiger schrieb im Zusammenhang mit der Mensur sicherlich nicht ganz von ungefähr von gestilltem „Blutdurst"[108]. Bei der Bestimmungsmensur werden auch heute noch ebenbürtige Fechter, die sogenannten Paukanten, einander gegenübergestellt. Bewertet werden Leistungen wie Haltung, Moral und Technik. Sieger beziehungsweise Verlierer im strengen Sinne gibt es dabei nicht. Wenngleich die typischen Stoß- oder Hiebverletzungen im Gesicht für einen erfolgreichen Ablauf der Mensur nicht notwendig sind, gelten ausgeprägte „Schmisse" nicht selten als stolz getragenes Zeichen der Zugehörigkeit zu einer Korporation. Da ein Reichsgerichtsurteil bereits 1883 ausdrücklich die Strafbarkeit der Bestimmungsmensuren festgestellt hatte, veranstaltete man die sogenannten „Pauktage", an denen mehrere Mensuren ausgetragen wurden, nicht in der Stadt, sondern auf den Fechtböden der Verbindungshäuser, unter freiem Himmel in der näheren Umgebung oder aber in den Gaststätten der umliegenden Dörfer: „Und es kommt der große Augenblick, an dem das Füchslein zum erstenmal dasteht in Paukwichs, zum Klingenkreuzen bereit, in rauchiger Eckkneipe, deren Decke die Spuren blutiger Abfuhren weist, oder an einem sonnigen Tag an verschwiegener Stelle im Wald zwischen Sieglitzhof und Marloffstein. Man wird sich hüten den Polypen und Gendarmen den famosen Platz zu verraten."[109] In Grasers Sitten-Zeugnis zum Abgang von der Universität Erlangen 1881[110] finden sich jedoch keine Vorfälle in „disziplinärer und polizeilicher Hinsicht"[111] vermerkt, was vielleicht darauf

---

[102]) Heurich (1938), S. 10.
[103]) Hauser (1898), S. 855.
[104]) Ebenda, S. 854.
[105]) Hauser (1923), S. 180.
[106]) Heurich (1938), S. 7.
[107]) Steiger (1925-1933), S. 313.
[108]) Steiger (1933), S. 16.
[109]) Aus der Heimat - für die Heimat. Erlanger Studenten vor dem Kriege. Unterhaltungsbeilage zum *Erlanger Tagblatt 61*, 10.02.1918.
[110]) (UQ 108), Sitten-Zeugnis, Erlangen 07.03.1881.
[111]) Ebenda.

46

hinweist, daß man in der Frage der Bestrafung von Mensuren an der Erlanger Universität etwas zurückhaltender dachte.[112]

Zum sechsten Semester wechselte Graser im Sommer 1881 nach Strassburg an die damalige Kaiser-Wilhelms-Universität.[113] Hier interessierten ihn vor allem die Vorlesungen und Kurse des Pathologen Friedrich Daniel von Recklinghausen.[114] Er belegte bei ihm spezielle pathologische Anatomie, einen Sektionskurs und den mikroskopischen Kursus.[115] Bei dem berühmten Anatomen Wilhelm von Waldeyer-Hartz schrieb er sich für Histiogenese ein.[116] Ich könnte mir vorstellen, daß Rosenthal[117] und von Zenker Graser dazu geraten haben, zu weiteren pathologisch-anatomischen Studien nach Strassburg zu von Recklinghausen und von Waldeyer-Hartz zu wechseln. In Strassburg wohnte zudem sein Onkel Ludwig Müller.

Zum Wintersemester 1881/82 zog es Ernst Graser zurück nach Bayern an die Königlich Bayerische Ludwig-Maximilians-Universität nach München.[118] Waren es in Strassburg vor allem die theoretischen Fächer gewesen, so galt sein Interesse in München mehr der praktischen Medizin.[119] Bei Hugo von Ziemssen[120], der zwischen 1863 und 1874 Professor für spezielle Pathologie und Therapie in Erlangen gewesen war und von dem Graser sicher auch in den Vorlesungen von Zenkers und Walter von Heinekes[121] gehört hatte, belegte er Medizinische Klinik und ein klinisches Seminar.[122]

Wie allgemein üblich kehrte Graser, um sein Studium zu beenden, im Mai 1882 wieder an die Universität des Studienbeginns, nach Erlangen, zurück.[123] Im März 1883 bestand er hier das Universitätsabsolutorium mit „vorzüglich gut" in allen Fächern[124] und erhielt am 27. März seine Approbationsurkunde.[125]

Bereits am 18. Oktober 1882, also noch vor Ablegung seiner Approbationsprüfung, war er für die vorzeitig freigewordene Assistentenstelle in der chirurgischen Abteilung am städtischen

---

[112] „So findet der Student hier jenes Maß von Rücksichtnahme auf seine speziellen Bedürfnisse und Sitten, die von je als ein Teil der goldenen Burschenfreiheit angesehen wurden." Verein zur Förderung des Fremdenverkehrs in Erlangen und Umgebung (1905), S. 5.
[113] (UQ 108), Kaiser-Wilhelms-Universität Strassburg, Abgangszeugnis, Strassburg, 29.10.1881; Kaiser-Wilhelms-Universität Strassburg: Amtliches Verzeichnis des Personals und der Studenten für das Sommer-Halbjahr 1881, S. 23.
[114] (UQ 21); zu Friedrich Daniel von Recklinghausen s.: Hauser, Gustav: Friedrich von Recklinghausen. In: Sitzungsber. Phys.-med. Soz. Erlangen 1910. Erlangen 1911, S. 1-10.
[115] (UQ 108), Kaiser-Wilhelms-Universität Strassburg, Abgangszeugnis, Strassburg, 29.10.1881.
[116] Ebenda.
[117] Dazu auch: Rosenthal, Isidor: Der physiologische Unterricht und seine Bedeutung für die Ausbildung der Ärzte. Leipzig 1904.
[118] (UQ 108), Königlich bayerische Ludwig-Maximilians-Universität München, Zeugnis zum Abgange von der Universität, München, 25.04.1882; Ludwig-Maximilians-Universität zu München: Amtliches Verzeichnis des Personals der Lehrer, Beamten und Studierenden. Winter-Semester 1881/ 82, S. 42.
[119] (UQ 22), Curriculum vitae, Erlangen, 30.06.1883.
[120] Zu Hugo von Ziemssen: Neidhardt, Alice: Medizinische Universitätsklinik Erlangen. Sammlung von Daten und Ereignissen der Klinik im Zeitraum von 1820-1980. Diss. med. Erlangen 1985, S. 57-64; Wittern (1999), S.125 f.
[121] Zu Walter Hermann von Heineke, der von 1867 bis zu seinem Tod 1901 Professor für Chirurgie und Augenheilkunde in Erlangen war: (UQ 35); Graser, Ernst: Prof. Dr. Walter Heineke. In: Münch. Med. Wschr. 39, 1892, S. 293 f.; ders.: Walter von Heineke (Nekrolog), Dt. Ztschr. Chir. 63, 1902, S.519-539; Heidacher, Alfred: Geschichte der chirurgischen Universitätsklinik Erlangen. Bonn 1960, S.97-109; Wittern (1999), S. 73 f.
[122] (UQ 108), Königlich bayerische Ludwig-Maximilians-Universität München, Zeugnis zum Abgange von der Universität, München, 25.04.1882.
[123] (UQ 108), E.Nr. 2242 Sitten-Zeugnis Erlangen, 18.10.1882.
[124] (UQ 108), 7375 beglaubigte Abschrift des Zeugnisses der medizinischen Approbationsprüfung, Feuchtwangen 12.07.1883.
[125] (UQ 108), Aerztlicher Approbationsschein, München, 27.03.1883.

Krankenhaus in Bamberg verpflichtet worden.[126] Die Genehmigung der Regierung in Bayreuth vom 23. Oktober enthielt - wohl die dann auch eintretende Situation schon vorausahnend - den Vermerk, daß diese Assistentenstelle in Zukunft nur noch mit einem bereits approbierten Mediziner zu besetzen sei.[127] Zunächst ließ Graser sich in Bamberg beurlauben, um in Erlangen seine Approbationsprüfung abzulegen.[128] „Für den zur Zeit noch verhinderten Assistenten [...] Ernst Graser"[129] trat deshalb ein Vertreter die Stelle an. Bereits gegen Ende des Jahres, am 18. Dezember, teilte Graser der Direktion des Bamberger Krankenhauses dann mit, daß er, statt der Assistentenstelle in der chirurgischen Abteilung, eine gleiche Stelle am pathologischen Institut der Universität Erlangen anzutreten gedenke.[130] Von Zenker berichtete in einem Schreiben vom 18. Dezember 1882 an den Universitätsverwaltungsausschuß, daß er die neu eingerichtete Stelle des zweiten Assistenten dem cand. med. Ernst Graser aus Feuchtwangen angetragen habe, und daß derselbe die Stelle zum 1. Januar 1883 antreten werde.[131] Diese Stellung hatte Graser bis zum 30. September 1883 inne.[132] Während dieser Zeit arbeitete er gemeinsam mit einem Assistenten der Augenklinik im Laboratorium des physiologischen Institutes an manometrischen Untersuchungen des intraocularen Drucks und dessen Beeinflußbarkeit durch Atropin und Eserin. Mit dieser Arbeit wurde er 1883 promoviert.[133]

Bei von Zenker lernte Graser eine Sektionstechnik kennen, die sich von der viel bekannteren Virchowschen dadurch unterschied und auszeichnete, daß sie die organischen Zusammenhänge der Organe beließ. Rudolf Virchow entfernte oder zerschnitt all die Organe, die ihm zur Klärung des speziellen pathologischen Sachverhalts unwichtig erschienen. Aus einer Veröffentlichung Gustav Hausers kennen wir die Zenkersche Technik sehr genau.[134] Für Hauser blieb es zeitlebens unverständlich, daß die meisten Pathologen nach Virchows „völlig unzulängliche[r] Technik" vorgingen, obgleich diese Methode unwiderlegbar entscheidende Fehler aufwies.[135] Für den pathologischen Unterricht legte von Zenker seinen Schwerpunkt in den Demonstrationskurs.[136] Wegen der engen Beziehung zu den klinischen Fächern galt dieser Kurs den Erlanger Pathologen als einer der wichtigsten.[137] Hier versuchte von Zenker, den Studenten die Zusammenhänge zwischen gefundenen pathologischen Befunden und den zuvor am Krankenbett beobachteten klinischen Symptomen nahezubringen. Um möglichst viele Facetten eines Krankheitsbildes aufzuzeigen, rundete er die Betrachtungen zu den jeweiligen Befunden meist mit weitergehenden Demonstrationen von Präparaten aus der Sammlung ab.[138]

Bayern hatte 1868 die allgemeine Wehrpflicht eingeführt, die einen drei Jahre dauernden aktiven Dienst vorsah. Für Absolventen eines Gymnasiums oder einer Realschule, beziehungsweise für Studenten, verkürzte sich die Militärzeit auf ein Jahr. Zudem konnten sie nach Maßgabe ihrer Fähigkeiten und Leistungen für die Offizierslaufbahn vorgeschlagen werden.

[126]) Der bisherige Assistent Theodor Heinrich hatte am 16. Oktober um seine vorzeitige Entlassung gebeten und dabei Graser als Nachfolger vorgeschlagen, der sich noch am gleichen Tag formell um die Stelle bewarb, (UQ 1).
[127]) (UQ 1), Bayreuth, 23.10.1882.
[128]) (UQ 1), Schreiben der Stadtverwaltung Bamberg an die Regierung von Oberfranken vom 20.12.1882.
[129]) (UQ 1), Mitteilung der Krankenhausdirektion vom 26.11.1882.
[130]) Über Grasers Mitteilung berichtet ein Schreiben der Krankenhausdirektion vom 18.12.1882, (UQ 1).
[131]) (UQ 24), Nr. 135 a, Erlangen, 18.12.1882.
[132]) (UQ 24), Nr. 152, Erlangen, 31.12.1883.
[133]) Graser, Ernst: Manometrische Untersuchungen über den intraocularen Druck und dessen Beeinflussung durch Atropin und Eserin. Diss. med. Erlangen 1883; (UQ 108), Doktorbrief.
[134]) Hauser, Gustav: Die Zenkersche Sektionstechnik. Jena 1913.
[135]) Hauser (1923) S. 184.
[136]) Hauser (1898), S. 855.
[137]) Hauser (1923), S. 182.
[138]) Hauser (1898), S. 855.

48

Medizinern, Tierärzten und Apothekern stand es dabei frei zu wählen, ob sie ein Jahr mit der Waffe oder je ein halbes Jahr mit der Waffe und als „einjährig-freiwilliger" Arzt oder Apotheker dienen wollten.[139] Die Feuchtwanger Geburtsliste zur Rekrutierungs-Stammrolle vom 15. 01. 1877 verzeichnete die Berechtigung Heinrich Ernst Grasers zum Diensteintritt als sogenannter „Einjährig-Freiwilliger"[140]. Der Status eines Offiziers der Reserve und die Mitgliedschaft in einer Studentenverbindung waren im kaiserlichen Deutschland mit hohem gesellschaftlichen Ansehen verbunden und erwiesen sich zudem nicht selten als wichtige Vorbedingung für die Berufskarriere. So entschied sich Graser, sicherlich im Hinblick auf seine weitere akademische Laufbahn, für eine geteilte Ableistung des Wehrdienstes. Vom 1. Oktober 1883 bis zum 31. März 1884 diente er als „Einjährig-Freiwilliger" an der Waffe im 3. Bataillon des Königlich Bayerischen Infanterie Leibregiments in München.[141] Zum 1. April kehrte er ans pathologische Institut zu von Zenker zurück.[142] Gleichzeitig wurde er zur Ableistung des verbliebenen Restes der aktiven Dienstzeit als „einjährig-freiwilliger" Arzt dem Königlich Bayerischen 5. Infanterieregiment in Erlangen zugeteilt.[143]

Im August 1884 wechselte Graser als Assistent an die medizinische Klinik zu Wilhelm Olivier von Leube.[144] Von Leube hatte sich 1869 mit einer Arbeit über „Die Wirkungen des Dünndarmsaftes"[145] habilitiert. 1872 folgte er einem Ruf als Nachfolger Carl Gebhardts auf den Lehrstuhl für innere Medizin an die Universität Jena. Seit 1874 war er Kliniker in Erlangen. Er galt als hervorragender Diagnostiker. Seine beiden großen Veröffentlichungen, „Die Lehre vom Harn"[146] und „Über die Therapie der Magenkrankheiten"[147], kennzeichneten seine Arbeitsschwerpunkte.[148] Penzoldt illustrierte von Leubes hervorragenden Ruf mit dem Hinweis, daß nicht nur Magenkranke der näheren Umgebung von Leube in Erlangen aufsuchten.[149] Grasers Assistentenzeit an der medizinischen Klinik gestaltete sich sehr arbeitsreich, nicht zuletzt deshalb, weil der zweite Assistent Dr. Ritter für ein Vierteljahr wegen einer schweren Perityphlitis ausfiel.[150] An von Leube beeindruckte ihn sehr, daß dieser trotz vielfältiger Problemstellungen in Diagnostik und Therapie nie den kranken Menschen an sich aus dem Blick verlor.

Während dieser Zeit begann Graser, Ferienkurse für Examenssemester in Physiologie, pathologischer Anatomie, innerer Medizin und später auch Chirurgie zu geben, die sich offensichtlich großer Beliebtheit erfreuten.[151] Diese Kurse bereits während der Assistentenzeit zeigen deutlich seine Lehrbegeisterung und wohl auch seine Lehrbegabung.

[139]) Einjährig-Freiwillige, Brockhaus Conversations-Lexikon. 13. Aufl., Leipzig 1883.
[140]) (UQ 72).
[141]) (UQ 92), Personalbogen No. 2362, Dr. Ernst Heinrich Graser.
[142]) (UQ 24), 24795, Erlangen, 07.08.1884.
[143]) (UQ 92), Personalbogen No. 2362, Dr. Ernst Heinrich Graser.
[144]) (UQ 224), 2438, Erlangen, 12.11.1884; (UQ 30), E.N. 957, Erlangen, 29.09.1884; Wilhelm Olivier Leube war von 1868 bis 1872 Privatdozent für innere Medizin, 1872 a.o. Professor für Arzneimittelkunde, Rezeptierkunde und Diagnostik an der medizinischen Klinik in Erlangen. Nach zwei Jahren an der Universität in Jena erhielt er 1874 einen Ruf als Professor für spezielle Pathologie und Therapie an die Erlanger Universität. 1885 wechselte er nach Würzburg: Penzoldt, Franz: Wilhelm O. Leube zum Gedächtnis. In: Münch. Med. Wschr. 69, 1922, S. 936 f.; ders.: Wilhelm O. Leube zum Gedächtnis. In: Sitzungsber. Phys.-med. Soz. Erlangen 54/ 55, 1922/ 1923, S. 1-6; Neidhardt (1985), S. 64-71; Wittern (1999), S. 116 f.
[145]) Leube, Wilhelm Olivier: Beiträge zur Kenntnis des Dünndarmsaftes und seiner Wirkungen. Habil.schr. Erlangen 1868.
[146]) Salkowski, Ernst L.; Leube, Wilhelm Olivier: Die Lehre vom Harn. Berlin 1882.
[147]) Leube, Wilhelm Olivier: Über die Therapie der Magenkrankheiten. Leipzig 1876; s. dazu auch: ders.: Die Magensonde. Erlangen 1879
[148]) Vgl. dazu: Becker, Volker: Genius loci gastroenterologicus Erlangensis. Fortschr. Med. 91, 1973, S. 1029.
[149]) Penzoldt (1922), S. 937
[150]) (UQ 110), S. 2.
[151]) Ebenda; (UQ 93), Brief Graser, Erlangen, 07.11.1928

Die Zeit vom 22. April bis zum 15. Mai 1885 verbrachte Graser bei Robert Koch am kaiserlichen Gesundheitsamt in Berlin. Hier konnte er seine Kenntnisse über die Grundlagen der modernen Bakteriologie an einem eigenen Arbeitsplatz im Laboratorium vertiefen.[152] Die Entscheidung für diesen Bildungsaufenthalt war wohl bereits zwei Jahre vorher, noch während seiner Assistentenzeit am pathologischen Institut, gefallen.[153] Auch in dieser Frage erscheint es mir durchaus denkbar, daß Friedrich Albert von Zenker, der selbst als begeisterter Anhänger und entschiedener Förderer der Lehren Robert Kochs galt,[154] Graser in der Wahl des Studienortes bestärkt hatte.

Zum 1. Oktober 1885 wechselte Graser als zweiter Assistent an die chirurgische Klinik zu Walter von Heineke.[155] Über die lange Zeit bei von Heineke wissen wir leider nur das Wenige, was sich zwischen den Zeilen in Grasers wissenschaftlichen Artikeln und in von Heinekes Nekrolog finden läßt.[156] Walter von Heineke gab seinen Assistenten offensichtlich nur sehr wenig Gelegenheit, größere chirurgische Eingriffe eigenständig auszuführen. Selbst als Privatdozent konnte Graser lediglich „in Vertretung des erkrankten von Heineke"[157] operieren.[158]

Als im Januar 1886 der erste Assistent am pathologischen Institut, Gustav Hauser, infolge einer Tuberkuloseerkrankung zur Genesung nach Algerien reiste,[159] übernahm Graser, neben seinen Verpflichtungen an der chirurgischen Klinik, stellvertretend bis zum 31. Mai auch dessen Aufgaben.[160] Außer dem Demonstrations- und Sektionskurs und den pathologisch-histologischen Übungen hielt er überdies noch die Vorlesung zur allgemeinen Pathologie und pathologischen Anatomie,[161] da auch von Zenker wegen depressiver psychotischer Schübe in diesen Monaten ausfiel.[162]

1886 habilitierte sich Graser mit einer Arbeit über „Experimentelle Untersuchungen über die feineren Vorgänge bei der Verwachsung peritonealer Blätter"[163]. Von Heineke lobte in seinem Referat insbesondere Grasers Mikroskopiertechnik und seine gewandte und klare Darstellungsweise.[164]

152) (UQ 77), Schreiben vom 10., sowie vom 14.02.1885.

153) (UQ 108), 21053, Instruction [...] bezüglich seiner Bildungsreise. München, 30.10.1883.

154) Fiedler (1898), S. 119.

155) (UQ 30), 1158, 24135, Erlangen, 04.12.1885; E.N. 1187, Erlangen, 05.12.1885.

156) Exemplarisch: „Der Verfasser hat gerade dieses Thema [die moderne Wundbehandlung] gewählt, [...] weil er als Oberarzt an einer chirurgischen Poliklinik sich weniger an den grossen Fragen der chirurgischen Technik beteiligen kann." Graser, Ernst: Über die Grundlagen, Hilfsmittel und Erfolge der modernen Wundbehandlung. In: Festschrift dem Prinzregenten Luitpold von Bayern zum 80. Geburtstage. Erlangen 1901, S. 143; „Der Verkehr blieb immer in gemessenen, wenn auch freundlichen [...] Formen, [...] der Chef blieb auch langjährigen Mitarbeitern gegenüber stets durch eine markirte Grenze getrennt. [...] Eine Discussion sah er nicht gerne; er konnte durch einen auch bescheiden vorgebrachten Einwand leicht gereizt werden. Er führte ein ziemlich autokratisches Regiment. [...] H[eineke] sprach es zu wiederholten Malen selbst aus, dass ihm ältere Assistenten, die durch ihre Kenntnisse eine gewisse Selbständigkeit sich errungen hatten, unbequem waren." Graser (1902.5), S. 525 f.

157) Dieser Hinweis findet sich immer wieder; hier zitiert nach: Graser, Ernst: Über Wurmfortsatzperitonitis und deren operative Behandlung. In: Verh. Dt. Ges. Chir. 1890. II, S. 273.

158) Vor diesem Hintergrund klingt dann folgende Bemerkung Grasers doch weniger positiv: „[...] und **durfte** [Hervorhebung vom Autor] in dieser Stellung eine ausgedehnte Tätigkeit als Lehrer entfalten", (UQ 21).

159) (UQ 36), No 1182, 24379, München, 07.02.1886.

160) (UQ 24), 241054, Erlangen, 26.07.1886.

161) (UQ 102), [Lebenslauf], Erlangen, 17.03.1901.

162) Hauser (1923), S. 154 f.; s. auch: (UQ 49), EN 731, 5994, Aerztliches Zeugnis.

163) Graser, Ernst: Experimentelle Untersuchungen über die feineren Vorgänge bei der Verwachsung peritonealer Blätter. Habil.schr., Erlangen 1886.

164) (UQ 33), Referat über die Habilitationsschrift des Dr. Graser, Erlangen, 25.07.1886.

Am Samstag, den 31. Juli 1886, fand die Disputation[165] statt und wenige Tage später, am Mittwoch, den 4. August, die Probevorlesung „über Pyhämie und Sephthämie"[166]. Als Eintrittstor ins akademische Leben kamen der Disputation und der Probevorlesung im Leben der jungen Habilitanden besondere Bedeutung zu. Gerade deshalb konnte aber die ernste, fast andächtige Stimmung auch rasch umschlagen: „Ein Habilitationsakt galt als städtisches Ereignis. [...] Vor der Fakultät und dem bunt gemischten Auditorium hatte ich nach dem feierlichen Einzug [...] zwölf gedruckt vorgelegte Thesen meines Fachgebietes öffentlich zu verteidigen. Derartig mehr formell als ernstgemeinte Diskussionen hatten immer etwas Komisches an sich, da die Fragenden den aufgeregten Katheder-Debütanten meist nicht in Verlegenheit bringen mochten".[167] Sowohl die Verteidigung der Thesen, als auch die Probevorlesung wurden von der medizinischen Fakultät überaus gelobt.[168] Auf die Disputation und die verteidigten Thesen werde ich später noch zu sprechen kommen. Vor allem Grasers dialektische Gewandtheit und seine Sicherheit im Auftreten[169] sowie seine Redebegabung, übersichtlich aber doch erschöpfend zu referieren,[170] hob man hervor.

Im Jahr 1888 wurde er als erster Assistent der chirurgischen Klinik bis 1890[171] und dann noch einmal, mit Rücksicht auf die besonderen Verhältnisse der Klinik, auf weitere zwei Jahre bis zum 1. März 1892[172] verlängert. Im März 1892 verwendete sich von Heineke dafür, daß Graser, der zum 1. März endgültig aus der ersten Assistentenstelle ausscheiden mußte,[173] die Stelle eines Assistenten der chirurgischen Poliklinik mit Titel eines Oberarztes übertragen werde.[174] Er verwies auf die Notwendigkeit einer praktischen chirurgischen Betätigung zur Weiterbildung und darauf, daß es in der kleinen Stadt Erlangen neben der chirurgischen Klinik kaum möglich sei, praktische Chirurgie zu betreiben. Um seinen Forderungen den nötigen Nachdruck zu verleihen, machte er beiläufig darauf aufmerksam, daß zu befürchten sei, Graser könne Erlangen verlassen. Damit würde die Universität einen bisher sehr erfolgreichen und bei den Studenten gleichermaßen beliebten Lehrer verlieren.[175] Da der chirurgischen Klinik keinerlei Mittel zur Verfügung standen, die Funktion eines Oberarztes entsprechend zu honorieren, erklärte sich Graser zunächst bereit, die Übernahme der Stelle nicht von der Bedingung eines Funktionsbezuges abhängig zu machen.[176] Im Gegenzug erbat von Heineke, die Frage einer Renummerierung dieser Stelle offen zu lassen.[177] So arbeitete Graser vom 1. März 1892 bis zum 15. Juni als unbezahlter Oberarzt der chirurgischen Klinik.[178] Im Juni 1892 erhielt er dann eine außerordentliche Professur für Chirurgie.[179] Als Aufgabengebiete wurden ihm die chirurgische Propädeutik, die spezielle Chirurgie sowie die Funktion eines Oberarztes der chirurgischen Poliklinik zugeteilt.[180]

---

[165]) (UQ 33), 9623, Erlangen, 05.08.1886; dazu: (UQ 108), Thesen [Redeexemplar mit Notizen und Stichpunkten von Grasers Hand, nachträglich zerrissen].
[166]) Ebenda.
[167]) Stoeckel. Walter: Erinnerungen eines Frauenarztes. München 1966, S. 124.
[168]) (UQ 33), 9623, Erlangen, 05.08.1886.
[169]) Ebenda.
[170]) Ebenda.
[171]) (UQ 50), 3569, 496, München 13.04.1888.
[172]) (UQ 50), 3707, 470, München 05.04.1890.
[173]) (UQ 50), E.N. 176, Erlangen 05.03.1892.
[174]) (UQ 33), E.N. 178, Erlangen 06.03.1892.
[175]) Ebenda.
[176]) Ebenda.
[177]) Ebenda.
[178]) (UQ 33), Vormerkbogen für den ordentlichen Universitätsprofessor und Direktor der chirurgischen Klinik Dr. Ernst Graser in Erlangen, Erlangen, 10.09.1910.
[179]) S. dazu: Anhang: Bild 4.
[180]) (UQ 33), No. 7943, München, 01.06.1892.

An der chirurgischen Klinik lernte Graser den zwanzig Jahre älteren Wilhelm Kiesselbach kennen. Kiesselbach befaßte sich seit 1878 als Assistent mit der Nasen- und Ohrenkunde. Dessen medizinischer Werdegang mag Graser sehr beeindruckt haben.[181] Zudem war Kiesselbach ein ausgezeichneter Cellospieler,[182] Graser ein leidenschaftlicher Bratscher und Geiger.[183] Über die gemeinsame Liebe zur Musik lernte man sich auch privat näher kennen.[184] Die beiden freundeten sich an, und Kiesselbach nahm Graser mit auf Reisen in die Schweiz, wo er seine fünf Jahre jüngere Schwester Emilie Augusta[185] in Neuveville im Kanton Bern besuchte, die dort seit 1869 mit dem praktischen Arzt Dr. Jean Victor Gross verheiratet war.[186] Solche Reisen haben aber für beide offensichtlich nie nur den Charakter eines Erholungsurlaubs gehabt. Kiesselbach und Graser waren als Konsiliarii, aber auch als Operateure in der Schweiz tätig. Offensichtlich nutzte Graser bei solchen Aufenthalten die Möglichkeit, vielleicht auch durch die Fürsprache von Dr. Gross, Theodor Kocher in Zürich, César Roux in Lausanne und Fritz de Quervain in Lôcle zu besuchen und einige Tage in ihren Kliniken zu verbringen.[187] Graser dachte bei weiteren Reisen in die Schweiz allerdings nicht mehr nur an die Chirurgie. Längst hatte in seinem Kopf und Herzen auch die Tochter von Victor und Emilie Gross, Pauline Eugenie, ihren Platz gefunden. Am 2. April 1897 heirateten sie in Neuveville.[188]

2.4. Erste Hoffnungen auf einen Ruf

Am 22. Januar 1899 starb August Socin, Professor für Chirurgie in Basel.[189] Es war ihm gelungen, die chirurgische Klinik seit dem Bau eines neuen Operationssaales im Jahr 1867 stetig zu vergrößern. Die chirurgische Klinik hatte 1888 eigene Räume und damit verbunden auch einen eigenen Assistenten erhalten. 1893 konnte zudem ein wissenschaftliches Laboratorium für bakteriologische Arbeiten in den Klinikbetrieb übernommen werden. Auch in Fragen der Operationstechnik und insbesondere der anti- sowie aseptischen Behandlung hatte Socin der Baseler chirurgischen Klinik einen ausgezeichneten Ruf erworben.[190] Schon wenige Tage nach seinem Tod wurde am 28. Januar ein Ausschuß eingesetzt, der eine Vorschlagsliste zur Wiederbesetzung der Professur erstellen sollte.[191] Bis Anfang März waren insgesamt „37 Anmeldungen sup. Empfehlungen"[192] bei der medizinischen Fakultät eingegangen.
Ernst Bumm, der seit Februar 1894 als Ordinarius für Geburtshilfe und Gynäkologie dem Lehrkörper der Universität Basel angehörte, berichtete Graser streng „vertraulich",[193] daß sowohl seine Arbeiten, als auch sein Vortrag sehr gefallen hätten. Auch die Tatsache, daß seine Frau Schweizerin war, schien günstig zu sein. Erkundigungen über Graser holte man bei

---

[181]) Dazu ausführlicher im Kapitel 3.5.2.2. Von der Gründung der Ohrenklinik bis zum Bau der Universitätsklinik und Poliklinik für Ohren-, Nasen- und Kehlkopfkrankheiten in Erlangen, S. 179.
[182]) [Professor Kiesselbachs Beerdigung]. *Erlanger Tagblatt 45*, 07.07.1902.
[183]) Degener, Herrmann A. L.: Wer ist's? 8. Aufl., Leipzig 1922, S. 514; Zieten, Silke: Drei Jahrhunderte Musik in Erlangen. In: Meidinger-Geise, Inge: Erlangen 1686-1986. Erlangen 1986, S. 268.
[184]) „[...] vor allem dem Chirurgen E. Graser als Geiger und Bratschisten, dem Professor der Ohrenheilkunde W. Kiesselbach als eifrigen Cellisten, dem Geologen H. Link als Geiger und mir, eine Kammermusikvereinigung [...]", Strümpell, Adolf: Aus dem Leben eines deutschen Klinikers. Leipzig 1925, S. 195.
[185]) (UQ 111).
[186]) Ebenda.
[187]) S. dazu: Kapitel 2.7.7. Reisen, S. 64 f.
[188]) (UQ 15).
[189]) Killian, Hans: Meister der Chirurgie. 2. Aufl., Stuttgart 1980, S. 183 f.
[190]) Burckhardt, Albrecht: Geschichte der medizinischen Fakultät zu Basel 1460-1900. Basel 1917, S. 315.
[191]) (UQ 2), Basel, 24.03.1899.
[192]) (UQ 109), Brief Bumm, Basel, 06.03.1899.
[193]) Ebenda.

Richard Frommel und Ernst von Bergmann in Berlin ein. Theodor Kocher schien, direkt vom Chirurgenkongress in Berlin über Grasers Vortrag zum falschen Darmdivertikel nach Basel berichtet zu haben.[194] Auch Bumm selbst will „die besten Erklärungen"[195] abgegeben haben. Leider sind diese Briefwechsel mit den Mitgliedern der medizinischen Fakultät und auch die Berichte der „Augenschein-commission"[196] nicht erhalten.[197]

In einem Schreiben am 24. März teilte der Dekan der medizinischen Fakultät dem Titular-Präsidenten der Ehrenwerten Curatel mit, daß man sich zwischen den Herren Graser in Erlangen und Hildebrandt in Berlin entscheiden werde, da von den zahlreichen anderen Kandidaten „kein einziger [...] in annähernd gleicher Weise qualifiziert"[198] sei. Daß Graser, als a.o Professor einer kleinen Universität hier mit Hildebrandt an erster Stelle, noch vor Chirurgen wie Schlange, Hofmeister und Brunner genannt wurde[199], zeigt, wie hoch man seine wissenschaftlichen Arbeiten und sein chirurgisches Können einschätzte.[200]

Bereits im Vorjahr war Graser, wenn auch nur an sechster und letzter Stelle auf der Vorschlagsliste für die Nachfolge von Otto Wilhelm Madelung[201] in Rostock genannt worden.[202] Madelung, seit 1881 ordentlicher Professor für Chirurgie an der Universität Rostock, war einem Ruf nach Strassburg gefolgt. Schon hier hatte man Grasers pathologisch-anatomischen und chirurgisch-praktischen Kenntnisse gelobt und seine erst kurze Zeit vorher erschienene Monographie über die Unterleibsbrüche ausdrücklich als sehr gutes Buch erwähnt.[203]

Graser machte sich also nicht ganz unberechtigte Hoffnungen darauf, die Berufung nach Basel zu erhalten. Als dann im April 1899 die Wahl auf Otto Hildebrandt fiel, war er sehr enttäuscht. Immer wieder finden sich, noch viele Jahre später, Zeilen, die ahnen lassen, wie bedrückend er die Zeit als außerordentlicher Professor empfand und wie sehnsüchtig er auf eine Berufung gewartet hatte.[204] Noch Jahrzehnte später erklärte er sich die Entscheidung der Baseler Fakultät damit, daß Hildebrandt „von Berlin aus natürlich ganz andere Fürsprecher hatte, als es von Erlangen aus möglich war".[205]

---

[194]) (UQ 110), S. 14.
[195]) (UQ 109), Brief Bumm, Basel, 06.03.1899.
[196]) (UQ 109), Brief Bumm, Basel, 14.03.1899.
[197]) Nach schriftlicher Auskunft des Archivars Dr. J. Zwicker im Staatsarchiv des Kantons Basel Stadt, Brief vom 28.09.1990.
[198]) (UQ 2), Basel, 24.03.1899.
[199]) (UQ 109), Brief Bumm, Basel, 14.03.1899.
[200]) „[...] ihre Arbeiten haben sehr gefallen, [...] nun handelt es sich noch um die chirurgischen Fertigkeiten", (UQ 109), Brief Bumm, Basel, 06.03.1899.
[201]) Killian (1980), S. 150.
[202]) (UQ 101).
[203]) „In seinem sehr guten Buch hat er die Lehre von den „Unterleibsbrüchen" einer neuen Bearbeitung unterzogen", (UQ 101), Vorschlagsliste.
[204]) „ich bin auch 41 Jahre alt geworden bis die Erlösungsstunde schlug", (UQ 76); "[...] die unruhige Stimmung in einer durchaus unbefriedigenden äusseren Stellung ließen die Freudigkeit zu einer solchen Arbeit [eine Monographie über das falsche Darmdivertikel] nicht aufkommen", (UQ 110), S. 5; „Über die dem Ordinariat vorangehenden Jahre schrieb Graser einmal: Dieses Hangen und Bangen in schwebender Pein zehrt an den Nerven mehr als die angestrengteste Tätigkeit, die ein in gesicherter Stellung stehender Mann leistet." Haas (1930), S. II.
[205]) (UQ 110), S. 5.

2.5. Intermezzo in Rostock

Im Frühjahr 1901 nahm der Geheime Medizinalrat Professor Karl Garré einen Ruf nach Königsberg als Nachfolger des Professors Anton Freiherr von Eiselsberg an, so daß der Lehrstuhl für Chirurgie an der Universität Rostock zu Ostern vakant wurde. Die von der Rostocker medizinischen Fakultät erarbeitete Vorschlagsliste nannte neben Ernst Graser noch Wilhelm Müller, Adolf Henle, Eugen Enderlen, Georg Perthes und Paul Leopold Friedrich.[206]

In Rostock beendete ein am 5. Oktober 1900 zwischen der Stadt und der Großherzoglich-Mecklenburgischen Regierung geschlossener Vertrag über das Krankenhaus am Gertruden-platz langwierige Verhandlungen.[207] Damit stand für den Sommer des gleichen Jahres die Übernahme des bisher unter „Verwaltung [...] einer besonderen städtischen Deputation"[208] stehenden Krankenhauses „in den Besitz der Großherzoglichen Regierung"[209] und damit in Universitätsverwaltung bevor. Man meinte deshalb, im Rahmen der Neubesetzung besonders betonen zu müssen, daß der zu berufene, künftige Professor der Chirurgie nicht nur ein erfolgreicher Arzt, Operateur und Wissenschaftler sein müsse, sondern daß seine bisherigen Erfahrungen auch eine besondere Eignung zur Organisation der klinischen Um- und Neustrukturierungen erkennen lassen müssten.[210]

Die Vorschlagsliste lobte zunächst wieder Grasers „außerordentlich umfassende medizinische Ausbildung"[211], seine Begabung als Lehrer und Redner, sowie sein Talent als Operateur und Diagnostiker. Seine wissenschaftlichen Arbeiten würden sich durch fundierte pathologisch-anatomische und praktisch-chirurgische Kenntnisse auszeichnen.[212] In besonderer Weise aber schien die Tatsache für Graser zu sprechen, daß er sich schon mehrmals als stellvertretender Leiter der Erlanger chirurgischen Klinik bewährt hatte.[213] Auch sein freundschaftlich-kollegiales Verhältnis zu den niedergelassenen Ärzten und nicht zuletzt seine menschlichen Qualitäten mögen den Ausschlag dafür gegeben haben, daß die medizinische Fakultät rasch davon überzeugt war, mit ihm den richtigen Mann für den chirurgischen Lehrstuhl gefunden zu haben.[214] Das Großherzogliche Justiz-Ministerium entschied sich bereits am 3. April für Graser und teilte ihm mit, daß man wegen der Krankenhausangelegenheiten mit einer schnellen Antwort rechne, die „thunlichst telegraphisch zu erklären"[215] sei. Graser, der schon im März auf die Anfrage der medizinischen Fakultät hin eine Zusage in Aussicht gestellt hatte,[216] telegraphierte noch am 4. April nach Schwerin.[217]

Gleichzeitig teilte er dem Prorektorat der Universität Erlangen mit, daß er den an ihn ergangenen Ruf nach Rostock anzunehmen gedenke.[218] Schon einen Tag später bat er beim Königlich Bayerischen Staatsministerium für Kirchen- und Schulangelegenheiten um seine Ent-

---

[206]) (UQ 105), 66.

[207]) (UQ 107), 98, 119, Schwerin 03.07.1901; Thierfelder, Theodor: Das Großherzogliche Universitätskranken-haus. In: Festschrift der XXVI. Versammlung des Deutschen Vereins für öffentliche Gesundheitspflege gewidmet von der Stadt Rostock. Rostock 1901, S. 347-357.

[208]) Thierfelder (1901), S. 349.

[209]) Ebenda, S. 350.

[210]) (UQ 105), 66.

[211]) Ebenda.

[212]) Ebenda.

[213]) „Von September 1896 bis Januar 1897, ferner April und Mai 1899 versah er in Vertretung des erkrankten Direktors die vollständige Leitung der Klinik sammt allen Vorlesungen." Ebenda.

[214]) Ebenda.

[215]) (UQ 105), 67; (UQ 108), Nr. 6476, Schwerin 03.04.1901.

[216]) „bin sofort bereit unter der voraussetzung der genehmigung meiner entlassung seitens der bayerischen regierung welche ich nach eintreffen einer berufung einholen muss = graser", (UQ 102), Telegramm an Prof. Axenfeld Rostock, Erlangen, 23.03.1901.

[217]) „In Ergänzung meines gestrigen Telegram[m]es", (UQ 105), 71.

[218]) (UQ 33), No. 1144, Diensttelegramm, 04.04.1901.

lassung. In knappen Worten schilderte er, wie schwer es ihm falle, Bayern und die Erlanger Universität zu verlassen, daß er aber eine Verbesserung seines Wirkungskreises, wie sie mit diesem Ruf verbunden sei, unmöglich ausschlagen könne und wolle.[219]

Mit der ordentlichen Professur für Chirurgie in Rostock waren neben der Leitung der chirurgischen Klinik und Poliklinik, „auf Verlangen nach näherer Bestimmung allein oder in Gemeinschaft mit dem Professor der inneren Medizin[,] die Verwaltung des [...] Krankenhauses",[220] die Abhaltung der Vorlesungen der allgemeinen und speziellen Chirurgie, ohne Ohren- und Augenheilkunde, sowie die Zugehörigkeit in die medizinische Prüfungskommission verbunden. Zudem mußte Graser als ordentliches Mitglied in die oberste medizinaltechnische Behörde des Landes, die Medicinalkommission zu Rostock, eintreten.

Vom 21. April an wurde er in Erlangen „unter wohlgefälliger Anerkennung seiner ersprießlichen Leistungen"[221] von der außerordentlichen Professur enthoben. Einen Tag später erhielt er die Bestallung zum ordentlichen Professor der Chirurgie in Rostock,[222] zum 1. Mai wurde er ordentliches Mitglied der Medicinalkommission.[223] Graser traf am 28. April nachmittags mit der Bahn in Rostock ein und wurde von seinen Fakultätskollegen sehr herzlich empfangen.[224] Bereits zum 1. Mai wollte er mit seinen Vorlesungen beginnen.[225] Gleichsam zur Begrüßung erhielt Graser telegraphisch die Nachricht vom Tod Walter von Heinekes, der am 28. April in Erlangen verstorben war. So wurde seine Rostocker Antrittsrede zur Übernahme der chirurgischen Klinik am Gertrudenplatz zu einem großen Teil ein Nachruf auf seinen chirurgischen Lehrer.[226]

Grasers Einführung ins Konzil und in die medizinische Fakultät fanden eine Woche später, am 8. Mai 1901 statt.[227] Ebenfalls noch im Mai trat Graser dem Allgemeinen Mecklenburgischen sowie dem Rostocker Ärzteverein bei.[228] Wie schon von Erlangen aus, engagierte er sich auch hier besonders für die Weiterbildung niedergelassener Ärzte. So kündigte er im Rahmen eines Kursus für Ärzte „ausgewählte Kapitel mit Krankenvorstellung und Demonstration der Untersuchungsmethode"[229] in der chirurgischen Klinik an. Für den Dezember war mit dem Rostocker Ärzteverein bereits ein Vortrag zur Rolle des Arztes als Sachverständiger bei Fragen der Unfallversicherung geplant.[230]

Die ersten Arbeitswochen in Rostock verbrachte Graser in der Hauptsache mit Organisations- und Verwaltungsangelegenheiten, da der bereits 76-jährige Direktor der medizinischen Klinik, der Geheime Obermedizinal-Rat Prof. Benjamin Theodor Thierfelder, mit den Aufgaben, die die Übernahme des Städtischen Krankenhauses in Universitätsbesitz und die Erweiterungsbauten stellten, überfordert zu sein schien.[231]

Welche Rolle Graser tatsächlich bei der Übernahme gespielt hat, läßt sich anhand der vorhandenen Quellen leider nicht mehr nachvollziehen. Auch die Frage, ob und wenn ja, welche Bauausführungen er mitbeeinflußt beziehungsweise noch miterlebt hat, muß unbeantwortet bleiben. Die entsprechenden Akten und Archivalienbände, die darüber Auskunft geben könn-

---

[219] (UQ 33), 6644, Erlangen, 05.04.1901.

[220] (UQ 105), 67; (UQ 108), Nr. 6476, Schwerin, 03.04.1901.

[221] (UQ 33), No. 6727, München, 13.04.1901.

[222] (UQ 108), Bestallungsurkunde, Schwerin, 22.04.1901.

[223] (UQ 108), Bestallungsurkunde, Schwerin, 01.05.1901.

[224] (UQ 110), S. 6; vgl. dazu auch die Mitteilung, daß Graser „nach heute bei mir eingetroffenem Brief, Freitag oder Samstag [...] zu bleibendem Aufenthalt hier einzutreffen beabsichtigt", (UQ 98), 75 a, Rostock 21.04.1901.

[225] (UQ 105), 75 a, Rostock, 21.04.1901.

[226] (UQ 110), S. 7.

[227] (UQ 103), entspr. Einladungsschreiben, Protocoll 40. Missive.

[228] Allgemeiner Mecklenburgischer Ärzteverein: *Korrespondenz-Blatt des Allgemeinen Mecklenburgischen Ärztevereins Rostock 4*, 1901, S. 1022.

[229] Ebenda, S. 1093.

[230] Ebenda, S. 1097 f.

[231] (UQ 110), S. 7.

ten, befinden sich derzeit weder im Universitätsarchiv noch im Mecklenburgischen Landeshauptarchiv Schwerin.[232]

Nachdem Graser unter von Heineke nur verhältnismäßig wenige große Operationen selbständig hatte ausführen dürfen, fand er jetzt in der eigenständigen, und nicht zuletzt dank einer großen Privatpraxis, reichhaltigen operativen Tätigkeit Erfüllung.[233] Auch dem Lehrbetrieb mit täglich eineinhalbstündiger chirurgischer Klinik, sowie einem neunstündigen Operationskurs,[234] widmete er sich mit großem Elan. Im Rückblick bezeichnete er dieses Sommersemester als „reichgesegnet"[235].

Zudem wurde Graser ärztlicher Leiter der Stiftung Elisabethheim, die sich intensiv um die Betreuung verkrüppelter Kinder bemühte. Auf diese Stiftung soll zu einem späteren Zeitpunkt näher eingegangen werden.[236]

Man kann davon ausgehen, daß Graser sich mit dem Erhalt der Nachricht von Heinekes Tod Gedanken darüber gemacht hat, wie er reagieren werde, sollte er einen Ruf nach Erlangen erhalten. Wahrscheinlich hat er insgeheim darauf gehofft, vielleicht sogar damit gerechnet, berufen zu werden. Jedenfalls war die Rostocker Zeit von Anfang an durch die Frage, ob und wie lange er bleiben werde, belastet, ja „das überaus freundliche Entgegenkommen aller Kollegen" wich schon „bald einer etwas unklaren Stimmung oder Verstimmung"[237].

Nachdem Graser zunächst befürchtet hatte, als sollte der Ruf nach Erlangen an ihm vorübergehen,[238] erhielt er am 25. Juni 1901 endlich die offizielle Anfrage seitens des Königlich Bayerischen Staatsministeriums.[239] Bereits zwei Tage später signalisierte Graser in seinem Antwortschreiben, daß er durchaus geneigt sei, einem Ruf zu folgen, und äußerte seine mit einer Zusage verbundenen Wünsche.[240]

Schon am 5. Juli teilte Graser der Rostocker medizinischen Fakultät mit, daß er den „Ruf nach Erlangen vorbehaltlich der Genehmigung zum Oktober d. J."[241] annehmen werde. Er schrieb eindringlich von „inneren Kämpfen"[242], die ihm seine Entscheidung nicht leicht gemacht hätten. Auch den Ärger der Kollegen über sein „rasches Weggehen"[243] empfand er als durchaus berechtigt.[244] Die folgende Passage aus seinem Schreiben an die medizinische Fakultät trägt allerdings wohl mehr den Regeln des allgemeinen Anstands Rechnung. Sie kann unmöglich einem tatsächlichen Bedürfnis Grasers entsprochen haben: „Wie ich heute die Verhältnisse überblicke, hätte ich vom ersten Anfang an auf jede Berücksichtigung in Erlangen verzichten müssen; ich hatte Herrn Geheimrat Mühlenbruck vor 14 Tagen persönlich ermäch-

---

[232]) (UQ 107), die Akten, das Universitätskrankenhaus betr. 1901 fehlen!

[233]) (UQ 110), S. 6 f.

[234]) Vorlesungsverzeichnis der Landesuniversität Rostock im Sommersemester 1901, S. 5, 15.

[235]) (UQ 110), S. 6.

[236]) Dazu ausführlicher im Kapitel 3.5.4.1. Zur Geschichte der modernen Orthopädie, S. 194 f.

[237]) (UQ 110), S. 7.

[238]) (UQ 105), zu 80, Schreiben Grasers, ohne Ort und Datum.

[239]) (UQ 108), Brief, München, 25.06.1901.

[240]) (UQ 108), das Antwortschreiben selbst ist leider nicht erhalten. Im darauffolgenden Brief wird jedoch ausdrücklich auf dieses verwiesen. Brief, München, 02.07.1901.

[241]) (UQ 103), zu 6, Rostock, 05.07.1901.

[242]) Ebenda

[243]) „ich verhehle mir nicht, daß Sie ein Recht haben, über mein rasches Weggehen ungehalten zu sein", ebenda.

[244]) Der offiziellen Mitteilung über den „Abgang des Professor Dr. Graser nach Erlangen" vom 17. Juli 1901 haben während der Zirkulation lediglich zwei Kollegen ein persönliches Wort des Abschieds zugefügt: So schrieb Thierfelder: „Mit persönlich thut es besonders leid, daß ich Herrn Collegen so bald wieder verliere. Ich habe an ihm bei der Übernahme und Neuordnung der Krankenhausverwaltung einen uneigennützigen und sehr hilfreichen Mitarbeiter und weiß, daß er mir wie alle meine früheren chirurgischen Collegen ein Freund geworden wäre", (UQ 103), zu 6. [die betreffende Seite enthält folgende verwirrende Aufschrift:] Landes-Universität Rostock, [Rectoratsjahr 189] sic!, sicherlich 1901/2, 4. Missive.

tigt, alle Schritte zu thun, um eine Berufung zu verhindern"[245]. Bereits am 12. Juli 1901 erhielt er sein „Abschieds-Patent" zum 1. Oktober des Jahres.[246]

Zur Neubesetzung des Rostocker Lehrstuhls wurde keine neue Vorschlagsliste erstellt, man griff auf diejenige vom Frühjahr zurück.[247] Graser bemühte sich noch um einige Veränderungen.[248] Unter anderem wollte er, daß Henle und Enderlen wenigstens aequo loco mit Müller genannt würden,[249] um dadurch die Positionen derer gestärkt zu sehen, die „in der dornenreichen academischen Laufbahn ausgeharrt haben"[250].

Grasers Frau, die hochschwanger und mit den beiden Töchtern Luise und Emilia, in Erlangen zurückgeblieben war[251], hatte bereits Mitte Juni eine dritte Tochter, Elisabeth, zur Welt gebracht.[252] So reiste Graser Ende Juli, allerdings nur für eine Woche, zurück nach Erlangen.[253] Sicherlich war er auf dieser Reise schon ganz mit den Fragen um eine Rückkehr an die Erlanger Universität beschäftigt. Gegen Ende des Sommers verbrachte die Familie noch einige gemeinsame Tage am Meer in Warnemünde. Graser fuhr wohl am frühen Morgen zur Universität und Klinik nach Rostock und kam gegen zwei Uhr nachmittags nach Warnemünde zurück. Am 27. September verabschiedete sich die medizinische Fakultät dann „in zwangloser Weise bei einem Glas Bier" von Graser.[254]

In Rostock hat man vor allem Grasers „urbayowarische Grobheit" und seine „aufdringlichen Rauchgewohnheiten"[255] in Erinnerung behalten. Ein Vortrag zur „Geschichte der chirurgischen Universitätsklinik Rostock" tradierte Erzählungen von Zigarrenhaltern über den Waschtischen des Operationssaales, da Graser nicht nur bei der morgendlichen Visite auf der Privatstation, sondern auch noch, während er sich für einen chirurgischen Eingriff wusch, geraucht haben soll.[256] Wenn also Graser kaum Bedeutung für die Entwicklung der Chirurgie an der Rostocker Universität erlangt haben mag[257] - in der 1969 als Festschrift zur 550-Jahrfeier erschienenen Geschichte der Universität Rostock, wird Graser mit keinem Wort erwähnt[258] - so ist dieses einsemestrige Intermezzo für seine persönliche Entwicklung doch von großer Bedeutung gewesen.

---

[245]) (UQ 103), zu 6, Rostock, 05.07.1901.
[246]) (UQ 110), Abschiedspatent, Schwerin, 12.07.1901.
[247]) (UQ 102), 1.
[248]) Ebenda; s. auch: (UQ 76).
[249]) (UQ 102), 1, der angefügte Vermerk auf Seite 1 betrifft schon Grasers Nachfolge. S. auch (UQ 76).
[250]) (UQ 76).
[251]) (UQ 110), S. 7.
[252]) Ich habe weder in den entsprechenden Geburts-, noch in den Taufbüchern des Dekanates Erlangen einen Eintrag gefunden.
[253]) (UQ 103), 7. Abschrift 15923, Schwerin, 27.07.1901.
[254]) (UQ 103), 8.
[255]) Wick, Regine: Zur Entwicklung der Chirurgie und des chirurgischen Lehrbetriebes an der Universität Rostock. Diss. med. Rostock 1988.
[256]) Lehmann, Johann Karl: Die Geschichte der chirurgischen Universitätsklinik Rostock von den Anfängen bis zum Jahre 1929. Vortrag 11. Juni 1947, masch. Manuskript [Univ.-Archiv Rostock], S. 20.
[257]) Zur Geschichte der Chirurgie an der Rostocker Universität: Schmidtsdorf, Günter, Schmolinski, E.: Die Entwicklung der Chirurgie an der Universität Rostock. *Wissenschaftl. Ztschr. Univ. Rostock [mat.-naturwiss. Reihe] 2*, 1974, S. 1329-1341.
[258]) Heitz, Gerhard (Hrsg., Autorenkollektiv): Geschichte der Universität Rostock 1419-1969. Festschrift zur 550-Jahr-Feier der Universität. Berlin 1969.

2.6. Als Professor nach Erlangen
2.6.1. Zurück in Erlangen

Die erste Vorschlagsliste der medizinischen Fakultät zur Neubesetzung des Lehrstuhls für Chirurgie an der Erlanger Universität nach von Heinekes Tod nannte am 23. Mai 1901 als einzigen Kandidaten Ernst Graser. Man verwies darauf, daß es sehr wohl möglich wäre, noch andere Chirurgen zu nennen, die für die Erlanger Professur interessant erschienen. Es wäre jedoch nicht zu erwarten, daß Ordinarien wie etwa August Bier aus Greifswald einem Ruf nach Erlangen Folge leisten würden. Zudem hielt die medizinische Fakultät Graser für mindestens ebenso qualifiziert. Auch der Umstand, daß Graser bereits bekannt war, und nicht zuletzt die Tatsache, daß er zugesagt habe, einem Ruf auch Folge zu leisten, hätten dazu geführt, zur „Wiederbesetzung des Lehrstuhles für Chirurgie den derzeitigen Direktor der chirurgischen Klinik zu Rostock, Professor Dr. Ernst Graser, und zwar diesen allein, dem k[öni]gl[ichen] Staatsministerium in Vorschlag zu bringen"[259]. Trotz all dieser Erklärungen bestand das Staatsministerium auf einem Listenvorschlag mit drei Kandidaten. Daraufhin erstellte die medizinische Fakultät zum 10. Juni eine neue Liste, in der nun neben Ernst Graser auch August Bier primo et aequo loco und Eugen Enderlen secundo loco genannt wurden.[260] Graser trat mit einigen Wünschen in die Verhandlungen um die Erlanger Professur: So wollte er im Rahmen der baulichen Erweiterung die Zusage für einen weiteren Assistenten an der chirurgischen Klinik. Die Verhältnisse an der chirurgischen Poliklinik sollten erst nach erfolgter Neubesetzung definitiv geregelt werden.[261] Auch die bisher noch nicht durchgeführten Umbaumaßnahmen des Hörsaales wollte er bis auf weiteres zurückgestellt wissen.[262] Zudem war ihm, mit Rücksicht auf die Kündigungsfristen in Rostock, ein Amtsantritt frühestens zum 1.Oktober möglich.[263] Da Fakultät und Universität bereits mit der Erstellung der Berufungsliste unzweideutig klargemacht hatten, wie sehr man an Graser als Nachfolger für von Heineke interessiert war, signalisierte Anfang Juli auch das Ministerium, daß man gewillt sei, die geäußerten Wünsche weitestgehend zu berücksichtigen.[264] So erhielt Graser zum 17. Juli den Ruf nach Erlangen.[265] Mit dem Wechsel war auch eine Verbesserung des Gehalts verbunden. Hatte er in Rostock 4200.- Reichsmark für die ordentliche Professur bezogen, belief sich der Betrag in Erlangen auf 4560.- Reichsmark, zuzüglich eines Funktionsbezugs von 540.- Reichsmark für die Direktion der chirurgischen Klinik.[266] Am Samstag, den 16. November, hielt er seine Antrittsvorlesung.[267] Im Anschluß daran erfolgte die förmliche Übergabe der chirurgischen Klinik.[268]

Als Professor Adolf von Strümpell 1903 nach Breslau wechselte und damit zum 1. Oktober aus der Direktion des Universitätskrankenhauses ausschied, ging die Direktorenstelle auf Graser über.[269] Vom 16. April 1904 an[270] übernahm er, wie schon einmal im Jahr 1903[271], die

[259]) (UQ 33), 1815, Erlangen, 23.05.1901.
[260]) (UQ 33), 12042, Erlangen, 10.06.1901.
[261]) Graser hatte seine Wünsche in einem Brief vom 27.06.1901 vorgebracht. Erhalten ist leider nur das Antwortschreiben des Ministeriums. (UQ 108), Brief, München 02.07.1901.
[262]) S. dazu auch: (UQ 53), 964, Erlangen, 01.11.1901.
[263]) (UQ 108), Brief, München, 02.07.1901.
[264]) Ebenda.
[265]) (UQ 33), 13285, Wildenwart, 17.07.1901
[266]) Ebenda.
[267]) (UQ 33), 3726, Erlangen, 09.11.1901 und Einladungszirkular.
[268]) (UQ 32), 3838, Erlangen, 16.11.1901.
[269]) (UQ 33), 11070, Abschrift, München, 06.06.1903; auch (UQ 44), 10622, 1814, Erlangen, 16.05.1903.
[270]) (UQ 47), 1630, 1094, Erlangen, 28.03.1904.
[271]) (UQ 25), 264, 1935, Erlangen 28.01.1903; (UQ 25), 1935, München 31.01.1903; (UQ 25), 1635, Erlangen, 14.05.1903.

interimistische Leitung der Frauenklinik. Während er allerdings damals neben den Verwaltungsaufgaben auch „die verantwortliche Oberleitung über den ärztlichen Betrieb der Anstalt"[272] hatte, blieb ihm jetzt nur „die interimistische Verwesung in administrativer Beziehung"[273]. Mit der Vertretung der Professur für Geburtshilfe und Gynäkologie war der Privatdozent Walter Stoeckel betraut worden.[274] Dieser kurzzeitig intensive Kontakt zur Frauenklinik und zu Walter Stoeckel, der als ausgesprochener Spezialist für die Zystoskopie galt, mag Graser in seinen eigenen Bemühungen um die Urologie bestärkt haben.[275]

2.6.2. Krankheit

Im Frühjahr 1906 erkrankte Graser, im Anschluß an einen scheinbar harmlosen Nasenkatarrh, an einer Mittelohrentzündung.[276] Zu Beginn der Semesterferien reiste er deshalb zur Erholung nach Oberstdorf. Da sich die Situation nicht besserte, vor allem sein Gehör angegriffen blieb, entschloß er sich, zu Professor Friedrich Siebenmann nach Basel zu reisen. Siebenmann diagnostizierte eine Erkrankung des Mastoids und nahm zwei Tage später die Operation vor. Dabei wurde ein kleiner Eiterherd im Antrum eröffnet. Siebenmann führte solche Operationswunden, ohne sie auszutamponieren, nur durch exaktes Aneinanderlegen der Wundränder einer Heilung zu. Die Wunde verheilte jedoch nicht, vielmehr bildete sich eine Fistel, so daß Graser beschloß, sich, nach Erlangen zurückgekehrt, am 23. Oktober von Professor Alfred Denker, dem damaligen Ordinarius für Ohren-, Nasen- und Kehlkopfkrankheiten an der Erlanger Universität, noch einmal operieren zu lassen. Denker fand bei seiner Operation einen am Felsenbein gelegenen Hirnabszeß. Bei dessen Entfernung erfolgte eine Eröffnung des Sacculus; die Endolymphe des rechten Ohres trat aus und das Gehör ging verloren. Schon bald nach diesem operativen Eingriff entwickelten sich anhaltende Ohrengeräusche, die Graser von nun an quälten.[277] Am 4. November wurde während des Diners des Rektorats das Gerücht verbreitet, daß Graser den Operationsfolgen erlegen sei, was illustrieren mag, wie schlecht es in der Tat um seine Gesundheit stand.

In der kommenden Zeit versah er lediglich die Direktorialgeschäfte. In der chirurgischen Klinik und bei den Vorlesungen wurde er von Professor Max von Kryger und dem Privatdozenten Erwin Kreuter vertreten.[278] Im Dezember schließlich teilte er dem Prorektorat der Universität mit, daß er „ärztlichem Rath Folge leistend für einige Wochen zur völligen Erholung an die Riviera reise"[279]. Aus den ursprünglich vorgesehenen wenigen Wochen in San Remo wurde dann ein dreimonatiger Aufenthalt.[280]

Im Dezember 1909 begab Graser sich, zunächst nur für die Zeit der Weihnachtsferien, zur Behandlung in die Kuranstalt Neu-Wittelsbach bei München. Von hier aus wandte er sich Anfang Januar an den akademischen Senat der Universität Erlangen mit der nachdrücklichen Bitte, ihm für den Rest des Wintersemesters beim Staatsministerium Urlaub zu erwirken. Seinem Gesuch war ein Ärztliches Zeugnis des Leiters der Kuranstalt, Rudolf von Hoeßlin, bei-

---

[272]) (UQ 25), 1935, München, 31.01.1903; auch: (UQ 33), 1935, [Abschrift], München, 31.01.1903.
[273]) (UQ 33), 7771, [Abschrift], München, 10.04.1904.
[274]) Ebenda.
[275]) S. dazu: Kapitel 3.5.3.3. Die Errichtung einer urologischen Abteilung an der Erlanger chirurgischen Klinik, S. 190 f.
[276]) Zur Krankengeschichte: Haas (1930), S. II f.; Krecke (1929), S. 10 f.; (UQ 110), S. 9 f.
[277]) Hinzufügung am Rand im maschinenschriftlichen Manuskript von Grasers Hand: „[...] dafür noch heute anhaltende brausende Geräusche als Ersatz", (UQ 110), S. 9.
[278]) (UQ 33), 24911, Erlangen, 29.10.1906.
[279]) (UQ 33), 6974, Erlangen, 27.12.1906.
[280]) „Die Lebensfreude und die Sehnsucht nach Arbeit stellte sich erst nach einem dreimonatigen Aufenthalt an der Riviera allmählich wieder her." (UQ 110), S. 9 f.

gelegt, in dem dieser Graser „nervöse Beschwerden"[281] bescheinigte und dringlich zu einer Weiterführung der begonnenen Kur riet. Diese „nervösen Beschwerden" sind wohl als erstes Zeichen für die später in unterschiedlicher Intensität und Periodik immer wiederkehrenden depressiven Phasen zu sehen,[282] was Graser in späteren Jahren immer häufiger dazu veranlaßte, „Beruhigungs- und Anregungsmittel"[283] zu gebrauchen.

Für die Zeit seiner Abwesenheit übernahm Professor Franz Penzoldt die Vertretung der Krankenhaus- sowie der Klinikdirektion. Den Lehrbetrieb vertrat von Kryger, die chirurgische Poliklinik Kreuter[284]. Diese Krankheit bedeutete privat ebenso wie für sein Berufsleben eine einschneidende Zäsur. In weitaus größerem und unkalkulierbarerem Maße, als es die Anstrengungen eines Lehr- und Operationsbetriebes gewöhnlich mit sich bringen, forderte sie von nun an Ruhe- und Erholungspausen ein.[285] Immer wieder war er gezwungen, bereits begonnene Arbeiten liegen zu lassen. Oft konnte er sich dann später nicht mehr dazu aufraffen, eine solche wieder aufzugreifen und zu beenden. Sicherlich war es auch dieser Tatsache anzulasten, daß er manch interessante und reizvolle Aufgabe, wie ehrenvoll sie ihm auch erscheinen mochte, nicht übernahm, oder wieder ablehnte.[286] Besonderen Rückhalt fand Graser im Kreis der Familie.[287]

Wenngleich das Jahr 1906 also einen deutlichen Einschnitt in sein Arbeitspensum bedeutete, erstaunt und beeindruckt vor diesem Hintergrund umso mehr, wie Graser sich weiterhin mit großem Elan der wissenschaftlichen Forschung, sowie der chirurgischen Aus- und Weiterbildung widmete.

---

[281]) (UQ 33), Ärztliches Zeugnis, München, 30.12.1909.
[282]) „Er fühlte seine körperliche Hemmung, der sich leider in der Folge seelische Niedergeschlagenheit hinzugesellte." Haas (1930), S. III.
[283]) (UQ 110), S. 9.
[284]) (UQ 33), 1546, München, 22.01.1910.
[285]) April 1921: „Sehr gefreut habe ich mich über die fortschreitende Besserung Ihres Gesundheitszustandes", (UQ 109), Brief Sauerbruch, 09.04.1921; „wenn ich wieder imstande bin das Bett zu verlassen, was mindestens noch 1 Woche dauern wird." (UQ 33), Erlangen, 23.11.1921.
[286]) So war Graser im Jahr 1913 gemeinsam mit dem Geheimen Hofrat Friedrich von Müller, München und dem Geheimen Hofrat Eugen Enderlen, Würzburg, als bayerischer Delegierter zum XVII. internationalen Ärztekongreß in London aufgestellt worden. (UQ 33), 14477, [Abschrift], München, 15. 06. 1913; schon wenige Monate später wurde er aber auf sein Ansuchen hin von der Verpflichtung zur Teilnahme befreit und statt seiner Friedrich Jamin ernannt, (UQ 33), 17380, [Abschrift], München, 06.07.1913.
[287]) S. dazu: Anhang: Bild 9. Die Aufnahme um 1913 zeigt Ernst und Pauline Graser wohl in der „guten Stube" ihres Hauses im Kreis der Kinder: Luise, geb.: 28.01.1898; Emilie, geb.: 29.07.1899; Elisabeth, geb.: 16.06.1901; Erich, geb.: 30.10.1902; Ernst, geb.: 05.04.1905 und auf dem Stuhl rechts vorne sitzend, Viktor, geb.: 29.11.1911. (UQ 5); (UQ 6); (UQ 7).

2.7. Graser als Professor und die soziale Stellung des Professors im Deutschen Reich[288]

2.7.1. Ausgangspunkt

In seinem Buch über die Schwestern Else und Frieda Richthofen charakterisierte Martin Green die deutsche Professorenschaft um 1920: „Ihr Lebensstil war eindrucksvoller als der Stil der übrigen Mittelschicht. Ihr Ansehen war enorm. Die Macht, die sie über ihre Studenten ausübten, war autokratisch, patriarchalisch".[289] Dabei hatte er „das geistig rebellische Heidelberg und das matriarchalisch künstlerische München"[290] vor Augen.

In einem kurzen Exkurs möchte ich an dieser Stelle zeigen, daß die Schilderung im großen und ganzen auch auf die Erlanger Universität und im Besonderen auf den Chirurgieprofessor Ernst Graser zutrifft. Dazu habe ich einige wesentliche Aspekte, die den Lebensstil der Professorenschaft und ihr Ansehen in der Gesellschaft bestimmten, ausgewählt und im Zusammenhang mit Graser näher betrachtet.[291]

2.7.2. Wohnstil und Wohnlage

An erster Stelle soll ein Blick auf Wohnstil und Wohnlage Erlanger Professoren stehen.[292] Graser erhielt im Oktober 1902 das Erlanger Bürgerrecht.[293] 1903 konnte er von Professor Konrad Hellwig ein Haus in der Sieglitzhoferstraße 42 erwerben.[294] Hellwig, der 1888 aus Gießen nach Erlangen berufen worden war und bereits 1902 nach Berlin wechselte, hatte es zwischen 1888 und 1889 ganz im selbstbewußten Stil der Gründerzeit gebaut.[295] Bei einem Umbau 1913 ließ Graser einen Dacherker aufsetzen, um im Dachboden ein weiteres Zimmer zu gewinnen.[296] Mit seiner Emeritierung 1929 verkaufte er das Haus an seinen Nachfolger Otto Goetze weiter.[297]

Zu Beginn des 19. Jahrhunderts bewohnten fast alle Professoren Wohnungen im Zentrum Erlangens, nur wenige waren Hauseigentümer.[298] Ein Großteil des Unterrichts fand hier privatim statt. Bis zur Jahrhundertwende hat sich dieses Bild deutlich gewandelt: die Wohnsituation war wesentlich exklusiver geworden. Die Professoren traten jetzt als Bauherren am Stadtrand Erlangens, vor allem im sogenannten Villenviertel Ost[299] und am Burgberg, auf. Hier bewohnte man repräsentative Villen, deren Fassaden häufig eher an kleine Schlösser denn an bürgerliche Wohnhäuser denken ließen. Damit symbolisierte man nach außen die

[288]) Schwabe, K. (Hrsg.): Deutsche Hochschullehrer als Elite 1815-1945. Boppard 1988.

[289]) Green, Martin: Else und Frieda. München; Zürich 1996, S. 23.

[290]) Ebenda, Klappentext hinten.

[291]) Allgemeine Literatur zum Bildungsbürgertum in Deutschland: Gall, Lothar: Bürgertum in Deutschland. Berlin 1989; Conze, Werner: Bildungsbürgertum im 19. Jahrhundert. 4 Bde., Stuttgart 1985-1997; Engelhardt, Ulrich: Bildungsbürgertum (1780-1980). Stuttgart 1986.

[292]) Dazu: Sandweg, J.: Bauen und Wohnen im Wandel von hundert Jahren (1820-1920). In: Ders.; Richter, H. (Hrsg.): Erlangen. Von der Strumpfer- zur Siemens-Stadt. Beiträge zur Geschichte Erlangens vom 18. zum 20. Jahrhundert. Erlangen 1982, S. 405-450.

[293]) (UQ 108), Bürgerrechtsurkunde, Erlangen, 23.10.1902; s. dazu auch: (UQ 16).

[294]) Adreßbuch von Erlangen 1903, S. 151.

[295]) (UQ 13), 8927, Erlangen, 05.09.1888.

[296]) (UQ 13), 7488, Erlangen, 31.05.1913, 05.06.1913; s. dazu: Anhang: Bild 11.

[297]) (UQ 13), 9410/4, Erlangen, 12.06.1929.

[298]) Akademisches Adreßbuch der Königlich-Bayerischen Friedrich-Alexander-Universität zu Erlangen für das Jahr 1828, Erlangen 1828.

[299]) Loewenich-, Schiller- und Hindenburgstraße.

Zugehörigkeit zur großbürgerlich-adeligen Oberschicht des Kaiserreiches.[300] Im Alltag fand dieser Anspruch seine konsequente Weiterführung im großbürgerlichen, repräsentativen Wohnstil der Professorenfamilien, mit ihren großräumigen und üppig möblierten Studierzimmern und den Räumlichkeiten für das Dienstpersonal. Auch die Gesellschaften, zu denen regelmäßig eingeladen wurde, spiegelten dieses Lebensgefühl wider.

Mit Graser wohnten in der Sieglitzhoferstraße die Professoren Leo Gerlach, Walter Caspari, Emil Sehling, Adolf von Strümpell, Otto Fischer, Franz Penzoldt, Hans Lenk und Paul Ewald[301], was auch für diesen Straßenzug den Zusammenhang zwischen exponierter Wohnlage und ausgeprägtem Elitebewußtsein bestätigt und sicherlich dazu berechtigt, von einem „Professorenviertel"[302] zu sprechen.

2.7.3. Staatliche und städtische Auszeichnungen

Das hohe gesellschaftliche Ansehen, das dem Beruf des Professors entgegengebracht wurde, zeigte sich auch in zahlreichen staatlichen und städtischen Auszeichnungen. So wurde das Adelsprädikat vor allem im süddeutschen Raum nicht mehr nur für besondere wirtschaftliche, sondern durchaus auch für außerordentliche Bemühungen um Wissenschaft und Lehre vergeben. Ehrentitel wie „Geistlicher Rat", „Geheimer Medizinalrat", „Hofrat" und „Geheimrat", die direkt vom Monarchen vergeben wurden, waren um 1900 längst fester Bestandteil der Professorenanrede geworden. Am 6. Januar 1923 wurde Graser der Titel eines Geheimen Medizinalrats[303] und im März 1929 Titel und Rang eines Geheimen Rates verliehen.[304]

Im öffentlichen Leben des Kaiserreichs spielte die Auszeichnung mit Orden eine wichtige Rolle. Der Theologieprofessor Theodor Kolde hat für die Erlanger Universität 1902 sogar erwirkt, daß die Professorentalare mit einer gesonderten Befestigungsvorrichtung für Orden versehen wurden.[305] Graser konnte sich, abgesehen von den beiden Auszeichnungen, die er während des ersten Weltkriegs als Generalarzt des Sanitätscorps verliehen bekam,[306] mit dem Verdienstorden vom Heiligen Michael IV. und III.[307] Klasse schmücken.

Die Stadt Erlangen ehrte zahlreiche Professoren durch die Verleihung der Ehrenbürgerschaft[308] oder mit der Benennung einer Straße.[309] Das gestiegene Sozialprestige der Akademiker fand seinen Ausdruck unter anderem auch in Verdienst- und Gedenkmedaillen oder Plaketten.[310]

---

300) Zur bürgerlichen Architektur der Jahrhundertwende: Hamann, Richard; Hermand, Jost: Gründerzeit. Epochen deutscher Kultur von 1870 bis zur Gegenwart. Frankfurt a. M. 1977; Fillitz (1996.2).
301) Laut Adreßbuch von Erlangen für das Jahr 1903 wohnten in der Sieglitzhoferstraße: Leo Gerlach, Hausnummer 28, Walter Caspari, Nr. 32, Emil Sehling Nr. 34, Adolf von Strümpell, Nr. 38, Otto Fischer, Nr. 40, Franz Penzoldt, Nr. 44, Hans Lenk, Nr. 46 und Paul Ewald, Nr. 48.
302) Friedrich, Christoph (Hrsg.): Die Friedrich-Alexander-Universität Erlangen-Nürnberg 1743-1993. Geschichte einer deutschen Hochschule (Ausstellungskatalog). Erlangen 1993, S. 391.
303) (UQ 33), München, 06.01.1923; (UQ 108) Verleihungsurkunde, München, 06.01.1923.
304) (UQ 33), Nr. V 50343, München, 15.12.1928; (UQ 108), Verleihungsurkunde, München, 15.12.1928.
305) Nach: Friedrich (1993), S. 393.
306) Militär-Verdienst-Orden 2. Klasse mit Schwertern, Eisernes Kreuz 2. Klasse; näheres dazu im Kapitel 2.8.2. Im Feld, S. 70 f.
307) (UQ 33), 4808, [Abschrift], München, 08.03.1911; (UQ 92), 4578, München, 31.01.1918.
308) Spielmann, Karlheinz: Ehrenbürger und Ehrungen in der Bundesrepublik. Dortmund, 1965, S. 203-207.
309) Im Januar 1969 war, allerdings ohne Erfolg, ein Antrag auf Straßenbenennung nach Graser gestellt worden. (UQ 16).
310) Finn, Hans O.: Academia in Numis. 250 Jahre Geschichte der Friedrich-Alexander-Universität Erlangen-Nürnberg auf Medaillen und Münzen. Erlangen 1993.

2.7.4. Portraitphotographie

Auch die Portraitphotographie der Jahrhundertwende bestätigt in zahlreichen Einzelaufnahmen ein Professorenbild, das geprägt war vom Selbstbewußtsein, der wilhelminisch-großbürgerlichen Kultur- und Geisteselite anzugehören.[311] Diese gesellschaftliche Haltung ließ sich dabei aus der als weit überlegen empfundenen Bildung herleiten.[312] So finden sich folgerichtig im Bildhintergrund häufig Hinweise auf bisherige wissenschaftliche Leistungen oder allgemeine Requisiten großbürgerlicher Bildung, wie Schreibtisch oder Bücherregale. Beliebte Photomotive waren indes auch Gruppenbilder, die zum Beispiel sämtliche Mitarbeiter eines Universitätsinstitutes oder Teilnehmer wissenschaftlicher Kongresse zeigten. Auf einer Bildpostkarte aus dem Jahr 1910, die von Leube als Dank für die Teilnahme an der Feier anläßlich seiner 25-jährigen klinischen Tätigkeit in Würzburg im gleichen Jahr versandte[313], sehen wir im Kreise zahlreicher Professorenkollegen einen selbstbewußt auftretenden Graser.[314] Sonst kenne ich von ihm leider nur sehr wenige offizielle Photographien. Ein frühes Bild aus der Zeit als a.o. Professor zeigt ihn mit selbstbewußtem, aber gelöstem Gesichtsausdruck im damals für Akademiker häufig üblichen schlichten dunklen Bürgerfrack.[315] Für mich steht hier eher eine Betonung der persönlichen Individualität im Vordergrund. Der leicht nach rechts erhobene Blick läßt dabei durchaus weiteren Tatendrang erahnen.

Im Jahr der Emeritierung ließ er sich, von Krankheiten und dem nur kurze Zeit zurückliegenden Tod seiner Frau sichtlich gezeichnet, mit ernstem und erhabenem Blick photographieren. Wenngleich dieses Altersportrait kaum den Anspruch professoraler Repräsentation erfüllen sollte, unterstrich die würdevolle Atmosphäre nicht zuletzt auch den sozialen Stellenwert als Geheimrat.[316]

2.7.5. Vereinswesen

Zweifelsohne spielte für das Bild der Professoren in der Öffentlichkeit auch die Mitgliedschaft in ausgewählten Vereinen eine wichtige Rolle. Hier war neben dem Engagement in fachspezifischen Gesellschaften auch der Einsatz in lokalen Vereinen von Bedeutung. Graser hatte bereits ab 1886 Aufgaben im Erlanger Gemeinnützigen Verein übernommen.[317] Mehrere Jahre scheint er als Vorstand einer Elternvereinigung tätig gewesen zu sein.[318] Im Dezember 1923 wurde er Mitglied im Verein „Schlaraffia am Erlenanger e.V."[319]. Aus dem „Knappen Nr. 37" wurde bald Junker Ernst[320] und im April 1925 „Ritter Heister mit dem goldenen

[311]) S. dazu: Hübinger, Gangolf; Mommsen, Wolfgang J. (Hrsg.): Intellektuelle im Deutschen Kaiserreich. Frankfurt a. M. 1993.

[312]) „Wissen ist Macht", [Büchmann, Georg] Büchmanns Geflügelte Worte. München 1967, S. 428.

[313]) S. auch: Festschrift Wilhelm O. von Leube gewidmet zur Feier seiner 25-jährigen klinischen Tätigkeit in Würzburg, Leipzig 1910.

[314]) S. dazu: Anhang: Bild 8.

[315]) S. dazu: Anhang: Bild 4; aus einer ähnlichen Photoserie stammen die Aufnahmen, die sich im Universitätsarchiv Rostock befinden (s. dazu: Anhang: Bild 5), sowie das Bild, das Graser als Mitherausgeber der deutschen Zeitschrift für Chirurgie zeigt, *Dt. Ztschr. Chir. 100*, 1909, Photo im Vorsatz, Grasers Bild findet sich in der zweiten Reihe, als erstes Portrait von links.

[316]) S. dazu: Anhang: Bild 13.

[317]) Näheres zum Erlanger Gemeinnützigen Verein im Kapitel 2.9.6. Graser und die Stadt Erlangen, S. 89 f.

[318]) Diesem Hinweis konnte ich keine konkrete Vereinigung zuordnen. Er findet sich auch nur ein einziges Mal in (UQ 110) auf S. 11.

[319]) (UQ 108), Heimathschein; zur Geschichte der Erlanger Schlaraffia: (UQ 12); (UQ 19); (UQ 20); Götz, Werner: Schlaraffia Am Erlenanger (= Erlangen), 50 Jahre Reychsgeschichte 1923-1973. Erlangen o. J.; Maaß, Michael: Der Männerbund „Schlaraffia" 1914-1937. Nürnberg 1993.

[320]) *Der Schlaraffia Zeytungen 565*, 1. Christmondes a. U. 65 [=1924], S. 63.

Herzen Lord Chesterhund". Mit seiner Emeritierung wurde er als „Fahrender" nach München entlassen. Am 21. November nahm der Verein mit einer „Trauersippung" Abschied von ihrem Ritter.[321]
Die Schlaraffia war 1859 als Vereinigung zur Pflege von Geselligkeit, Kunst und Humor von deutschen Künstlern und Freunden der Kunst in Prag gegründet worden und hatte sich als Allschlaraffia rasch in Mitteleuropa, Amerika und Asien verbreitet.[322] Man verstand sich als „Gemeinschaft von Männern, die in gleichgesinntem Streben die Pflege von Humor und Kunst unter gewissenhafter Beachtung eines gebotenen Ceremoniales bezweckt und deren Hauptgrundsatz die Hochhaltung der Freundschaft"[323] war. Der elitäre Anspruch ergab sich aus der Tatsache, daß hier nur „Männer von unbescholtenem Rufe, in reiferem Lebensalter und gesicherter Stellung"[324] Aufnahme fanden.

2.7.6. Humanistische Schulbildung

Hatte das Bürgertum in den ersten Jahrzehnten nach der französischen Revolution mit dem Bildungsgedanken zunächst noch die Möglichkeiten eines gesellschaftlichen Aufstiegs und einer erstarkten Position dem Adel gegenüber verbunden, diente Bildung seit Mitte des 19. Jahrhunderts vor allem den Akademikerkreisen zur deutlichen gesellschaftlichen Abgrenzung.[325]
Insbesondere die bayerische Gymnasialpolitik reagierte anfänglich nur wenig auf die einsetzende Industrialisierung. Eine 1829/30 von Friedrich Wilhelm Thiersch durchgeführte Schulreform orientierte sich an den Ideen des Neuhumanismus und richtete den Schulalltag streng auf das Lehren und Lernen der alten Sprachen aus. Auch die gegen Ende des 19. Jahrhunderts aufkommenden neuen Schularten, Realgymnasium, Realschule und Oberrealschule, konnten in Bayern die Bedeutung des humanistischen Gymnasiums mit seinem strengen Zugangsreglement für Studium und akademische Laufbahn zunächst nur unwesentlich beeinträchtigen.[326]
Von Graser selbst kennen wir nur die Äußerung, daß ihm „von der Gymnasialzeit in St. Anna zu Augsburg [...] eine enorme Begeisterung sogar für eine einseitige humanistische Ausbildung geblieben"[327] war. Wie diese Begeisterung ausgesehen haben mag, kann der engagierte Einsatz seines Erlanger Professorenkollegen und Freundes Gustav Hauser für das humanistische Gymnasium veranschaulichen. Die Argumente, die Hauser dabei vorzubringen nicht müde geworden war,[328] sind im übrigen, mit nur wenigen Änderungen, bis heute die gleichen geblieben.[329]
Hauser zeigte sich davon überzeugt, daß die humanistische Schulbildung die beste Grundlage für alle akademischen Berufe schaffe, da nichts den Verstand und das logische Denken besser schule und schärfe als das Erlernen der lateinischen und der griechischen Sprache. Zudem

---

321) dazu: *Der Schlaraffia Zeytungen 628*, 16. des Christmondes a.U. 70 [=1929], S. 1520.
322) 1979 gab es in der Bundesrepublik Deutschland 130 Ortsgruppen, sogenannte Reyche, mit etwa 7000 Mitgliedern, weltweit existierten 230 Reyche mit ungefähr 12000 Mitgliedern. Der Große Brockhaus. 18. Aufl., Wiesbaden 1980.
323) Verband Allschlaraffia (Hrsg.): Schlaraffen-Spiegel und Cerimoniale a. U. 61 [=1920]. o.O., o. J., S. 1.
324) Ebenda, S. 19.
325) S. dazu: Wehler (1995), S. 111-140.
326) Schneider, Michael: „Ohne Bauer kein Schuckert". *Monatsanzeiger [Museen und Ausstellungen in Nürnberg] 209*, August 1998, S. 4 f.; Reble, Albert: Das Schulwesen. In: Spindler (1974/ 1975), S. 949-990.
327) (UQ 21).
328) Hauser (1923), S. 141-204; ders.: Zu meinem Artikel „Medizinstudium und humanistisches Gymnasium". *Münch. Med. Wschr. 73*, 1926, S. 2037
329) S. dazu: Luyken, Reiner: Abstieg vom Olymp. *Die Zeit 49*, 11.03.1994, S. 17-19.

könne allein die grundsätzliche Ausrichtung des Unterrichts auf eine Schulung des ästhetischen Empfindens die „Grundlage für eine ideale Weltanschauung"[330] schaffen. Gleichsam apokalyptische Szenarien beschwor er denn auch lediglich bei dem Gedanken an Reformen, die den Charakter des humanistischen Gymnasiums wesentlich verändern oder gar eine Gleichbewertung mit dem Realgymnasium oder der Oberrealschule hätten bringen können.[331]

2.7.7. Reisen

Noch weit ins 20. Jahrhundert blieb die Möglichkeit, ausgedehnte Bildungs- und „Vergnügungsreisen"[332] zu unternehmen, sieht man von den Abenteuern gesellschaftlicher Aussteiger und Bohemiens einmal ab, ein Privileg der Reichen und des Bildungsbürgertums.

In der Medizin war es bereits im 18. Jahrhundert üblich geworden, daß Studenten höherer Semester oder Studienabgänger vor Antritt einer eigenen Praxis eine Bildungsreise, meist ins Ausland, unternahmen, die der Vervollständigung der medizinischen Ausbildung durch klinische Unterweisungen und praktische Übungen diente. Fehlten die dafür notwendigen finanziellen Mittel, bestand gegebenenfalls die Möglichkeit, sich um ein Reisestipendium zu bemühen. In zahlreichen Medizinerbiographien markieren diese Bildungsreisen einen wichtigen Lebensabschnitt.[333]

War das Reisen mit der Postkutsche oder gar zu Fuß beschwerlich und sehr zeitaufwendig gewesen, löste die Entwicklung der Eisenbahn und der rasche Ausbau des Streckennetzes einen wahren Reiseboom aus. Neben der Eisenbahn ermöglichten bald auch der Linienschiffsverkehr, das Automobil und später das Flugzeug zeitlich kurze Reisen und Ausflüge, auch über weite Strecken.[334]

Die mit fortschreitender Industrialisierung zunehmende allgemeine Mobilität blieb nicht ohne Folgen für die Kontakte und den beruflichen Austausch der Ärzte untereinander. Davon zeugt nicht zuletzt ein 1841 erschienenes Reisetaschenbuch, ausgerichtet auf Ärzte und Naturforscher.[335] Für den einzelnen Mediziner waren jetzt auch nach Eintritt in das Berufsleben Besuche bei entfernt tätigen Kollegen möglich geworden. Dem medizinischen Vereinswesen mit seinen wissenschaftlichen Jahreskongressen brachte sie eine eminente Ausweitung der Wirkungsradien.

Über Ernst Graser schrieb Willy Haas vom „Weitgereisten, der Afrika, Asien und Amerika kannte"[336]. Leider lassen sich diese Reiseunternehmungen nur insoweit nachvollziehen, wie sie zwischen den Zeilen und damit eher beiläufig Eingang in sein wissenschaftliches Werk gefunden haben.[337] Auf diesem Weg entdeckt man in der Tat zahlreiche Hinweise über Rei-

[330]) Hauser (1923), S. 145.

[331]) Ebenda, S. 146.

[332]) Meyers großes Konversationslexikon. 6. Aufl., Leipzig; Wien 1902-1909, Reisen.

[333]) Bayer, Friedrich-Wilhelm: Reisen deutscher Ärzte ins Ausland (1750-1850). Berlin 1937; Heischkel, Edith: Die Ärztereise im späten 19. Jahrhundert. *Arch. Gesch.Med. Naturw.* 37, 1953, S.260-265; dies.: Italienreisen deutscher Ärzte im 19. Jahrhundert. *Arch. Gesch.Med. Naturw.* 40, 1956, S. 295-304; Steinmetz, Ingeborg: Ärztefreundschaften im 19. Jahrhundert. Diss. med. Mainz 1954.

[334]) Zum Reisen allgemein: Bausinger, Hermann; Beyrer, Klaus; Korff, Gottfried (Hrsg.): Reisekultur. München 1991; Brenner, Peter J. (Hrsg.): Der Reisebericht. Frankfurt a. M 1989.

[335]) Stricker, Wilhelm: Reisetaschenbuch für Ärzte und Naturforscher. Dresden 1841; dasselbe: 2. Aufl., Frankfurt 1845.

[336]) Haas (1930), S. VI.

[337]) Lediglich Grasers Studienreise nach Berlin zu Robert Koch ist archivalisch gut dokumentiert. (UQ 77).

sen innerhalb Europas[338] und nach Amerika[339]. Über einen Aufenthalt in Afrika oder Asien konnte ich allerdings keinerlei Informationen finden.

2.7.8. Autorität und patriarchalisches Auftreten

Vom heutigen Standpunkt aus stellt die gerechte Bewertung von autoritärem und patriarchalem Auftreten im Umgang mit der Studenten- und Schülerschaft eine besondere Schwierigkeit dar. Dies liegt zum einen daran, daß spätestens die Studentenbewegung Ende der 60er Jahre eine entscheidende Wende auch im Blick auf Autorität und autoritäres Verhalten brachte.[340] Ein Wortspiel charakterisiert diesen Wandel treffend: „Autoritäres Verhalten ergibt sich in dem Maße, in dem Autorität nicht existiert".[341] Zum anderen müssen wir uns in bezug auf Graser mit den vereinzelten Hinweisen und Andeutungen begnügen, die sich in Texten von Kollegen und Schülern finden.

Doch hier scheint auch die spärliche Information auszureichen, um ein verläßliches Charakterbild zu zeichnen, das Greens Diktum auch in dieser Frage weitgehend bestätigt. So finden wir bei Walter Stoeckel ganz unverhohlen: „Graser (Chirurg) - originell, Tyrann, Frau völlig versklavt".[342] Aber auch Schilderungen, daß in der Klinik „nötigenfalls [...] hartnäckige Störenfriede kurzerhand beseitigt"[343] wurden, oder der ausdrückliche Verweis, daß in Grasers „manchmal rauh erscheinender Schale ein goldenes Herz schlug"[344], sprechen eine deutliche Sprache. Deutlich klingt es auch bei Arno Scheibe, der in einem Brief an Graser zwar über dessen Oberarzt Kryger schrieb, dabei aber nebenbei Graser selbst charakterisierte: „Kein Wunder, daß er [Kryger] nervös ist u. durch seine Grobheit manchmal allgemeine Entrüstung hervorruft. Da sind Sie in Ihren weniger guten Zeiten das sanftmütigste Lamm dagegen."[345] Vor diesem Hintergrund erscheint dann auch folgender Satz eindeutig: „Der Verstorbene [Graser] war ein Mann [..], der fest hielt an dem, was er für recht und gut erkannt hatte".[346] Zweifelsohne wurde Graser also von seinen Schülern, Freunden und Kollegen als strenger Lehrer empfunden, der in Unterricht und Klinikalltag Gehorsam forderte. Allerdings berechtigt dies sicherlich nicht dazu, zu der durchaus gewichtigen Vokabel „autokratisch" zu grei-

---

[338]) Einzelne Textsplitter über Grasers Reisen zu: Fritz de Quervain: „Vor einiger Zeit hatte ich während der Herbstferien bei einem Aufenthalt in der Schweiz"; „Ich habe den Patienten schon seit einer längeren Reihe von Jahren gelegentlich beobachtet"; „im Krankenhaus zu Locle unter werktätiger Mithilfe von Dr. de Quervain", Graser, Ernst: Über angeborene abnorme Lagerung des Darmkanals und ihre Bedeutung für die praktische Chirurgie. Festschrift J. Rosenthal, 1906, 203 f.; zu: Theodor Kocher: „bekam ich in der Kocher'schen Klinik", Graser, Ernst: Über Wundbehandlung und Wundverband. *Münch. Med. Wschr.* 52, 1905, S. 2360; zu: César Roux: „bei einem längeren Besuch von Roux in Lausanne", Graser, Ernst: Zur Operation des Mastdarmkrebses. *Beitr. klin. Chir.* 76, 1911, S. 788; zu: Josef Rotter: „bei einem Besuch, den ich Rotter in Berlin gelegentlich machte", ebenda, S. 800.

[339]) Voraussichtlich im Jahr 1912 reiste Graser nach Amerika: „ich habe einmal bei Mayo in Rochester gesehen", Graser, Ernst: Entfernung eines Uretersteines durch Ureterotomie. *Beitr klin. Chir.* 88, 1914, S. 737; „bei einem mehrwöchigen Aufenthalt in Amerika habe ich bei vielen Operateuren beobachtet [...]", Graser, Ernst: Operative Behandlung der Appendizitis und Peritonitis. In: Bier, August; Braun, Heinrich; Kümmell, Hermann (Hrsg.): Chirurgische Operationslehre. Bd. 3, 4./ 5. Aufl., Leipzig 1923, S. 409; s. dazu auch: (UQ 109), Brief Hans Leuchs [wohl ein alter Jugendfreund], New York, 04. 11. 1912.

[340]) S. dazu: Glaser, Hermann: Zwischen Protest und Anpassung 1968-1989. Die Kulturgeschichte der Bundesrepublik Deutschland. 3. Bd., Frankfurt a. M. 1990, S. 19-93.

[341]) Neidhardt, Friedhelm: Die Familie in Deutschland - gesellschaftliche Stellung, Struktur und Funktion. 4. Aufl., Opladen 1975, S. 60.

[342]) Stoeckel (1966), S. 128.

[343]) Haas (1930), S. IV.

[344]) Schmitt, Adolf: [Nachruf auf Ernst Graser]. *Ztrbl. Chir.* 57, 1930, S. 2227.

[345]) (UQ 109), Brief Scheibe, Erlangen, 23.10.1914.

[346]) Schmitt (1930), S. 2227 f.

fen,[347] die eine unumschränkte, diktatorische Alleinherrschaft ebenso impliziert wie selbstherrliches Auftreten. Immerhin darf neben all den kritischen Anmerkungen das einhellige Lob über Grasers chirurgisch-klinische Vorlesungen[348], ebensowenig wie auch seine von allen betonte echte Anteilnahme dem Patienten[349] gegenüber, vergessen werden. Auch der Hinweis, daß „Zusammenleben und gemeinschaftliches Arbeiten [...] sich stets unter freundschaftlichen Umgangsformen"[350] vollzog, sollte hier Berücksichtigung finden.

2.8. Chirurg während des 1. Weltkriegs[351]
2.8.1. „Wogen der Begeisterung"[352]

Im Zuge der politischen Stärkung des deutschen Nationalstaates unter Otto von Bismarck fanden sich nun auch Akademiker und Bildungsbürger unter den treuen Anhängern der konstitutionellen Monarchie. Spätestens jetzt ließ sich in diesen Kreisen eine leidenschaftlich bewegte Ergriffenheit jeglichem vaterländischen Ideengut gegenüber ausmachen. Ein ungebändigter Glaube an Fortschritt und Entwicklung verband sich mit der Neigung zur Mystifizierung politischer Krisen. Dabei charakterisierten obrigkeitsstaatliches Denken, gepaart mit einem ausgeprägten Nationalismus, und die zunehmende Militarisierung der Gesellschaft das politische Leben, insbesondere an den kleineren Universitäten. In ihrem Gefolge boten die Sozialisation über schlagende Verbindungen und der "einjährig-freiwillige" Militärdienst eine sichere Gewähr für gesellschaftliches Ansehen. Mitunter wurden sie zu einer nicht unwesentlichen Voraussetzung für die spätere berufliche Karriere.

Auch Graser verfolgte nach der Zeit als „einjährig-freiwilliger" Arzt zielstrebig seine Laufbahn innerhalb des Sanitärcorps vom Unterarzt der Reserve bis zum Generalarzt.[353] 1919 wurde er schließlich in Anerkennung seiner Verdienste während des Krieges zum Obergeneralarzt ernannt.[354] So charakterisierte ihn ein militärinterner Qualifikationsbericht 1886 als jungen Mann, der „mit großem Eifer und Fleiss, lebhaftem Elan und Pflichtgefühl, sowie mit Liebe seine militärischen Anliegenheiten" erfülle, kameradschaftlich handle, ohne dabei „durch übel angewandte Humanität die Interessen des Dienstes" zu schädigen. Zudem attestierte man ihm einen „sehr ausgeprägten militärischen Sinn" für die „unerlässlichen Formen des Militärstandes".[355]

---

[347]) Green (1996), S. 23.
[348]) Haas (1930), S. V; „Wer das Glück gehabt hat, an G[raser]s klinischem Unterricht teilzunehmen, wird die dabei erhaltenen Förderung nie vergessen. [...] Und wenn heute zwei frühere Erlanger Studenten zusammenkommen, da taucht bald der Name Graser und die Erinnerung an seinen ausgezeichneten klinischen Unterricht auf", Krecke (1929), S. 544; „Als Lehrer und Vortragender hat Graser seinen Hörern noch mehr gegeben, als in Büchern zu vermitteln ist. Bis in hohes Alter von wahrhaft jugendlichem Schwung und der reinen Freude des Lehrens und Mitteilens begeistert, wußte er die Empfänglichkeit der Schüler am richtigen Punkt und im richtigen Ton aufs eindringlichste zu treffen", Jamin (1930), S. 10.
[349]) Haas (1930), S. IV.
[350]) Ebenda.
[351]) Zur Einführung: Kliche, Christian: Die Stellung der deutschen Militärärzte im Ersten Weltkrieg. Diss. med. FU Berlin 1968.
[352]) *Erlanger Tagblatt 57*, 03.08.1914.
[353]) Militärische Laufbahn: 1883, Einjährig Freiwilliger; 1884, einjährig freiwilliger Arzt; 1884, Unterarzt der Reserve; 1885, Assistenzarzt 2. Klasse; 1888, Assistenzarzt 1. Klasse; 1893, Stabsarzt á la suite des Sanitätscorps; 1894, Oberstabsarzt 2. Klasse; 1896, Oberstabsarzt 1. Klasse; 1902, Generaloberarzt; 1906/ 1910, Generalarzt, (UQ 108) Patente, resp. Dekrete.
[354]) (UQ 92), Personalbogen. Nach dem Kr.R.A. erstellt, Erlangen, 05.07.1920.
[355]) (UQ 92), Personalbogen No. 306 des Dr. Ernst Heinrich Graser, Qualifikationsbericht für den Personalbericht zum 1. Januar 1886.

Die Kolonialpolitik seit der Jahrhundertwende, zuletzt insbesondere die Marokkokrise und die Balkankrisen, hatten zu einer äußerst angespannten politischen Weltlage geführt. Besorgt wartete man auf einen letztlich nur noch geringfügigen äußeren Anlaß, der dann in einen Krieg führen würde. So hatte in Erlangen bereits im November 1913 der Psychiater Gustav Specht in seinem Vortrag zum Amtsantritt als Prorektor über „Krieg und Geistesstörung"[356] von einer „kriegerischen Spannung" gesprochen, die das gesamte wirtschaftliche und kulturelle Leben beeinträchtige. Als dann am 28. Juni 1914 in Sarajewo der österreichische Thronfolger Erzherzog Franz Ferdinand bei einem Attentat ums Leben kam, geriet mit der Julikrise das Rad der Kriegsmaschinerie ins Rollen.

Mit der allgemeinen Mobilmachung und der Kriegserklärung an Rußland am 1. August 1914 entlud sich die Spannung des vorangegangenen Monats, wie fast überall in Deutschland so auch in Erlangen, in allgemeiner vaterländischer Begeisterung und riß Studentenschaft und Professoren ebenso mit wie die Erlanger Bevölkerung. Das Erlanger Tagblatt schrieb von „Wogen der Begeisterung"[357], über die man noch 1917 im Rückblick lesen konnte: „Wie viele unter euch erinnern sich noch des Abends nach der Kriegserklärung, da wir zum letzten Mal uns vereint hatten? In begeisterter Stimmung zogen wir durch die Hauptstraße zum Kriegerdenkmal. Dann ging es zu den Kasernen, in denen jedes Fenster dicht besetzt war. Immer mehr schwoll die Menge an. Draußen brachte Oberst Drausnick, der ritterliche Held [...] das Kaiserhoch aus, das aus vielen Kehlen brausend widerhallte. Als wir dann unter uns im schattigen Garten Prater saßen, brachte der damalige Prorektor, Professor Specht, in zündenden Worten die Gedanken zum Ausdruck, die uns alle beseelten."[358]

Gustav Specht selbst beschrieb die von Kriegsbereitschaft und patriotischem Opfersinn geprägte Atmosphäre dieses Abends indem er, von einer „akademischen Jugend, die begeistert in hellen Scharen zu den Waffen und zum Samariterdienst eilte", von „stolzen Hoffnungen", „ernsten Ahnungen" und „vaterländischer Dankesschuld"[359] sprach.

Der Krieg wurde im August 1914 ekstatisch als Ausdruck eines längst notwendig gewordenen Umbruchs begrüßt. Besonders anfällig für diese rauschhafte Stimmung erwiesen sich nicht zuletzt die Universitäten und ihre Professoren.[360] Eine „Erklärung der Hochschullehrer des Deutschen Reiches" im Oktober 1914 sprach davon, daß nur die deutsche Vormachtstellung innerhalb Europas einen dauerhaften Frieden garantieren könne. Sie fand unter den Erlanger Professoren fast einmütige Unterstützung.[361] Ob die von dem protestantischen Berliner Theologen Reinhold Seeberg[362] initiierte sogenannte „Intellektuelleneingabe" im Juni des Folgejahres, die gegenüber dem Reichskanzler eine rückhaltlose Unterstützung der Forderungen der Annexionisten befürwortete,[363] in gleicher Weise Zustimmung in Erlangen fand, läßt sich nicht feststellen. Sicher ist aber, daß eine um raschen Verständigungsfrieden bemühte Gegeneingabe[364] in Erlangen keinerlei Unterstützung fand. Aber auch Intellektuelle und

[356]) Specht, Gustav: Krieg und Geistesstörung. Rede beim Antritt des Prorektorates der königlich bayerischen Friedrich-Alexander-Universität Erlangen. Erlangen 1913, S. 3.

[357]) *Erlanger Tagblatt 57*, 03.08.1914.

[358]) Erlanger Aufsätze aus ernster Zeit. Ein dritter Gruß der Universität an ihre Studenten. Erlangen 1917, S. III.

[359]) Bericht des scheidenden Prorektors Specht über das vergangene Prorektoratsjahr 4. November 1913 bis 4. November 1914, *Erlanger Tagblatt 57*, 04.11.1914.

[360]) S. dazu: Marquard, Odo: Kleine Philosophie des Festes. In: Uwe Schultz (Hrsg.): Das Fest. München 1988, S. 412-420; Lübbe, Hermann: Politische Philosophie in Deutschland. 2. Aufl., München 1974, S. 171-173; See, Klaus von: Die Ideen von 1789 und die Ideen von 1914. Frankfurt a. M. 1975; Green (1996).

[361]) Unter den über dreitausend Unterzeichnern finden sich die Unterschriften von 69 Erlanger Professoren. Nach: Wendehorst (1993), S. 146.

[362]) Graser hatte im Sommer 1903, offenbar im Konsilium mit dem Erlanger Professor für Geburtshilfe und Frauenheilkunde Johann Veit, die Frau Seebergs behandelt und sich persönlich dafür eingesetzt sie in Neuwittelsbach bei Rudolf von Hößlin unterzubringen. (UQ 78); (UQ 79).

[363]) Nach: Wendehorst (1993), S. 147.

[364]) Ebenda.

Schriftsteller feierten den Krieg, mystisch verbrämt, als reinigendes Fegefeuer der Nation: „[...] Wie ist das Leben mit einem Male so anders geworden. Wer hätte geahnt, daß es plötzlich vor aller Augen so sichtbar werden würde, was uns so lange unser dunkler Glaube, unsere geheime Hoffnung war, diese große Erhebung für ein einziges großes, um den Preis alles anderen. Das Schwert ist aufgerichtet, ein ganzes Volk betet zu den Waffen. Denn dieser Krieg ist ein einziges großes Gebet, herausgestoßen mit dem Geschrei der Schlachtendonner. Von den Ereignissen wirst Du mehr als ich wissen; aber so einen Teil nahe vor Augen erleben, ist ein ganzes Leben wert. Mein einziger Wunsch ist, auch bald in die vordere Reihe zu kommen. Leb wohl!"[365]

Voller Idealismus drängte die akademische Jugend, zutiefst von der Gerechtigkeit ihrer Sache überzeugt, freiwillig an die Front. Sie sah das Vaterland in Gefahr,[366] glaubte an die Schuld eines rachesüchtigen und mißgünstigen Auslandes, das Deutschland in diesen Krieg gedrängt habe, und nicht zuletzt an einen raschen Sieg des deutschen Heeres. Manchen Studenten lockte auch die Gelegenheit, sich außerhalb des Erlanger Universitätslebens als sogenannter Feldgrauer menschlich zu bewähren. In Universität und Schule, aber auch im Elternhaus, zeigte man offen seinen Stolz über das enthusiastische Drängen der Jugend. Letztendlich wurde diese Opferbereitschaft auch erwartet. So mußte sich Kreuter, der als einziger Assistenzarzt der chirurgischen Klinik nicht bereits zu Kriegsbeginn freiwillig ins Feld gezogen war, offensichtlich Vorhaltungen von Graser gefallen lassen, dies erst unternommen zu haben, als zu befürchten stand, daß er mit dem Landsturm eingezogen werden würde.[367]

Graser selbst war bereits wenige Tage nach der Kriegserklärung Deutschlands an Frankreich am 8. August mit dem Generalkommando des bayerischen 3. Armeekorps ins Feld gezogen.[368] Ein Foto zeigt ihn in Uniform auf der Treppe vor dem Haus in der Sieglitzhoferstraße im Kreis der Familie.[369]

Die Briefe, die ihm Scheibe ins Feld schrieb, gewähren uns nicht nur einen Einblick in Grasers zutiefst patriotische Gesinnung; sie zeichnen auch ein Stimmungsbild davon, wie große Teile der Erlanger Professorenschaft dem Krieg gegenüberstanden: Um auch privates Kapital in die Finanzierung des Krieges einzubinden, hatten die betreffenden Reichsstellen, im übrigen schon zu Friedenszeiten beschlossen, statt der Erhebung einer speziellen Kriegssteuer, den Weg der Anleihe zu beschreiten. Bis in das Jahr 1916 ging diese Rechnung auch auf, die Eingänge aus den je halbjährlich aufgelegten Kriegsanleihen reichten aus, um die laufende Finanzierung zu sichern.[370] Sicherlich zutiefst erfüllt von der nationalen Ehrenpflicht der Vaterlandsverteidigung hatte auch Graser mit Kriegsbeginn zahlreiche Anleihen gezeichnet.[371] Private Initiativen zur Mobilisierung zusätzlicher Kreditquellen gingen indes noch weiter. Scheibe zum Beispiel wollte, um von Erlangen aus einen Beitrag im Kampf gegen England zu leisten, eine Nationalspende zugunsten der deutschen Flotte initiieren. Ausführlich schrieb er Graser, der mittlerweile mit dem bayerischen Armeekorps an der Maas lag, von seinen Plänen: „Da werden die Engländer schauen! Sie werden sich vielleicht wundern, dass ich auf diese Art meine Tätigkeit von den Ohrwascheln auf den Geldbeutel ausgedehnt

---

365) Bernhard von Marwitz in einem Brief aus Marienburg (Westpreußen), Anfang August 1914. In: Johann, Ernst: Innenansicht eines Krieges. Frankfurt a. M. 1968, S. 2.

366) „Das Vaterland ist in Gefahr! Der Kaiser ruft und Alle, Alle kommen, das Vaterland zu schützen so gut ein jeder kann", (UQ 109), Brief von Freilitzsch, Ebermannsdorf, 25.10.1914.

367) (UQ 109), Brief Kreuter, Erlangen, 13.12.1914.

368) Der Personalbogen vom 05.07.1920 nennt als Datum des Diensteintritts den 04.08.1914, (UQ 92).

369) S. dazu: Anhang: Bild 10.

370) Erdmann, Karl Dietrich: Der erste Weltkrieg. 2. Aufl., München 1981, insb. Kapitel 9 und Kapitel 19; Roesler, Konrad: Die Finanzpolitik des Deutschen Reiches im ersten Weltkrieg. Berlin 1967; Stucken, Rudolf: Deutsche Geld- und Kreditpolitik 1914 bis 1963. 3. Aufl., Tübingen 1964.

371) „hat es mich sehr gefreut, daß Sie so tapfer gezeichnet haben", (UQ 109), Brief Scheibe, Erlangen, 01.10.1914.

habe."[372] Auch war Scheibe nicht unwesentlich an der Ausrichtung von Veranstaltungen beteiligt, auf denen in zahlreichen Vorträgen über Kriegserlebnisse um die Siegeszuversicht der Bevölkerung gerungen und nicht zuletzt Geld für die Frontsoldaten gesammelt wurde. Bei solchen Gelegenheiten wurde auch aus Grasers Feldpost an Scheibe, die durchaus dazu geeignet schien, „zur Beruhigung von anderen"[373] zu dienen, vorgelesen. Offensichtlich war auch Graser von einem raschen Sieg gegen Frankreich überzeugt, vielleicht nicht mit der gleichen Zuversicht wie Scheibe: „bis in 4 Wochen"[374]. Gleichzeitig hielt sich in Erlangen hartnäckig das Gerücht, Graser habe in Frankreich zwei Freischärler erwürgt, und Scheibe kommentiert eher beiläufig: „Man traut es Ihnen also zu u.[nd] das von Rechts wegen!"[375] Wer nicht mit ins Feld abrücken konnte und zuhause zurückbleiben mußte, empfand häufig Neid[376] den Soldaten gegenüber. Auch Scheibes Briefen ist dies anzumerken, wenn er von Grasers Tätigkeit an der Front schreibt.[377] Um nicht tatenlos von Erlangen nach Lothringen blicken zu müssen, bemühte er sich, wenigstens mit kleinen Hilfsangeboten seiner vaterländischen Ehrenpflicht gerecht zu werden: In steter Sorge um die Situation im Heer fragte er Graser, ob er für die Kriegslazarette Bett- und Nachtwäsche brauchte,[378] oder empfahl Mittel gegen Schweißfüße und Wolf[379].

Nach den beiden unter Paul von Hindenburg und Erich Ludendorff erfolgreich geschlagenen Schlachten von Tannenberg im August und an den masurischen Seen Anfang September 1914 räumte das russische Heer Ostpreußen. Euphorisch feierte das deutsche Kaiserreich den Sieg seiner zahlenmäßig weit unterlegenen 8. Armee. Legendenumwoben[380] erreichte der aus dem Ruhestand noch einmal in die Oberste Heeresleitung berufene Hindenburg eine Popularität wie kein anderer General oder gar Politiker. In den Folgejahren wurde sein Name systematisch zum Symbol deutscher Siegeszuversicht stilisiert. Allerorts wurden Straßen und Plätze nach ihm benannt und sein Porträt fand sich nicht nur in patriotisch gesinnten Kolonialwarenläden, sondern auch auf den Schreibtischen zahlreicher Intellektueller und Professoren, so auch bei Scheibe, der stolz an Graser schrieb: „Ja unser Hindenburg! Er steht aber auch schon lange unter lauter Medizinern auf meinem Schreibtisch."[381]

Obgleich der Krieg im Westen mit einem Umfassungsangriff gegen Frankreich begann und die Transportwaggons zur Front Kreidcaufschriften, wie „Jeder Schuß ein Russ', jeder Stoß: ein Franzos'" oder „Ach, wenn das der Franzmann wüßte, Was für Schläg er kriegen müßte; seine Angst die wäre groß, denn der Deutsche prahlt nicht bloß!"[382], trugen, galt dem nationalliberalen Bürgertum stets England als der eigentliche Kriegsgegner. Insbesondere fürchtete man die mit anmaßender Überheblichkeit vermeintlich angestrebte englische „Weltherrschaft über die Meere". In seiner Meinung endlich bestätigt sah man sich, als England im November 1914 die Nordsee zum Kriegsgebiet erklärte und in Folge eine - völkerrechtlich zumindest bedenkliche[383] - Handelsblockade über Deutschland verhängte. So verwundert es wenig, daß

---

[372]) Ebenda.

[373]) Ebenda.

[374]) Ebenda.

[375]) „Es wird sie interessieren, dass das Gerücht hier nicht auszurotten ist, dass Sie zwei Franktireurs erwürgt hätten." (UQ 109), Brief Scheibe, Erlangen, 20.11.1914.

[376]) „[...] mein Neid aber ist bei Ihnen, Officier sein zu dürfen in dieser Armee, in Frankreich zu siegen", so der Schriftsteller Stefan Zweig Ende 1914 in einem Brief an seinen Verleger Anton Kippenberg. In: Johann (1968), S. 74.

[377]) (UQ 109), Brief Scheibe, Erlangen, 20.11.1914.

[378]) (UQ 109), Brief Scheibe, Erlangen, 01.10.1914.

[379]) Wolf: umgangssprachliche Bezeichnung für Intertrigo; (UQ 109), Brief Scheibe, Erlangen, 23.10.1914.

[380]) Krockow, Christian Graf von: Von deutschen Mythen. München 1997, S. 15-28; Johann (1968), S. 75-77.

[381]) (UQ 109), Brief Scheibe, Erlangen, 20.11.1914.

[382]) Rosen, Erwin (Hrsg.): Der große Krieg. Stuttgart 1915.

[383]) Erdmann (1980), S 125-132.

bereits nach den ersten Erfolgen deutscher U-Boote Scheibe Graser gegenüber vom „gemeinsam mit Frankreichs Flotte"[384] errungenen entscheidenden Sieg über England träumte. Dies kann durchaus als Spiegel für die zutiefst antibritische Stimmung der Erlanger Professorenschaft gelten, machte man doch auch bei offiziellen Vortragsveranstaltungen der Universität aus dieser Haltung keinen Hehl.[385]

2.8.2. Im Feld

Seit dem 20. August nahm Graser an der großen „Schlacht von Lothringen" teil. Er sprach, in der Wortwahl dem kaiserlichen Säbelrasseln und dem allgemeinen Hurrapatriotismus verpflichtet, martialisch von einer „Feuertaufe"[386], die den Ärzten immerhin „vom folgenden Tage an Arbeit in Hülle und Fülle"[387] brachte.
Ende August lag er vor Nancy, rückte Mitte September bis an die Maas und erlebte zwischen dem 22. und dem 25. September „glänzende Erfolge durch [die] Eroberung von St. Mihiel und von Fort Camps des Romains"[388]. Von Anfang Oktober an stand er in „bewegten Kämpfen um das berüchtigte Bois brulé"[389]. Im November nahm er am Gefecht bei Chauvoncourt teil.[390] Vom 7. 1. 1915 an erhielt er die Bewilligung zu einem vierwöchigen „Urlaub zur Herstellung seiner Gesundheit nach Erlangen u. Berlin"[391]. Über Erlangen reiste er zunächst für 14 Tage nach Berlin zur Erholung ins Kurhaus Lankwitz.[392] Den Rest seines Urlaubs verbrachte er wieder in Erlangen.[393] Ob und wie lange er tatsächlich in Erlangen blieb, läßt sich nicht mehr feststellen, zur Truppe kehrte er jedenfalls erst am 9. März zurück,[394] um dann den März und April über an den Kämpfen im Wald von Ailly an der Maas teilzunehmen.[395]

In der stark vom Militär geprägten Gesellschaft des Kaiserreiches war zahlreichen soldatischen Umgangsformen bereits zu Friedenszeiten eine allgemeine Wertschätzung zuteil geworden. Insbesondere spielten, als wesentlicher Ausdruck öffentlicher Anerkennung, die zahlreichen Auszeichnungen mit zivilen Orden eine wichtige Rolle. Umso mehr galt dies für Auszeichnungen während des Krieges. In Erlangen waren vor dem Ersten Weltkrieg die meisten Professoren Träger einer oder mehrerer Ehrenzeichen. Auch das öffentliche Tragen der Uniform diente dazu, gesellschaftliches Ansehen nach außen deutlich zu machen.
Graser war 1911 mit der Jubiläumsmedaille des Verdienstordens vom Heiligen Michael IV. Klasse ausgezeichnet worden. Während des Krieges erhielt er das Eiserne Kreuz 2. Klasse im Namen seiner Majestät des Deutschen Kaisers Wilhelm II. König von Preußen[396] und den bayerischen Militärverdienstorden 2. Klasse mit Schwertern. Obgleich gerade im Kriegsverlauf zahlreiche Orden verliehen wurden - in Bayern hatte man für Kriegsverdienste in der Heimat sogar eine neue Auszeichnung gestiftet: das König-Ludwig-Kreuz - brachte man ihnen doch größte Hochachtung entgegen. Der Erlanger Assistenzarzt Reichhold hatte, wohl mit

---

[384]) (UQ 109), Brief Scheibe, Erlangen, 01.10.1914.
[385]) Wendehorst (1993), S. 147 f.
[386]) Graser, Ernst: Aus dem Leben eines beratenden Chirurgen. In: Erlanger im Kriege. 2. Gruß der Universität an ihre Studenten. Erlangen 1916, S. 2.
[387]) Ebenda.
[388]) Ebenda, S. 6.
[389]) Ebenda, S. 2.
[390]) (UQ 92), Personalbogen, Erlangen, 05.07.1920.
[391]) Ebenda.
[392]) (UQ 92), 2580 A, Brief Graser, Erlangen, 08.01.1915.
[393]) (UQ 92), 6102 A, Brief Graser, Berlin Lankwitz, 27.01.1915.
[394]) (UQ 92), Brief Graser, Erlangen, 08.03.1915.
[395]) (UQ 92), Personalbogen, Erlangen, 05.07.1920.
[396]) (UQ 181), Vorläufiges Besitzzeugnis.

der Feldpost seiner Eltern, von der Verleihung des Eisernen Kreuzes an Graser erfahren und diesem sogleich seine „herzlichsten Glückwünsche"[397] übermittelt. Im Januar 1918 schließlich wurde Graser der Verdienstorden vom Heiligen Michael III. Klasse verliehen.[398]

Die rein ärztliche Aufgabe als beratender Chirurg umfaßte die Betreuung sämtlicher Verbandsplätze und Lazarette des Armeekorps. Begleitet wurde Graser bei seinen Inspektionen und Visitationen lediglich von einem Sanitätsfeldwebel. Um die zum Teil weiten Strecken rasch zurücklegen zu können, standen ihm anfänglich ein Wagen und zwei Reitpferde, später sogar ein Auto zur Verfügung.[399] Verglichen mit der Situation in anderen Frontabschnitten, erwarteten Graser schlecht ausgestattete Lazarette. Insbesondere in Lothringen dienten oft nur notdürftig auf dem Boden von Scheunen, Kirchen, Schulen oder Privathäusern ausgelegte Strohsäcke als Krankenbetten. Als dann bereits im Oktober der Krieg in einen Stellungskrieg überging, kamen fast überall Behelfsbaracken zum Einsatz.
Über den chirurgischen Alltag im Feldlazarett schrieb Graser knapp: „Da sieht man seine Ohnmacht gegenüber dieser Häufung von Jammer und Elend."[400] Nach Besichtigung der Neuzugänge und nach den Eingangsuntersuchungen war zunächst, gegebenenfalls mit Morphium, für eine rasche Schmerzstillung Sorge zu tragen; dann galt es, die Verletzten, meist auf mit Stroh bedeckten Fußböden oder im Gras, zu lagern. Die Versorgung der Schwerverwundeten erfolgte, der Not gehorchend, nacheinander. Graser war für bis zu zehn Feldlazarette zuständig, dazu kamen die Kriegslazarette in der Etappe. Zusätzlich wurde er beratend in angrenzende Bezirke gerufen. Da Visitationen und Behandlungsbegleitung sehr viel Zeit in Anspruch nahmen, konnte Graser lediglich schwierige oder besonders dringliche Operationen selber vornehmen.
Obgleich er ausdrücklich davon sprach, welche „Genugtuung" er darin gefunden habe, „manchem Schüler und Freunde helfend beizustehen"[401], gestaltete sich die eigentliche chirurgische Tätigkeit im Feld insgesamt betrachtet als wenig befriedigend.[402] Nur zwei Monate lang hatte er ein eigenes Lazarett am Standort des Generalkommandos führen können. Erlaubte die Arbeit direkt hinter der Front lediglich eine rasche Grundversorgung der Schwerverletzten, wurde hier neben der Behandlung eigener Patienten auch eine intensive Betreuung möglich. Im Rückblick berichtete er: „aus dieser Zeit habe ich auch eine große Anzahl von Offizieren und Mannschaften, mit denen mich eine dauernde Freundschaft verbindet."[403]
Schon im Herbst 1914 mußten zahlreiche Feldlazarette in Lothringen aufgegeben werden, da sie im Bereich der Frontlinie zu liegen kamen. Damit gingen die Einsatzmöglichkeiten für einen beratenden Generalarzt stark zurück; und schließlich wurde Graser vom 20. April an „unter dem Vorbehalt der jederzeitigen Wiedereinberufung [...] bis auf weiteres aus seiner mobilen Verwendung entlassen"[404]. In einem Brief an das stellvertretende Generalkommando teilt er mit, daß er wegen mangelnder chirurgischer Tätigkeit im Feld nach Erlangen zurückgekehrt sei, dort die Leitung der chirurgischen Klinik mit Reservelazarettabteilung wieder aufgenommen habe und sich „ausdrücklich zu jeglicher Art von beratender Thätigkeit im Bereich des immobilen III. A[rmee].K[orps]. zur Verfügung" stelle.[405]

397) (UQ 109), Brief Reichold, Bris de Cheppy, 08.10.1914.
398) (UQ 33), Aktennotiz: „Zum Geburtstag Sr. Majestät des Königs 7. I. 1918 erhielt Herr Professor Dr. Graser den Verdienstorden vom Hl. Michael III. Klasse."
399) Graser (1916.1), S. 2.
400) Ebenda, S. 3.
401) Ebenda, S. 2.
402) (UQ 109), Brief Kreuter, Erlangen, 23.09.1914.
403) Graser (1916.1), S. 4.
404) (UQ 92), Nr. 33162, München, 12.04.1915.
405) (UQ 92), Nr. 33162, Brief Graser, Erlangen, 29.04.1915.

In der Zeit seiner Abwesenheit hatte ihn ein regelmäßiger Schriftverkehr[406] mit Kreuter über die Situation in der chirurgischen Klinik informiert. Gemeinsam mit Graser waren schon im August 1914 sämtliche Assistenzärzte der chirurgischen Klinik ins Feld gerückt. Die ärztliche Leitung der Klinik hatte Max von Kryger, die Verwaltung Franz Penzoldt übernommen. Geblieben waren nur noch der Oberarzt Erwin Kreuter, der gleichzeitig als leitender Arzt im Garnisonslazarett[407] tätig war. Ihm standen die Assistenzärztin Dr. Julie Dittmar[408], zwei vom Sanitätsamt überlassene junge Assistenzärzte[409] und als Unterassistent ein cand. med. Will zur Seite[410].

Bereits mit Kriegsbeginn waren unter der Leitung des zum Generalarzt ernannten Franz Penzoldt neben dem Schloß das Kollegienhaus und sämtliche Universitätskliniken als Reservelazarette ausgewiesen worden. Auch hatten die Korporationen ihre Häuser zur Verfügung gestellt. Für den Alltag in der chirurgischen Klinik bedeutete dies, daß von den insgesamt 190 zur Verfügung stehenden Betten „zur Zeit des höchsten Andrangs 115 Betten militärisch belegt"[411] waren. Zusätzliche organisatorische Probleme ergaben sich aus der anfänglichen Regelung, bei Eintreffen eines Verwundetentransportes alle freien Betten, auch in der chirurgischen Abteilung, zu belegen. In zahlreichen Fällen war jedoch die Notwendigkeit einer Aufnahme in die Chirurgie erst nach einigen Tagen abzusehen und dann standen keine freien Betten mehr zur Verfügung.

So waren bis September in allen verfügbaren Räumen der Klinik zusätzliche Betten aufgestellt worden. Lediglich Grasers „Direktorialzimmer blieb [...] unversehrt"[412]. Ein anderer Ausweg aus der Misere bot sich Kreuter durch die Möglichkeit, Privatzimmer in der Frauenklinik und der Augenklinik[413] zu belegen. Auch der Mangel an ausgebildeten medizinischen Hilfskräften machte sich drückend bemerkbar, so daß Kreuter sich entschloß, wiederholt auch Grasers Frau um Mithilfe zu bitten.[414]

Neben Kommentaren zum Kriegsalltag im Universitätsleben bestand ein Großteil der Kreuterschen Briefe aus Krankengeschichten. Im Gegenzug berichtete Graser vom Kampfgeschehen und aus den Lazaretten. Nebenbei erteilte er Kreuter konkrete Ratschläge zur Therapie.[415] Dabei handelte es sich in der Regel um die Behandlung von Privatpatienten, die er von der Front gezielt nach Erlangen geschickt hatte und denen man hier, nicht zuletzt wegen der angespannten finanziellen Lage, mit besonderer Aufmerksamkeit begegnete.[416] Kreuter betonte ausdrücklich, daß diese sich „gerührt von der hingebenden Fürsorge"[417] zeigten. Kreuter bedankte sich bei Graser für das ihm entgegengebrachte Vertrauen, das in der Zuweisung solcher Patienten zum Ausdruck komme. Im nächsten Atemzug bot er Graser an, mit effektvollen aber aufschiebbaren Operationen auf seine Rückkehr aus dem Feld zu warten: „Der Mann hat Ihnen so viel zu verdanken, daß ich ihn gern auch noch mit einer etwaigen kunstge-

---

[406]) (UQ 109). Immer wieder schreibt Kreuter von ausführlichen Berichten bzw. Briefen, die er aus dem Feld erhalten habe.

[407]) Zur Situation in der chirurgischen Klinik: (UQ 61), E.-No. 1694, Erlangen, 04.08.1914.

[408]) Ebenda.

[409]) (UQ 61), Erlangen, 13.02.1916.

[410]) (UQ 61), 1732, E.-No. 1732, Erlangen, 06.08.1914.

[411]) (UQ 81), 27807, Erlangen, 30.09.1916; im Durchschnitt stellte die chirurgische Klinik 80 bis 100 Betten, (UQ 81), 4743 II, Erlangen, 26.08.1914.

[412]) (UQ 109), Brief Kreuter, Erlangen, 23.09.1914.

[413]) (UQ 109), Brief Kreuter, Erlangen, 26.10.1914.

[414]) (UQ 109), Brief Kreuter, Erlangen, 23.09.1914; Brief Kreuter, Erlangen, 06.11.1914.

[415]) „Unter keinen Umständen mache ich eine Weichteilamputation, von der sie abgeraten haben." (UQ 109), Brief Kreuter, Erlangen, 06.11.1914.

[416]) So ließ Kreuter z. B. zwei wichtige Patienten mit dem Auto vom Bahnhof Fürth abholen. Ebenda.

[417]) (UQ 109), Brief Kreuter, Erlangen, 26.10.1914.

rechten Nachamputation in Ihre Schuld setzen möchte."[418] Vor dem Hintergrund der häufigen Kompetenzstreitigkeiten mit von Kryger innerhalb der chirurgischen Klinik[419] erhielten diese Gesten allerdings ein ganz eigenes Gewicht.

2.8.3. Wieder in Erlangen

Seit dem Zeitpunkt seiner Rückkehr bereitete Graser das ärztliche Personal der chirurgischen Klinik große Sorgen. Ende November 1915 wurde er mit der Inspektion sämtlicher Reservelazarette im Bereich des immobilen III. bayerischen Armeekorps betraut.[420] Die Erfüllung dieser zusätzlichen Aufgabe nahm mindestens einen Tag in der Woche in Anspruch.[421] Als dann auch Kreuter seine Einberufung erhielt und die Erlanger Klinik verließ, wurde die personelle Situation schier unerträglich. Endlich berichtete Graser im Februar 1916 dem Verwaltungsausschuß der Universität von seinen Problemen: Die zur Verfügung stehenden Sanitätsärzte „müßten natürlich erst mühsam zu einer gewissen Brauchbarkeit herangebildet werden"[422] und würden dann auch nur zeitweise der chirurgischen Klinik zur Verfügung stehen. Besonders ärgerlich sei es, wenn sie ohne Vorankündigung oder Absprache plötzlich zu Kursen oder in Lazarette abkommandiert würden. Erschwerend komme hinzu, daß die Anzahl der durchzuführenden Operationen, abgesehen von den kriegsbedingten Verletzungen, stark zugenommen habe.

So bemühte Graser sich immer wieder darum, ausreichend chirurgisch geschulte Kräfte zu bekommen.[423] Es gelang ihm zunächst, den Schweizer Favarger mit dem normalen Assistentengehalt von 150 Reichsmark als Oberarzt zu gewinnen.[424] Dieser bewährte sich aber in dem ihm gestellten Aufgabenbereich nicht und wurde schon im Mai wieder entlassen.[425] Die Assistenzärztin Dr. Dittmar, die „mit grösster Aufopferung seit Kriegsbeginn an der Klinik geholfen hat"[426], kündigte, weil sie sich „der fortgesetzten hohen Anspannung nicht mehr gewachsen"[427] fühlte. Grasers mehrfach unternommene „Versuche[,] mit Annoncen in allen Zeitschriften"[428] Civilärzte für die Klinik zu gewinnen, blieben ohne Erfolg, da keiner der Bewerber den von ihm gestellten Anforderungen entsprach.

Um die Arbeit in der „bis auf das letzte Bett" besetzten Klinik wenigstens einigermaßen bewältigen zu können, war er selbst „fast jeden Tag von früh 7 Uhr bis abends 8 Uhr mit kurzer Mittagspause in der Klinik tätig"[429]. Zu seiner Entlastung erbat er, ihm den früheren Assistenzarzt Albert Reichhold aus dem Feld zu überweisen und für unabkömmlich zu erklären.[430] Dieser Bitte wurde jedoch von Seiten des Kriegsministeriums „wegen des erhöhten

[418]) (UQ 109), Brief Kreuter, Erlangen, 06.11.1914.

[419]) (UQ 109), Brief Kreuter, Erlangen, 13.12.1914.

[420]) Laut einer Sonderausgabe des Militärhandbuches des Königreiches Bayern von 1916 unterstanden dem Sanitätsamt des III. bayerischen Armeekorps folgende Garnisonlazarette: Amberg, Bayreuth, Eichstätt, Erlangen, Fürth, Ingolstadt, Nürnberg, Regensburg, Straubing, Sulzbach sowie das Ortslazarett Grafenwöhr.

[421]) (UQ 61), Erlangen, 15.05.1916.

[422]) (UQ 61), 13011, Erlangen 13.02.1916.

[423]) „Ich habe daher schon dreimal den Versuch gemacht, militärfreie, chirurgisch ausgebildete Ärzte zu gewinnen." (UQ 61), 13011, Erlangen, 13.02.1916; zahlreiche Belege für Grasers Bemühungen um qualifiziertes ärztliches Personal finden sich auch in (UQ 85).

[424]) (UQ 61), Erlangen, 13.02.1916; (UQ 85), 300, Erlangen, 13.02.1916.

[425]) (UQ 61), 590, 13011, Erlangen, 15.05.1916.

[426]) Ebenda.

[427]) Ebenda.

[428]) Ebenda.

[429]) Ebenda.

[430]) Ebenda.

Ärztebedarfs für das Feldheer"[431] nicht entsprochen. Weitere Bemühungen um „Civilärzte"[432] schlugen fehl und so versuchte Graser, Anfang Juni noch einmal, die Zuteilung Reichholds zu erwirken. Eindringlich machte er jetzt auch auf seinen eigenen Gesundheitszustand aufmerksam, der über die Maßen unter der gegebenen Situation leide: „Denn wenn ich selbst den größten Teil des Tages mich an der Arbeit beteilige, dann leiste ich mindestens das Dreifache, was ein Assistenzarzt bewältigen kann. Aber ich sehe es kommen, dass ich den Anforderungen nicht mehr gewachsen bin."[433]

Doch auch diesmal wurde sein Antrag zurückgewiesen, ja man glaubte sogar, erklären zu müssen, daß der chirurgischen Klinik in Erlangen derzeit vier Ärzte zugeteilt wären.[434] In einem Schreiben vom 11. Juli kommentierte und berichtigte Graser „zur Aufklärung des Tatbestandes"[435] diese Behauptung. Er fühlte sich angegriffen und befürchtete, es könne allzu leicht der Eindruck entstehen, „als sei von der Direktion der Notstand der Klinik übertrieben und die Verhältnisse nicht ganz richtig dargestellt worden"[436]. Es war vor allem die andauernde Unsicherheit, die mit den zugeteilten beziehungsweise überlassenen Militärärzten verbunden blieb, die Graser zu diesen Bemühungen um Abhilfe, „wenigstens für dringliche Bedürfnisse"[437], veranlaßte. Trotz zahlreicher bis zum Kriegsende immer wieder hartnäckig vorgebrachter Eingaben an das Ministerium gelang es ihm nicht diese mißliche Situation wesentlich zu verbessern.[438]

Zweifellos drängte sich die Problematik um das ärztliche Personal und damit um seine eigenen Leistungsmöglichkeiten für Graser zusehends in den Vordergrund, dennoch blieb es nur eine Sorge unter vielen. Dabei verlangte insbesondere die finanzielle Situation zuweilen eher unspektakuläre, ideenreiche Lösungen. So hatte Graser im Lauf der Kriegsjahre unter Obhut des Krankenhauses eine kleine Schweinezucht einrichten lassen, die einerseits durch rationelle Beseitigung der Küchen- und Speiseabfälle Kosten einsparen half, andererseits zusätzlich Einnahmen durch den Verkauf von Fleisch und Wurstwaren garantierte.[439]

Im Juli 1919 bat Graser um die Gewährung eines dreimonatigen Urlaubes, zur „völligen körperlichen Erholung"[440]. In einem Begleitschreiben begründete er sein Ansuchen mit den schweren Anstrengungen der vergangenen Kriegsjahre. Nicht nur sei der Dienst als Generalarzt, beziehungsweise als beratender Chirurg im Heimatbereich des III. Armee-Korps mit großem Reservelazarett sehr anstrengend gewesen, auch die Verhältnisse in der Erlanger chirurgischen Klinik hätten ihn über die Maßen erschöpft. Vor allem klagte er, „dass die Zahl und Ausbildung der uns als Assistenten überlassenen Aerzte durchaus unzureichend war"[441]. Auch erwähnte er mehrere schwere Bronchitiden und einen Keuchhusten. Wieder waren es nicht nur physische Leiden, deren Kurierung er erreichen wollte: „Es ist daher nicht zu verwundern, dass meine Nerven einer gründlichen Erholung bedürfen."[442] Die Vertretung der Vorlesungen und der chirurgischen Klinik sollte Kreuter, die der Direktion des Universitätskrankenhauses Geheimrat Penzoldt übernehmen.

---

[431]) (UQ 61), 13011, 53368, [Abschrift], München, 26.05.1916; auch: No. 68480, München, 03.07.1916.

[432]) Auch ein weiterer Versuch mittels Anzeigen „in 3 verschiedenen Zeitschriften unter Anbietung guter Gehaltsbedingungen eine ärztliche Hilfskraft" zu finden, bleibt erfolglos, (UQ 61), Erlangen, 07.06.1916.

[433]) Ebenda.

[434]) (UQ 61), 15058, 68480, [Abschrift], München, 03.07.1916.

[435]) (UQ 61), 845, Erlangen, 11.07.1916.

[436]) Ebenda.

[437]) (UQ 85), 1265, Erlangen, 19.07.1917

[438]) (UQ 85), 1000, Erlangen, 08.09.1916; 1110, Erlangen, 21.06.1917; 1265, Erlangen, 19.07.1917; 1282, Erlangen, 30.08.1918.

[439]) (UQ 32), 1559, Erlangen, 05.12.1922.

[440]) (UQ 33), 1666, Erlangen, 17.07.1919.

[441]) Ebenda.

[442]) Ebenda; s. auch: (UQ 33), ärztliches Zeugnis [Prof. Jamin], Erlangen, 17.07.1919.

2.9. Leben in der Weimarer Republik
2.9.1. Vom Ende des Ersten Weltkrieges zur Weimarer Republik. Gesellschaftliche Stimmungen nach dem Friedensschluß von Versailles

Mit dem Scheitern der Frühjahrsoffensive, spätestens aber im Sommer 1918, war die militärische Lage für Deutschland aussichtslos geworden. Die hohen finanziellen Aufwendungen für die Kriegsmaschinerie hatten das Land wirtschaftlich ruiniert. Im Alltag der Bevölkerung war die anfängliche Siegesgewißheit, nicht zuletzt im Wissen um den Niedergang vertrauter Ordnungen, längst persönlicher Resignation gewichen. Dennoch gab man sich an der Universität offiziell noch kämpferisch: „Das Gebot der Stunde lautet: treue Arbeit auch unter erschwerten Umständen und Durchhalten, bis ein ehrenvoller Friede errungen ist."[443] Am 4. Oktober gab die deutsche Regierung der Forderung der Obersten Heeresleitung nach und unterbreitete den Alliierten ein Waffenstillstandsangebot. Als die deutsche Kriegsflotte Ende Oktober dennoch den Befehl erhielt, noch einmal zur entscheidenden Schlacht gegen England auszulaufen, kam es am 3. November in Kiel zur offenen Meuterei. Der Matrosenaufstand breitete sich rasch in ganz Deutschland aus. Nach russischem Vorbild bildeten sich überall revolutionäre Arbeiter- und Soldatenräte.

Nun überstürzten sich die Ereignisse: Um den revolutionären Wogen Einhalt zu gebieten, erklärte der Reichskanzler Prinz Max von Baden am 9. November eigenmächtig die Abdankung Kaiser Wilhelms und übergab sein eigenes Amt dem Sozialdemokraten Friedrich Ebert. Am Nachmittag des gleichen Tages rief Philipp Scheidemann, um Karl Liebknecht vom Spartakusbund zuvorzukommen, von einem Fenster des Berliner Reichstags die Republik aus. In Bayern lagen die Verhältnisse ähnlich wie im gesamten Reichsgebiet. Die euphorisch patriotischen Durchhalteparolen waren längst einer allgemeinen Kriegsmüdigkeit und Friedenssehnsucht gewichen. So fanden die Ideen der revoltierenden Kieler Matrosen auch hier rasch Zuspruch. Bereits am 8. November kam es in München zur Ausrufung der Bayerischen Republik. Kurt Eisner bildete einen revolutionären Arbeiterrat als vorläufige Regierung. König Ludwig III. floh mit seiner Familie nach Schloß Anif bei Salzburg.
Auch in Erlangen konstituierte sich ein „Rat der Arbeiter, Soldaten und Bauern".[444]
In den folgenden Monaten war es vor allem der ruhigen und besonnenen Haltung des Prorektors Max Busch zu verdanken, daß gegenrevolutionäre Demonstrationen seitens der Universität, die für Unruhe in der Stadt hätten sorgen können, unterblieben.[445] Buschs erklärtes Ziel blieb es, seine Studenten vor extremen politischen Positionen zu bewahren und ihr Handeln in vernünftige Bahnen zu lenken.[446] In der Mehrzahl lehnten die Erlanger Studenten und Professoren die Staatsumwälzung ab und zeigten sich auch weiterhin den Ideen der Monarchie verbunden. Ihren Unmut und ihre politische Erregung, insbesondere gegen den Ministerpräsidenten Eisner,[447] brachten sie in zahlreichen Resolutionen zum Ausdruck. Gerade dadurch, daß Eisner versuchte, zielbewußt und beharrlich eine ausgesprochen bayerische Friedenspolitik zu vertreten, geriet er ins Kreuzfeuer sowohl der sich neu gruppierenden Konservativen, als auch der radikalen Linken. Während die einen ihm weder das Eingeständnis der deutschen Kriegsschuld noch seinen ausgeprägten bayerischen Partikularismus verziehen, war er den anderen in seinen Entscheidungen nicht revolutionär genug.

---

[443]) Kübler, Bernhard: Bericht über die Studienjahre 1916/17 und 1917/18 am 4. November 1918. In: Busch, Max: Die Katalyse in ihrer gegenwärtigen Bedeutung. Erlangen 1918, S. 27.
[444]) Allgemein zur Situation in der Stadt: Franze, Manfred: Erlangen im Umbruch von 1918/19. In: Sandweg, Jürgen: Erlangen. Von der Strumpfer- zur Siemens-Stadt. Erlangen 1982, S. 495-540.
[445]) Zur Geschichte der Universität in den ersten Nachkriegsjahren 1918-1920: Liermann, Hans: Die Friedrich-Alexander-Universität Erlangen 1910-1920. Neustadt/ Aisch 1977, S. 44-83.
[446]) Ebenda, S. 48.
[447]) Ebenda, S. 50.

Am 21. Februar 1919 wurde Eisner erschossen. Die dadurch ausgelösten politischen Wirren veranlaßten die verfassungsmäßige, vom Landtag gewählte bayerische Regierung, unter Führung des sozialdemokratischen Ministerpräsidenten Johannes Hoffmann gemeinsam mit dem Landtag nach Bamberg zu fliehen. Am 7. April 1919 erklärte ein revolutionärer Zentralrat in München Bayern zur Räterepublik.

Durch die erneuten revolutionären Ereignisse sah sich ein Großteil der Erlanger Studentenschaft veranlaßt, endlich konterrevolutionär aktiv zu werden und beschloß mit Billigung zahlreicher Professoren am 23. März 1919, dem Freikorps des Franz X. Ritter von Epp beizutreten, das sich in Ohrdruff in Thüringen sammelte. Nachdem die bayerische Regierung zunächst alles daran gesetzt hatte, eine militärische Intervention seitens bayerischer, württembergischer und preußischer Reichswehrtruppen und Freikorps zu verhindern, gab sie angesichts der politischen Entwicklung doch nach.

An der Erlanger Universität wurde das laufende Semester abgebrochen. Insgesamt waren immerhin etwa 350 Studenten zum Eppschen Freikorps gestoßen.[448] Die Eroberung der bayerischen Hauptstadt erfolgte, unter schwersten Ausschreitungen auf beiden Seiten, am 2. Mai. Die aus München zurückkehrenden Studenten empfing die Universität am 18. Juni mit einem herzlichsten Willkommensgruß.[449] In der Folgezeit blieben große Teile der Erlanger Studentenschaft als Zeitfreiwillige militärisch organisiert. Diese Studentenkompanieen sorgten immer wieder für Spannungen zwischen Universität und Erlanger Arbeiterschaft, die das reaktionäre, republikfeindliche Potential der bewaffneten Studenten fürchtete.

Als am 13. März 1920 rechtsextremistische Militärs unter Führung des Politikers Wolfgang Kapp das Regierungsviertel in Berlin besetzten und die Reichsregierung über Dresden nach Stuttgart geflohen war, trat dieses Mißtrauen offen zu Tage. Busch konnte aber auch diesmal durch geschickte Verhandlungen mit allen beteiligten Parteien eine Eskalation der angespannten Situation verhindern.

Als Ergebnis der Friedenskonferenz, die am 18. Januar 1919 im Spiegelsaal des Schlosses von Versailles bei Paris eröffnet worden war, wurde der deutschen Delegation am 7. Mai 1919 das fertiggestellte, umfangreiche Friedensvertragswerk übergeben. Unter den insgesamt in 440 Artikeln aufgeführten Friedensbedingungen empfand man im Deutschen Reich, neben der Feststellung einer alleinigen deutschen Kriegsschuld, vor allem die territorialen und wirtschaftlichen Forderungen als „unerhörte Ungerechtigkeit"[450]: Mit der Unterzeichnung der Ratifizierungsprotokolle trat der Versailler Vertrag am 10. Januar 1920 endgültig in Kraft. Viele verurteilten diesen Vertrag als Diktatfrieden und empfanden ihn als Schande für das deutsche Volk. Dies machte es militanten Anhängern der Monarchie und Nationalisten leicht, die sogenannte „Dolchstoßlegende" zu verbreiten, wie sie schon seit den letzten Kriegsmonaten kursierte: Derzufolge war das deutsche Heer nicht an den Fronten, sondern im Land besiegt worden. Neben den meuternden Matrosen und revolutionären Arbeitern und Soldaten galten all die Parteien und Politiker, die für mehr Demokratie und einen raschen Frieden eingetreten waren, als „Novemberverbrecher" und „Erfüllungspolitiker". Auf dem Boden dieses Gedankengutes keimte der Haß zahlreicher Soldaten, Offiziere und reaktionärer Politiker gegen die neue Republik, der sich in zahlreichen Umsturzversuchen und in politischen Morden entlud.

---

[448]) Franze, Manfred: Die Erlanger Studentenschaft 1918-1945. Würzburg 1972, S. 22 f.

[449]) „Die Friderico-Alexandrina entbietet den aus den Freikorps zurückkehrenden Kommilitonen herzlichsten Willkommensgruß [...] Dr. M. Busch/ Prorektor." Zitiert nach: Friedrich (1993), S. 328.

[450]) Deutsche Note bezüglich der Unterzeichnung des Vertrages von Versailles vom 23.VI. 1919. In: Lautermann, Wolfgang; Schlenke, Manfred (Hrsg.): Geschichte in Quellen. Bd. 5, Weltkriege und Revolutionen 1914-1945. 2. Aufl., München 1975, S. 131.

Der Großteil der Erlanger Professorenschaft, ebenso wie Freunde und Bekannte Grasers, stand der jungen Weimarer Republik distanziert oder gar ablehnend gegenüber.[451] So bekannte sich mancher, nicht nur in seiner Wortwahl, mit seinem Lebenslauf im Goldenen Buch der Universität freimütig zu völkischem und antisemitischem Ideengut.[452] Auch Gustav Hauser äußerte in seinen autobiographischen Gedanken: „Zwei eherne Felsen sind es vor allem auch heute noch in unserm Vaterland, an welchen die uns von allen Seiten wie brandende Wogen umgebenden inneren und äußeren Feinde zerschellen werden und welche das feste Fundament unseres Vaterlandes bilden - unser altes Offizierskorps und unsere akademische Jugend."[453] Er beklagte die „durch die Revolution heraufbeschworene Zeit des Niedergangs" in der, „der krasseste marxistische Materialismus und die niedrigsten Instinkte breiter Massen unseres Volkes" sich bemächtigen konnten, und sah „Ehrlosigkeit und Schamlosigkeit überall, bis in die höchsten staatlichen Stellen hinein".[454]

Und folgende Passage in einem Brief an Graser aus dem Jahr 1920 zeigt deutlich die gefährliche Nähe zu extremsten Positionen völkischen Denkens: „Wir sind zu sehr Sklaven der Entente geworden[...]. Die Regierung macht Fehler über Fehler, es fehlt ihr jedes Rückgrat [...]: Das Volk ist noch sehr gespalten, [...], die gemeinsten Vaterlandsverräter sitzen im Lande selbst! [...] der Tag der Rache muß ja einmal kommen [...]. Ich kann nur hoffen diesen Tag noch mitzuerleben, um wieder wie damals in den unvergesslichen Augusttagen [19]14 gegen Frankreich zu marschieren!"[455] So verwundert es kaum, wenn zahlreiche Universitätsprofessoren den Eid, den auch Graser 1920 auf die neue Verfassung des Freistaates Bayern leistete,[456] als einen „in tiefster Seele unsympathischen Eid"[457] empfanden.[458]

2.9.2. Schwere Jahre an der chirurgischen Klinik

Im Juni 1920 verlieh die Universität Graser den Doktor der Zahnheilkunde ehrenhalber.[459] 1921 bemühte er sich um eine Erhöhung des Funktionsbezuges für die Direktion des Universitätskrankenhauses. Er begründete seine Forderung mit der wesentlich angestiegenen Arbeitslast. Nicht nur für die Verwaltungsarbeit im Krankenhaus, sondern vor allem für die zusätzlichen Anforderungen, wie Krankenkassen-, Apotheken- und Gemeindeanfragen, „sollte doch eine entsprechende Entschädigung möglich sein"[460]. Der Verwaltungsausschuß der Universität wandte sich mit einem befürwortenden Schreiben an das Staatsministerium.[461] Ob

---

[451]) Vgl. dazu: Jasper, Gottfried: Die Universität in der Weimarer Republik. In: Kössler, H (Hrsg.): 250 Jahre Friedrich-Alexander-Universität. Festschrift. Erlangen 1993, S. 793-838; Graser sah sich selbst politisch als Nationalliberalen. Degener, Herrmann A. L. (Hrsg.): Wer ist's? 8. Aufl., Leipzig 1922, S. 514.

[452]) So beispielsweise Hans Molitoris, Professor für Gerichtsmedizin, oder Johannes Reinmöller, Professor für Zahnheilkunde. Nach Wendehorst (1993), S. 163 f.

[453]) Hauser (1923), S. 193.

[454]) Ebenda.

[455]) (UQ 109), Brief Dr. Harttung, Emanuelssegen, 27.12.1920; Heinrich Harttung war zwischen 1915 und 1917 als Militärarzt Assistent an der chirurgischen Klinik in Erlangen. 1920 arbeitete er als leitender Arzt am Knappschafts-Krankenhaus Emanuelssegen.

[456]) (UQ 33), Vereidigung, Erlangen, 06.06.1920.

[457]) Friedrich Haack, zitiert nach: Wendehorst (1993), S. 153 f.

[458]) Zur Situation der deutschen Professoren während der Weimarer Republik: Sontheimer, K.: Die deutschen Hochschullehrer in der Zeit der Weimarer Republik. In: Schwabe, K. (Hrsg.): Deutsche Hochschullehrer als Elite 1815-1945. Boppard 1988, S. 215-224.

[459]) (UQ 181), Ehrendoktorbrief, 24.06.1920. Hierauf und auf Grasers Bedeutung für die Zahnmedizin an der Erlanger Universität werde ich im Kapitel 3.5.6. Zahnheilkunde, S. 203-214, ausführlich eingehen.

[460]) (UQ 33), 405, Erlangen, 11.02.1921.

[461]) (UQ 33), 405, Erlangen, 14.02.1921; Erlangen, 21.02.1921.

diesem Gesuch, in einer Zeit, in der das Ministerium Bezüge eher kürzte oder gar rückwirkend einzog,[462] tatsächlich stattgegeben wurde, ließ sich leider nicht feststellen. Die Nachkriegsjahre waren geprägt von großen finanziellen Problemen, und damit blieben weiterhin untrennbar die personellen Sorgen verbunden: Die schon während der letzten Kriegsjahre sich abzeichnende wirtschaftliche Not nahm nach 1920 rasch zu. Beschleunigt durch die unvermindert hohen Reparationszahlungen schritt auch die Geldentwertung unaufhaltsam voran. Nach der Ermordung Walter Rathenaus am 24. Juni 1922 stürzte die deutsche Währung ins Bodenlose und erreichte im Herbst 1923, als Folge der Besetzung des Ruhrgebietes durch Frankreich, ihren Tiefpunkt.

Gerade für den Betrieb in einer chirurgischen Klinik bedeutete diese Entwicklung zweierlei: Auf der einen Seite stiegen die laufenden Kosten unaufhaltsam an. Auf der anderen verringerte sich die Anzahl der Patienten allgemein, aber auch die einstmals zahlungskräftigen Privatpatienten verhielten sich zurückhaltender.

Mit zahlreichen Erkrankungen, die langfristig einen operativen Eingriff sinnvoll und notwendig erscheinen lassen, sind über lange Zeit keine oder doch gut ertragbare Symptome verbunden. War dies schon in früheren Jahren vor allem für die eher ländliche Klientel Grund genug, manchen operativen Eingriff aufzuschieben, tat jetzt die wirtschaftlich angespannte Situation ein übriges.

Trotz „peinlicher Sparsamkeit"[463] klaffte deshalb im Haushalt der chirurgischen Klinik für die Jahre 1920/21 ein Fehlbetrag von 140000.- Reichsmark. Auch die Erhöhung der Verpflegungssätze, sogar in der dritten Klasse, boten keinerlei Aussicht auf Deckung. Gleichzeitig beklagte Graser den immensen Rückgang an Patienten, unter dem bereits der Unterricht zu leiden habe. Dringlich bat er um staatliche Hilfe, da die Klinik kaum mehr zahlungsfähig war und er von den Gläubigern immer mehr bedrängt wurde.[464] Auch für die folgende Finanzperiode sah er keine Möglichkeit zur Verbesserung der Situation. Trotz ungünstigster Ausgangssituation gelang es Graser immerhin „über die haushaltsmäßigen Mittel hinaus", eine nicht unbeträchtliche Summe „zur Beseitigung der laufenden Betriebsausgaben" zu erwirken.[465]

In der Zeit vor dem Krieg konnte Graser neben den regulären Assistenten in der Regel mit etwa drei Volontärärzten, zwei Medizinalpraktikanten und fast immer mit einem älteren, erfahrenen Militärarzt rechnen. Bereits in den ersten Kriegsjahren hatte sich die personelle Situation aber aufgrund des hohen Ärztebedarfs an den Fronten drastisch verschlechtert und nach 1919 nur wenig und sehr langsam gebessert. Die zunächst bis 1921 stark zunehmende Anzahl an Patienten machte es nicht selten erforderlich, daß an drei Tischen gleichzeitig operiert wurde, um den Operationsplan zu bewältigen. Deshalb bemühte sich Graser um die offizielle Anstellung von zwei weiteren Assistenzärzten. Um die Problematik bis zu einer Genehmigung wenigstens zu entzerren, bezahlte Graser zu diesem Zeitpunkt bereits seit einigen Monaten zwei Aushilfsassistenten mit je 200.- Reichsmark aus eigener Tasche. Dies aber konnte und wollte er „unmöglich auf die Dauer fortführen"[466].

Wenngleich sich bei Grasers Bemühungen um Assistenzärzte und qualifizierte medizinische Hilfskräfte die dringenden Bedürfnissen der chirurgischen Klinik oftmals in den Vordergrund drängten, blieb ihm doch die Aus- und Weiterbildung jedes einzelnen Assistenten das wesentliche Anliegen. Dabei war sein Augenmerk in besonderer Weise auf die „Fortschritte in chirurgisch-technischer Hinsicht"[467] gerichtet.

---

[462]) (UQ 33) V 24383 [Abschrift], Die besonderen Vergütungen nach Art. 4 BBesG., München 02.07.1924.
[463]) (UQ 85),171, Erlangen, 31.01.1922.
[464]) Ebenda.
[465]) (UQ 85), 34216 [Abschrift], München, 19.08.1922.
[466]) (UQ 85), 950, Erlangen, 17.09.1921.
[467]) (UQ 86), E.No. 79, Erlangen, 23.01.1923.

So war sich Graser nach dem Krieg sicherlich der Tatsache bewußt, daß Kreuter, der schon seit 1905 habilitiert und dann 1910 a.o. Professor geworden war, die nächste sich bietende Gelegenheit wahrnehmen würde, die Erlanger chirurgische Klinik zu verlassen. Um in einem solchen Fall nicht gleichsam über Nacht alleine dazustehen, begann er nach 1920 gezielt, seinen Assistenten Willy Haas zu fördern.[468] In den zahlreichen Gesuchen um Verlängerung der Assistentenstelle sprach Graser immer wieder von der Notwendigkeit „eines vollkommen ausgebildeten, auch den größten Anforderungen gewachsenen Assistenten"[469], neben dem Klinikleiter und dem Oberarzt. Auf der anderen Seite erschien ihm aber die Betreuung einer Habilitation nur dann wirklich sinnvoll, wenn er die weitergehende wissenschaftliche und praktisch-chirurgische Ausbildung gewährleisten könne.[470] Sehr ähnliche Argumente spielten später in einem Verlängerungsgesuch für den Assistenzarzt Heinrich Friedrich wieder eine Rolle.[471] Daneben findet sich jedoch auch die Bitte um Verlängerung einer Volontärarztstelle, ohne daß dies „einem dringenden Bedürfnis der Klinik" entspräche.[472] Der zunehmend sich bemerkbar machende Mangel an medizinischen Hilfskräften veranlaßte Graser 1923 sogar zu dem Vorschlag, anläßlich eines Assistentenwechsels die bestehende freiwerdende Assistentenstelle in zwei Hilfsarztstellen zu teilen.[473]

Die allmähliche Konsolidierung der Finanzwirtschaft nach der Währungsreform und die Einführung der Rentenmark im November 1923 hatte bis 1925 wieder zu einem starken Anstieg der Patientenzahlen geführt.[474] Doch statt der immer wieder erhofften Errichtung weiterer Stellen wurden 1925 zunächst die Gelder für zwei Assistenten, sowie für zwei Volontäre gestrichen. Graser zeigte sich schwer betroffen, umso mehr als, wie er vorwurfsvoll schrieb, in anderen vergleichbaren Krankenhäusern nicht so verfahren werde.[475]

An anderer Stelle hatte Graser bereits zu bedenken gegeben, daß die chirurgische Klinik Erlangen nur einen „funktionierenden Oberarzt"[476] habe, während es in anderen Kliniken je einen für die Männer- und Frauenstation gebe. Zweifelsohne bot die in Erlangen geltende Regelung manchen Vorteil, bedeutete aber für den Assistenzarzt schwere Belastungen durch operative Tätigkeit, Durchführung wichtiger Verbandswechsel, Beaufsichtigung und Betreuung der Assistenten und jüngeren Hilfskräfte, Abhaltung von Vorlesungen und Kursen sowie durch eigene wissenschaftliche Arbeit.

Besondere Schwierigkeiten ergaben sich jetzt während der Ferienzeiten und bei Erkrankungen. Dazu kam, daß die schlechte personelle Situation, bei gleichzeitigem Anstieg der auszuführenden chirurgischen Eingriffe, Graser zusehends zwang, die Operationszeiten im Winterhalbjahr von bislang morgens halb acht Uhr bis mittags zwei Uhr weit in die späten Nachmittagsstunden auszudehnen.

Vergeblich machte Graser auf die besondere Problematik gerade des häufigen Personalwechsels aufmerksam: neueintretende chirurgische Assistenten und ungeschulte Hilfskräfte konnten frühestens nach einem Jahr als brauchbare Hilfe bezeichnet werden. Erschwerend kam

---

[468] Graser hat Willy Haas auch, übrigens soweit ich feststellen konnte als einzigen seiner Schüler, zur Aufnahme in die physikalisch-medizinische Gesellschaft Erlangen vorgeschlagen. (UQ 11), Sitzung vom 23.01.1922.

[469] (UQ 85), E.No. 2553, Erlangen, 14.03.1921; 1494, Erlangen, 04.05.1921; (UQ 86), E.No. 78, Erlangen, 23.01.1923.

[470] Haas konnte sich 1921 mit einer Arbeit „über den Bakteriengehalt des Pfortaderblutes und die Entstehung von Leberabszessen" habilitieren. 1926 wurde er a.o. Professor. In den Jahren zwischen 1922 und 1929 war er Oberarzt der Klinik. (UQ 37); Heidacher (1960), S. 175; Wittern (1999), S. 60 f.

[471] (UQ 86), Nr. 1159, Erlangen, 01.06.1926.

[472] (UQ 86), E.No 561, Erlangen, 23.11.1923.

[473] (UQ 86), 184, Erlangen, 04.06.1923.

[474] Heidacher teilt die Anzahl der verpflegten Kranken mit: für 1923: 2105 mit 40035 Verpflegstagen, für 1924: 2484 mit 50117 Verpflegstagen und für 1925: 3003 mit 55161 Verpflegstagen, Heidacher (1960), S. 119.

[475] (UQ 86), 27484, Erlangen, 18.02.1925.

[476] (UQ 37), 35204, Erlangen, 15.07.1926.

hinzu, daß sich offensichtlich kaum Medizinalpraktikanten bewarben, da allgemein bekannt zu sein schien, daß man im Dienst der Klinik über die Maßen angestrengt würde.[477] Auch eine eindringliche Bitte an das Ministerium im Sommer 1923 um die Zulassung von Volontärärzten und die Anstellung zweier weiterer Krankenschwestern blieb, trotz Grasers unverblümter Beschreibung des herrschenden Operationsalltags, ohne Erfolg: „Wir sind bei einem Zustand angelangt, daß wir bei einem gleichzeitigen Operieren an 2 Tischen einem Krankenwärter die Narkose überlassen."[478] Dabei hatte Graser sogar versucht, seinem Schreiben mit dem eher beiläufigen Hinweis zusätzlich besonderes Gewicht zu verleihen, daß dies doch gesetzlich verboten sei.

Mehrere Operationsstatistiken, die Graser an das Ministerium gesendet hatte, illustrieren noch heute eindrücklich den Raubbau an den Kräften aller Beteiligten.[479] So zum Beispiel das Operationsprogramm vom 20. Mai 1925:[480]

aseptisch:	Hörsaal:
Pseudarthrose 2	Leistenbruch 5
Nabelbruch 2	Leistenbruch 5
Kiefergelenksresektion 3	Blinddarmentzündung 2
Klumpfuß 5	Leistenbruch 6
Valgusfuß 5	Zehenentfernung 3
Blinddarmentzündung 4	Hasenscharte 6
Wundrevision 3	Papillome 2
Knochennekrose 3	Thoraxfistel 6
Aktinomykose 3	Pseudarthrose 3

verbliebene Rückstände:
Mastdarmkrebs 2, Gallenblase 2, Blinddarm 2, Wangenkrebs 3, Knochennekrose 3, Kropf 4, Blinddarm 4, Anuskrebs 15, Gesichtskrebs 4, Kniegelenksversteifung 4, Ellenbogenfisteln 3, Hüftluxationen 6, eingeklemmte Hämorrhoiden 15, Leistenbruch 6

An der Situation aber änderte sich nichts. Graser beklagte weiterhin in wiederholten Eingaben den immer bedrückender werdenden personellen Notstand und betonte seine bittere Enttäuschung über die Ablehnung aller Gesuche.[481] Angesichts dieser mißlichen Lage ist es wenig verwunderlich, daß Graser einen Vorschlag seitens des Ministeriums, anstelle von sechs lediglich drei Vollassistenten und dafür zusätzlich vier Hilfsassistenten zu beschäftigen, als unbefriedigende und schlechte Lösung empfand.[482] Wenigstens gelang es ihm nach 1926 für die letzten Jahren seiner Tätigkeit die Assistenzärzte länger an der chirurgische Klinik zu halten.[483] Auch die Verlängerung von Friedrich, der sich als Vertreter von Haas trotz großer Arbeitsbelastung im Vorjahr habilitiert hatte,[484] sowie die Tatsache, daß Haas 1927 verbeamtet wurde,[485] boten Gewähr für eine gewisse Kontinuität.

Zu einem Sorgenkind besonderer Art entwickelte sich die Röntgenabteilung. Darauf werde ich später in einem gesonderten Kapitel ausführlicher eingehen.

---

477) (UQ 86), 1069, Erlangen 03.06.1925, V 25088 A I, München, 15.06.1925.
478) Ebenda.
479) (UQ 86), Nr. 4789 [Operationsstatistik für die erste Hälfte des Januars 1925]; abgedruckt bei Heidacher (1960), S. 120.
480) (UQ 86), zu: V 25088 A I, München, 15.06.1925.
481) (UQ 86), 204, Erlangen, 24.01.1926, V 4789 A I, München, 01.02.1926.
482) (UQ 86), E. No. 1499, Erlangen, 16.04.1926.
483) S. dazu: Heidacher (1960), Beilage III, S. 171-181.
484) (UQ 86), 1159, Erlangen, 01.06.1926.
485) (UQ 86), 53593, Erlangen, 10.12.1926, Nr. V 53593 A I, Dienstvertrag.

2.9.3. Professor Dr. Ludwig Robert Müller

Einen weitaus tieferen Einschnitt, als Graser dies wohl erwartet hatte, brachte das Jahr 1920. Geheimrat Franz Penzoldt wurde am 1. Oktober emeritiert.[486] Lange Jahre hatten Graser und Penzoldt erfolgreich zusammengearbeitet. Graser war auf Initiative Penzoldts hin als Autor für das Handbuch der gesamten Therapie tätig geworden. Mit Penzoldt verlor Graser nun nicht nur einen der Chirurgie gegenüber aufgeschlossenen Kollegen, sondern auch einen persönlichen Freund.[487]

Seine Nachfolge als Ordinarius für Innere Medizin und Direktor der medizinischen Klinik trat Ludwig Robert Müller an.[488] Während sich Penzoldt eher mit therapeutischen Fragestellungen in der gastroenterologischen Tradition Adolf Kussmauls[489], Hugo von Ziemssens[490] und Wilhelm Olivier von Leubes[491] beschäftigt hatte, verlagerte Müller die Arbeitsschwerpunkte der inneren Klinik wieder, ähnlich wie schon einmal Adolf von Strümpell[492], auf neurologisches Terrain. Ganz offensichtlich gestaltete sich die Zusammenarbeit Grasers mit Müller bereits von Beginn an wenig erfreulich. Von Graser kennen wir einen Brief, in dem er ausdrücklich auf „Unstimmigkeiten"[493] hinweist. Die Abneigung scheint auf Gegenseitigkeit beruht zu haben, denn in Müllers Lebenserinnerungen wird Graser mit keinem Wort erwähnt und dies ist umso bemerkenswerter, als es bereits während Müllers Studienzeit und auch in dessen Zeit als Assistent an der medizinischen Klinik unter von Strümpell genügend Berührungspunkte gegeben haben dürfte. Auch blieb Graser nach Müllers Amtsantritt noch fast zehn Jahre lang Direktor des Universitätskrankenhauses. Selbst in Schilderungen von Musikabenden, an denen neben von Strümpell und Richard von Falckenberg Graser mit an Sicherheit grenzender Wahrscheinlichkeit teilgenommen hat,[494] sucht man seinen Namen in Müllers Lebenserinnerungen vergebens.

Da ich keine Äußerung über Gründe für dieses Verhalten kenne, kann die Frage nach dem „warum" nur sehr vorsichtig, als Annäherung, beantwortet werden. Ich nehme an, daß sich die beiden, gleichsam auf den ersten Blick, nicht besonders sympathisch waren. Vor dem Hintergrund eines solchen grundsätzlichen, unterschwelligen Unbehagens können dann auch kleinere Meinungsverschiedenheiten ein ganz eigenes Gewicht erlangen. So wissen wir, daß sowohl Graser als auch Müller ein ausgeprägtes Autoritätsbewußtsein besaßen.[495] Dies mag inner-

---

486) Zu Franz Penzoldt: (UQ 44); Penzoldt, Franz: [Selbstdarstellung]. In: Grote (1923), S. 168-186; Neidhardt (1985), S. 77-83; Wittern (1999), S. 141 f.

487 „Aber ich kann es nicht unterlassen, der gemeinsamen Arbeit mit meinem Freunde Ernst Graser dankbar zu gedenken, die das Ziel der chirurgischen Behandlung innerer Krankheiten lebhaft verfolgte." Penzoldt (1923), S. 175.

488) Zu Ludwig Robert Müller: (UQ 43); Müller, Ludwig Robert: Lebenserinnerungen. München 1957; Neidhardt (1985), S. 83-92; Wittern (1985), S. 135 f.

489) Zu Adolf Kussmaul, der zwischen 1859 und 1863 als Professor für Arzneimittellehre und Staatsarzneikunde in Erlangen war: Kussmaul, Adolf: Jugenderinnerungen eines alten Arztes. München 1899; ders.: Aus meiner Dozentenzeit. Stuttgart 1903; Neidhardt (1985), S. 53-57; Wittern (1999), S. 111 f.

490) Zu Hugo von Ziemssen, der von 1863 bis 1874 Professor für spezielle Pathologie und Therapie in Erlangen war: Neidhardt (1985), S. 57-64; Wittern (1999), S.125 f.

491) Zu Wilhelm Olivier von Leube s. Kapitel 2.3. Studienjahre, S. 48, Fußnote 144.

492) Zu Adolf von Strümpell, der als direkter Vorgänger Penzoldts von 1886 bis 1903 die Professur für innere Medizin in Erlangen innehatte: Strümpell (1925); Neidhardt (1985), S. 71-77; Wittern (1999), S. 194 f.

493) (UQ 93), Brief Graser, Erlangen, 08.12.1928.

494) [Trauerfeier Falckenberg]. Erlanger Tagblatt 63, 22.11.1920; „[...] vor allem dem Chirurgen E[rnst] Graser als Geiger und Bratschisten, dem Professor der Ohrenheilkunde W[ilhelm] Kiesselbach als eifrigen Cellisten, dem Geologen H[ans] Lenk als Geiger und mir, eine Kammermusikvereinigung [...]", Strümpell (1925), S. 195; „Der Chirurg Prof. Graser hatte seine ständigen Quartettabende [...]." Zieten (1986), S. 268.

495) Von Graser: Haas (1930), S. IV; von Müller: Hoff, Ferdinand: Erlebnis und Besinnung. Erinnerungen eines Arztes. Frankfurt a. M. 1971, S. 284 f.

halb der vorgegebenen hierarchischen Struktur im Universitätskrankenhaus ein kollegiales Miteinander nicht gerade erleichtert haben.

Unterschiedlicher Ansicht war man in der Beurteilung des korporierten Studentenlebens. Während Graser dem Verbindungswesen auch als „alter Herr" eng verbunden blieb, liest man bei Müller, daß dem Studenten in Erlangen neben dem Studium „tatsächlich nicht viel anderes übrig blieb als [...] zu trinken und sich dem altüberkommenen Verbindungswesen hinzugeben."[496]

Zudem sorgte der nach 1920 sich immer deutlicher zeigende Raummangel im Krankenhaus für eine angespannte Atmosphäre zwischen den beiden Kliniken und ihren Direktoren. Bereits 1925 hatte Müller angeregt, durch den Ankauf des an das Krankenhaus angrenzenden sogenannten Steffenschen Hauses an der östlichen Stadtmauerstraße 14 die räumliche Situation zu entspannen. Graser hatte, sicherlich in der Hoffnung, auch für die chirurgische Klinik Räume gewinnen zu können, einen Ankauf wiederholt wärmstens befürwortet.[497] In seiner Stellungnahme machte er darauf aufmerksam, daß auch in der chirurgischen Klinik alle Krankensäle überfüllt und insbesondere durch die Zunahme von Krankenschwestern, Assistenz- und Hilfsärzten alle Einzelzimmer belegt wären.

Zu einem Eklat zwischen der Direktion des Krankenhauses und der inneren Klinik kam es im Frühjahr 1928. Das Erlanger Tagblatt hatte in der Ausgabe vom 21. Januar ausführlich über die Überfüllung des Universitätskrankenhauses berichtet.[498] Da die medizinische Fakultät von diesem Artikel nicht vorab informiert worden war, fühlte man sich jetzt übergangen und bangte der schlechten Presse wegen nicht zuletzt um das Ansehen des Krankenhauses. Graser, um eine Stellungnahme gebeten, reagierte zutiefst verärgert. Wie sich erwies, hatte Müller als Direktor der medizinischen Klinik sämtliche in Frage kommenden Angaben telefonisch der Presse übermittelt.[499] Graser zeigte sich vor allem darüber verärgert, daß ohne irgendwelche Rücksprachen eine Erklärung zu dieser heiklen Problematik an die Öffentlichkeit gegeben worden war.[500]

Wie wenig erfreulich der alltägliche Umgang mit Müller gewesen sein muß, trat noch einmal im Februar 1929 in einem Schreiben an das Rektorat zutage.[501] Während es Müller gelungen war, die beengte Situation in der medizinischen Klinik durch den Ankauf des Steffenschen Anwesens und des dazugehörigen Hinterhauses wenigstes ein wenig zu verbessern, hatten sich Grasers Hoffnungen, durch einen Neu- und Ausbau der urologischen Abteilung zusätzliche Räumlichkeiten für die chirurgische Klinik zu gewinnen, nicht erfüllt. Noch einmal betonte er, daß die chirurgische Klinik von Anfang an über zu wenige Nebenräume verfügt hätte. Deshalb hatte man im Laufe der Jahre immer wieder Zimmer der chirurgischen Privatabteilung an Schwestern oder Assistenten abgetreten. Fälschlicherweise beklagte er verbittert, daß das Besitzrecht sämtlicher Neuerwerbungen nicht dem Krankenhaus, sondern ausschließlich der medizinischen Klinik zugesprochen worden sei, und unterstellte Müller damit das Interesse der chirurgischen Klinik vorsätzlich geschädigt zu haben.[502] Die Unstimmigkeiten mit Müller gaben Graser schließlich den Anlaß dazu, ein Jahr früher als ursprünglich geplant um seine Emeritierung zu ersuchen.[503]

---

[496]) Müller (1957), S. 119; s. auch: S. 41 f.
[497]) (UQ 59), Erlangen, 14.12.1925; Erlangen, 30.01.1926.
[498]) (UQ 56), Artikelausschnitt, *Erlanger Tagblatt 71*, 21.01.1928.
[499]) (UQ 56), Stellungnahme Müllers zu: med. Fak. 25.01.1928, Nr. 55.
[500]) (UQ 56), med. Fak. 25.01.1928, Nr. 55, 26.01.1928.
[501]) (UQ 56), Erlangen, 23.02.1929.
[502]) „Es ist fraglich, ob in dieser Hinsicht noch eine Aenderung zu Gunsten der chirurgischen Klinik getroffen werden könnte." (UQ 56), Erlangen, 23.02.1929.
[503]) (UQ 93), Brief Graser, Erlangen, 08.12.1928.

2.9.4. Diakonisches Pflegepersonal und Grasers Verhältnis zum christlichen Glauben

Bereits im Juli 1925 hatte sich Graser um die Genehmigung für eine Erweiterung des an der Nordseite des Gangs bestehenden Betsaales in der chirurgischen Klinik bemüht.[504] Nachdem eine erste Vorlage abgelehnt worden war,[505] schrieb er, daß er „sich für moralisch verpflichtet" halte, „alles zu tun, um einen brennend heißen Wunsch der Schwestern, zu dem sie selbst Opfer beisteuern, nach Kräften zu erfüllen".[506] Auch die Tatsache, daß er sich persönlich an den zuständigen Staatsminister wandte,[507] macht überdeutlich, wie wichtig ihm diese Angelegenheit war. Obwohl Graser im Mai 1926 mit Nachdruck betonte, daß die Klinik die zum Erweiterungsbau anfallenden Mittel auf jeden Fall aufbringen könne und er selbst dafür persönlich die Haftung übernehme,[508] wurde der Plan im Sommer 1926 erneut abgelehnt.[509] Die Genehmigung erfolgte schließlich aber doch im Januar 1927, nachdem die Schwestern selbst knapp ein Drittel der Gesamtkosten gesammelt hatten.[510] Dieses Engagement um ein für die Baugeschichte der Erlanger chirurgischen Klinik wenig wesentliches Detail soll im folgenden als Ausgangspunkt dienen, sich im Rückblick mit Grasers Stellung zu Religion und Kirche näher zu befassen.

Bereits im einführenden Vorwort bin ich kurz darauf eingegangen, in welchen Maße Religion, Religiosität und ein christlich geprägtes Menschenbild im Laufe des 19. Jahrhunderts an Bedeutung für das Selbstverständnis und Berufsbild des Arztes verloren hatten. Auch auf die Möglichkeiten und Ambivalenzen, die sich daraus für die Medizin unseres Jahrhunderts ergaben, hatte ich dort in Umrissen hingewiesen.[511] So mag Grasers Verhältnis zu Fragen des Glaubens, wie wir es aus seinen autobiographischen Texten kennen, aber auch durch sein Auftreten in der Öffentlichkeit bestätigt finden, im medizinhistorischen Teil meiner Arbeit manche therapeutische Vorgehensweise in besonderem Licht erscheinen lassen.

Im Feuchtwanger Elternhaus wurden die Kinder protestantisch erzogen. Ernst Grasers bewußte religiöse Entwicklung begann dann aber am St. Anna Gymnasium in Augsburg. Der Religionsunterricht muß für ihn in der ersten Zeit etwas unerfreulich, geradezu langweilig, ja „banausisch"[512] gewesen sein, denn als der Inspektor des Diakonissenhauses in Augsburg, Friedrich Boeckh[513], den gymnasialen Religionsunterricht übernahm, empfanden Graser und seine Mitschüler dies als großes Glück.[514] Graser beschrieb Boeckh als einen väterlichen Freund, der auch während der Unterrichtsstunden für alle Fragen der Schüler ein offenes Ohr hatte. Ihm offenbarte Graser viele seiner Schul- und Kollegiumssorgen.[515] Als Graser Augs-

---

[504]) UQ 96), Nr. 31999 AI; (UQ 57), Nr. 573, Erlangen, 07.09.1925; s. dazu auch: Heidacher (1960), S. 158.

[505]) (UQ 60), V 31999, München, 25.08.1925.

[506]) (UQ 60), Nr. 1298, Erlangen, 18.03.1926.

[507]) „Wie ich bereits mündlich Herrn Staatsminister Hauptmann gesagt habe, halte ich die Erfüllung der heißen Wünsche der Schwestern und Brüder auf eine Verbesserung des Betsaales für eine gebieterische Pflicht." (UQ 60), Nr. 1623, Erlangen, 14.05.1926.

[508]) Ebenda.

[509]) (UQ 60), Nr. V 28912, München, 09.07.1926.

[510]) Erneute Vorlage: (UQ 60), Nr. 2575, Erlangen, 08.01.1927; Genehmigung: (UQ 60), Nr. V 1162, München, 22.01.1927.

[511]) S. dazu im Kapitel 2.1. Historischer Exkurs, S. 35 f.

[512]) (UQ 110), als Nachtrag Nr. 1 dem maschinenschriftlichen Manuskript beigefügte Abschrift eines Graserschen Briefes.

[513]) Katt, Hans-Joachim: Friedrich Boeckh, 1845-1914. Der Leiter eines Mutterhauses. Privatdruck, o.O, o. J.

[514]) „dass wir [...] das Glück hatten [...] den langjährigen Inspektor des Diakonissenhauses Augsburg August [sic: fälschlich August!] Boeckh zu erhalten, war wohl für jeden Schüler, wes Geistes Kind er auch sonst war, eine Bereicherung." (UQ 110), Nachtrag Nr 1, S. 4.

[515]) Ebenda.

burg verließ, zeigte er sich tief beeindruckt von Boeckhs Frömmigkeit.[516] Boeckh, ganz ein Mann der „Inneren Mission im Sinne der evangelischen Kirche"[517], war stark geprägt von seiner Aufgabe als Vorsitzender des evangelischen Handwerker-Vereins. Mit der Arbeit um eine „Herberge der Heimat"[518] lernte er nicht nur die Nöte und Sorgen der Arbeiterschaft in der Zeit der Industrialisierung, sondern auch die Gleichgültigkeit oder gar das schroffe Desinteresse der liberalen Bürgerschaft diesen sozialen Problemen gegenüber kennen. Immer war er bemüht, darauf hinzuweisen und dafür zu kämpfen, daß seine diakonische Arbeit mit und aus dem Evangelium heraus ihre Kraft beziehe.

Hier finden wir bereits einen Großteil der Argumente, mit denen sich Graser später für die am Erlanger Krankenhaus tätigen Diakonissen, aber auch ganz allgemein für die Krankenhausseelsorge[519] einsetzte.

Während Grasers zweitem Studiensemester 1879 starb seine Mutter Agatha Sophie.[520] Ihr Tod erschütterte ihn sehr und es dauerte lange Zeit, bis er darüber hinweggekommen war.[521] In dieser Zeit begann er wieder, wie bereits während der Gymnasialzeit, morgens und abends regelmäßig in der Bibel zu lesen. Auch beschäftigte er sich intensiv mit unterschiedlichen religiösen Schriften.[522] Besonderen Zuspruch fand er in Friedrich Lobsteins „Tägliche[n] Weckstimmen"[523] und Thomas von Kempis „Nachfolge Christi"[524]. Auch Werke wie Christoph Ernst Luthardts „Apologie des Christentums"[525] fanden sich unter seiner Lektüre, riefen jedoch bald wegen ihrer starren, streng lutherisch-orthodoxen Haltung, starken Widerspruch in ihm hervor.[526] Wir wissen von ihm, daß er noch bis 1888 ein regelmäßiger Kirchgänger war. In Erlangen besuchte er allerdings meist den Gottesdienst in der französisch-reformierten Hugenottenkirche.[527] Von den schriftlich ausgearbeiteten Predigten des Professors für reformierte Theologie August Ebrard war er so angetan, daß er bis ins hohe Alter lange Passagen auswendig behielt.[528] Im Lauf der Jahre wurde ihm immer mehr bewußt, wie sehr er unter seiner stark alttestamentarisch geprägten Frömmigkeit litt. Im Rückblick schrieb er, daß sein Gott „schlimmer als ein strenger Gymnasiallehrer"[529] gewesen sei, und noch bis weit in seine Assistentenzeit hinein empfand er tiefere Verstimmungen oder äußeres Unglück

---

[516]) (UQ 110), Nachtrag Nr. 1, S. 4 f.; (UQ 21).

[517]) Katt (o. Jahr), S. 74.

[518]) Ebenda.

[519]) Insbesondere Fragen der Vergütung kirchlicher Seelsorge im Krankenhaus waren für Graser ganz offensichtlich bis zu seiner Emeritierung „Chefsache". So findet sich noch 1928 in einem Brief des katholischen Kaplan Lang, in dem dieser an ein Gesuch um Erhöhung der Bezüge erinnerte, folgender Satz: „Neulich hielt mich Herr Geheimrat Dr. Graser auf der Strasse an, und wunderte sich, dass er selbst noch nicht um seine Begutachtung angegangen worden sei", (UQ 29), Erlangen 11.01.1928 .

[520]) (UQ 111), 5. Müller, Agate Sophie.

[521]) Der folgende Abschnitt über die religiöse Entwicklung Grasers folgt im wesentlichen: (UQ 110), Nachtrag Nr. 1.

[522]) „Ich habe auch viele religiöse Schriften verschlungen" (UQ 110), Nachtrag Nr. 1, S. 5.

[523]) Lobstein, Friedrich: Tägliche Weckstimmen, oder eine Schriftstelle kurz beleuchtet auf alle Tage im Jahr. 6. Aufl., Basel 1887.

[524]) Kempis, Thomas a: Des ehrwürdigen Thomas von Kempis vier Bücher von der Nachfolge Christi (übers. von Benedikt Niedermayer). Regensburg 1880.

[525]) Luthardt, Christoph Ernst: Apologische Vorträge über die Grundwahrheiten des Christentums. Leipzig 1864; ders.: Apologische Vorträge über die Heilswahrheiten des Christentums. Leipzig 1867; ders.: Vorträge über die Moral des Christentums. Leipzig 1872; ders.: Die modernen Weltanschauungen und ihre praktischen Konsequenzen. Leipzig 1880.

[526]) Hugo Steiger schrieb über Grasers Bibelkenntnis und dessen Freude am Disputieren: „Selbst wenn wir zusammen in der langweiligen Pferdebahn nach Kehl fuhren, um im Rhein zu baden, führten wir theologische Gespräche", Steiger (1933), S. 22.

[527]) Dazu allgemein: Haas, K. E.: Der Lehrstuhl für reformierte Theologie zu Erlangen. München 1961.

[528]) (UQ 110), Nachtrag Nr. 1, S. 5.

[529]) Ebenda, S. 6.

als Strafe für begangene Sünden. Erst um 1886 begann er über Fragen zur Religion zu reflektieren. Eine im Gespräch gefallene, flüchtige, aber sehr kritische Äußerung seines Großvaters hatte sein inneres Gleichgewicht zum Wanken gebracht. Daraus entwickelte sich ein bis zum Tod des Großvaters andauernder intensiver Briefwechsel.[530] Über den dadurch ausgelösten Wandel schrieb Graser später: „Ich fing aber, wohl zum Teil nach seinen [des Großvaters] Einwürfen, die ungefähr dem Standpunkt von Johannes Müller entsprechen und den man als praktisches Christentum bezeichnen kann, an, allmählich mich von den Fesseln der pedantischen Auffassung und der starken Betonung des kirchlichen Einflusses [...] freizumachen.“[531] Trotzdem blieb er der evangelisch-lutherischen Kirche weiterhin eng verbunden. So trat 1917 das Komitee zur Organisation der Reformationsjubiläumsfeier mit der Bitte an ihn heran, ob er nicht die Festrede übernehmen könne.[532] Er sollte im Anschluß an den Gottesdienst auf dem Marktplatz „über den Segen der Reformation“[533] sprechen. Aus beruflichen und insbesondere aus gesundheitlichen Gründen lehnte er jedoch ab, obwohl es ihm, nach eigenen Aussagen, nicht schwer gefallen wäre, eine Ansprache zu diesem Thema zu entwerfen.[534]

1919 wurde er von einigen Mitgliedern der theologischen Fakultät gebeten, auf einer Veranstaltung der freireligiösen Vereinigung als Nichttheologe zu erscheinen und, neben dem Juristen Dr. Laut und dem Philosophen Dr. Leo, für die christliche Sache zu sprechen.[535] Die Vereinigung hatte als Vortragenden den Schüler Haeckels Dr. Heinrich Schmidt[536] eingeladen. Im Anschluß an dessen Rede „über die Unsittlichkeit des evangelischen Religionsunterrichtes“, war eine allgemeine Aussprache vorgesehen.[537] Der eineinhalbstündige, sehr gut besuchte Vortrag[538] scheint sich allerdings weniger mit den Inhalten des Religionsunterrichtes, als vielmehr mit ausgewählten „unsittlichen Berichten“[539] des alten Testamentes befaßt zu haben. Graser, der nach einer kurzen Pause als erster Diskussionsredner das Wort ergriffen hatte, stellte zunächst einmal seine Gemeinsamkeiten mit dem Redner und den Lehren Darwins und Haeckels dar.[540] Daran schloß er eine ungefähr dreiviertelstündige Entgegnung an.[541] Das Erlanger Tagblatt bescheinigte Grasers Worten einen „besonders starken und pakkenden Eindruck“[542], und der Berichterstatter der Fränkischen Nachrichten schrieb gar: „Einen wahren Sturm der Begeisterung löste das aus seinen Erfahrungen als Arzt gewonnene Eintreten Professor Grasers für die Kraft des christlichen Religionsunterrichtes aus.“[543] Nicht nur in Erlangen und Umgebung scheint dieser Diskussionsbeitrag, auf den „zum Teil auch von der Kanzel“[544] hingewiesen wurde, für Gesprächsstoff gesorgt zu haben. Selbst das

[530]) Von diesem Briefwechsel mit seinem Großvater ist leider nichts erhalten.

[531]) (UQ 110), Nachtrag Nr. 1, S. 6 f.

[532]) Krecke (1929), S. 544.

[533]) (UQ 110), Nachtrag Nr. 1, S. 1.

[534]) Ebenda.

[535]) Ebenda; „Das Thema rief die Theologen auf den Plan, und sie liessen ihre Sache durch den Chirurgen Prof. Dr. Graser, den Juristen Prof. Dr. Laut und den Philosophen Dr. Leo verteidigen“, *Fränkische Tagespost 49*, 28.06.1919.

[536]) Schmidt, Heinrich: Das biogenetische Grundgesetz Ernst Haeckels und seine Gegner. Jena 1902.

[537]) *Fränkische Tagespost 49*, 24.06.1919.

[538]) „Der überfüllte Saal hielt aus bis zur letzten Stunde.“ *Fränkische Tagespost 49*, 28.06.1919.

[539]) (UQ 110), Nachtrag Nr. 1, S. 1.

[540]) „Weil ich die Welt Häckels und seines viel größeren und vorsichtigeren Vorgängers Darwin genau kenne und das, was wertvoll und bleibend daran sei, vollkommen einzuschätzen wisse“, (UQ 110), Nachtrag Nr. 1, S. 1; s. dazu auch: „Er [W. Koch in einer Arbeit über die angeborenen ungewöhnlichen Lagen und Gestaltungen des menschlichen Darmes, *Dt. Tzschr. Chir. 50*, 1899] hält es für notwendig, noch weiter in der Ahnenreihe rückwärts zu greifen, zu den Amphibien und Amnioten, ja zu den Nematoden, Molluskeln und Tracheaten. Ich bin nicht in der Lage, ihm auf diesem Wege zu folgen“, Graser (1906.3), S. 202.

[541]) (UQ 110), Nachtrag Nr. 1, S. 3.

[542]) *Erlanger Tagblatt 62*, 26.06.1919.

[543]) *Fränkische Nachrichten 36*, 26.06.1919.

[544]) (UQ 110), Nachtrag 1, S. 1.

evangelisch-lutherische Sonntagsblatt für Bayern[545] informierte in der Rubrik „Kurzen Nachrichten aus Welt und Kirche" über den Redebeitrag des „Chirurgieprofessors Graser", der „durch ein offenes Bekenntnis zur Bibel und zu Jesus tiefen Eindruck machte".[546]

In besonderer Weise lagen Graser die Diakonissen und Brüder der unterschiedlichen evangelischen Einrichtungen am Herzen.[547] So hatte er bereits im Juli 1905 die Gründung eines Fonds für invalide Schwestern der Diakonissenanstalt Augsburg unterstützt,[548] und sich immer wieder ihrer Belange angenommen.[549] Wenngleich Graser zweifelsohne die besondere geistliche Motivation der im diakonischen Dienst tätigen Ordensleute hoch schätzte, darf dabei nicht übersehen werden, daß er als Direktor des Krankenhauses auch die durchaus weltlichen Gesichtspunkte dieser Situation vor Augen hatte. Sie bedeutete für die Kliniken wesentliche Vorteile. Insbesondere die Diakonissen waren äußerst billige Pflegekräfte und zeichneten sich zudem durch Fleiß[550], Zuverlässigkeit und Loyalität aus.[551]

2.9.5. In Sorge um einen geeigneten Nachfolger

Als Graser am 19. September 1928 um seine Emeritierung nachsuchte, hatte er sich schon sehr genaue Gedanken über einen möglichen Nachfolger gemacht. Seine schlechte körperliche und seelische Verfassung hatten ihn wohl in den zurückliegenden Jahren schon häufiger daran denken lassen, Professur und Klinikdirektion aufzugeben. Bereits gegen Ende des Jahres 1921 war das Gerücht verbreitet worden, Graser werde aus gesundheitlichen Gründen sowohl den Lehrstuhl als auch die Direktion der chirurgischen Klinik sowie des Krankenhauses aufgeben.[552]

Nachdem sich im Frühjahr des Jahres 1928 seine Zusammenarbeit mit Müller immer unerfreulicher gestaltete, begann er sich, in Sorge um einen geeigneten Nachfolger, gezielt unter den in Frage kommenden Chirurgen umzusehen.[553] Dabei empfand er es als große Erleichterung, daß in den vergangenen zwei Jahren zahlreiche chirurgische Lehrstühle an deutschsprachigen Hochschulen[554] neu besetzt worden waren, „bei welcher Gelegenheit eine gründliche Sichtung des chirurgischen Nachwuchses stattgefunden"[555] hatte. Die am 1. November veröffentlichte Vorschlagsliste würdigte ausdrücklich diese Bemühungen: „Herr G r a s e r hat sich die Mühe nicht verdrießen lassen, diejenigen Chirurgen, welche in Betracht kommen, bei der Arbeit und im persönlichen Verkehr eindringlich zu prüfen."[556] Ob er auf seinen Erkundungsreisen außer den schließlich genannten Otto Goetze, Johann Carl Lehmann und Albert Hohlbaum noch weitere Chirurgen besucht hat, läßt sich nicht mit Sicherheit sagen. Der er-

[545] „was dann in den evangelischen Kirchenblättern", ebenda.
[546] *Evang. Sonntagsblatt aus Bayern [=Rothenburger Sonntagsblatt]* 35, 27.07.1919, S. 225.
[547] In der Erlanger chirurgischen Klinik arbeiteten Diakonissen aus der evang.-luth. Diakonissenanstalt Neuendettelsau und bis 1908 Diakone aus Rummelsberg bei Altdorf. Nach 1908 übernahmen Brüder aus der Brüderanstalt Neuendettelsau diesen Dienst in der Klinik.
[548] (UQ 32), 1297, Erlangen, 11.07.1905.
[549] S. dazu: (UQ 31).
[550] „[...] den im Dienst sich aufreibenden Schwestern und Brüdern", (UQ 60), Nr. 1623, Erlangen, 14.05.1926
[551] S. dazu: (UQ 31).
[552] „ [...], daß die begründete Möglichkeit besteht, daß der Ordinarius für Chirurgie an der Universität Erlangen, Professor Graser, krankheitshalber sein Lehramt niederlegt und von der Leitung der Klinik zurücktritt", (UQ 93), Brief Sr. Majestät König Ferdinand von Bulgarien, Augustenpalais am Bürglass [Coburg], 29.12.1921.
[553] „Den Löwenanteil [der Arbeit um die Nachfolge] habe ich auf mich genommen", (UQ 93), Brief Graser, Erlangen, 15.11.1928.
[554] S. dazu: Killian (1980).
[555] (UQ 93), 2297, V 44514 A I, Erlangen, 01.11.1928 [Vorschlagsliste].
[556] Ebenda.

haltene, beziehungsweise zitierte Schriftwechsel und die zahlreichen Hinweise auf persönlich eingeholte Informationen zeigen aber, daß er dieser Aufgabe, mit großem Ernst, viel Zeit gewidmet hat.[557]

In erster Linie war es ihm wichtig, für den Erlanger Lehrstuhl und die chirurgische Klinik eine Persönlichkeit zu gewinnen, die der harten „Konkurrenz auf diesem Gebiete überall, ganz besonders aber in der nächsten Umgebung" - hier ist vor allem an die großen Krankenhäuser in Nürnberg,[558] Fürth, Bamberg und Hof zu denken - gewachsen sei. Neben charakterlichen Eigenschaften und bewiesener Lehrbegabung sollte also vor allem auf die chirurgisch-technischen Fähigkeiten großer Wert gelegt werden.

Grasers Assistent Willy Haas hatte 1927 „mehrere Tage den Betrieb der Frankfurter Klinik miterlebt"[559] und aus dem Schmiedenschen Krankenhaus insbesondere über den hervorragenden Operateur, Redner und Lehrer Goetze[560] berichtet. Auch die freundliche Atmosphäre und die angenehme Zusammenarbeit des Oberarztes mit den Assistenzärzten hatten bei Haas einen nachhaltigen Eindruck hinterlassen.[561] „Über Herrn Götze habe ich, was ja Herr Geheimrat längst wissen, nur das allerbeste Urteil. Er ist wirklich etwas ganz Besonderes, diesen Eindruck gewinnt man sehr schnell und nachdrücklich."[562] Auf Anfrage hatten sich auch Ferdinand Sauerbruch[563], Gustav von Bergmann und Franz Volhard[564] ausdrücklich für Goetze ausgesprochen. Nun erlebte Graser Goetze in Frankfurt „an einigen recht schwierigen Operationen"[565], unter anderem auch während der Operation eines akut blutenden Magenulkus bei einer älteren Patientin mit hochgradiger Kyphoskoliose. Der operative Eingriff soll Graser zunächst wenig aussichtsreich erschienen sein, da durch die nach dorsal gebogene Wirbelsäule bei gleichzeitig bestehender starker seitlicher Verkrümmung zwischen Becken und Rippen kaum Platz geblieben war. Das sichere und zielbewußte Auftreten und der erfolgreiche, sehr übersichtliche Eingriff habe Graser dann so beeindruckt, daß er sich für Goetze entschied und sich in Fakultät und Senat für seine Nennung an erster Stelle einsetzte.[566]

Dieser starke persönliche Eindruck von Goetze scheint mir auch der Grund dafür zu sein, daß Graser bei der Erstellung der Liste auf „Leute wie Konjetzni"[567] nicht einging, um seinen

---

[557] „Ich habe Herrn König schon bei einem mehrstündigen Besuch, den ich ihm in Würzburg anfangs Oktober machte, [...]", (UQ 93), Brief Grasers an Lexer [Abschrift], Erlangen, 30.10.1928.

[558] Windsheimer, Bernd: 100 Jahre Klinikum Nürnberg. Die Geschichte des Nürnberger Gesundheitswesens im späten 19. und 20. Jahrhundert. Nürnberg 1997.

[559] (UQ 93), 2297, Erlangen, 01.11.1928; s. dazu auch: (UQ 109), Brief Haas, Erlangen, 06.08.1928.

[560] Zu Otto Goetze, der als Nachfolger Grasers mit eineinhalbjähriger Unterbrechung zwischen Februar 1947 und September 1948 von 1929 bis 1955 Professor für Chirurgie in Erlangen war: (UQ 34); Fischer, Adalbert W.: Otto Goetze zum 65. Geburtstag. *Ztrbl. Chir.* 76, 1951, S. 768 f.; ders.: Otto Goetze [Nekrolog]. *Chirurg 26*, 1955, S. 565 f.; Denecke, Kurt: Otto Goetze [Nekrolog]. *Münch. Med. Wschr.* 97, 1955, S. 1366 f.; Heidacher (1960), S. 125-133; Wittern (1999), S. 54 f.

[561] (UQ 93), 2297, Erlangen, 01.11.1928.

[562] (UQ 109), Brief Haas, Erlangen, 06.08.1928.

[563] Vgl. auch: „Ueber die Nennung Götzes an erster Stelle kann man sich freuen. Ich halte ihn für einen Nachfolger, der Dein Werk weiter führen wird. [...] Ich wiederhole noch einmal ausdrücklich, über Götzes Berufung habe ich mich gefreut, er verdient es und ich habe ihn zusammen mit Jehn ja auch an erster Stelle vorgeschlagen." (UQ 109), Brief Sauerbruch, Berlin, 20.11.1928.

[564] Sauerbruch, Bergmann, Volhard, (UQ 93), 2297, Erlangen, 01.11.1928; annähernd wortgleich auch bei Heidacher (1960), S. 125, Anmerkung 2.

[565] (UQ 93), 2297, Erlangen, 01.11.1928.

[566] Nach einer Erzählung von Otto Goetze: Telephongespräche mit Frau Goetze, der Ehefrau Otto Goetzes am 28.09.1990, sowie mit deren Tochter Frau Dr. Gertrud Goetze am 29.10.1990.

[567] Sauerbruch, der in einem Gutachten an Graser neben Otto Goetze, Max Lebsche und Wilhelm Jehn vor allem Georg Ernst Konjetzni vorgeschlagen hatte, zeigt sich von den hinteren Plätzen der Berufungsliste schwer enttäuscht: „Wo bleibt Vertrauen und Hoffnung unseres Nachwuchses, wenn so verfahren wird wie in E r l a n g e n", (UQ 109), Brief Sauerbruch, Berlin, 20.11.1928.

Kandidaten nicht zu gefährden.[568] Auch die anfänglich noch diskutierten Kandidaten Max Lebsche aus München, Ernst Seifert aus Würzburg[569] und der ehemalige Erlanger Dozent und Oberarzt Erwin Kreuter aus Nürnberg wurden nach „sehr gewissenhaften und eingehenden Beratungen der Fakultät"[570] nicht weiter berücksichtigt.[571] Sauerbruch äußerte daraufhin in einem Schreiben an Graser sichtlich enttäuscht seine Befürchtung, daß bei der Erstellung der Berufungsliste „persönliche und unakademische Gesichtspunkte"[572] die entscheidende Rolle gespielt haben könnten.

Graser scheint ernstlich befürchtet zu haben, daß man im Staatsministerium ähnlich dachte, denn in einem Brief an den zuständigen Staatsrat Hauptmann betont er ausdrücklich, „dass zu der Auswahl keinerlei persönliche Beziehung [...] hereingespielt"[573] habe. Auch bot er sich an, etwaige Unstimmigkeiten bei einem Besuch in München persönlich zu klären

Als dann das Ministerium noch im November signalisierte, daß man gewillt sei, nach Klärung einiger organisatorischer Fragen, Goetze zu berufen[574], empfand Graser dies - sicherlich nicht zu Unrecht - als großen persönlichen Erfolg.[575]

In den nun folgenden Monaten galten Grasers Bemühungen vor allem der Organisation einer reibungslosen Übergabe der chirurgischen Klinik. Ein reger Briefwechsel mit Goetze behandelte dabei insbesondere die Frage, wie mit der zeitweiligen Sperrfrist umgegangen werden könne. Da Graser sich, wenn auch schweren Herzens, entschlossen hatte nach seiner Emeritierung nach München umzusiedeln, kamen auch die Modalitäten des Hausverkaufes an Goetze und ein noch vor Amtsantritt vorzunehmender Umbau desselben zur Sprache.[576] Neben diesen eher privaten Belangen informierte Graser seinen designierten Nachfolger in den Briefen allgemein über die Situation in der chirurgischen Klinik und der Universität. Daneben finden sich aber auch ganz konkrete Hinweise zum Umgang mit dem Kultusministerium.

Kurz vor seiner Emeritierung durfte Graser noch zwei große Ehrungen erleben: Auf ihrer 13. Tagung in München ernannte ihn die Vereinigung Bayerischer Chirurgen am 28. Juli 1928 ohne Gegenstimme zum Ehrenmitglied.[577] Graser hatte am 6. Januar 1911 in München zu den Gründungsmitgliedern der Vereinigung gehört.[578] Nach dem Tod des Initiators und ersten Vorsitzenden, Geheimrat Ottmar von Angerer 1918, führte Graser ab 1920 die Tagungen der Vereinigung.[579] In aller Bescheidenheit formulierte er 1920 in seiner Eröffnungsansprache: „Der Vorsitz ist mir durch Erbschaft zugefallen; nehmen Sie für die Tagung mit mir vorlieb. Ich werde mich bemühen, nach meinen Kräften allen Anforderungen gerecht zu werden."[580] Dies scheint ihm geglückt zu sein, denn gerne bestätigte man, daß er diese Auf-

---

[568]) Vgl. dazu: (UQ 93), Brief Graser [Abschrift], Erlangen, 30.10.1928.
[569]) Ebenda.
[570]) (UQ 93), Brief Graser, Erlangen, 07.11.1928.
[571]) Ebenda.
[572]) (UQ 109), Brief Sauerbruch, Berlin, 20.11.1928.
[573]) (UQ 93), Brief Graser, Erlangen, 07.11.1928.
[574]) „Eine derartig rasche Erledigung einer Berufungsfrage ist wohl noch kaum je vorgekommen", (UQ 93), Brief Graser, Erlangen, 15.11.1928.
[575]) S. dazu auch: „über den Entwicklungsgang Ihrer großen Bemühungen", (UQ 109), Brief Goetze, Frankfurt, 18.11.1928.
[576]) (UQ 109), Briefe Goetzes: Frankfurt, 18.11.1928; 08.12.1928; 19.12.1928; Erlangen, 01.08.1929; Frankfurt, 17.02.1929; 06.01.1929; 31.12.1928.
[577]) Bayerische Chirurgen-Vereinigung: [Aus dem Bericht über die 13. Tag. Ver. Bay. Chir. 1928]. *Ztrbl. Chir.* *55*, 1928, S. 2724; s. dazu auch: (UQ 108), Brief Madlener, Kempten, 31.07.1928.
[578]) Zur Geschichte der Bayerischen Chirurgen-Vereinigung: Bayerische Chirurgen-Vereinigung (Hrsg.): 1911-1986, 75 Jahre Bayerische Chirurgen-Vereinigung. Gräfelfing 1986; Bayerische Chirurgen-Vereinigung: [Bekanntgabe der Gründung der Vereinigung]. *Münch. Med. Wschr. 58*, 1911, S. 716.
[579]) Zwischen 1914 und 1920 hatten keine Tagungen stattgefunden.
[580]) Graser, Ernst: Eröffnungsansprache [5. Tagung Ver. bay. Chir. 1920]. *Beitr. klin. Chir. 122*, 1921, S. 231.

gabe „mit viel Geschick und einer erfrischenden persönlichen Note"[581] zu meistern wußte. Schon 1922 blieb er jedoch, wohl aus gesundheitlichen Gründen, „hart gegenüber den Bitten der stark besuchten Versammlung und schlug seine Wiederwahl aus."[582]

Auch von der Deutschen Gesellschaft für Urologie wurde er 1929 zum Ehrenmitglied ernannt.[583]

Zum 1. März 1929 wurde Graser von allen dienstlichen Verpflichtungen entbunden. Gleichzeitig erhielt er in Anerkennung seiner Dienste Titel und Rang eines Geheimen Rates[584]. Für den Monat März hatte Graser sich noch bereiterklärt, die Direktorenstelle der chirurgischen Klinik zu vertreten. Die Direktion des Krankenhauses ging jedoch auf seinen ausdrücklichen Wunsch schon jetzt auf Robert Ludwig Müller über. Mit dem Umzug nach München stellte sich die Frage einer sinnvollen Beschränkung des Umzugsguts, insbesondere was die medizinische Bibliothek anging. Graser verkaufte einen Großteil der Fachliteratur an die Universität[585], der sich noch heute im Besitz der Universitätsbibliothek befindet. Der Teil, der in den Privatbesitz seines Nachfolgers Otto Goetze überging, ist leider, mit manch anderen persönlichen Dingen, in den Wirren des Frühjahres 1945 buchstäblich dem „Dreck der Straße"[586] zum Opfer gefallen.

2.9.6. Graser und die Stadt Erlangen

Mit einer, von der renommierten Erlanger Firma Zucker & Co. aufwendig gefertigten „Abschiedsadresse"[587] brachte die Stadt Erlangen Graser gegenüber ihren „wärmsten Dank" zum Ausdruck.[588] In einem Schreiben betonte der Oberbürgermeister Dr. Theodor Klippel[589] den einstimmigen Beschluß des Stadtrates. Die Danksagung würdigte allerdings ausschließlich Grasers Leistungen als Direktor der chirurgischen Universitätsklinik. Darüber hinaus hatte er aber gleichwohl eine wesentliche Bedeutung auch für das gesellschaftliche Leben der Stadt erlangt.

Noch als Assistenzarzt war Graser auf der 10. ordentlichen Generalversammlung des Erlanger Gemeinnützigen Vereins 1886 in den Vorstand gewählt und mit dem Amt des Schriftführers betraut worden.[590] Diesen Verein hatten im Januar 1876 Erlanger Bürger mit der Zielsetzung gegründet, „gemeinnützige Unternehmungen aller Art, welche zur Hebung der Stadt und des

581) Bayerische Chirurgen-Vereinigung: [Grashey, Rudolf: Aus dem Bericht über die 7. Tag. Ver. Bay. Chir. 1922]. *Münch. Med. Wschr. 69*, 1922, S. 1130.
582) Ebenda.
583) Kielleuthner, Ludwig: [Verleihung der Ehrenmitgliedschaft an Graser]. In: Verh. Dt. Ges. Urol. 1929, S. 418; s. auch: (UQ 108), Brief Kielleuthner, Berlin, 28.09.1929; Urkunde.
584) (UQ 33), Nr. V 50343, München, 15.12.1928; (UQ 108), Verleihungsurkunde.
585) (UQ 33), 140, Erlangen, 21.01.1929.
586) Zitiert nach einem Telefongespräch mit Frau Dr. Gertrud Goetze am 29.10.1990. Amerikanische Soldaten hatten bei der Zwangsräumung den größten Teil des Hausrates einfach vor dem Haus auf die Straße gekippt.
587) Hierbei handelte es sich um eine Abschiedsurkunde mit handgemalten Initialen. Diese war in eine Ledermappe eingelegt, deren Vorderseite das Erlanger Stadtwappen zeigte. Die Innenseiten der Mappe waren mit Seidenmoiré ausgekleidet und teilweise vergoldet, *Erlanger Neueste Nachrichten 46*, 13.04.1929; auch *Erlanger Tagblatt 72*, 13.04.1929.
588) „Ehrung der Stadt für Geheimrat Dr. Graser", *Erlanger Neueste Nachrichten 46*, 13.04.1929; „Eine Dankadresse des Stadtrats für Geheimen Rat Univ. Prof. Dr. Graser", *Erlanger Tagblatt 72*, 13.04.1929; dazu auch: (UQ 108), Brief des Oberbürgermeisters Dr. Klippel, Erlangen, 16.04.1929.
589) (UQ 108), Brief Dr. Klippel, Erlangen, 16.04.1929.
590) (UQ 18).

Lebens in ihr beitragen können, anzuregen, zu fördern und zu betreiben"[591]. Graser war seit 1894 erster Vorsitzender des Vorstandes und blieb dies, „mit viel Verständnis für das Kultur- und Kunstleben Erlangens"[592], bis zu seiner Emeritierung 1929. In dieser Funktion hat er den Verein, vor allem bei besonderen Anlässen, auch mehrfach nach außen vertreten.[593]

Hier stellte sicherlich Grasers 1905 „mit hinreißendem Schwung"[594] vorgetragene Festrede auf der Gedenkfeier zu Schillers 100. Todestag einen Höhepunkt dar.[595] Der Verein hatte aus diesem Anlaß zu einer öffentlichen Feier auf den Schloßplatz eingeladen, an der „eine nach Tausenden zählende, zum Teil auch aus Nachbarorten herbeigekommene Menschenmenge"[596] teilnahm. Die Fränkischen Nachrichten lobten an Grasers Rede, daß sie „in ihrer Dauer glücklich auf die Empfänglichkeit einer Volksmenge abgestimmt, [...] in [...] großen, überall verständlichen Zügen" und „dem Zwecke einer öffentlichen Kundgebung nicht minder gut angepaßt und zündend" gewesen sei.[597] Auch Grasers Ansprache auf der Gedächtnisfeier für den 1920 verstorbenen Geheimrat Richard von Falckenberg im überfüllten Markgrafentheater[598] hatte allgemeine Anerkennung gefunden.[599]

Zurecht wies der Jahresbericht 1928/29 jedoch darauf hin, daß der weitaus größte Teil seines Wirkens beim Gemeinnützigen Verein organisatorische Vorstandsarbeit war und aus diesem Grund nach außen hin kaum bekannt wurde.[600] Unter Grasers Vorsitz hatte sich der Verein verstärkt für Renovierungs- und Umbauarbeiten im Markgrafentheater eingesetzt. Mit großem Engagement wurde das Konzertangebot kontinuierlich ausgebaut. Den Stolz des Vereins über Konzertverpflichtungen von Max Reger, Sigrid Onégin, Edwin Fischer, Paul Hindemith, Walter Gieseking und Elly Ney kann man noch der Chronik zum 100-jährigen Jubiläum abspüren.[601] Bis 1908 konnte der Verein eine stetig ansteigende Mitgliederzahl verzeichnen.[602] Nachdem bereits 1904 eine eigene Abteilung für Kunstausstellungen eingerichtet worden war, bildete man 1910 drei feste Arbeitsbereiche für Theater, Musik und Bildende Kunst.[603] Im Jahresbericht 1911 findet sich der Hinweis auf eine Ausstellung neoimpressionistischer Gemälde, die auf eine „Anregung von Professor Graser" zurückging.[604]

---

[591]) Aufruf an die Bewohner Erlangens. Erlangen, den 2. Januar 1876. Abgebildet in: Meidinger-Geise (1986), S. 263.

[592]) Gemeinnütziger Verein Erlangen (Hrsg.): GVE. 100 Jahre. Eine Chronik. Erlangen 1975, S. 13.

[593]) Exemplarisch verweise ich auf: Zur Jubelfeier des Gemeinnützigen Vereins, *Fränkische Nachrichten 18*, 15.01.1901; Festvorstellung im Erlanger Stadttheater, *Erlanger Tagblatt 44*, 15.01.1901

[594]) (UQ 17), Jahresbericht des gemeinnützigen Vereins über das Geschäftsjahr 1928/ 29.

[595]) S. dazu: Anhang: Bild 6 und Bild 7.

[596]) „Die Schiller-Gedächtnisfeier in Erlangen". *Erlanger Tagblatt 48*, 08.05.1905.

[597]) „Schiller-feier", *Fränkische Nachrichten 22*, 08.05.1905.

[598]) „Das Stadttheater konnte die Verehrer des großen Toten nicht alle fassen", *Erlanger Tagblatt 63*, 22.11.1920.

[599]) *Ebenda; Fränkische Nachrichten 37*, 22. 11. 1920.

[600]) (UQ 17), Jahresbericht des gemeinnützigen Vereins über das Geschäftsjahr 1928/29.

[601]) GVE (1975).

[602]) GVE (1975), S. 13, 17.

[603]) S. dazu: GVE (1975), S. 15, 17.

[604]) (UQ 17), Jahresbericht des gemeinnützigen Vereins über das Geschäftsjahr 1911.

2.9.7. Letzte Lebensjahre

Die letzten beiden Lebensjahre Grasers waren geprägt von immer wiederkehrenden Erkrankungen, über die uns einige der erhaltenen Briefe Auskunft geben. Der einen oder anderen vorsichtigen Andeutung mag man entnehmen, daß Graser in den letzten Berufsjahren nicht nur an körperlichen, sondern zunehmend auch unter psychischen Erschöpfungszuständen litt.[605] Manches spricht dafür, daß er, in besonderer Weise nach dem Tod seiner Frau, nicht zuletzt um den verstärkt auftretenden Schmerzen im Processus mastoideus und den immer lästiger werdenden Ohrengeräuschen zu entkommen, vermehrt auf starke „Beruhigungs- und Anregungsmittel"[606] zurückgegriffen hat, was sein angeschlagenes Allgemeinbefinden zusätzlich belastete.[607]

Im April 1929 schrieb Haas nach Bad Münster am Stein, wo sich Graser, wie schon im April und November des Vorjahres[608], im Sanatorium Dr. Glaessgen von den Anstrengungen in der chirurgischen Klinik erholte: „Der Aufenthalt bei Glaessgen, der Ihnen immer so vorzüglich bekommen ist, wird Ihnen auch diesmal die alte Frische zurückgeben"[609]. Immerhin konnte Willy Haas im September feststellen, daß nach guter Erholung „auch die Stimmung [wieder] eine entsprechend freudige"[610] war. Von Bad Münster wechselte Graser, wohl um einige Zeit in der Nähe einer Tochter, die in Wiebaden lebte, zu verbringen, in das Wiesbadener Hotel Regina.[611]

Aber schon kurze Zeit später mußte er mit Asthmaanfällen und einer schweren Bronchitis ins dortige städtische Krankenhaus eingeliefert werden. Wie schlecht es um seine Gesundheit stand, können wir erahnen, wenn wir erfahren, daß Otto Goetze sogar von einem kurzen Krankenbesuch absah, weil Grasers Zustand dies nicht ratsam erscheinen ließ.[612] Goetze schrieb allerdings lediglich von „der Sache, die doch wirklich nicht einfach aussah"[613]. Wieviel ernster und eindringlicher klingt die Passage, die Willy Haas Ende Juni an Graser schrieb. Graser hielt sich mittlerweile zur Erholung am Ammersee auf: „Manch anderer an Ihrer Stelle wäre dem Tod wohl nicht entronnen. Aber Sie haben ja schon einmal von anderer Welten Tor wieder in das alte Leben zurückgefunden."[614] Aus dem Voralpenland zog es Graser dann im August noch einmal nach Zell am See[615] und in die von ihm so geliebten Berge.[616] Hier suchte er, bei Spaziergängen „alle Erinnerungen an Kranksein [zu] vertreiben"[617].

---

[605]) „Während der Zeit der schwersten seelischen Belastung durch den Tod meiner Frau", (UQ 86), Brief Graser, Erlangen, 25.02.1928; z. B.: „[...] geht [...] sehr gut und soll auch die Stimmung eine entsprechend freudige sein." (UQ 109), Brief Haas, Erlangen, 28.09.1928.

[606]) (UQ 110), S. 9.

[607]) So findet sich im Exemplar von Alfred Heidachers Geschichte der Chirurgischen Universitätsklinik Erlangen der Universitätsbibliothek Erlangen-Nürnberg mit Bleistift handschriftlich, vielleicht von Heidacher selbst, hinzugefügt: „und Morphinismus", S. 123; vgl. dazu allgemein: Deutsch, Wilhelm: Der Morphinismus. Stuttgart 1901; Hahn, Benno: Die Morphinerkrankungen. Heidelberg 1927.

[608]) (UQ 109), Briefe Haas, Erlangen, 20.04.1928; 28.09.1928.

[609]) (UQ 109), Brief Haas, Offenbach a. Main, 16.04.1929.

[610]) (UQ 109), Brief Haas, Erlangen, 28.09.1928.

[611]) (UQ 109), Brief Goetze, Erlangen, 19.04.1929.

[612]) (UQ 109), Brief Goetze, Erlangen, 05.06.1929.

[613]) Ebenda.

[614]) (UQ 109), Brief Haas, Offenbach a. Main, 26.06.1929.

[615]) (UQ 109), Brief Jamin, Erlangen, 14.08.1929.

[616]) Graser hatte als begeisterter Bergsteiger und Alpinist bereits in frühen Jahren „Erholung [...] im anstrengenden Wandern über die Berge" gesucht, Jamin (1930), S. 11; Krecke berichtete anläßlich der Emeritierung Grasers von einer nur wenige Jahre zurückliegenden Bergtour, die man gemeinsam über die Stubaier Ferner auf den Wilden Freiger (3418m) unternommen hatte, Krecke (1929), S. 545; Eine erhaltene Photographie zeigt Graser bei einer Rast in den Bergen; s. dazu: Anhang: Bild 12.

[617]) (UQ 109), Brief Jamin, Erlangen, 14.08.1929.

Zurück in München plagten ihn Anfang November Asthmaanfälle und Bronchitis erneut so schwer[618], daß er zur Behandlung in die innere Abteilung des Städtischen Klinikums Schwabing aufgenommen werden mußte.[619] Schon sehr geschwächt, aber immer noch voller Lebensdrang, telegraphierte er zum Rektoratswechsel nach Erlangen: „in treuer anhänglichkeit sendet der lieben alma mater und gefolge herzliche wünsche und grüße."[620] Mit einem letzten erhaltenen Brief antwortete Haas am 13. November auf ein Schreiben Grasers ins Städtische Klinikum Schwabing. Der Wunsch um eine „baldige völlige Wiederherstellung"[621] sollte sich aber nicht mehr erfüllen.

Am Sonntag, den 17. November 1929, starb Ernst Graser in München. Die Bestattung fand auf Wunsch der Familie und offensichtlich im Sinne Grasers wenige Tage später in aller Stille auf dem Erlanger Friedhof statt.[622]

---

618) (UQ 109), Brief Haas, Offenbach a. Main, 04.11.1929.
619) (UQ 109), Brief Haas, Offenbach a. Main, 13.11.1929.
620) (UQ 33), Telegramm, München, 04.11.1929.
621) (UQ 109), Brief Haas, Offenbach a. Main, 13.11.1929.
622) (UQ 33), Erlangen, 19.11.1929.

3. Ernst Graser im Spiegel seines wissenschaftlichen Werkes
3.1. Allgemeine Vorbemerkungen

Bereits der erste Versuch einer Orientierung im sich rasch wandelnden medizinischen Kontext der Zeit zwischen 1860 und 1929 machte mir klar, wie wenig eine Betrachtung des Graserschen Werks innerhalb des chronologischen Rahmens seiner Biographie meinen darstellerischen Möglichkeiten entsprach.[1]
Nach dieser grundsätzlichen Entscheidung, Leben und Werk getrennt zu betrachten, galt es für mich, die Frage zu klären, was mit dem Begriff „Werk" erfaßt werden solle. Ich entschied mich für einen erweiterten Werkbegriff, der neben den veröffentlichten wissenschaftlichen Arbeiten gleichberechtigt auch Grasers Einfluß auf und seine Bedeutung für die Baugeschichte der chirurgischen Klinik und für die Entwicklung einzelner medizinischer Spezialfächer einbezog. Letztere finden sich als dokumentierte Vorgänge in Archivalien oder aber in den zum Teil noch heute existierenden Klinikbauten und könnten in diesem Zusammenhang vielleicht eher mit Begriffen wie „Wirken" und „Wirkung" beschrieben werden.[2]
Wer sich mit einem abgeschlossen vorliegenden Werk beschäftigt, kann des Überblicks wegen zunächst alle Veröffentlichungen und Dokumente nach Themengruppen ordnen. So lassen sich über die Jahre hinweg Entwicklungslinien verfolgen oder aber Brüche aufzeigen. Neben größeren Themenblöcken, die dabei deutlich Schwerpunkte einer wissenschaftlichen Arbeit markieren, stehen meist zahlreiche kürzere Arbeiten zu Einzelthemen, ohne daß durch eine solche Einteilung die tatsächliche Bedeutung einer Veröffentlichung für die betrachtete Persönlichkeit erfaßt wird. So kann durchaus eine kleine, retrospektiv betrachtet eher unwesentliche Arbeit, für die weitere persönliche Entwicklung von großer Bedeutung gewesen sein.
Ich habe mich im Folgenden darauf beschränkt, Grasers Bedeutung als Chirurg, Lehrstuhlinhaber und Direktor der chirurgischen Klinik, anhand der auf diese Weise festgelegten und über einen größeren Zeitraum verfolgbaren Arbeitsschwerpunkte zu bewerten und zu gewichten. Die zahlreichen vereinzelt stehenden kürzeren Publikationen sollen nicht näher behandelt werden. Sie zeigen während der Assistentenzeit Grasers erste Gehversuche auf medizinischem und schon früh auf chirurgischem Terrain. Später illustrieren sie, in welchem Maße sich Graser für die Erlanger chirurgische Klinik um das gesamte Spektrum zeitgenössischer Chirurgie bemühte. Einzig die Differentialdiagnostik tuberkulöser Krankheitsbilder muß besondere Erwähnung finden, obwohl von Grasers Beschäftigung mit dieser nur sehr wenige Publikationen zeugen. Gleichwohl handelte es sich hier allem Anschein nach um ein über Jahrzehnte hinweg intensiv verfolgtes Arbeitsgebiet.[3]

---

[1] Die zum Teil fast jährlich sich ändernden Lehrmeinungen und Therapievorstellungen zeugen von einer medizinischen Entwicklung, die nicht zuletzt davon bestimmt war, daß neueste, experimentell scheinbar gesicherte Erkenntnisse, innerhalb weniger Monate durch weitere wissenschaftliche Untersuchungen wieder zu Fall gebracht wurden.

[2] Unberücksichtigt bleibt so, nicht zuletzt auch wegen der ungünstigen Quellenlage, Grasers standespolitisches Engagement, z.B. als Mitglied der Ärztekammer für Mittelfranken; s. dazu: Graser, Ernst: Diskussionsbeitrag zu [Einrichtung einer Ärztekammer für Mecklenburg]. *Korrbl. Allg. Mecklenb. Ärzteverein 4*, 1901, S. 1042; Ärztekammer für Mittelfranken: Protokoll der Sitzungen der Ärztekammer für Mittelfranken 1903-1909, 1913 [Sonderabdruck aus der *Münch. med. Wschr.*]; „[...] müssen wir Ihnen leider mitteilen, daß sich in unserem Archiv keinerlei Unterlagen über den Chirurgen Ernst Graser mehr befinden", Brief Dr. Stordeur, München 13.06.1989.

[3] S. dazu: Friedrich, Heinrich: Über die Differentialdiagnose der chirurgischen Tuberkulose. *Beitr. klin. Chir. 136*, 1926, S. 56-91.

Im Jahr 1884 hatte Graser einen Aufsatz über Zungentuberkulose[4] veröffentlicht, 1887 einen Artikel zur Tuberkulose äußerer Weichteile[5] und 1889 referierte er vor der physikalisch-medizinischen Societät Erlangens zur Histogenese des Tuberkels[6]. Ein in überarbeiteter Form sicher häufig gehaltener Vortrag zur Diagnose chronischer Entzündungen und Eiterungen des Knochens erschien 1904.[7] Bemerkungen oder kurze Abhandlungen zu tuberkulösen Erscheinungsformen, wie zum Beispiel der tuberkulösen Peritonitis, finden sich in vielen seiner großen Lehrbuchartikel. Auch verweisen vereinzelte Rezensionen auf eine kontinuierliche Beschäftigung mit diesem Thema.[8]

Eine Bearbeitung dieses umfangreichen Themengebietes,[9] die sich ausschließlich mit Diagnostik und Therapie der Tuberkulose unter Graser beschäftigen wollte, kann aufgrund der ungünstigen Quellenlage nur unvollständig und damit wenig aussagekräftig sein.

Auf eine besonders auffällige Äußerung Grasers möchte ich dennoch kurz eingehen. 1904 schrieb er: „Die Nachteile, welche der Verwendung des Tuberculins nachgesagt werden, habe ich nicht beobachtet. Ich mache auch zu therapeutischen Zwecken von dem Tuberculin nicht selten Gebrauch".[10]

Das Tuberkulin, 1890 von Robert Koch als Glycerinextrakt aus den Reinkulturen der Tuberkelbazillen entwickelt,[11] hatte als spezifisches Heilmittel gegen die Tuberkulose zunächst eine wahre Euphorie unter den Medizinern ausgelöst.[12] Aber bereits im darauffolgenden Jahr zeichnete sich ab, daß es die hohen Erwartungen nicht würde erfüllen können[13] und bis zur Jahrhundertwende wurde es, wenn überhaupt, nur noch zu diagnostischen Zwecken verwendet. Warum also vertraute Graser, den wir im folgenden als eher konservativen, zurückhaltenden und skeptischen Chirurgen kennenlernen werden, noch 1904 und mit großer Wahrscheinlichkeit auch darüber hinaus einem wissenschaftlich so umstrittenen Medikament?

[4]) Graser, Ernst: Ueber einen Fall von Zungentuberkulose. In: Sitzungsbericht der phys.-med. Soc. Erlg. 1884 (= Festgabe W. Heineke und I. Rosenthal zur Feier ihres 25 jährigen Doctorjubiläums), S. 177-182.

[5]) Graser, Ernst: Ueber Tuberculose der äusseren Weichteile. In: Beiträge zur pathologischen Anatomie, experimentellen Pathologie und praktischen Medizin. Leipzig 1887, S. 115-126; dass.: Dt. Arch. klin. Med. 42, 1888, S. 115-126.

[6]) Graser, Ernst: Zur Histogenese des Granulationsgewebes, spec. des Tuberkels, (UQ 64), Sitzung vom 29. Juli 1889.

[7]) Graser, Ernst: Zur Diagnose chronischer Entzündungen und Eiterungen, besonders an den Knochen (Caries oder Necrose?). Dt. med. Wschr. 30, 1904, S. 1753-1756.

[8]) Graser, Ernst: [Rezension: Helmrich, Volkmar: Die therapeutischen Wandlungen in der Behandlung der Bauchfelltuberkulose]. Münch. med. Wschr. 39, 1892, S. 577 f.; ders.: [Rezension: Maass: Die Tuberkulose des Sprunggelenkes]. Dt. Ärzteztg., 1903, S. 45; ders.: [Rezension: Finkelstein, B. K.: Beiträge zur Frage der Tuberkulose der Lymphdrüsen]. Dt. Ärzteztg., 1903, S. 46; ders.: [Rezension: Kissel, A. A.: Über die Diagnose der tuberkulösen Peritonitis bei Kindern]. Dt. Ärzteztg., 1903, S. 46; ders.: [Rezension: Wieting, J.: Über die Tuberkulose der Wirbelsäule, besonders ihrer hinteren Abschnitte, und über die Entstehung retropharyngealer Abszesse]. Dt. Ärzteztg., 1905, S. 185 f.

[9]) Zur Geschichte der Tuberkulose allgemein: Oury, Michel: Geschichte der Tuberkulose. In: Toellner, Richard (Hrsg.): Illustrierte Geschichte der Medizin. 5. Bd., Erlangen 1992, S. 2735-2755.

[10]) Graser (1904.9), S. 1756.

[11]) Koch, Robert: Weitere Mittheilungen über ein Heilmittel gegen Tuberculose. Dt. med. Wschr. 16, 1890, S. 1029-1032; ders.: Die Ätiologie und die Bekämpfung der Tuberkulose. Leipzig 1912.

[12]) S. dazu beispielhaft die Erklärung des sonst eher zurückhaltenden Berliner Chirurgen Ernst von Bergmann: Mitteilungen über die mit dem Kochschen Heilverfahren gewonnenen Ergebnisse. Dt. med. Wschr. 16, 1890 [Extrablatt zu Nr. 47], S. 1073-1078; auch: Küster, Ernst: Geschichte der neueren deutschen Chirurgie. Stuttgart 1915, S. 71-76; einen Eindruck von der damaligen Hochstimmung, die Kochs Mitteilung nach sich zog, können auch die Einträge unter den Stichworten „Tuberculosis" und „Tuberculosis - Koch´s treatment" in den Bänden des Index medicus für die Jahre 1890 und 1891 vermitteln.

[13]) S. dazu: Verh. Dt. Ges. Chir. Berlin 1891; [Aussprache über die Kochsche Entdeckung]. In: Bericht über die Verh. Dt. Ges. Chir. 1891. Beilage zum Ztrbl. Chir. 18, 1891, S. 1-62; Staehelin, Rudolf: Die Therapie der Lungentuberkulose in den letzten 50 Jahren. Dt. med. Wschr. 58, 1932, S. 763-766, 806-809.

Die Antwort auf diese Frage könnte sich im Rahmen einer weitergehenden Untersuchung ergeben. Diese hätte sich mit der Behandlung von Tuberkulosekranken am Erlanger Universitätskrankenhaus zu befassen, müßte also neben den therapeutischen Konzepten der chirurgischen Klinik auch diejenigen der medizinischen Klinik und ihre wechselseitigen Einflüsse berücksichtigen. Franz Penzoldt, seit 1903 Direktor der medizinischen Universitätsklinik, befaßte sich, sensibilisiert durch eine eigene Tuberkuloseerkrankung intensiv mit der Therapie derselben.[14] Von ihm wissen wir, daß er seine Genesung unter anderem wesentlich auf die Gabe von Tuberkulin zurückführte.[15]

3.2. Grasers Beitrag zur Baugeschichte der chirurgischen Universitätsklinik und des Erlanger Krankenhauses[1]

Als Graser 1901 nach Erlangen zurückkehrte, wurden an der chirurgischen Klinik die letzten von Walter von Heineke erwirkten Um- und Erweiterungsbauten durchgeführt. Da Graser jedoch die vorgesehenen baulichen Veränderungen am Operations- und Hörsaal für unzureichend hielt, beschloß man, die weitere Aufführung der bisherigen Pläne zurückzustellen. Das alte Hörsaalgebäude war bereits vollständig umbaut. Dennoch besaß der Hörsaal weder direktes Licht, noch konnte er ausreichend gelüftet werden. Von Heinekes Änderungsvorschlag bestand lediglich darin, die zwei über dem Hörsaal liegenden Assistentenwohnungen aufzulassen und als Lichtschacht in den Raum miteinzubeziehen. Bereits zum 1. November 1901 legte Graser der medizinischen Fakultät seine Umbaupläne vor. Ausgehend von der Tatsache, daß „nach dem Zustande des Operationssaales [...] und zwar mit einigem Recht, von allen Besuchern die ganze Klinik beurteilt" werde, zeigte er zunächst noch einmal alle Mängel des alten Gebäudes und diejenigen der von von Heineke geplanten Änderungen auf. Gleichzeitig verwies er darauf, daß er einzig aus finanziellen Gründen - von Heineke waren in der 25. Finanzperiode für Umbaumaßnahmen am Hörsaal 1000 Reichsmark zur Verfügung gestellt worden - darauf verzichtet hatte, einen Antrag zum vollständigen Neubau des Operationsgebäudes zu stellen. Vielmehr habe er sich bci der Erstellung seiner Pläne bemüht, durch geschickte Nutzung der vorhandenen Bausubstanz die entstehenden Kosten so gering wie möglich zu halten. Ihm schwebte bei dem anstehenden Umbau der bestehenden Räume ein an die Nordseite der chirurgischen Klinik verlegter, teilweise freistehender Rundbau vor. Die dadurch entstehende große Fensterreihe über der im Halbkreis angeordneten Zuhörertribüne könnte die bisherigen Licht- und Luftprobleme lösen. Zudem würde eine steile, amphitheatralische Anordnung der Sitzreihen nur sehr wenig Platz beanspruchen, und somit könnte viel Raum für die Operationsbühne übrigbleiben. Einen weiteren wichtigen Vorteil sah Graser in der Möglichkeit, getrennte Eingänge für Ärzte, Patienten und Studierende zu schaffen. Außerdem blieben „noch mehr verfügbare Einzelräume" im Parterre übrig und die beiden Assistentenwohnungen im ersten Stock

---

[14]) Penzoldt, Franz: Über den Krankheitsverlauf bei vor 19 Jahren mit Tuberkulin behandelten Lungentuberkulösen. *Dt. Arch. klin. Med. 100*, 1910, S. 68-87; dass. auch in: Festschrift Wilhelm v. Leube. Leipzig 1910, S. 82-101.

[15]) „[...] allerdings auch unter gleichzeitiger Anwendung der von Robert Koch angegebenen spezifischen Behandlung", Penzoldt, Franz: [Selbstdarstellung]. In: Grothe, Ludwig R.: Die Medizin der Gegenwart in Selbstdarstellungen. Leipzig 1923, S. 176; dazu auch: Penzoldt (1910.2), S. 83, 96.

[1]) Allgemein zur Geschichte des Krankenhausbaus: Jetter, Dieter: Grundzüge der Hospitalgeschichte. Darmstadt 1973; ders.: Grundzüge der Krankenhausgeschichte. Wiesbaden 1977; Murkern, Axel Hinrich: Das Bild des deutschen Krankenhauses im 19. Jahrhundert. Münster 1978; ders.: Die bauliche Entwicklung des deutschen Allgemeinen Krankenhauses im 19. Jahrhundert. Göttingen 1979; ders.: Vom Armenhospital zum Großklinikum. Die Geschichte des Krankenhauses vom 18. Jahrhundert bis zur Gegenwart. Köln 1988.

erhalten. Lediglich die Räume der chirurgischen Poliklinik müßten verlegt werden. Um die Angelegenheit zu beschleunigen, verwies Graser noch einmal mit Nachdruck auf die chirurgischen Bedürfnisse und darauf, daß es günstig wäre, wenn die baulichen Veränderungen am Operationssaal zeitgleich mit dem Aufbau über der Ohrenklinik vorgenommen werden könnten, da durch die langandauernden Bauarbeiten die medizinische Arbeit in der chirurgischen Klinik stark beeinträchtigt werde.[2]

Gustav Hauser, der als Baureferent der Universität den Abriß des alten Gebäudetraktes und einen vollständigen Neubau favorisiert hatte, empfahl der medizinischen Fakultät, sicherlich nach Absprache und mit Einverständnis Grasers, diese von den bestehenden knappen finanziellen Möglichkeiten diktierten Ausführungen nur dann zu unterstützen, wenn absolut keine Aussicht bestünde, daß in absehbarer Zeit ein weitergehender Bauantrag gebilligt werden könnte.[3] So bekam Graser erst am 14. Januar 1903 die Anweisung, für Um- und Ausbauten einen Detailplan mit genauem Kostenanschlag zu erstellen.[4] Nach seiner mittlerweile eineinhalbjährigen Amtszeit, in der sich die schon 1901 „geäußerten Bedenken in immer steigenderem Maße als berechtigt herausgestellt"[5] hatten, stellte er nun in einem zehnseitigen, sehr ausführlich begründeten Schreiben an den Verwaltungsausschuß der Universität ein vollständig neues Baukonzept vor, welches „das Ergebnis sehr zahlreicher, wohl alle Möglichkeiten berücksichtigender Varianten"[6] sei.

Im zurückliegenden Jahr habe sich vor allem die Notwendigkeit eigener Räume für den Vorlesungs- und Kursbetrieb gezeigt. Der bisherige Hörsaal war durch die zahlreichen Operationen praktisch den ganzen Tag über belegt. Die wenige zu Vorlesungs- und Kurszwecken verbleibende Zeit mußte zwischen dem Direktor der Klinik, dem außerordentlichen Professor und meist noch einem Privatdozenten verteilt werden. Immer häufiger wurden daher Vorlesungen abgesagt oder aber Operationen und Verbandswechsel unterbrochen und verschoben. Als weitere Unzulänglichkeit erwies sich die Tatsache, daß aufgrund dieser engen Belegung gewissenhafte Reinigungs- und Instandsetzungsmaßnahmen des Raumes nicht mehr in erforderlichem Maße gewährleistet werden konnten. Da Graser aus Gründen der Hygiene die für die chirurgische Ausbildung wesentlichen anatomischen Präparate nicht im Operationsraum demonstrieren konnte, empfand er die Neuerrichtung eines eigenen Unterrichtsraumes, nicht zuletzt in Sorge um einen hochwertigen Unterricht, unbedingt erforderlich. Ausgehend von der so begründeten unverzichtbaren Notwendigkeit dieses Umbaus, entwickelte er einen Plan, der „nach eifrig fortgesetzten Bemühungen [...] den allergrößten Teil der bisherigen Anlage, sogar das ganze 2 stöckige Operationsgebäude aus dem Jahre 1874 in allen wesentlichen Teilen"[7] erhalte. Mit Überzeugung sprach Graser davon, daß die entstehenden Kosten seiner Umbaupläne im Verhältnis zu dem erreichbaren Gewinn durchaus als gering bezeichnet werden dürften.[8]

Er forderte, neben einem klinischen Hör- und Operationssaal mit Warte- und Vorbereitungszimmern, einen aseptischen Operationssaal, einen Raum für Vorlesungen und Kurse, je einen Raum für Sterilisation, zur Vorbereitung von Verbandsmaterialien und zur Aufbewahrung von Modellen und Geräten zum klinischen Unterricht. Konkret sahen Grasers Ausführungen folgende Änderungen vor: Auf jeden Fall müsse der Operationssaal nach Norden gelegen sein, um, vor allem im Sommer, nicht „einer sehr starken Belästigung und

---

[2]) (UQ 53), 964, Erlangen, 01.11.1901.
[3]) (UQ 53) 3816, Erlangen, 19.11.1901.
[4]) (UQ 53), 5787, Erlangen, 25.02.1903.
[5]) (UQ 53), 6281, Erlangen, 21.03.1903.
[6]) Ebenda.
[7]) Ebenda.
[8]) Ebenda.

Behinderung durch die Sonnenstrahlen ausgesetzt"[9] zu werden. Am zweckmäßigsten ließe sich dies durch einen Umbau des alten aseptischen Operationszimmers erreichen.

Architektonisch stellte Graser sich, wie schon in seinem Vorschlag 1901, einen vieleckigen, nach drei Seiten freistehenden Anbau vor. Noch einmal lobt er die dadurch zu erreichenden Licht- und Luftverhältnisse, stellte den Vorteil eines eigenen Studenteneingangs heraus. Ein aseptischer Operationssaal käme auf der linke Seite des Korridors gelegen und hätte sowohl durch ein Fenster, als auch durch ein großes Oberlicht genügend Helligkeit. Daran würden sich dann je ein Raum zur Aufstellung der Dampfsterilisationsapparate, zur Aufbewahrung der Präparate, Modelle und Tafeln zu Unterrichtszwecken und schließlich der Hörsaal anschließen, den man ebenfalls mit einem besonderen Eingang für Studenten versehen könne. Als weiteren Vorteil seines Entwurfs betonte er die Möglichkeit, aus den übrigen noch vorhandenen Räumen entlang des Hauptkorridors durch einfache Umbaumaßnahmen, wie etwa dem Vergrößern von Fenstern und dem Einziehen von Querwänden, je einen Raum für Verbandsmaterialien, orthopädische Apparate, sowie für Photographien und die Röntgendurchleuchtung zu gewinnen. Auf der Nordseite würden zwei der drei entstehenden Räume der chirurgischen Poliklinik zufallen. Der dem Operationssaal am nächsten gelegene dritte Raum könnte als Gipszimmer für Klinik und Poliklinik dienen. Als einen besonderen Vorzug seines Plans empfand Graser die Tatsache, daß sämtliche baulichen Veränderungen nacheinander vorgenommen werden könnten, ohne daß dadurch der klinische Betrieb allzu stark beeinträchtigt würde.[10] Auch die Möglichkeiten eines vollständigen Neubaus zog Graser noch einmal in Betracht. Als einziger in Frage kommender Bauplatz stand jedoch nur die Gartenanlage der chirurgischen Klinik zur Verfügung, die vor allem „in der besseren Jahreszeit zu Heilzwecken"[11] von nicht zu unterschätzendem Wert war. Auch aus der Überlegung, daß man nicht wissen könne, „welche Bedürfnisse für den chirurgischen Unterricht und die chirurgische Tätigkeit schon in kurzer Zeit herantreten"[12] würden, wollte er diesen Raum nicht vorschnell opfern.

Nachdem die von Graser erarbeiteten Pläne zu Um- und Neubau die Zustimmung des Senates und der medizinische Fakultät fanden, wurde der Antrag zum 31. März dem Ministerium vorgelegt.[13] Bereits wenige Wochen später erfolgte die Baugenehmigung.[14] Anfang Juli reiste der Bauleiter, Universitätsarchitekt Scharff, auf ausdrücklichen Wunsch Grasers nach Heidelberg, um dort die Operationsräume der chirurgischen Universitätsklinik und der Frauenklinik zu besichtigen. Vor allem der Operationssaal der chirurgischen Universitätsklinik aus dem Jahre 1894, der als sehr modern und hervorragend ausgestattet galt, hatte Grasers Interesse geweckt.[15] Viele der architektonischen Ideen, die von Professor Vincenz Czerny und seinem Bezirksbauinspektor Julius Koch 1895 in den Beiträgen zur klinischen Chirurgie über „die Erweiterungsbauten der chirurgischen Universitätsklinik in Heidelberg"[16] veröffentlicht worden waren, hatte Graser aufgegriffen und für seine schwierige Erlanger Situation abgewandelt. Aber auch zahlreiche eigene Überlegungen aus seiner intensiven Beschäftigung mit Fragen der Anti- und Aseptik fanden hier ihren

---

[9]) Ebenda.
[10]) Ebenda.
[11]) Ebenda.
[12]) Ebenda.
[13]) (UQ 53), 1042, Erlangen, 31.03.1903.
[14]) (UQ 53), 6251, München, 21.04.1903.
[15]) (UQ 53), 2496, Erlangen, 13.07.1904.
[16]) Czerny, Vincenz: Die Erweiterungsbauten der chirurgischen Universitätsklinik in Heidelberg. *Beitr. klin. Chir. 13*, 1895, S. 1-4; ders.: [Rede gehalten bei der Eröffnung des neuen Operationssaales]. *Ebenda*, S. 5-13; Koch, Julius: Beschreibung der Neubauten. *Ebenda*, S. 13-32.

Niederschlag.[17] Mit Stolz schrieb er über diese offenbar weitgehend selbständige[18] und sichtlich gelungene Lösung, „dass kompetente Beurteiler sich geäußert haben, man hätte es nicht schöner und praktischer ausgestalten können"[19]. Vierzehn Photographien der fertiggestellten Operations- und Lehrräume, die dies anschaulich hätten illustrieren können, sind 1928 im Kultusministerium den entsprechenden Akten entnommen und an Graser zurückgesandt worden.[20] Graser hatte sich für die Zeit des Ruhestandes offenbar vorgenommen, seine Ideen und die realisierte Umgestaltung der Klinikräume in einer chirurgischen Fachzeitschrift zu publizieren.[21] Dazu ist es nicht mehr gekommen. Die Bilder sind heute leider nicht mehr auffindbar.[22]

Die „besondere Aufmerksamkeit"[23], die Graser der Diagnostik der chirurgischen Tuberkulose widmete, fand ihren Niederschlag weniger in wissenschaftlichen Veröffentlichungen als im Aus- und Umbau des Klinikgebäudes.[24] Bereits im Frühjahr 1905 stellte Graser einen Antrag zur Errichtung zweier offener Liegehallen. Besonders die Patienten, „die an tuberkulösen Knochen- oder Gelenkkrankheiten leiden"[25], bedürften neben der chirurgischen Behandlung einer allgemeinen Stärkung der Körperkräfte. Um auf den besonderen Wert der Freiluftbehandlung hinzuweisen, berichtete er von Patienten, „die in der Klinik trotz der besten Pflege nicht in die Höhe kommen konnten [...] und sich nach einiger Zeit [...] auf dem Lande [...] mit erstaunlicher Besserung des Allgemeinbefindens wieder vorstellten".[26] Aber nicht nur für Tuberkulosekranke hatte der Aufenthalt in freier Luft einen günstigen Einfluß auf die Genesung. Deshalb waren bis 1905 alle Patienten, denen ein Transport in den Krankenhausgarten zugemutet werden konnte, mit großem Aufwand dorthin gebracht worden. Solche Aktionen blieben aber auf Tage mit entsprechend guter Witterung beschränkt und machten, nicht zuletzt auch wegen des dazu notwendigen Pflegepersonals, häufig sehr kurzfristige Programmänderungen erforderlich. Deshalb hielt Graser die Errichtung von wenigstens zwei „ganz einfachen, offenen Liegehallen"[27] für dringend notwendig.
Bis 1913 endlich Gelder zum Bau dieser beiden Liegehallen bewilligt wurden, erfuhr die Planung noch manche Veränderungen. Die Behandlung in den vergangenen Jahren hatte zunehmend die weitreichende Bedeutung direkter Sonnenbestrahlung gezeigt. So sah Grasers Vorschlag im April 1914 schließlich, neben den beiden Freiluftveranden im Garten, zusätzlich je einen Besonnungsraum für männliche und weibliche Patienten auf dem Dach der Klinik vor. Einerseits könne so die Sonneneinstrahlung besser genutzt werden, andererseits machte eine plötzlich eintretende Witterungsveränderung keine rasche Verlegung von Patienten erforderlich.[28]
Mit kleineren Ergänzungsbauten hoffte Graser, die sich seit 1903 immer drückender darstellende Raumnot lindern zu können. Im Sommer 1908 erfolgte ein Anbau an der

---

[17]) S. dazu im Kapitel 3.3.3. Zur Technik und Methodik der Wundbehandlung, S. 105-119.
[18]) (UQ 110), S. 19.
[19]) (UQ 95), Erlangen, 05.03.1906.
[20]) „Die Bilder wurden H. Gr. [Graser] auf Ansuchen mit Brief vom 10.12.28 (im Personalakt) zurückgesandt." (UQ 95), [Handschriftlicher Vermerk auf] Brief Graser, Erlangen, 05.03.1906
[21]) (UQ 110), S. 19.
[22]) Denkbar wäre, daß sie sich zum Beispiel in der noch nicht katalogisierten Photosammlung des Erlanger Stadtmuseums befinden. Ich gehe allerdings davon aus, daß sie, wie so viele andere private Unterlagen, nach Grasers Tod vernichtet wurden.
[23]) Friedrich (1926), S. 56-91.
[24]) S. dazu im Kapitel 3.1. Allgemeine Vorbemerkungen, S. 93-95.
[25]) (UQ 53), 1653, 44, Erlangen, 07.01.1905.
[26]) Ebenda.
[27]) Ebenda.
[28]) (UQ 95), Erlangen, 10.02.1914; Erlangen, 28.04.1914; 1654, Erlangen, 01.05.1914.

Nordseite der chirurgischen Klinik,[29] weitere Räume konnten durch Umbauten 1908[30] und 1910[31] gewonnen werden. Dabei wurden die beiden Krankensäle in der zweiten Etage der chirurgischen Klinik mit einem Gang über den Hauptkorridor verbunden. Für die Kosten dieser Bauarbeiten wollte die Klinik, infolge von Mehreinnahmen durch freiwerdende Patientenräume „der höheren Verpflegungsklassen", selbst aufkommen. Im Rahmen dieser Umbauarbeiten bemühte sich Graser im Dezember 1908 um den Einbau eines Aufzugs für die Patienten. Bislang mußten alle Patienten zu Operationen oder Verbandswechseln auf einer Liege über die Treppe heruntergetragen werden. Vor allem bei schwergewichtigen Patienten war diese Arbeit schwierig und mühsam für die Pfleger, aber auch unangenehm für den Patienten.[32]

Dabei argumentierte Graser aus leidvoller Erfahrung: „Ich habe mich buchstäblich vor jedem Transport mehr gefürchtet als vor dem Verbandswechsel selbst"[33]. Um seinem Antrag zusätzlichen Nachdruck zu verleihen, erwähnte Graser auch mehrere kleine Unfälle.

3.3. Über die Grundlagen, Hilfsmittel und Erfolge der modernen Wundbehandlung[1]

3.3.1. Von der Antiseptik zur Aseptik. Wundbehandlung im ausgehenden 19. Jahrhundert

Noch bis in die fünfziger Jahre des neunzehnten Jahrhunderts war der Alltag in den chirurgischen Kliniken geprägt von den sogenannten Hospitalkrankheiten. Wenn damit auch eine Vielzahl unterschiedlicher klinischer Verläufe bezeichnet wurden, lassen sich doch fünf Krankheitsbilder deutlich unterscheiden[2]: Hospitalbrand, Pyämie, Septikämie, Erysipel und Tetanus.

Graser sprach in einem Vortrag zur Geschichte der Wundbehandlung im Zusammenhang mit den chirurgischen Krankenhäusern dieser Zeit von reinen Mördergruben,[3] und die Äußerungen der Zeitgenossen bestätigen durchaus dieses drastische Bild. So hat Johann Nepomuk von Nußbaum 1875 im Rückblick über die Zustände an der Münchner Chirurgischen Klinik beschrieben, wie „gesunde, junge Leute mit groschengroßen, frisch aussehenden Wunden ins Spital kamen, schwer krank wurden und nach Schüttelfrosten

[29]) (UQ 53), 3288, Erlangen, 29.07.1908; (UQ 14), Nr. 9916.

[30]) (UQ 53), III B. 3 e, Bedürfnisse der chirurgischen Klinik [...], hier elektrischer Aufzug für Patienten [...], Erlangen, 09.12.1908.

[31]) (UQ 53), EN 2113, Erlangen, 28.06.1910.

[32]) „wir haben nicht selten Patienten die über zwei Zentner wiegen", (UQ 53), III B. 3 e, Bedürfnisse der chirurgischen Klinik [...], hier elektrischer Aufzug für Patienten [...], Erlangen, 09.12.1908, S. 2.

[33]) Ebenda.

[1]) Dazu: Brunner, Conrad: Handbuch der Wundbehandlung. Stuttgart 1916; Brunn-Fahrni, Ruth von: Antiseptik und Aseptik. *Ciba-Ztschr. 50*, 1951, S. 1662-1692; Manninger, Vilmos: Der Entwicklungsgang der Antiseptik und Aseptik. Breslau 1904; Schipperges, Heinrich; Lindner, Fritz: Ein Jahrhundert Antisepsis und Asepsis. *Der Chirurg 38*, 1967, S. 149-153; Schadewaldt, Hans: Zur Geschichte des Wundverbandes. *Arch. Chir. 339*, 1975, S. 573-585; Stelzner, Friedrich: Zur Geschichte der Wundinfektion und der Aseptik. *Dt. med. Wschr. 94*, 1969, S. 730-732; Gierhake, Friedrich W.: Asepsis. In: Sailer, Franz X.; Gierhake, Friedrich W. (Hrsg.): Chirurgie historisch gesehen. Deisenhofen 1973, S. 33-42.

[2]) Brunner (1916), S. 30-56; Rosenbach, Julius F.: Der Hospitalbrand. Stuttgart 1888; Gussenbauer, Carl: Sephthämie, Pyohämie und Pyo-Sephthämie. Stuttgart 1882; vgl. dazu auch das Thema der Graserschen Probevorlesung: „Über Pyhämie und Sephthämie", (UQ 33), 9623, Erlangen, 05.08.1886; Tillmanns, Hermann: Erysipelas. Stuttgart 1880; Ranke, Johannes: Tetanus. Leipzig 1865.

[3]) Graser, Ernst: Zur Geschichte der Wundbehandlung. *Velhagen & Klasings Monatshefte 22*, 1907/ 1908, S. 888.

starben".[4] Man mußte beobachten, „daß die Wunden immer größer [...] tiefer, grün und grau belegt und stinkend, [...] Pulsadern angefressen wurden und der Tod durch Verblutung drohte, wenn das vom Spitalbrand zerstörte Glied nicht rasch weggenommen wurde".[5]

Lindpaintners Erfahrungen ergänzen das traurige Bild der chirurgischen Behandlung in München: „80% aller Wunden [wurden] vom Hospitalbrande befallen; das Erysipel war bei uns so auf der Tagesordnung, dass wir das Auftreten desselben fast als normalen Vorgang hätten betrachten können. [...] Von 17 Amputierten starben in einem Jahr 11 allein an Pyämie; eine complizierte Fractur war auf unserer Abtheilung sehr selten zu sehen; denn entweder wurde sofort amputirt oder bereits nach wenigen Tagen war Eiterinfiltration, Spitalbrand, Septicämie die Ursache des rasch eintretenden Todes".[6]

Als Graser sich zum Wintersemester 1878/79 für das Studium der Medizin einschrieb, hatte sich diese Situation schon deutlich gewandelt. Die ersten Veröffentlichungen von Joseph Lister über antiseptische Wundbehandlungen lagen bereits zehn Jahre zurück,[7] und seine Ideen hatten - ganz anders als die ab 1847 von Ignaz Philipp Semmelweis[8] vorgebrachten Vorschläge zur Desinfektion von Händen, Instrumentarium und Verbandsmaterial - insbesondere in Deutschland rasch zahlreiche Anhänger gefunden.[9] Karl Thiersch in Leipzig übernahm als einer der ersten schon 1867 Listers Wundbehandlungsmethode.[10] Ihm folgten u. a. Heinrich Albert von Bardeleben ab 1870 in Berlin[11], Richard von Volkmann 1872 in Halle[12] und Johann Nepomuk von Nußbaum 1873 in München[13].

Liest man allerdings bei von Nußbaum in seinem euphorischen Artikel über „Listers große Erfindung"[14] von 1875, wie umständlich und aufwendig die Einhaltung dieser Behandlungsmethode für den chirurgischen Alltag gewesen ist, so sind weder die ablehnende Haltung der Gegner noch die nachdrücklichen Bemühungen um Vereinfachung und Rationalisierung der Anhänger verwunderlich:

„Wie wir wissen, muß jede neu ankommende Wunde mit einer 8% Chlorzinklösung ausgespritzt werden, um etwa schon hineingeratene böse Keime zu vertilgen. Jede Operation und jeder Verband muß während einem ununterbrochenen Carbolsäure-Regen vollzogen werden, was mit einem Pulverisateur und einer 2 ½ %igen Carbolsäurelösung geschieht. Die Hände des Operateurs und der Assistenten müssen mit Carbolsäure desinfiziert, alle Instrumente mit Carbolöl (1 Teil Carbolsäure, 10 Teile Leinöl) bestrichen werden. Die Wunden werden mit Darmsaiten genäht, welche lange in solchem Öle lagen und vom Organismus aufgelöst und aufgesogen werden, nicht wie die bisher übliche Seide als fremde Körper reizen. Während des Carbolsäure-Regens wird jede Wunde, jedes Geschwür mit 10 Schichten neuen Zeuges verbunden. Direkt auf die Wunde kommt meist ein mit Dextrin

4) Nußbaum, Johann Nepomuk von: Listers große Erfindung. *Ärztl. Intelligenzbl. 22*, 1875, S 42.

5) Ebenda.

6) Lindpaintner: Ergebnisse der Listerschen Wundbehandlung, *Dt. Ztschr. Chir. 7*, 1877, S. 188.

7) Lister, Joseph: Erste Veröffentlichung über antiseptische Wundbehandlung (1867, 1868, 1869). (übersetzt und eingeleitet von Friedrich Trendelenburg). Leipzig 1912; Thamhayn, Oscar: Der Listersche Verband. Leipzig 1875.

8) Semmelweis, Ignaz P.: Ätiologie, Begriff und Prophylaxis des Kindbettfiebers. Pest; Wien; Leipzig 1861.

9) Schultze, August Wilhelm: Über Listers antiseptische Wundbehandlung nach persönlichen Erfahrungen. Leipzig 1873; Gruber, M. von: Lord Lister und Deutschland. *Münch. med. Wschr. 74*, 1927, S. 592 f.

10) Thiersch, Karl: Klinische Ergebnisse der Listerschen Wundbehandlung und über den Ersatz der Karbolsäure durch Salizylsäure. Leipzig 1878.

11) Bardeleben, Albert Heinrich von: Rückblick auf die Fortschritte der Chirurgie in der zweiten Hälfte dieses Jahrhunderts. Berlin 1876.

12) Volkmann, Richard von: Beiträge zur Chirurgie, anschließend an einen Bericht über die Tätigkeit der chirurgischen Universitätsklinik zu Halle im Jahre 1873. Leipzig 1875; ders.: Über den antiseptischen Okklusivverband und seinen Einfluss auf den Heilungsprozess der Wunden. Leipzig 1876.

13) Nußbaum, Johann Nepomuk von: Die chirurgische Klinik zu München im Jahre 1875. Stuttgart 1875.

14) Nußbaum (1875.2).

präparierter Seidenstoff, der die Wunde vor Berührung der antiseptischen Stoffe schützt und über dieselbe gleichsam eine zarte Haut bildet. Über diesen Seidenstoff, der ebenfalls mit Carbolsäurelösung benetzt ist, wird eine mit verdünnter Carbolsäure angenetzte Schicht von Listers antiseptischer Gaze gelegt; dann kommen sechs Schichten trockener antiseptischer Gaze, welche weit über den Seidenstoff hinausreichen und zur Aufnahme und Desinfektion des Wundsekrets bestimmt sind. Endlich kommt eine impermeable Schicht von McIntosh, welcher ebenfalls mit verdünnter Carbolsäure angesetzt ist. Schließlich kommt noch eine trockene Schicht Gaze, und das Ganze wird mit Pflaster und Binden gut befestigt, damit es an Ort und Stelle bleibt."[15]

Die Mühen der Durchführung sowie die Erfahrungen mit der geringen Wirksamkeit oder sogar schädigenden Wirkung der verwendeten Desinfektionsmittel führten in den folgenden Jahren zu einer raschen Weiterentwicklung der Ideen der Antiseptik zur Aseptik.

Neben den antiseptischen Prinzipien der chemischen Desinfektion gewannen also Fragestellungen der allgemeinen Prophylaxe und der physikalischen Sterilisation zunehmend an Bedeutung:

Louis Pasteur hatte im 19. Jahrhundert zu Beginn der siebziger Jahre die physikalische Desinfektion chirurgischer Instrumente mit trockener Hitze vorgeschlagen.[16] Hans Buchner empfahl 1878 in seiner Theorie der antiseptischen Wundbehandlung das Auskochen zur Abtötung der Keime.[17] Zahlreiche bakteriologische Untersuchungen, die Robert Koch um 1880 durchführte, ergaben, daß trockene Hitze von 125^0 C nicht in der Lage sei, Sporen zuverlässig abzutöten. Deshalb empfahl er strömenden Wasserdampf als sicheres Desinfektionsmittel.[18]

Seit 1881 hatte Gustav Adolf Neuber strenge Richtlinien der Aseptik entwickelt. Dabei sind insbesondere die Errichtung unterschiedlicher Operationsräume für infektiöse und nichtinfektiöse Patienten, sowie die Einführung eines aus einem Stück gefertigten chirurgischen Instrumentariums sein Verdienst.[19] Neben Neuber waren es vor allem Ernst von Bergmann und sein Assistenzarzt Curt Schimmelbusch, die sich nach 1886 um den systematischen Ausbau der Aseptik verdient gemacht haben.[20] Sie entwickelten, wenn auch zunächst nur im Hinblick auf die eigenen Kliniken, Sterilisationsgeräte für Instrumentarium und chirurgische Verbrauchsmaterialien und etablierten sterile Operationskleidung, Kopf- und Mundschutz, die Desinfektion der Hände und den Gebrauch von Handschuhen.

15) Ebenda, S. 42.

16) S. dazu: Brunner (1916) S. 74 f., 181.

17) Buchner, Hans: Über die Theorie der antiseptischen Wundbehandlung, Dt. Ztschr. Chir. 10, 1878, S. 91.

18) Zu den klassischen Versuchen über die Verwendung von strömendem Wasserdampf zur Desinfektion, die Koch zusammen mit seinen Schülern Gustav Wolffhügel, Georg Gaffky und Friedrich Loeffler durchgeführt hatte, s. Brunner (1916), S. 75, 183-186; vgl. auch: Möllers, Bernhard: Robert Koch. Hannover 1950, S. 527-534.

19) Neuber, Gustav Adolf: Anleitung zur Technik der antiseptischen Wundbehandlung und des Dauerverbandes. Kiel 1883; ders.: Die aseptische Wundbehandlung in meinen chirurgischen Privat-Hospitälern. Kiel 1886; ders.: Kurze Beschreibung der aseptischen Wundbehandlung. Kiel; Leipzig 1892; s. dazu auch: Konjetzny, Georg: Gustav Adolf Neuber und die Asepsis. Stuttgart 1950.

20) Schimmelbusch, Curt: Die Durchführung der Asepsis in der Klinik des Herrn Geheimrats von Bergmann in Berlin. Berlin 1891; ders.: Anleitung zur aseptischen Wundbehandlung. Berlin 1892.

3.3.2. Studien zur Theorie der Wundheilung

„Wie, wollen denn diese Hände nie rein werden."[21]

Schon die ersten Veröffentlichungen Grasers aus dem pathologischen Institut sowie seine Arbeiten aus der medizinischen Klinik[22] hatten ein deutliches Interesse, vielleicht sogar eine Vorliebe, zu mikroskopisch-histologischen Studien[23] erkennen lassen. Seine Entscheidung, sich Ende des Jahres 1883 zur Weiterbildung an das Reichsgesundheitsamt nach Berlin zu Robert Koch[24] zu begeben, stand am Anfang einer intensiven, zeit seines Lebens andauernden, Beschäftigung mit Fragestellungen der Bakteriologie und deren praktischer Bedeutung für den niedergelassenen Arzt, insbesondere für den chirurgisch tätigen. Während seiner Assistenz- und auch noch während seiner Oberarztzeit an der chirurgischen Klinik bei von Heineke wandte Graser sich - wie es scheint allerdings nicht ganz freiwillig[25] - hauptsächlich Problemen der Wundheilung und der Wundbehandlung zu. In dieser Zeit entstanden „mancherlei Studien über die feineren Details der Wundheilung"[26] durch die er hoffte, nicht nur wissenschaftliche Beiträge zur Theorie zu liefern, sondern vielmehr das „Augenmerk auf die Fragen des Heilungsverlaufes der Wunden und dessen Beeinflussung durch [...] therapeutische Massnahmen zu lenken"[27]. Mit den experimentellen Arbeiten und einem umfangreichen Literaturstudium zu seiner Habilitationsschrift „Experimentelle Untersuchungen über die feineren Vorgänge bei der Verwachsung peritonealer Blätter"[28], die er 1886 vorlegte, schaffte er sich eine solide Grundlage, auf die er später immer wieder zurückgreifen konnte.
Rhetorisch geschickt nutzte Graser in dieser Arbeit „den Anschein [...] als ob ein rechtes Bedürfnis nach einer neuen Bearbeitung dieser Fragen nicht vorhanden sei"[29], um ausführlich auf die geschichtliche Entwicklung der Forschung nach Wundheilung und entzündlichen Vorgängen einzugehen und mit dem in den achtziger Jahren erreichten Stand den Ausgangspunkt seiner Forschungen klarzulegen[30]. Bereits die Lektüre dieser historischen Einführung macht auf seine besondere Begabung aufmerksam, mit wenigen Worten Zusammenhänge aufzuzeigen, Entwicklungslinien nachzuzeichnen und pointiert zu kommentieren. So hob er, um die „nicht gerade sehr ermuthigende"[31] Vielzahl unterschiedlichster Theorien und Forschungsergebnisse anschaulich zu gliedern, die Forscherpersönlichkeiten John Hunter, Rudolf Virchow, Julius Cohnheim-Stricker, Friedrich

---

[21] Shakespeare, William: Macbeth. In: ders.: Dramatische Werke. 1. Bd., Leipzig 1876, S. 847.

[22] Graser, Ernst: Zur pathologischen Anatomie des Herzens, *Dt. Arch. klin. Med. 35*, 1884, S. 598-607; ders.; Leube, Wilhelm O.: Ueber harnstoffzersetzende Pilze im Urin, *Arch. path. Anat. Phys. klin. Med. 100*, 1885, S. 555-564; diess.: Ueber harnstoffzersetzende Pilze im Urin. Sitzungsber. phys.-med. Soc. Erlg. 1885, S. 12.

[23] Walter von Heineke schrieb in seinem Referat zur Habilitationsschrift: „Diese [die richtige Deutung mikroskopischer Bilder] setzt zunächst ein vollkommenes Vertrautsein mit der Mikroskopietechnik voraus", (UQ 33), Referat über die Habilitationsschrift des Dr. Graser.

[24] (UQ 77), Schreiben vom 10., sowie vom 14.02.1885.

[25] S. dazu im Kapitel 2.3 Studienjahre, S. 49 f.

[26] Graser, Ernst: Über die Grundlagen, Hilfsmittel und Erfolge der modernen Wundbehandlung. In: Festschrift dem Prinzregenten Luitpold von Bayern zum 80. Geburtstage dargebracht von der Universität Erlangen. Erlangen 1901, S. 142 f.

[27] Graser (1901.1), S. 143.

[28] Graser, Ernst: Experimentelle Untersuchungen über die feineren Vorgänge bei der Verwachsung peritonealer Blätter. Habil.schr. Erlangen 1886.

[29] Ebenda, S. 2.

[30] Marchand, Felix: Der Prozeß der Wundheilung mit Einschluß der Transplantation. Stuttgart 1901; Lieblein, Viktor: Zur Kenntnis der chemischen Zusammensetzung des aseptischen Wundsekretes. *Beitr. klin. Chir. 35*, 1902, S. 42-93.

[31] Graser (1886), S. 2.

Daniel von Recklinghausen und Walther Flemming „als Marksteine bestimmter Entwicklungsstadien"[32] besonders hervor, zeigte an Hand dieses roten Fadens die vielen noch nicht einheitlich beantworteten Fragen zur Wundheilung auf und führte damit den Leser über die „Nothwendigkeit weiterer Untersuchungen auf diesem Gebiete"[33] gezielt an das Thema seiner Arbeit heran. Von besonderem Interesse war für ihn „die Frage, ob das neue Gewebe von den alten Gewebselementen oder von den ausgewanderten Lymphzellen abzuleiten sei".[34] Als eigene Orientierungs- und Anhaltspunkte in dieser Hinsicht, die es „eigentlich erst möglich machten, irgend einen klaren Standpunkt einzunehmen"[35], verwies er auf Ergebnisse aus „Untersuchungen über die Organisation und Vaskularisation der Thromben" seines Lehrers von Heineke, die er „privaten Mittheilungen verdanke"[36]. Von Heineke hatte als erste Anzeichen einer Zellneuorganisation „das Auftreten zarter, spindel- bisweilen auch sternförmiger Zellen, welche vom Rande her eindringen [und] sich mit ihren Fortsätzen gegenseitig gewissermassen die Hände reichen"[37], erkennen können, und diese Zellbilder waren es, denen Graser die wesentlichen Impulse zu seinen mikroskopischen Studien verdankte.[38]

Wie in vielen späteren Arbeiten war es auch hier die eher zufällig gemachte Einzelbeobachtung, die Grasers Forscherneugierde weckte und ihn zu weitergehenden genaueren Untersuchungen veranlaßte.

Bei einer Sektion war ihm aufgefallen, daß die nach Laparotomie mit in die Naht einbezogenen Darmteile zu Verwachsungen der parietalen Blätter geführt hatten.[39] Dieser Befund brachte ihn auf den Gedanken, durch breite Aneinanderlagerung der peritonealen Blätter experimentell ausgeprägte Verwachsungen zu erzeugen, um so gezielt den Heilungsverlauf in seinen unterschiedlichen Stadien untersuchen und beurteilen zu können.

Es gelang ihm dabei die, offensichtlich zahlreichen Mißerfolge und Fehlschläge der Untersuchungsreihen geschickt für seine Argumentationen zu nutzen. Vor allem bei der Auswahl der Versuchstiere - Frösche, Kaninchen, Hunde, Katzen und Meerschweinchen - hatte er „mancherlei Irrwege zu gehen".[40] Aber auch die mikroskopische Auswertung führte nicht von Anfang an zum erhofften Ziel: „Wie oft hatte ich in halber Verzweiflung diese Präparate früher durchgemustert, ohne diese Beobachtungen machen zu können. Man muss eben erst sehen lernen und erst durch die Deutung einfacher Bilder die Möglichkeit gewinnen, sich in complicierteren zurecht zu finden".[41]

Die Färbung der histologischen Präparate mit Anilinfarben[42] nach einer von Walther Flemming angegebenen Technik[43] machten es Graser schließlich möglich, deutlich charakteristische Kernteilungsstadien der Fibroblasten und Gefäßendothelien zu erkennen. Daraus folgerte er, daß für die Gewebsneubildung bei der Wundheilung weder die

---

[32] Ebenda, S. 3.
[33] Ebenda.
[34] Ebenda, S. 2.
[35] Ebenda, S. 21.
[36] Ebenda.
[37] Ebenda.
[38] Ebenda, S. 54.
[39] „Dieser Zufall bestand darin, dass ein Darmstück durch die Naht mitgefasst und in einer platten Lage mit in die Vereinigung der parietalen Blätter heraufgezogen wurde." Ebenda, S. 33.
[40] Ebenda, S. 35 f.
[41] Ebenda, S. 54.
[42] Anilin: $C_6H_5NH_2$, Phenylamin, Aminobenzol; ein aromatisches, primäres Amin. Muttersubstanz zahlreicher Farbstoffe, wie Fuchsin, Methylenblau, Gentianviolett.
[43] Flemming härtete die Präparate mit einer Mischung von Osmiumlösung, Chromsäurelösung und Eisessig. Vor der Einfärbung der histologischen Schnitte mit Anilinfarben wurden die Gewebeproben stark gewässert und mit Alkohol nachgehärtet. Zu den Arbeiten Flemmings und seiner Schüler vgl.: Flemming, Walther: Zellsubstanz, Kern und Zellteilung. Leipzig 1882.

Wanderzellen noch die sogenannte entzündliche Bindegewebsneubildung, sondern allein die Wucherung fixer Bindegewebszellen und der Gefäßendothelien verantwortlich wären. Die Ergebnisse seiner Habilitationsarbeit stellte er in einem „sehr beifällig aufgenommenen Vortrag"[44] 1888 auf dem 17. Kongreß der Deutschen Gesellschaft für Chirurgie unter dem Titel „Wanderzelle und Wundheilung"[45] vor.

Auf dem 24. Chirurgenkongreß sprach Graser 1895 noch einmal über die Bedeutung der Fibrinbildung bei der Verklebung der serösen Häute.[46] Nach weiteren Versuchen - Brunner lobte diese als sorgfältige histologische Experimentaluntersuchung[47] - war er zu dem Ergebnis gekommen, daß die absterbende Endothelzelle bei der Fibrinbildung eine wesentliche Rolle spiele. In verschiedenen Untersuchungen hatten unter anderen bereits Alexander Schmidt[48], Moritz Loewit[49], Leon Lilienfeld[50] und auch der in Erlangen lehrende Pathologe Gustav Hauser[51] auf eine Mitwirkung absterbender Zellen bei der entzündlichen Fibrinbildung verwiesen. Da Graser eine Fibrinabscheidung nur dann feststellen konnte, wenn auch Endothelzellen geschädigt worden waren, nahm er an, daß die zugrundegehende Endothelzelle einen Stoff abgibt, den er als Fibrinferment bezeichnete. Dieses Ferment brächte dann im Blutplasma die Fibrinbildung in Gang. Zu einer festen Verklebung seröser Häute komme es immer dann, wenn zwei mit einer Fibrinschicht überzogene Bauchfellblätter längere Zeit dicht aneinander lägen. Iatrogene Schädigungen erfolgten nicht zuletzt durch die Verwendung antiseptischer Spüllösungen[52], insbesondere durch Sublimat und Karbol, weniger durch Thymol und Borsäure. Aber auch die trockene Behandlung führte zu einer Schädigung der Endothelzellen.[53] Als Konsequenz forderte Graser deshalb für den operativen Eingriff Spülungen mit erwärmter physiologischer Kochsalzlösung, später auch mit dreiprozentigem Wasserstoffsuperoxyd.[54]

---

[44]) Dies berichtete Albert Hoffa für die Münchener Medizinische Wochenschrift vom Kongreß der Deutsche Gesellschaft für Chirurgie. Deutsche Gesellschaft für Chirurgie: [Hoffa, Albert: Aus dem Bericht über den 17. Kongr. Dt. Ges. Chir. 1888]. *Münch. med. Wschr. 35*, 1888, S. 278 f.

[45]) Graser, Ernst: Wanderzelle und Wundheilung. In: Verh. Dt. Ges. Chir. 1888, II, S. 213-233; ders.: Wanderzelle und Wundheilung. *Arch. klin. Chir. 37*, 1888, S. 813-823; ders.: Wanderzelle und Wundheilung. In: Bericht über die Verh. Dt. Ges. Chir. 17. Kongr. 1888. Beilage zum *Ztrbl. Chir. 15*, 1888, S. 4 f.

[46]) Graser, Ernst: Die erste Verklebung der serösen Häute. In: Verh. Dt. Ges. Chir. 1895, S. 625-638; ders.: Die erste Verklebung der serösen Häute, *Arch. klin. Chir. 50*, 1895, S. 887-900; ders.: Die erste Verklebung der serösen Häute. In: Bericht über die Verh. Dt. Ges. Chir. 1895. Beilage zum *Ztrbl. Chir. 22*, 1895, S. 9-15.

[47]) Brunner, Conrad: [Rezension: Graser: Die erste Verklebung der serösen Häute]. In: Jahresbericht 1895 über die Fortschritte auf dem Gebiete der Chirurgie, S. 117 f.; s. auch: Ledderhose, Georg: [Rezension: Graser: Die erste Verklebung der serösen Häute]. Ebenda, S. 642.

[48]) Schmidt, Alexander: Die Lehre von den fermentativen Gerinnungserscheinungen in den eiweißhaltigen thierischen Körperflüssigkeiten. Dorpat 1877.

[49]) Loewit, Moritz: Über die Beziehung der weißen Blutkörperchen zur Blutgerinnung. *Beitr. path. Anat. allg. Path. 5*, 1889, S. 469-520.

[50]) Lilienfeld, Leon: Über Blutgerinnung. *Ztschr. Physiolog. Chem. 20*, 1894, S. 89-165.

[51]) Hauser, Gustav: Ein Beitrag zur Lehre von der pathologischen Blutgerinnung. *Dt. Arch. klin. Med. 50*, 1892, S. 363-380.

[52]) Graser (1886), S. 39.

[53]) Graser (1895.4), S. 636.

[54]) Graser, Ernst: Wundgifte, Antisepsis und Asepsis. *Ztschr. Ärztl. Fortbildung 5*, 1908, [Sonderabdruck], S. 34.

3.3.3. Zur Technik und Methodik der Wundbehandlung
3.3.3.1.Einführung

Während sich Graser bis Ende der neunziger Jahre hauptsächlich mit Fragestellungen der Wundheilung beschäftigte, gerieten ab 1900 Probleme der technischen Ausführung und die Methodik der Wundbehandlung[55] in den Vordergrund[56]. Auf erste Veröffentlichungen über die Grundlagen, Hilfsmittel und Erfolge der modernen Wundbehandlung[57], folgten zahlreiche Vorträge[58] zu Fragen der Wundbehandlung, des Wundverbandes[59] sowie zur Geschichte der Wundbehandlung.[60] Immer wieder spielte dabei die Feststellung eine entscheidende Rolle, daß nicht allein die operative Technik, sondern vor allem die wissenschaftliche Beschäftigung mit den Mechanismen der Wundheilung die Chirurgie groß gemacht habe. Folgerichtig wurde Graser nicht müde zu betonen, welcher Stellenwert den Erfolgen in der Wundbehandlung zukomme. Diese galten ihm stets als der sicherste und beste Maßstab für die Leistungen der Chirurgie. Nicht zuletzt hierin begründete sich seine Forderung nach einem fundierten bakteriologischen Wissen für jeden Chirurgen.[61]

Wir lernen Graser gerade auf diesem Gebiet als einen eher konservativen Chirurgen kennen, der neuen Methoden und Möglichkeiten zwar aufgeschlossen gegenüberstand, sich aber doch lieber auf erprobte und bewährte Verfahren verließ. Was Conrad Brunner 1916 über einen Großteil der deutschen Chirurgen schrieb, gilt so sicherlich auch für Graser: „Die Empirie hat eben den Chirurgen gezeigt, daß sie damit gut fahren, und wenn sie angesichts der höchst widerspruchsvollen bakteriologischen Kontrolle, auf die Erfahrung sich verlassend, konservativ sind, kann ihnen niemand daraus einen Vorwurf machen".[62]

3.3.3.2.Operationsvorbereitungen

Als den eigentlichen wissenschaftlichen Fortschritt auf dem Gebiet der Wundbehandlung bezeichnete Graser das Wissen, daß es weder möglich sei die Hände des Operateurs[63] noch die Haut des Operationsgebietes wirklich keimfrei zu machen. Auch er selbst hatte sich um

---

[55]) „Er [Graser] betont mit Recht, dass das Grosse an der heutigen chirurgischen Kunst [...] darin zu suchen sei [...], dass wir die ganze chirurgische Technik und Methodik so ausgebaut und so sicher fundiert haben", Brunner, Conrad: [Rezension: Graser: Über die Grundlagen, Hilfsmittel und Erfolge der modernen Wundbehandlung. In: Festschrift dem Prinzregenten Luitpold von Bayern zum 80. Geburtstage dargebracht von der Universität Erlangen. Erlangen 1901, S. 141-180]. In: Jahresbericht 1901 über die Fortschritte auf dem Gebiete der Chirurgie, S. 92.

[56]) Graser, Ernst: Wo stehen wir heute im Bezug auf Antiseptik?, *Korrbl. allg. Mecklenb. Ärzteverein 4*, 1901, S. 1054-1058; Graser (1901.1); Sick, Carl: [Rezension: Graser (1901.1)]. *Dt. Ztschr. Chir. 61*, 1901, S. 229 f.

[57]) Graser (1901.1).

[58]) „Dass in den weiteren ärztlichen Kreisen ein grosses Bedürfnis nach Aufklärung gerade für diese Fragen vorliegt, weiss ich von verschiedenen Aerztekursen, die ich abgehalten, und namentlich auch aus den Wünschen für Vorträge bei ärztlichen Vereinen." Graser, Ernst: Über Wundbehandlung und Wundverband. *Münch. med. Wschr. 52*, 1905, S. 2357.

[59]) Ebenda.

[60]) Graser (1908.1).

[61]) Graser (1901.1), S. 142; Graser (1908.2) [Sonderabdruck], S. 2-4.

[62]) Brunner (1916), S. 394.

[63]) S. dazu: Paul, Theodor; Sarwey, Otto: Experimentaluntersuchungen über Händedesinfektion. *Münch. med. Wschr. 46*, 1899, S. 934-937, 968-971, 1006 f., 1038-1944, 1075-1077; Krönig, Bernhard; Blumberg, Carl: Beiträge zur Händedesinfektion. Leipzig 1900; dies.: Vergleichende Untersuchungen über den Wert der mechanischen und Alkoholdesinfektion der Hände gegenüber der Desinfektion mit Quecksilbersalzen. *Münch. med. Wschr. 47*, 1900, S. 1004-1006, 1044-1046; Haegler, Carl S.: Händereinigung, Händedesinfektion und Händeschutz. Basel 1900; Gottstein, Georg: Beobachtungen und Experimente über die Grundlagen der Asepsis. *Beitr. klin. Chir. 24*, 1899, S. 129-161; ebenda *25*, 1899, S. 371-410, 457-502.

1889 intensiv mit Fragen der Bakterienbesiedelung der Haut beschäftigt.[64] Rhetorisch gewandt nutzte er in seinen Vorträgen diese klare Erkenntnis häufig als Einführung in das sehr vielschichtige und umfangreiche Gebiet der Anti- und Aseptik. Von Paul Fürbringer war 1888 die systematische Verwendung von Alkohol in die Reinigungskette eingeführt worden,[65] und obgleich zahlreiche Kontrolluntersuchungen in den folgenden Jahren erbrachten, daß damit keineswegs, wie er geglaubt hatte, eine vollständige Keimfreiheit der Haut erzielt werden konnte, hatte sich seine Methode rasch durchsetzen können. Die Fürbringersche Methode besteht aus drei Abschnitten: Zunächst werden die Hände unter fließend heißem Wasser mit Seife und Bürste gründlich gewaschen. Nach sorgfältigem Abtrocknen zur Entfernung der aufgelockerten Epidermis wird mit Alkohol gereinigt und die Haut schließlich mit Sublimatlösung abgerieben. Zahlreiche Modifikationen variierten die Dauer der einzelnen Abschnitte, veränderten die Alkoholkonzentration oder empfahlen statt des Sublimats ein anderes Desinfektionsmittel.

Auch in der Erlanger chirurgischen Klinik unter von Heineke wurde nach Fürbringer desinfiziert,[66] und Graser scheint dieser Methode bei der Handreinigung in ihren wesentlichen Punkten treu geblieben zu sein.[67] Dies gilt im übrigen, trotz der bereits oben erwähnten äußerst widerspruchsvollen bakteriologischen Kontrolle, für den weitaus größten Teil der deutschen Chirurgen.[68]

Wie bereits Joseph Lister und William Watson Cheyne[69] hob Graser die Notwendigkeit einer sorgfältigen mechanischen Reinigung der Hand mit der Bürste hervor, verwies ausdrücklich auf die Bedeutung des Nagelfalzes und mahnte mit Carl S. Haegler zur Pflege und Schonung der Hände als Pflicht eines jeden Chirurgen.[70] Plakativ formulierte Graser, daß jede Beschmutzung der Hand gleichsam als ein „körperlicher Schmerz" empfunden werden müsse, den man nicht so leicht vergesse. Diesen Satz benutzte er offensichtlich in den Folgejahren als Leitmotto für Lehrbetrieb und Weiterbildung. Noch heute ist bei der Lektüre leicht vorstellbar, wie er ihn unerbittlich mahnend, gleichsam als erhobenen Zeigefinger, wieder und wieder vorbrachte.[71]

Dringend legte er jedem chirurgisch tätigen Arzt die Lektüre von Haeglers Monographie zur Reinigung der Hände[72] nahe, und forderte, daß gerade die Einsicht in die Unmöglichkeit einer Desinfektion der Hände des Operateurs zum Allgemeingut der Ärzte werden müsse. „Ich bin der festen Überzeugung, daß die Sünden, die in dieser Hinsicht noch täglich begangen werden, zum Himmel schreien".[73] Noch 1907 äußerte Graser in einem Vortrag, daß allem Anschein nach ein Großteil der chirurgisch tätigen Ärzte aseptische Operationen mit unbedeckten Händen ausführten.[74] Wie recht er mit dieser Befürchtung hatte, zeigt eine

---

[64]) Graser (1901.1), S. 160; Gessner, Adolf: Mikroskopische Untersuchungen über den Bakteriengehalt der normalen menschlichen Haut. Diss. med. Erlangen 1889.

[65]) Fürbringer, Paul: Untersuchungen und Vorschriften über die Desinfektion der Hände des Arztes (nebst Bemerkungen über den bakteriologischen Charakter des Nagelschmutzes). Wiesbaden 1888.

[66]) Graser, Ernst: Die Unterleibsbrüche. Wiesbaden 1891, S. 194 f.

[67]) Graser (1901.1), S. 159.

[68]) Küttner, Hermann: Die Desinfektion der Hände und des Operationsfeldes [Umfrage zum Chirurgenkongreß 1911]. In: Verh. Dt. Ges. Chir. 1911. II, S. 47.

[69]) Cheyne, William Watson: Antiseptic surgery. London 1882; ders.: Die antiseptische Chirurgie, ihre Grundsätze, Ausübung, Geschichte und Resultate (ins Deutsche übertragen von Fred Kammerer). Leipzig 1880.

[70]) Graser (1905.1), S. 2354.

[71]) Ebenda; s. dazu auch die Beschreibungen des Oberarztes Pitterlein, (UQ 91), M Kr. 9920 Oberarzt Pitterlein, Kommando-Bericht.

[72]) Haegler (1900).

[73]) Graser (1908.2) [Sonderabdruck], S. 26.

[74]) Ebenda, S. 27.

Umfrage Hermann Küttners aus dem Jahr 1911: Von den befragten Chirurgen operierten lediglich 53 % grundsätzlich mit Handschuhen.[75]
Dabei hatte auch Graser noch als Privatdozent Handschuhe nur in Ausnahmefällen benutzt. Erst nach 1900 führte er, sowohl zum Schutz der eigenen Hand als auch zum Schutz des Patienten, fast alle Operationen mit Gummihandschuhen aus.[76] Als Anforderungen, die ein Operationshandschuh seiner Meinung nach erfüllen müsse, hatte er in Anlehnung an Anton Wölfler[77] formuliert: „Er muss undurchlässig, weich und geschmeidig und so dünn sein, dass er das Tastgefühl nicht wesentlich beeinträchtigt; er muss sich leicht sterilisieren lassen und darf nicht zu teuer sein".[78]

Paul Leopold Friedrich hatte auf dem Chirurgenkongreß 1898 dünne Condomhandschuhe vorgestellt.[79] Diese konnten sich rasch durchsetzen, so daß Brunner 1916 über „das jetzt hauptsächlich in Betracht kommende Friedrichsche Präparat" und den „jetzt gebräuchlichen Handschuh" schreiben konnte.[80] Graser selbst aber bevorzugte die etwas dickeren Sorten von Gummihandschuhen, sicherlich nicht zuletzt aus Gründen der Wirtschaftlichkeit. Wenngleich Graser diesen Aspekt nur mit einem Satz, gleichsam nebenbei, erwähnte[81], wissen wir doch von August Karl Fießler, Yuichi Iwase[82], Küttner[83] und Brunner, welche wesentliche Rolle der „teure Gebrauch" für „das Budget der Krankenhäuser mit großem operativem Betrieb" spielte.[84] Vor allem die Möglichkeit, die insbesondere bei Magen-Darm-Operationen häufig beschmutzte Hand durch ein Wechseln der Handschuhe rasch zu säubern, begeisterte Graser. Selbstverständlich mußte die Hand vor dem Anziehen der Handschuhe nach wie vor gründlichst gereinigt werden. Um das Anziehen der Handschuhe zu erleichtern, auch um dabei ein Einreißen zu vermeiden, empfahl er das Anfüllen mit Hydrargyrum oxycyanatum 1:2000 und ein Überstreifen mit Bürste. Er selbst könne mit dieser Methode die Handschuhe innerhalb einer halben Minute wechseln.[85] Jedem, der sich nicht die Zeit nehmen wolle, mit Sorgfalt und Ausdauer den Gebrauch der Handschuhe zu erüben, sprach Graser das Recht ab, in dieser Frage überhaupt mitzureden.

Während 1911 die weitaus meisten Operateure zur Sterilisation der Handschuhe die Dampfsterilisation bevorzugten,[86] vertraute Graser offensichtlich weiterhin der Sterilisation durch Auskochen. Er ließ die Gummihandschuhe auf beiden Seiten ausgiebig mit Seife auswaschen, in einer Sodalösung zehn Minuten lang kochen und abschließend trocknen.[87] Ein sicheres Erreichen von Keimfreiheit mit dieser Methode hatten Untersuchungen von Friedrich Fromme und Jacob Gawronsky[88] 1904 bestätigt. Das oft gegen den Gebrauch der Gummihandschuhe vorgebrachte Argument, sie würden das Gefühl in den Fingern

---

[75]) Küttner (1911), S. 46.

[76]) Graser (1908.2) [Sonderabdruck], S. 27 f.

[77]) Wölfler, Anton: Über Operationshandschuhe. *Beitr. klin. Chir. 19*, 1897, S. 255-259.

[78]) Graser: (1901.1), S. 165.

[79]) Friedrich, Paul Leopold: Kurze Bemerkung zum Gebrauch dünner nahtloser Gummihandschuhe für gelegentliche Operationszwecke. *Ztrbl. Chir. 25*, 1898, S. 449-451.

[80]) Brunner (1916), S. 385.

[81]) „Sehr bedrückend sind ja die relativ hohen Kosten, die mit der ausgiebigen Verwendung verbunden sind", Graser (1905.1), S. 2359.

[82]) Fießler, August Karl; Iwase, Yuichi: Zur Sterilisation und Verwendung der Gummihandschuhe. *Münch. med. Wschr. 55*, 1908, S. 1721-1724.

[83]) Küttner (1911), S. 45.

[84]) Brunner (1916), S. 385.

[85]) Graser (1905.1), S. 2358.

[86]) Immerhin bevorzugten 81 % die Dampfsterilisation, nur 16 % vertrauten dem Aus- bzw. Abkochen und lediglich 3% sterilisierten die Handschuhe chemisch. Küttner (1911), S. 45 f.; s. auch: Brunner (1916), S. 386.

[87]) Graser (1905.1), S. 2358.

[88]) Fromme, Friedrich; Gawronsky, Jacob: Über mechanische Sterilisation der Gummihandschuhe. *Münch. med. Wschr. 51*, 1904, S. 1773-1777.

vermindern,[89] wies Graser zurück. Er betonte, er könne „mit gut passenden Gummihandschuhen genau so gut fühlen und operieren wie ohne dieselben".[90] In diesem Zusammenhang schrieb Brunner gerade über die Verwendung der dicken Handschuhe betont abschätzig: „Ich habe mich überzeugt, daß man auch mit diesem Panzer das Operieren lernen kann; der Chirurg gewöhnt sich an vieles".[91]

Die unter anderem von Johann von Mikulicz[92] empfohlenen feinen Trikothandschuhe kritisierte Graser, bestätigt durch zahlreiche Untersuchungen,[93] als „durchlöchertes Prinzip"[94]. Lediglich um das Entgleiten glatter Eingeweide, insbesondere des Magens, während einer Operation zu verhindern, fanden Zwirnhandschuhe bei ihm zusätzlich über dem Gummihandschuh Verwendung. Wie ein Blick auf die schon mehrfach erwähnte Umfragestatistik Küttners zeigt, waren die Zwirnhandschuhe um 1911 allgemein kaum mehr in Gebrauch.[95] Daß neben dem Assistenten auch die Operationsschwester stets Gummihandschuhe zu tragen hatte, war für Graser bereits 1905 eine Selbstverständlichkeit.[96] Um eine Verschleppung von Hautkeimen zu vermeiden, trat Graser für eine Operationsweise ein, die sorgfältig jede Berührung mit infektiösem Material, ja wo möglich mit der Wunde, vermied[97]. Auch den Verbandswechsel und die Reinigung eitriger Wunden ließ er unter Benutzung von Instrumenten ausführen.[98] Brunner formulierte dazu mehr als zehn Jahre später: „Was mit Instrumenten gemacht werden kann, soll mit diesen geschehen".[99]

In der Erlanger chirurgischen Klinik wurden als Standard sonst lediglich Kopfmützen benutzt, wie sie Neuber bereits 1886 in seiner Klinik eingeführt hatte.[100] Gegen die Gefahren einer Tröpfcheninfektion, insbesondere beim Sprechen, die Carl Flügge in experimentellen Untersuchungen um die Jahrhundertwende bestätigt hatte,[101] waren in den Folgejahren

---

[89]) „Daß die Gummihandschuhe das Gefühl beeinträchtigen, ist trotz aller gegenteiligen Behauptungen ein Faktum. Zugegeben ist, daß bei Gewöhnung dies nicht mehr zu Bewußtsein kommt." Brunner (1916), S. 385.

[90]) Graser (1905.1), S. 2358.

[91]) Brunner (1916), S. 388-389.

[92]) Mikulicz, Johann von: Das Operieren in sterilisierten Zwirnhandschuhen und mit Mundbinde. *Ztrbl. Chir.* 24, 1897, S. 713-717.

[93]) Brunner, Conrad: Erfahrungen und Studien über Wundinfektion und Wundbehandlung. Frauenfeld 1898; Dettmer, H.: Bakteriologisches zur Händedesinfektion unter besonderer Berücksichtigung der Gummihandschuhe. *Arch. klin. Chir.* 62, 1900, S. 384-397; Döderlein, Albert: Bakteriologische Untersuchungen über Operationshandschuhe. *Beitr. Geb. Gynäkol. 1*, 1898, S. 15-30; ders.: Bakteriologische Untersuchungen über Operationshandschuhe. In: Verh. Dt. Ges. Chir. 1898. I, S. 10-13; Gottstein (1899); Haegler (1900); Küster, Baron: Über Operationshandschuhe. *Arch. klin. Chir.* 62, 1900, S 339-345; Perthes, Georg: Zur Frage der Operationshandschuhe. In: Verh. Dt. Ges. Chir. 1898. I, S. 8-10; ders.: Zur Frage der Operationshandschuhe. In: Bericht über die Verh. Dt. Ges. Chir. 1898. Beilage zum *Ztrbl. Chir.* 25, 1898, S. 32 f.

[94]) Graser (1908.2) [Sonderabdruck], S. 28.

[95]) Gummi- und Zwirnhandschuhe 18 %; Gummi- oder Zwirnhandschuhe 10 %; nur Zwirnhandschuhe 3 %, nach Küttner (1911), S. 46.

[96]) Graser (1905.1), S. 2358.

[97]) S. dazu auch: König, Franz: Aseptik der Hände? Operation ohne direkte Berührung der Wunde mit Fingern und Hand. *Ztrbl. Chir.* 27, 1900, S. 905-907.

[98]) Graser (1905.1), S. 2358; Ärztlicher Bezirksverein Erlangen: [Sitzungsbericht]. *Münch. med. Wschr.* 69, 1922, S. 1230 f.

[99]) Brunner (1916), S. 421

[100]) Neuber (1886), S. 30.

[101]) Flügge, Carl: Mikroorganismen. 3. Aufl., Leipzig 1896; ders.: Über Luftinfektion. *Ztschr. Hyg.* 25, 1897, S. 178-224; Finkelstein, Heinrich: [Rezension: Flügge [Carl]: Über Luftinfektion]. *Allg. med. Ztrztg.* 66, 1897, S. 1281 f.

zahlreiche Gesichtsmasken und Schleier als Schutz angegeben worden.[102] Diese kamen bei Graser jedoch nur dann zur Anwendung, wenn trotz laufender Nase oder Erkältung eine Operation durchgeführt werden mußte. Auch in dieser Frage handelte Graser wie der Großteil der renommierten deutschen Chirurgen. August Bier antwortete anläßlich einer Umfrage: „Ich habe schon früher Gesichtsmasken getragen [...], habe sie aber als lästig und überflüssig weggelassen".[103] Ähnlich äußerten sich wohl César Roux und Otto Lanz[104] und selbst Brunner, die anerkannte Autorität auf dem Gebiet der Wundbehandlung, schrieb über die Verwendung der Schleier und Masken: „Letztere immer zu tragen, halte ich [...] für unnötig".[105] Sein Kommentar zu zwei Illustrationen der Kautelen gegen Tröpfcheninfektion spricht für sich selbst: „Als kulturhistorisch chirurgische Merkwürdigkeit hebe ich beistehend das Bild des regelrecht verhüllten Operateurs der Gegenwart für die Zukunft auf".[106]

Wie gestaltete sich nun die Vorbereitung der Patienten zur Operation? Unter von Heineke war um 1891 das Operationsfeld direkt vor dem Eingriff vollständig rasiert und mit Äther, Chloroform oder Terpentin gereinigt worden. Anschließend hatte man, nach gründlicher Waschung, das Operationsgebiet mit Sublimat abgerieben, die gesamte Umgebung nochmals desinfiziert und mit antiseptischen Verbandsstoffen, oder frisch gewaschenen und mit Sublimatlösung getränkten Handtüchern oder Servietten abgedeckt. Damals waren die Hände des Patienten stets mit sterilen Tüchern umwickelt und befestigt worden, „da die Patienten bei unvollständiger Narkose leicht nach der schmerzenden Wunde"[107] griffen. Diese Vorsichtsmaßnahme hatte vor allem bei Operationen in Privathäusern eine große Rolle gespielt. Wohl schon ab 1901 vertraute Graser auch hier der Fürbringerschen Methode. Allerdings wurden die betroffenen Hautpartien dabei stets einen Tag vor der Operation gründlich - bis zu einer halben Stunde - gewaschen und mit Alkohol und Sublimatlösung desinfiziert, und anschließend ein steriler Schutzverband angelegt. Diesen ließ Graser erst unmittelbar vor Operationsbeginn abnehmen und die Haut noch einmal mit Seifenspiritus abreiben. Den großen Vorteil dieser Vorgehensweise sah Graser darin, daß neben der ungestörten Einleitung der Narkose auch die allgemeinen Operationsvorbereitungen ohne Unterbrechungen erfolgen konnten.[108] Dieses Verfahren blieb nicht unkritisiert. Brunner erschien solches Vorgehen sehr

---

[102]) Hackenbruch, Peter: Operationsschleier mit Metallgestell. *Ztrbl. Chir. 35*, 1908, S. 1239-1241; Hübener, Wilhelm Adrian: Über die Möglichkeit der Wundinfektion vom Munde aus und ihre Verhütung durch Operationsmasken. *Ztschr. Hyg. Infektionskrkh. 28*, 1898, S. 348-372; ders.: Über die Rolle des Bartes als Infektionsträger bei aseptischen Operationen. *Ztrbl. Chir. 26*, 1899, S. 321-324; Lanz, Otto: Asepsis contra Antisepsis? *Münch. med. Wschr. 47*, 1900, S. 492-497; Mendes de Leon, Maurice Arthur: Über die Gefahren der Wundinfektion durch das Sprechen bei Operationen, *Arch. klin. Chir. 72*, 1904, S. 904-942; ders.: Über die Gefahren der Wundinfektion durch das Sprechen bei Operationen. *Münch. med. Wschr. 58*, 1911, S. 2793; Mikulicz (1897.1); ders.: Bestrebungen die aseptische Wundbehandlung zu vervollkommnen. *Arch. klin. Chir. 57*, 1898, S. 243-279; ders.: Über die jüngsten Bestrebungen die aseptische Wundbehandlung zu verbessern. In: Verh. Dt. Ges. Chir. 1898. II, S. 1-37; Schuchardt, Karl: Kopfklammer zur raschen und sicher sitzenden Einhüllung des Kopfes mit steriler Verbandgaze. *Ztrbl. Chir. 27*, 1900, S. 402; Vulpius, Oskar: Zur Sicherung der Asepsis bei Operationen. *Münch. med. Wschr. 45*, 1898, S. 594; Wenzel, Friedrich: Die Verwendung von Gazeschleiern bei aseptischen Operationen. *Ztrbl. Chir. 29*, 1902, S. 513–518.
[103]) Zitiert nach Brunner (1916), S. 398, Fußnote 1).
[104]) Brunner (1916), S. 398.
[105]) Ebenda.
[106]) [Fig. 78 Mundmaske, Fig. 79 Kopfschleier, S. 397], ebenda.
[107]) Graser (1891.1), S. 194 f.; auch: Graser, Ernst: Die Behandlung der Darmverengung und des Darmverschlusses. In: Penzoldt, Franz; Stintzing, Roderich (Hrsg.): Handbuch der speciellen Therapie. Bd. 4, Jena 1895, S. 575 f.
[108]) Graser (1905.1), 2359.

unsicher. Er befürchtete ein allzu leichtes Verschieben des sterilen Schutzverbandes und eine dadurch bedingte Beschmutzung der Haut.[109]
Antonio Grossich hatte sich seit 1908 bemüht, die allgemeine Anwendung von Jodtinktur zur Desinfektion des Operationsfeldes methodisch zu systematisieren. Er empfahl direkt vor dem operativen Eingriff jegliche Waschung zu unterlassen, die Haut lediglich trocken zu rasieren und bis zum Beginn der Operation zweimal mit 10-12 %iger Jodtinktur zu bestreichen.[110] Insbesondere die Tatsache, daß, bei sicherer Desinfektion der Haut, auf „das lange oft schmerzhafte Waschen"[111] verzichtet werden konnte, führte bis 1911 zu einem wahren Siegeszug der Jodtinktur. Küttner konnte in einer Umfrage zeigen, daß von den befragten 210 Chirurgen immerhin 89 Jodtinktur für sämtliche Operationen benutzten, während sie bei weiteren 98 mit besonderer Indikation zur Verwendung kam.[112]
Auch Graser wandte sich, nicht zuletzt unter dem Aspekt der Schonung des Patienten, ganz dieser Desinfektionsmethode zu.[113] Vor 1908 hatte er besonders bei bereits infizierten Hautflächen oder vor Amputationen[114] unmittelbar vor dem Eingriff zusätzlich das gesamte Operationsgebiet „mit Jodtinktur bis zur energischen Bräunung"[115] bestreichen lassen. Anderen Methoden zur Desinfektion des Operationsfeldes, wie der von Albert Döderlein, Bernhard Krönig[116], Rudolf Klapp und Wilhelm Dönitz[117] propagierten Verwendung von Firnispräparaten, aber auch der Kombination von Jodbenzin und Jodtinktur durch Ludwig Heusner,[118] stand Graser durchaus aufgeschlossen gegenüber, betonte jedoch, daß „weitere Erfahrungen [...] abgewartet werden"[119] müßten.

Für den äußerlichen Hautschnitt verwendete Graser grundsätzlich ein gesondertes Messer.[120] Ob dies nach 1900 allgemein üblich gewesen ist, läßt sich nicht mit Sicherheit sagen. Immerhin hatte Buchner schon 1878 vor der Verschleppung von Keimen durch das Messer gewarnt.[121] Auffällig ist jedoch, daß Brunner noch 1916 im Zusammenhang mit diesem „Vorschlag, der schon lange gemacht ist"[122] ausdrücklich auf Graser verwies.

[109]) Brunner, Conrad: [Rezension: Graser: Über Wundbehandlung und Wundverband. *Münch. med. Wschr.*, 1905, S. 2357-2361]. In: Jahresbericht 1905 über die Fortschritte auf dem Gebiete der Chirurgie. S. 316.
[110]) Grossich, Antonio: Eine neue Sterilisationsmethode der Haut. Vorläufige Mitteilung. *Ztrbl. Chir. 35*, 1908, S. 1289-1292; ders.: Eine neue Sterilisationsmethode der Haut bei chirurgischen Operationen. *Berl. klin. Wschr. 46*, 1909, S. 1934-1936; ders.: Zu meinem Desinfektionsverfahren der Haut des Operationsfeldes mittels Jodtinktur. Einige Bemerkungen und Berichtigungen. *Ztrbl. Chir. 37*, 1910, S. 737.; ders.: Meine Präparationsmethode des Operationsfeldes mittels Jodtinktur. Berlin 1911.
[111]) Graser, Ernst: Behandlung der Darmverengung und des Darmverschlusses (Stenose und Ileus). In: Guleke, Nicolai; Penzoldt, Franz; Stintzing, Roderich (Hrsg.): Handbuch der gesamten Therapie. Bd. 2, 6. Aufl., Jena 1926, S. 510.
[112]) Küttner (1911).
[113]) Graser (1926.2), S. 510.
[114]) Graser (1905.1), S. 2359.
[115]) Graser (1908.2) [Sonderabdruck], S. 29.
[116]) Gaudanin: Döderlein, Albert; Krönig, Bernhard: Operative Gynäkologie. 2. Aufl., Leipzig 1907, S. 18-20.
[117]) Chirosoter: Klapp, Rudolf; Dönitz, Wilhelm: Über Chirosoter. *Dt. med. Wschr. 33*, 1907, S. 1366; dies.: Über Chirosoter. In: Bericht über die Verh. Dt. Ges. Chir. 1908. Beilage zum *Ztrbl. Chir. 35*, 1908, S. 41.
[118]) Harzlösungen: Heusner [bei Graser Heußner!], Ludwig: Über verschiedene Anwendungsweisen meines Harzklebeverbandes. *Ztschr. orthop. Chir. 17*, 1906, S. 117-130; ders.: Über einige neuere Desinfektionsmethoden. *Ztrbl. Gynäkol. 32*, 1908, S. 1240-1246; ders.: Über Jodbenzindesinfektion. In: Bericht über die Verh. Dt. Ges. Chir. 1908. Beilage zum *Ztrbl. Chir. 35*, 1908, S. 40 f.
[119]) Graser (1908.2) [Sonderabdruck], S. 29 f.
[120]) S. dazu Brunner (1916), S. 421.
[121]) Buchner (1878).
[122]) Brunner (1916), S. 421.

3.3.3.3. Wundbehandlung im eigentlichen Sinne

Während in Fragen der Operationsvorbereitungen, insbesondere was das chirurgische Instrumentarium und die verwendeten Materialien betraf, die Ideen der Aseptik allgemein Anerkennung fanden, gingen in der Behandlung vor allem infektionsverdächtiger oder bereits infizierter Wunden die Meinungen auseinander. Die Gruppe der Chirurgen, die sich offen zu strenger Asepsis bekannten, war zwar klein,[123] trat aber nach außen hin, vielleicht eben deshalb, sehr energisch auf. Mit ihren Argumentationen beriefen sie sich zu Unrecht, wie Brunner zeigen konnte,[124] unter anderem auf Heinrich Helferich und Curt Schimmelbusch als ausgewiesene Autoritäten in Sachen Aseptik.

Nicht ohne Polemik lehnte Wilhelm Noetzel 1911 in seinem Vortrag auf dem Chirurgenkongreß die antiseptische Tamponade mit Jodoformgaze und Perubalsam strikt ab. Provokant formulierte er: „Die antiseptischen Mittel sind vollkommen entbehrlich, und die Heilerfolge können wir beeinflussen allein durch physikalische Maßnahmen".[125] Auf diese Äußerung reagierte Brunner sichtlich aufgebracht: „Die exklusiven Aseptiker und Extremisten dürfen das, was hier in sorgfältigen Experimenten und am Krankenbett festgestellt worden ist, nicht einfach zum Fenster hinausschmeißen!"[126]

Zahlreiche Chirurgen[127], wie Haegler[128] oder auch Brunner[129] selbst, hatten, beeindruckt von den wissenschaftstheoretischen Grundlagen[130], zunächst rein aseptisch behandelt. Behandlerische Mißerfolge veranlaßten sie jedoch schon bald, zu einem gemäßigten und individualisierenden antiseptischen Verfahren zurückzukehren.[131] Auch für Graser galten der sparsame und gezielte Einsatz von Antiseptika, neben raschem, technisch vollkommenem Arbeiten unter Schonung der Gewebe und einer sorgfältigen Blutstillung, sowie ein sorgfältiges Aufsaugen des Wundsekretes durch Verbände als Garant einer komplikationsfreien Wundheilung.

Im Zusammenhang mit dem Wundverband hatte Preobrajensky in zahlreichen Tierversuchen auf die Bedeutung einer raschen Verdunstung für die Diffusion von Sekret aus der Wunde und auf die Wachstumshemmung der Bakterien durch Austrocknung hingewiesen[132]. Dennoch wurde bei infektionsverdächtigen oder tatsächlich infizierten Wunden von einigen Chirurgen der feuchte Verband empfohlen, da die in dieser feuchten Kammer erzielte Hyperämie und Leukozytose zu rascher Resorption oder Abszeßbildung führten. So vertraute

---

[123]) Unter 100 befragten Chirurgen fanden sich nur 13 reine Aseptiker. Vgl. dazu: Brunner, Konrad: Ein Blick auf den gegenwärtigen Stand der Wundbehandlungstechnik in der Praxis. In: Verh. Dt. Ges. Chir. 1910. II, S. 333; auch: Brunner (1916), S. 564.

[124]) Brunner (1916), S. 555-560.

[125]) Noetzel, Wilhelm: Über Wundbehandlung. In: Verh. Dt. Ges. Chir. 1911, II, S. 195.

[126]) Brunner (1916), S. 566.

[127]) Carl Sick war der Meinung, daß die meisten Chirurgen, die ähnlich wie Brunner dachten, auch eine vergleichbare Entwicklung hinter sich hatten. Sick, Carl: Erfahrungen über aseptische und antiseptische Wundbehandlung. Dt. med. Wschr. 38, 1912, S. 2113-2117.

[128]) Vgl. dazu: Haegler, Carl S.: Über Airol, ein neues Ersatzmittel des Jodoforms und ähnliche antiseptische Pulvermittel. Beitr. klin. Chir. 15, 1895, S. 266-310.

[129]) „Von mir selbst sagte ich, daß ich von der reinen Aseptik, die ich wohl als einer der ersten in den neunziger Jahren konsequent durchzuführen versuchte, wieder abgegangen sei", Brunner (1916), S 554.

[130]) S. dazu z. B.: Friedrich, Paul Leopold: Die aseptische Versorgung frischer Wunden unter Mitteilung von Tierversuchen über die Ausheilung von Infektionserregern in frischen Wunden. In: Verh. Dt. Ges. Chir. 1898. II, S. 46-68; dass.: In: Bericht über die Verh. Dt. Ges. Chir. 1898. Beilage zu Ztrbl. Chir. 25, 1898, S. 1-4.

[131]) Haegler (1895), S. 266.

[132]) Preobrajensky, M. J.: Les bases physiques du traitement antiparasitaire des plaies. Ann. de l'Inst. Pasteur 11, 1897, S. 699-719.

Rudolf Salzwedel auf Spiritusverbände[133] und Erich Lexer berichtete über gute Erfolge mit Alkoholkompressen.[134] Graser legte, war er sich hinsichtlich der Kontamination einer Wunde nicht sicher, Verbände mit Alkohol oder durch Glyzerin imprägnierte Jodoformgaze. Diese wurden, um die Dauer der Verdunstung zu verlängern, mit durchlöchertem Gummistoff oder dicken Wattelagen abgedeckt.[135] Bei sicherer Infektion sorgte er durch Erweiterung der Wunde und Verbände mit essigsaurer Tonerde für einen freien Sekretabfluß.[136] Auch Konrad Büdinger[137], Georg Perthes[138], Georg Meyer[139], Erwin Payr[140] und Johann Schnitzler[141] verwendeten essigsaure Tonerde.

Hatte sich bereits ein eitriges Infiltrat gebildet, tamponierte und verband Graser, wie die weitaus meisten Kollegen,[142] mit Jodoformgaze. Im Zusammenhang mit der Jodoformgaze hatte Büdinger geschrieben: „Es könne nur ein Blinder leugnen, daß die sogenannte antiseptische Gaze auf unreine Wunden besser wirke als einfache sterile Verbandsstoffe"[143] und von Lexer stammt das Lob: „Kein Mittel verleiht dem Tampon die große Saugkraft und blutstillende Wirkung wie sie die Jodoformgaze besitzt".[144] Da mit dem 1880 durch Albert von Moseting-Moorhof[145] in die Chirurgie eingeführten Jodoform zahlreiche Irritationen und Vergiftungserscheinungen verbunden waren[146], begann man schon bald zahllose, ähnlich wirksame Pulverantiseptika, zu entwickeln.[147]

Von diesen sogenannten „Ersatzmitteln" des Jodoforms benutzte Graser lediglich die erprobten Vioform[148], Dermatol[149] und das 1896 von Carl Haegler in die Wundbehandlung eingeführte Airol[150]. Auch von Jodtinktur[151] und Perubalsam machte Graser sehr ausgiebigen Gebrauch.[152] Mit der Einführung der Jodtinktur zur Desinfektion der Haut des Operationsfeldes, besann man sich auch wieder auf die hervorragenden desinfizierenden

---

[133]) Salzwedel, Rudolf: Weitere Mitteilungen über dauernde Spiritusverbände. *Berl. klin. Wschr. 33*, 1896, S. 1021.

[134]) Lexer, Erich: Über die örtliche Behandlung der chirurgisch wichtigen Infektionen. *Ther. Gegenwart 44*, 1903, S. 9-14.

[135]) Graser (1901.1), S. 176.

[136]) Ebenda, S. 177

[137]) Büdinger, Konrad: Über die Wirkungsweise der sogenannten Wundantiseptika. *Med. Klinik 5*, 1909, S. 1771-1777.

[138]) Perthes, Georg: Einiges über Wundbehandlung. *Med. Korrbl. Württbg. 82*, 1912, S. 495-498.

[139]) Meyer, Georg: Über Wundheilung und Wundbehandlung. Leipzig 1906.

[140]) Payr, Erwin: Über die Behandlung akzidentieller Wunden, *Jahreskurse ärztl. Fortbildung 1*, 1910, S. 5-33.

[141]) Schnitzler, Johann: Einige Bemerkungen über Wundverbände und über das Verbinden. *Wiener med. Wschr. 56*, 1906. S. 69-77.

[142]) Brunner (1910), S. 331; Brunner (1916), S. 566.

[143]) Büdinger (1909).

[144]) Lexer, Erich: Allgemeine Chirurgie. 1. Bd., 14.-16. Aufl., Stuttgart 1924, S. 34; vgl. dazu auch: ders.: Allgemeine Chirurgie. 1. Bd., 3. Aufl., Stuttgart 1908, S. 25-28.

[145]) Moseting-Moorhof, Albert Ritter von: Der Jodoformverband. Leipzig 1882.

[146]) Nach Max Schede: sechs Formen des Jodoformismus. Schede, Max: Zur Frage von der Jodoformvergiftung. *Ztrbl. Chir. 9*, 1882, S. 33-38; s. auch: Brunner (1916), S. 224.

[147]) „Ihre Zahl ist Legion. [...] In oft geradezu lächerlich kritikloser Weise wurden die von der Chemie abgegebenen Produkte von ärztlicher Seite empfohlen." Brunner (1916), S. 224.

[148]) Tavel, Ernst: Bakteriologisches und Klinisches über Vioform. *Dt. Ztschr. Chir. 55*, 1900, S. 557-576.

[149]) Fränkel, Sigmund: Die Arzneimittelsynthese auf Grundlage der Beziehungen zwischen chemischem Aufbau und Wirkung. Berlin 1901.

[150]) Haegler (1895).

[151]) „[...] insbesondere die Tatsache, daß die Jodtinktur auch bei secernierenden granulierenden Wunden nicht zu verstärkter Eiterbildung führt", Graser (1901.1), S. 178.

[152]) Graser, Ernst: Die Therapie des Tetanus. *Dt. med. Wschr. 36*, 1910, S. 1595; Grashey, Rudolf: [Rezension. Graser: Die Therapie des Tetanus]. *Münch. med. Wschr. 57*, 1910, S. 1962; s. dazu: Sickmann, Johannes Heinrich: Über den Einfluß des Perubalsams auf Bakterien und seinen therapeutischen Wert in der Wundbehandlung, *Dt. Ztschr. Chir. 104*, 1910, S. 298-320; auch: Brunner (1916), S. 568.

Eigenschaften bei der Wundbehandlung. In der Berner Klinik wurde Jodtinktur bereits seit 1870 verwendet. Edmond Lardy berichtete, daß Kocher sie ausgiebig als „prophylaktisches Desinfektionsmittel"[153] benutzte.

Auch der Perubalsam, in Europa als Heilmittel zur Wundbehandlung bereits im 18. Jahrhundert empfohlen,[154] fand, wiedereingeführt insbesondere durch Jan Willem van Stokum[155] und Friedrich A. Suter[156], rasch zahlreiche Anhänger unter den Chirurgen. Hermann Schloffer[157], Hans Vollbrecht[158], Georg Perthes[159] und Brana Blumberg[160], bestätigten die günstige antiseptische Wirkung auf die Wundheilung.

Bei oberflächlichen Infektionen verwendete Graser offensichtlich auch konzentrierte Karbolsäure, die anschließend, um ausgedehnte Schorfbildung zu vermeiden, mit Alkohol ausgewaschen wurde.[161] Artur Martin Phelps[162], Paul von Bruns und Bernhard Honsell[163] hatten diese Methode bereits um die Jahrhundertwende erprobt. Karl Gustav Lennander[164] und auch Hermann Küttner[165] erzielten damit gerade bei grob beschmutzten Wunden gute Erfolge. Zur Behandlung stark infizierter Wunden äußert Graser 1901 an die pharmakologisch tätigen Chemiker den Wunsch nach einem Antiseptikum, das wirksam ins Gewebe eindringen könne, ohne dasselbe zu zerstören und auch „ein alkalisch reagierendes, keine Gerinnnung erzeugendes Antimykotikum könnte [...] das Herz eines modernen Aseptikers rühren".[166]

Bei zu erwartenden Infektionen hatte Bier die antiphlogistische Wirkung einer durch Stauung hervorgerufenen passiven Hyperämie als präventive Behandlungsmaßnahme vorgeschlagen und dies später auch auf die Behandlung bereits bestehender akuter Entzündungen übertragen.[167] Obgleich Graser auf Fortbildungsveranstaltungen in der Regel nur über solche Methoden sprach, bei denen er aufgrund eigener Versuche und Erfahrungen für jede aufgestellte Behauptung eintreten konnte,[168] scheint er der Stauungshyperämie gegenüber sehr skeptisch gewesen zu sein, und sie lediglich der Vollständigkeit halber, gleichsam als Anerkennung der Chirurgenpersönlichkeit Bier gegenüber, erwähnt zu haben. Dafür sprechen

---

[153]) Lardy, Edmond: Über die Jodtinktur in der Berner Schule. *Dt. Ztschr. Chir. 116*, 1912, S. 327; dass.: Leipzig 1912.

[154]) Einen guten historischen Überblick bietet: Suter, Friedrich A.: Der Perubalsam als Mittel zur Wundbehandlung. *Beitr. klin. Chir. 53*, 1907, S. 566-686.

[155]) Stokum, Jan Willem van: Der erste Verband auf dem Schlachtfelde. *Ztrbl. Chir. 31*, 1904, S. 777-780.

[156]) Suter (1907).

[157]) Schloffer, Hermann: Perubalsam als Wundbehandlungsmittel. In: Verh. Dt. Ges. Chir. 1905. II, S. 399-409.

[158]) Vollbrecht, Hans: Die Infektion der Schußwunden und ihre Behandlung mit Perubalsam. *Arch. klin. Chir. 90*, 1909, S. 502-528.

[159]) Perthes (1912).

[160]) Blumberg, Brana: Über die Verwendung des Perubalsams in der Chirurgie. Diss. med. Berlin 1912.

[161]) Graser (1908.2) [Sonderabdruck], S. 35.

[162]) Phelps, Artur Martin: Die Behandlung von Abszessen der Gelenke mit Glasspeculum, Drainage und reiner Karbolsäure. *Münch. med. Wschr. 47*, 1900, S. 1307-1310.

[163]) Bruns, Paul von; Honsell, Bernhard: Über die Anwendung reiner Karbolsäure bei septischen Wunden und Eiterungsprozessen. *Arch. klin. Chir. 64*, 1901, S. 193-200; dies.: Über die Anwendung reiner Karbolsäure bei septischen Wunden und Eiterungsprozessen. In: Verh. Dt. Ges. Chir. 1901. II, S. 128-135.

[164]) Lennander, Karl Gustav: Über die Verwendung konzentrierter Karbolsäure bei operativer Behandlung von Infektionen. *Beitr. klin. Chir. 51*, 1906, S. 1-22.

[165]) Küttner, Hermann: Über die Behandlung akzidentieller Wunden. *Klin.-therap. Wschr. 17*, 1910, S. 311-317.

[166]) Graser (1901.1), S. 179.

[167]) Bier, August: Hyperämie als Heilmittel. Leipzig 1903; Brunn, Max von: Über die Stauungsbehandlung bei akuten Entzündungen nach den bisherigen Erfahrungen der von Bruns'schen Klinik. *Beitr. klin. Chir. 46*, 1905, S. 845-872; Joseph, Eugen: Lehrbuch der Hyperämiebehandlung akuter chirurgischer Infektionen. Leipzig 1911; Graser (1908.2) [Sonderabdruck], S. 36.

[168]) Graser (1905.1), S. 2357.

nicht nur die vergleichsweise zurückhaltenden Formulierungen in seinem Vortrag über Wundgifte, Antisepsis und Asepsis,[169] sondern auch die Tatsache, daß sich sonst kein Verweis mehr auf diese therapeutische Möglichkeit findet.

Als Materialien zur Naht und Gefäßunterbindung standen, abgesehen von Metallfäden oder - klammern, Zwirn, Seide und Katgut zur Auswahl. Neben den speziellen Anforderungen, die sich aus dem jeweiligen Anwendungsgebiet ergaben, spielte in der Diskussion vor allem die Frage der sicheren Sterilisation eine wichtige Rolle.

Während zahlreiche Operateure zur Unterbindung, insbesondere größerer Gefäße, aufgrund der Zug- und Knotenfestigkeit Seidenligaturen bevorzugten,[170] verwendete Graser seit 1901, wie er betonte „lange vor der Mitteilung durch Claudius"[171] ausschließlich Jodkatgut. Auch sonst war er für äußere, wie für versenkte Nähte dem Katgut treu geblieben, da er damit zuverlässig gute Erfolge hatte.[172] Ähnlich konsequent verwendete Bernhard Krönig Katgut.[173]

Katgut war in den Jahrzehnten vor 1900 in Verruf geraten. Neben Nahtinsuffizienzen aufgrund zu rascher Resorption fürchtete man vor allem Keimverschleppung durch unzureichend steriles Nahtmaterial.[174] Zahlreiche Untersuchungen hatten jedoch gezeigt, wie unberechtigt diese Befürchtungen waren.[175] So hatte sich Ernst Tavel, auf dessen Studien Graser 1905 ausdrücklich verwies,[176] intensiv mit der Problematik der Sterilität von Katgutfäden auseinandergesetzt.[177]

Um 1910 vertrauten die meisten Chirurgen vor dem Formalin-[178] oder dem Cumolkatgut[179] dem Jodkatgut.[180] Graser imprägnierte 1905 mit Jodlösung nach Billmann und erreichte dadurch im Vergleich mit der von Claudius angegebenen Methode eine wesentliche Verbesserung der Zugfestigkeit.[181] Auch Otto von Herff hatte auf diese Weise ähnlich günstige physikalische Eigenschaften erreicht.[182] Lediglich bei Nähten, die eine dauerhafte Sicherung gewähren sollten, benutzte Graser versenkte Seidennähte. Diese wurden wohl, nach den Angaben von Theodor E. Kocher[183] oder Tavel[184], mit Äther oder Alkohol entfettet,

[169] „Mit Staunen haben wir seine ersten Mitteilungen gelesen", „Auf die Schwierigkeiten der Durchführung und eventuelle Gefahren hat Bier selbst verwiesen; die Abgrenzung der für diese Methode geeigneten Fälle kann nur die längere Erfahrung liefern", Graser (1908.2) [Sonderabdruck], S. 36 f.

[170] Heidenhain, Lothar: Ersetzung des Katgut durch Seide. *Ztrbl. Chir. 26*, 1899, S. 225-230; Brunner (1916), S. 313.

[171] Graser (1908.2) [Sonderabdruck], S. 25; vgl. dazu: Claudius, Marius Mathias Christian: Undersøgelser over jodkatgut [et indlæg i katgutspoorsmaaler]. Diss. med. Kopenhagen 1906.

[172] Graser (1905.1), S. 2359.

[173] Krönig, Bernhard: Zur Wahl des Nahtmaterials. *Dt. med. Wschr. 26*, 1900, S. 703-705, 724-728.

[174] Kuhn, Franz: Katgut vom gesunden Schlachttier. *Münch. med. Wschr. 53*, 1906, S. 2018-2020; ders.: Katgut steril vom Schlachttier, als frischer Darm vor dem Drehen mit Jod oder Silber behandelt. *Dt. Ztschr. Chir. 86*, 1907, S. 150-223; ders.: Das Sterilkatgut. Leipzig 1912.

[175] Insbesondere: Haegler, Carl S.: Steriles oder antiseptisches Nahtmaterial. *Ztrbl. Chir. 26*, 1899, S. 132-134; ders.: Über Ligatureiterung. In: Verh. Dt. Ges. Chir. 1901. II, S. 258-264; dass.: *Arch. klin. Chir. 64*, 1901, S. 357-363.

[176] Graser (1905.1), S. 2358.

[177] Tavel, Ernst: Chirurgische Infektion und deren Prophylaxe. Berlin 1905.

[178] Hofmeister, Franz von: Über Katgutsterilisation. *Beitr. klin. Chir. 16*, 1896, S. 775-815.

[179] Krönig, Bernhard: Über Sterilisation des Katgut. *Ztrbl. Gyn. 18*, 1894, S. 650-653.

[180] Claudius, Marius Mathias Christian: Eine Methode zur Sterilisierung und zur sterilen Aufhebung von Catgut. *Dt. Ztschr. Chir. 65*, 1902, S. 489-494; ders.: Erfahrungen mit Jodkatgut. *Dt. Ztschr. Chir. 69*, 1903, S. 462-465; Kuhn (1906); Kuhn (1907).

[181] Graser (1905.1), S. 2359.

[182] Herff, Otto von: Zur Frage der Katgutsterilisation. *Münch. med. Wschr. 53*, 1906, S. 1296; ders.: Zur Katgutfrage, *Ztrbl. Chir. 37*, 1910, S. 1337-1339.

[183] Kocher, Theodor E.: Chirurgische Operationslehre. 3. Aufl., Jena 1897, S. 20 f.

[184] Tavel (1905).

anschließend in Sublimatlösung gekocht und in dieser aufbewahrt. Gelegentlich fand auch Jodseide Verwendung, ohne daß er jedoch einen besonderen Vorteil bemerken konnte.[185] Bei allen verwendeten Materialien betonte Graser stets die Wichtigkeit der eigenen Sterilisation. Noch 1922 warnte er davor, sich auf als steril angebotene Ware zu verlassen.[186]

Was die Wundversorgung mit Verbänden betraf, war Graser „der festen Ueberzeugung", daß man all diejenigen Wunden, die mit Naht vollständig geschlossen werden konnten, „ohne jeglichen antiseptischen oder aseptischen Deckverband [...] der Heilung überlassen" dürfe.[187] Selbstverständlich mußte bei solcher Vorgehensweise größter Wert auf penible Blutstillung gelegt werden. Entschied er ausnahmsweise auch in solchen Fällen, einen Verband anzulegen, so erfolgte dies ausschließlich aus äußeren Gründen, wie dem Schutz vor Blicken, Berührung, oder Ankleben an der Wäsche. Dieser Verband bestand dann aus feiner Gaze, der mit Kollodium, Zinkleim oder Heftplaster lediglich an den Wundrändern fixiert wurde. Von einem dichten Verschluß der Wunde mit Jodoform-Kollodium, wie ihn Ernst Küster um 1880 empfohlen hatte,[188] war Graser schon sehr bald wieder abgekommen.[189] Den Anstoß zur offenen Wundbehandlung hatte er um 1898 in der Kocherschen Klinik in Bern[190] erhalten. Kocher ließ damals offensichtlich bei den meisten Operationswunden die Nähte und den Wundverband schon am zweiten Tag nach der Operation entfernen und die Wunde lediglich locker mit einem Gazestreifen bedecken.[191] Auf die Erfolge mit der bereits 1810 von Vincenz von Kern beschriebenen offenen Wundbehandlung[192] hatte Rudolf Ulrich Krönlein 1872, 1875 und 1876 in mehreren Veröffentlichungen hingewiesen.[193] Starke Druckverbände legte Graser nur an, wenn durch die eintretende Schwellung im Operationsgebiet eine Störung der Wundheilung zu erwarten war. Der wichtigste Gedanke blieb ihm die vollkommene Eintrocknung der Wunde. Graser empfahl mit der offenen Wundbehandlung eine Methode, die nicht nur sehr einfach zu handhaben und kostengünstig war, sondern für die Wundheilung auch deshalb günstig, da die zahlreichen Reizungen durch Verbandsmaterialien und Verbandswechsel entfielen.

Sehr ähnlich gestaltete sich die Versorgung von Amputationswunden.[194] Von den Kompressionsverbänden war Graser schon bald wieder abgekommen. Er bildete dicke Hautmuskellappen, die er mit zahlreichen Knopfnähten möglichst spannungslos vereinigte. Waren operationsbedingt tiefere Lagunen und Buchten in der Wunde nicht zu vermeiden, verwendete er Glasdrains, wobei er diese nicht durch eine Nahtlücke, sondern an der tiefste Stelle durch die Haut einführte. So blieb die Eintrocknung der Naht auch bei gleichzeitiger

[185] Graser (1905.1), S. 2359.
[186] Ärztlicher Bezirksverein Erlangen (1922), S. 1231.
[187] Graser (1905.1), S. 2359.
[188] Küster, Ernst: Über Jodoformbehandlung, insbesondere bei Wunden der Bauchhöhle. In: Bericht über die Verh. Dt. Ges. Chir. 1883. Beilage zum Ztrbl. Chir. 10, 1883, S. 8 f.
[189] „Ich habe auch darüber ziemlich viel Erfahrungen gesammelt, habe es aber mehr und mehr aufgegeben, weil ich nicht vollkommen davon befriedigt war.", Graser (1905.1), S. 2360.
[190] Kocher, Theodor E.: Über die einfachsten Mittel zur Erziehlung einer Wundheilung durch Verklebung ohne Drainröhren. Leipzig 1882.
[191] Graser (1905.1), S. 2360.
[192] Kern, Vincenz von: Anleitung für Wundärzte zur Einführung einer einfachern, natürlichern und minder kostspieligen Methode die Verwundeten zu heilen. Stuttgart 1810.
[193] Krönlein, Rudolf Ulrich: Die offene Wundbehandlung nach Erfahrungen aus der chirurgischen Klinik zu Zürich. Zürich 1872; ders.: Historisch-kritische Bemerkungen zum Thema der Wundbehandlung. Arch. klin. Chir. 18, 1875, S. 74-97; ders: Offene und antiseptische Wundbehandlung. Arch. klin. Chir. 19, 1876, S. 1-58.
[194] S. dazu: Bothe, Erich: Die Amputationen und Exartikulationen der Erlanger Chirurgischen Klinik für die Jahre 1884-1892. Würzburg 1892; Petersen Hermann; Gocht, Hermann: Amputationen und Exartikulationen. Stuttgart 1907.

Drainage gewährleistet. Zum Schutz gegen Stöße schirmte er den Amputationsstumpf mit einem breiten Bügel aus Holzspan oder Pappe ab. Im allgemeinen wurde der Drain nach einem Tag entfernt und der Inhalt bakteriologisch untersucht. Bei Operationen am Hals hatte sich die offene Wundbehandlung nicht bewährt, da die ständigen Bewegungen die Wundheilung stören. Hier legte Graser einen komprimierenden und gegebenenfalls immobilisierenden Wundverband an.

Auch bei fast allen Knochenoperationen erzielte er mit einem immobilisierenden Gipsverband gute Heilungserfolge. Falls sich dabei eine Drainage als notwendig erwies, wurde der Gips gefenstert und die Öffnungen mit Holzwolle ausgestopft. Zur Abkürzung der Operationsdauer wurden geeignete Teile des Gipsverbandes schon am Tag vor der Operation angefertigt. Diese mußten dann nach Beendigung des Eingriffes nur noch entsprechend ergänzt werden. Größere Höhlenwunden drainierte Graser, auch hier einer Empfehlung Kochers folgend,[195] ausschließlich mit Glasdrains, die er jedem operativ tätigen Kollegen empfahl. Normale Laparotomiewunden sowie sämtliche Wunden nach Radikaloperationen bei Leistenbrüchen verblieben jedoch undrainiert.[196]

3.3.3.4. Wundgifte und Prophylaxe

Seit seinen Untersuchungen über Verwachsungen seröser Häute Ende der 80er Jahre blieb Graser gegenüber Wirkung und Verwendung antiseptischer Lösungen zur direkten Behandlung der Wunde sehr skeptisch. Als den wesentlichen und trotz aller Veränderungen der Methodik der Wundbehandlung bleibenden Kern der Listerschen Lehre betrachtete er die Erkenntnis, daß der menschliche Körper keine Hilfe brauche, um eine Wunde zur Heilung zu bringen. Bei den sich hier abspielenden Vorgängen räumte er der bakteriozider Wirkung des Blutes die entscheidende Rolle ein und zitierte in diesem Zusammenhang gerne Ludwig Traubes schon 1845 geprägten Satz: „Auf der bakterienvernichtenden Kraft des Blutes beruht der Bestand der Welt".[197]

Besonderes Interesse brachte Graser der Stärkung der körpereigenen Schutzkräfte durch Gabe von Antitoxinen gegen Bakteriengifte (Diphtherie, Starrkrampf und Dysenterie) beziehungsweise zur Hemmung der Erreger (Milzbrand, Typhus, Cholera) entgegen. Ausführlich behandelte er dieses Thema in seinem Vortrag „Wundgifte, Antisepsis und Asepsis" aus dem Jahr 1907.[198]

In den Jahren zwischen 1886 und 1900 hatte sich der Schwerpunkt der bakteriologischen Forschung vom Erreger zum Toxin verlagert. Auf der Suche nach neuen Möglichkeiten der Therapie war so die Grundlage der modernen Immunitätslehre entstanden. Stand mit der Entdeckung der Phagozyten durch Elias Metschnikoff[199] zunächst die zelluläre Immunität und mit dieser die Entzündung als rein zellgebundener Vorgang bei der Infektionsabwehr im Vordergrund,[200] etablierte sich nach 1890 mit der Beschreibung und Weiterentwicklung der

---

[195]) Kocher, Theodor E.: Chirurgische Operationslehre. 3. Aufl., Jena 1897, S. 28.
[196]) Graser (1901.1), S. 170 f.; Graser (1905.1), S. 2359.
[197]) Graser (1908.1), S. 898.
[198]) Graser (1908.2) [Sonderabdruck].
[199]) Metschnikoff, Elias: Über eine Sproßpilzkrankheit der Daphnien, Beitrag zur Lehre über den Kampf der Phagozyten gegen Krankheitserreger. *Arch. path. Anat. 96*, 1884, S. 177-195.
[200]) Rudolf Virchows lokalistisch-zelluläres Konzept der Solidarpathologie, vgl. dazu: Rothschuh, Karl Eduard: Konzepte der Medizin in Vergangenheit und Gegenwart. Stuttgart 1978, S. 381-384.

Serumtherapie durch Emil von Behring[201], Shibasaburo Kitasato[202] und Paul Ehrlich[203] die Idee einer humoralen Immunität. Von den 1889 durch Buchner gefundenen Alexinen[204] schrieb Graser nur wenige Jahre später: „Soviel ist sicher, daß das ausgetretene Blutserum Stoffe enthält, welche bakterienfeindlich und bakterientötend wirken (Alexine)".[205] Während sich die Gabe von Heilserum zur Behandlung der Diphtherie rasch durchsetzte, war sie noch um 1910 bei Tetanus durchaus nicht unumstritten.[206] In einer Diskussionsrunde auf dem bayerischen Chirurgenkongreß 1913 betonte Ottmar von Angerer die unsichere Wirkung der Antitoxingabe und empfahl die offene Wundbehandlung[207], allenfalls Chloralhydrat-Klysmen. Auch Eugen Enderlen wollte den prophylaktischen Seruminjektionen nur wenig Vertrauen entgegenbringen.[208] Graser jedoch sprach sich ganz entschieden dafür aus, in jedem Fall Antitoxin zu injizieren.[209]

Graser empfahl bei allen Wunden, bei denen der Verdacht auf Tetanusinfektion bestand, unbedingt die Serumbehandlung mit einer prophylaktischen Injektion von 20 bis 100 Antitoxineinheiten.[210] In der Regel wurde subkutan in der Umgebung der Verletzungsstelle injiziert. War bereits eine Tetanusinfektion erfolgt, nahm Graser zusätzlich, neben einer Infusion in den Duralsack, eine endoneurale Injektion in größere Nervenstämme vor.[211]

Auf zahlreichen Vorträgen wurde Graser nicht müde, immer wieder die Wichtigkeit der prophylaktischen Tetanuseinspritzung zu betonen.[212]

---

[201] Behring, Emil von: Die Blutserumtherapie. 2 Bde., Leipzig 1892; ders.: Das Tetanusheilserum und seine Anwendung auf tetanuskranke Menschen. Leipzig 1892; ders.: Die Geschichte der Diphtherie mit besonderer Berücksichtigung der Immunitätslehre. Leipzig 1893; ders.; Nissen, F.: Über die bakterienfeindlichen Eigenschaften verschiedener Blutserumarten. *Ztschr. Hyg. 8*, 1893, S. 160-162.

[202] Kitasato, Shibasaburo: Die Widerstandskraft der Cholerabacterien gegen das Eintrocknen und gegen Hitze. *Ztschr. Hyg. 5*, 1888, S. 134-140; ders.: Über den Tetanus-Erreger. *Allg. Wiener med. Ztg. 34*, 1889, S. 221; ders.: Über den Rauschbrandbacillus und sein Culturverhalten. *Ztsch. Hyg. 6*, 1889, S. 105-116; ders.: Collected papers. Tokyo 1977.

[203] Ehrlich, Paul: Zur Kenntnis der Antitoxinwirkung. *Fortschr. Medizin 15*, 1897, S. 41-43.

[204] Buchner, Hans: Über die bakterientötende Wirkung des zellfreien Serums. *Ztrbl. Bakteriol. 5*, 1889, S. 817-823; ebenda *6*, 1889, S. 1-11.

[205] Graser (1901.1), S. 162.

[206] Bär, Ernst: Zur Präventivimpfung bei Tetanus. *Korrbl. Schweizer Ärzte 40*, 1910, S. 321-327.

[207] Angerer, O. v.: [Diskussionsbeiträge zu: Redwitz, E. Freiherr von: Ueber die Behandlung des Tetanus mit Magnesiumsulfat]. *Beitr. klin. Chir. 88*, 1914, S. 627 f.

[208] Enderlen, E.: [Diskussionsbeiträge zu: Redwitz, E. Freiherr von: Ueber die Behandlung des Tetanus mit Magnesiumsulfat]. *Beitr. klin. Chir. 88*, 1914, S. 627 f.

[209] Vgl. dazu: Verhandlungen der Vereinigung bayerischer Chirurgen 1913. *Beitr. klin. Chir. 88*, 1914, S.609-739; „Ich hielte es für eine Unterlassungssünde, wenn wir nicht betonten, daß wir mit der prophylaktischen Antitoxininjektion weiter machen sollen, auch wenn wir keine kurative Wirkung gesehen [haben]." Graser, Ernst: [Diskussionsbeitrag zu: Redwitz, Erich Freiherr von: Ueber die Behandlung des Tetanus mit Magnesiumsulfat]. *Beitr. klin. Chir. 88*, 1914, S. 627; „Die prophylaktische Antitoxineinspritzung ist auf alle Fälle von Anfang an zu versuchen", Bayerische Chirurgen-Vereinigung: [Grashey, Rudolf: Aus dem Bericht über die 3.Tagung Ver. bay. Chir.1913: Diskussionsbeitrag Grasers zu: Redwitz, Erich Freiherr von: Mitteilungen über die Behandlung des Tetanus mit Magnesiumsulfat]. *Münch. med. Wschr. 60*, 1913, S. 1684.

[210] Über die Erfolge schreibt Ernst Küster: „So wird auch von der Graserschen Klinik in Erlangen berichtet, daß nach Einführung des gleichen Verfahrens [der prophylaktischen Serumeinspritzung] die Krankenräume seit 5 Jahren von Starrkrampf verschont geblieben seien." Küster (1915), S. 14.

[211] Graser (1910.1), S. 1597; s. dazu auch: Grashey, Rudolf: [Rezension: Graser, Ernst: Die Therapie des Tetanus, Klinischer Vortrag]. *Münch. med. Wschr. 57*, 1910, S. 1962.

[212] Vgl. z.B.: Ärztlicher Bezirksverein Erlangen: [Sitzungsbericht]. *Münch. med. Wschr. 68*, 1921, S. 1374.

118

3.3.3.5. Wundbehandlung im Krieg

Naturgemäß bieten Kriegsjahre reiche Gelegenheit zur praktisch-chirurgischen Beschäftigung mit Fragen der Wundversorgung.[213] Graser war 1914 durchaus mit festen Vorstellungen für die Wundbehandlung ins Feld gezogen. Gemeinsam mit Martin Kirschner hatte er Anfang September in 21 Punkten die wichtigsten Grundsätze zur Behandlung von Schußverletzungen zusammengefaßt.[214] Diese Veröffentlichung sollte auf dem Gebiet der Kriegschirurgie weniger bewanderte Kollegen „vor gewissen prinzipiellen Fehlern bewahren"[215] und bot dabei stichpunktartig einen Überblick zum aktuellen Stand der Wundversorgung. Eindringlich mahnten die beiden Autoren zur absolut trockenen Wundbehandlung. Jegliche Manipulationen an der Wunde, eine Berührung mit dem Finger oder ein Sondieren, war zu unterlassen. Selbst Knochen- oder Geschoßsplitter sollten nicht entfernt werden. Zum Wundschutz wurde lediglich ein trockener aseptischer Verband empfohlen. Den Möglichkeiten im Kriegslazarett angemessen, drängten sie dazu, Operationen mit dicken Gummihandschuhen auszuführen. Diese könnten durch Abwaschen und kurzes Eintauchen in kochendes Wasser schnell und ausreichend keimfrei gemacht werden. Schon bald aber zeigte sich die Notwendigkeit, die bislang allgemeingültigen Behandlungsregeln einer kritischen Prüfung zu unterziehen, um sie rasch den neuen Erfahrungen und Erfordernissen anzupassen. Bereits Ende 1914 war im Westen aus dem Bewegungskrieg der ersten Wochen ein aufreibender Stellungskrieg geworden, der im Einsatz aller Mittel modernster Waffentechnik das Grauen der Materialschlacht offenbarte. Insbesondere die groben Geschütze, die durch unregelmäßige Granatsplitter zu schweren Verwundungen führten, machten entgegen der bislang gelehrten schulmäßigen Behandlung eine sofortige Inspektion und Reinigung des gesamten Wundkanals zwingend notwendig. Daß es Graser in einem 1916 verfaßten Beitrag zum „Gruß der Universität an ihre Studenten"[216] mit seinem „wachem Mißtrauen" und „strenger Kritik"[217] gegenüber der ursprünglich geforderten Behandlungsweise um mehr ging, als nur um schöne Worte mag folgende Episode illustrieren:
Der junge Assistenzarzt Emil Karl Frey operierte entgegen aller üblichen Behandlung Kopfwunden mit Gehirnprolapsen, die durch Schußverletzung entstanden waren, indem er die Knochenwunde sorgfältig reinigte, die Wundränder gegebenenfalls anfrischte und sofort mit Naht, wenn notwendig auch durch Verschiebung eines Galea-Periostlappens, dicht verschloß.[218] Graser war, „als er den ersten genähten Fall in einem Feldlazarett vorfand, [...] mit dem Vorgehen gar nicht einverstanden"[219] und bestellte Frey zu sich. Da Graser kurz vorher einen der wenigen mit Meningitis und Hirnabszess tödlich verlaufenen Fälle erlebt hatte, hatte er dieses Treffen sicher zur Maßregelung gedacht, auch wenn Frey in seinen Lebenserinnerungen eher beiläufig schreibt, daß Graser ihn lediglich gefragt habe, wie er „dazu gekommen sei, gegen die Regel [...] zu handeln"[220]. Wir wissen, wenn auch nur aus Bemerkungen zwischen den Zeilen, daß Graser in Situationen, in denen es

---

[213] Ein ausführliches Literaturverzeichnis bis 1880 bietet: Fischer, Hermann: Handbuch der Kriegschirurgie. 2 Bde., Stuttgart 1882. Ausgewählte Literatur bis 1915 findet sich bei: Brunner (1916), Wundbehandlung im Kriege, S. 599-639.
[214] Graser, Ernst; Kirschner, Martin: Einige wichtige Grundsätze zur Behandlung der Schusswunden. *Münch. med. Wschr. 61*, 1914, Feldärztliche Beilage Nr. 5, S. 1923 f.
[215] Graser (1914.1), S. 1923.
[216] Erlanger im Kriege. 2. Gruß der Universität an ihre Studenten. Erlangen 1916.
[217] Graser, Ernst: Aus dem Leben eines beratenden Chirurgen. In: Erlanger im Kriege. Erlangen 1916, S. 6 f.
[218] Frey, Emil Karl: Über die Behandlung von Gehirnprolapsen im Felde. *Münch. med. Wschr. 63*, 1916, Feldärztliche Beilage Nr. 1, S. 2-7.
[219] Graser, Ernst: [Begleitwort]. Ebenda, S. 2.
[220] Frey, Emil Karl: Rückschau und Umschau. Gräfelfing o.J., S. 16.

Eigenmächtigkeiten zu wehren galt, durchaus grob poltern konnte.[221] Obgleich er Freys Vorgehensweise sehr kritisch, wenn nicht anfänglich gar ablehnend gegenüberstand, zeigte er sich doch von dessen Ausführungen beeindruckt. Insbesondere der relativ sichere Verschluß der Schädelkalotte bei gleichzeitiger erheblicher Verkürzung der Behandlungszeit erschien ihm einen hohen Behandlungserfolg zu versprechen. Wenn er auch diese Methode einschränkend „nicht verallgemeinern und wahllos für jeden Fall"[222] empfehlen wollte, so ermutigte Graser Frey doch, weitere Versuche in diese Richtung zu unternehmen und seine Ergebnisse zu veröffentlichen.

Noch gefangen vom Schrecken der kriegschirurgischen Eindrücke äußerte Graser die hoffnungsvolle Überzeugung, daß aus den zahlreichen erlittenen Erfahrungen wenigstens ein Nutzen für Behandlungen in Friedenszeiten erwachsen würde. Hatte man vor dem Krieg bei Unfallverletzungen mit schwer verstümmelten Gliedmaßen in der Regel eine Amputation ausgeführt, konnte man jetzt im Bemühen um den Erhalt der betroffenen Extremitäten auf ganz andere operative Lösungen zurückgreifen.

Die Behandlungs- und Pflegemöglichkeiten, die gut eingerichtete Krankenhäuser boten, erlaubten es oft, trotz schwerer Verletzungen der Extremitäten mit der Ausführung von Amputationen abzuwarten und diese nur in wirklichen Notfällen auszuführen. Nicht zuletzt dank solch zurückhaltender Vorgehensweise war es auch Graser häufig gelungen, „einen Verwundeten, der mit einem Bein schon im Grabe stand, wieder zu einem arbeitsfähigen Manne zu machen".[223] Mit welch großem Einsatz sich Graser auch bei äußerst ungünstiger Prognose etwa um den Erhalt einer schwer verletzten Hand bemühte, wissen wir von dem Psychiater Gottfried Ewald.[224]

3.4. Magen-Darm-Chirurgie[1]
3.4.1. Einführung[2]

Seit Beginn der 70er Jahre des 19. Jahrhunderts wagten sich, unter dem Schutzschirm der Antiseptik und Aseptik, zahlreiche Chirurgen zusehends mutiger in Bereiche des Körpers vor, die bis dahin tabu gewesen waren. Die Entdeckung der Bauchhöhle für operative Eingriffe markiert auf diesem Weg einen Anfangspunkt, und rasch folgten die Brusthöhle, Gelenke, Drüsen, das Rückenmark und schließlich das Gehirn. Noch während seiner Studienzeit erlebte Graser den Beginn dieser Entwicklung auf dem Gebiet der Magen-Darm-Chirurgie.

Schon Walter von Heineke und Wilhelm Leube hatten sich intensiv mit Diagnostik und Therapie der Magen-Darm-Erkrankungen beschäftigt. So kann man etwa in der von Heineke im Jahr 1883 erstmalig in Erlangen durchgeführten Magenresektion wegen eines Karzinoms[3] für die chirurgische Klinik den Ausgangspunkt einer Ausrichtung mit gastroenterologischem

---

[221]) „Kein Wunder, daß er [Kryger] nervös ist u. durch seine Grobheit manchmal allgemeine Entrüstung hervorruft. Da sind Sie in Ihren weniger guten Zeiten das sanftmütigste Lamm dagegen." (UQ 109), Brief Scheibe, Erlangen, 23.10.1914.

[222]) Graser (1916.2), S. 2.

[223]) Graser (1916.1), S. 6.

[224]) Leider blieben Grasers operative Bemühungen in diesem Fall erfolglos, die Hand mußte letztlich doch abgenommen werden. Nach: Wendehorst (1993), S. 152.

[1]) Dazu allgemein: Hillemand, Pierre: Geschichte der Magen-Darm-Heilkunde. In: Toellner, Richard (Hrsg.): Illustrierte Geschichte der Medizin. 4. Bd., Erlangen 1992 [Sonderausgabe], S. 1785-1831.

[2]) In den folgenden Kapiteln zur Magen-Darm-Chirurgie habe ich bei der Beschreibung anatomischer Strukturen grundsätzlich die Nomenklatur der Zeit beziehungsweise der entsprechenden Veröffentlichung beibehalten, auch dann, wenn diese heute ungebräuchlich oder obsolet ist.

[3]) *Aerztliches Intelligenz-Blatt 30*, 1883: [Correspondenzen]. S. 417.

Schwerpunkt in klinischer, wie in wissenschaftlicher Hinsicht sehen. Das Verdienst Ernst Grasers aber ist es, die moderne Bauchchirurgie, in enger Zusammenarbeit mit dem Pathologen Gustav Hauser und insbesondere dem Internisten Franz Penzoldt, an der Erlanger Universitätsklinik etabliert und in den Jahren nach 1901 die Therapie der Krankheiten des Verdauungstraktes systematisch zum chirurgischen Schwerpunkt ausgebaut zu haben. Davon profitiert man bis heute, machen doch die Erfolge in der Bauchchirurgie noch immer einen nicht unerheblichen Teil des Renommees der Erlanger chirurgischen Klinik aus.

Grasers Bemühungen spiegeln sich nicht zuletzt in seinen Veröffentlichungen wider. Neben zahlreichen Vorträgen und Einzelveröffentlichungen zu Themen der Bauchchirurgie sind es vor allem die entsprechenden Artikel in den großen internistischen und chirurgischen Handbüchern, die diesen Weg anschaulich zu illustrieren vermögen. Bereits zur ersten Auflage des „Handbuches der Speciellen Therapie innerer Krankheiten" hatten Franz Penzoldt und Roderich Stintzing Graser mit den Kapiteln über die chirurgische Behandlung der Erkrankungen der Verdauungsorgane betraut.[4]

Schon in Grasers Zeit als Privatdozent an der chirurgischen Klinik unter von Heineke lassen sich, was wissenschaftliche Betätigung und Lehrtätigkeit betraf, zwei Hauptanliegen feststellen, die bis zu seiner Emeritierung nichts an Bedeutung einbüßten.

Auf der einen Seite wird in zahlreichen Veröffentlichungen und vor allem in den Vorträgen bei Fortbildungsveranstaltungen Grasers besonderes Bemühen um den praktischen Arzt in der Landpraxis deutlich. Hier stand das Anliegen im Vordergrund, den Blick für große medizinische Zusammenhänge zu schulen. Der niedergelassene Landarzt sollte in die Lage versetzt werden, rasch besondere Symptome differentialdiagnostisch auf die Dringlichkeit einer chirurgischen Therapie hin zu beurteilen und daraufhin entsprechende Maßnahmen - einschließlich der Notoperation - zu ergreifen, beziehungsweise die rechtzeitige Hinzuziehung eines Chirurgen oder gegebenenfalls die Überweisung in ein Krankenhaus zu veranlassen. Ausgangspunkt bildete die Tatsache, daß der Patient in den meisten Fällen erst sehr spät einem Chirurgen vorgestellt wurde.[5] Vor allem für die Konsiliartätigkeit im Rahmen der Privatpraxis bestand zudem der Nachteil, daß alle Operationen mit Eröffnung der Bauchhöhle nur in Krankenhäusern mit entsprechend geschulter Assistenz sicher auszuführen waren.

Besonders augenfällig wird dies in Grasers Darstellung der Behandlung der Darmverengung und des Darmverschlusses,[6] die er unter den oben genannten Gesichtspunkten denn auch als „eines der schwierigsten, aber auch praktisch wichtigsten Gebiete der Medizin"[7] bezeichnete. Den wesentlichsten Aspekt stellte hier also die Verbesserung der Diagnostik dar. Immer wieder mahnte Graser mit Nachdruck zur sorgfältigen Digitalexploration von Scheide und Mastdarm.[8] Gleichzeitig betonte er, daß er, schon allein zu Übungszwecken, nicht eindringlich genug dazu raten könne, jede Gelegenheit zur palpatorischen Untersuchung

---

[4]) Penzoldt, Franz; Stintzing, Roderich (Hrsg.): Handbuch der speciellen Therapie. Bd. 4, Jena 1896.
[5]) „Sehr oft vernachlässigen auch sonst sehr gewissenhafte Ärzte die Pflicht, rechtzeitig, solange noch Hilfe leicht gebracht werden kann, die Patienten auf den Ernst der Sachlage aufmerksam zu machen." Graser, Ernst: Behandlung der Darmverengung und des Damverschlusses. In: Penzoldt; Stintzing (1896), 4. Bd., S. 561; noch 1909 erwähnte Graser im Zusammenhang mit blutigen Verletzungen der Bauchwand ausdrücklich die Situation, daß „man als Chirurg erst nach einigen Tagen [...] gerufen" werde. Graser, Ernst: Behandlung der Darmverengung und des Darmverschlusses. In: Penzoldt, Franz; Stintzing, Roderich (Hrsg.): Handbuch der gesamten Therapie. Bd. 2, 4. Auflage, Jena 1909, S. 579.
[6]) Graser (1896.2), S. 544-606.
[7]) Ebenda, S. 544.
[8]) „Niemals unterlasse man, eine gründliche Untersuchung vom Mastdarm und bei Frauen auch von der Scheide aus vorzunehmen", ebenda, S. 558; auch: S. 564.

auszunutzen".[9] Nicht zuletzt aus didaktischen Gründen empfahl er, auch einen ausführlichen und genauen Anamnesebogen zu führen.[10] Ebenso wies er nachdrücklich darauf hin, daß in unklaren Fällen jeder Arzt die grundsätzliche Pflicht habe, den Patienten auf die Möglichkeit einer Probelaparotomie zur diagnostischen Klärung aufmerksam zu machen. Dies ergebe sich aus den guten operativen Erfolgen und insbesondere der Tatsache, daß sich frühzeitig erkannte und behandelte Tumoren als durchaus heilbar erwiesen.[11] Im Handbuch von 1896 gibt es in den Abschnitten zur Behandlung der Darmverengung und des Darmverschlusses auch eine sehr ausführliche Operationsbeschreibung der Enterostomie, die vor allem auf den niedergelassenen Praktiker ausgerichtet war. Graser ging davon aus, daß diese, als echte Notoperation, meist von weniger erfahrenen Operateuren, „die sonst nicht viel operieren"[12], ausgeführt werden müßte.[13]

Auf der anderen Seite engagierte er sich mit Intensität in der Aus- und Weiterbildung des chirurgischen Nachwuchses. Gerade aus einer Zeit heraus, in der jeder operative Mißerfolg einen Sieg für die Gegner der chirurgischen Therapie bedeutete, wird das besondere Gewicht seiner Warnung vor einer leichtfertigen Vornahme operativer Eingriffe durch unzureichend ausgebildete Ärzte deutlich. Die Operation schwieriger Fälle verlange eine vollkommene Technik, die nur durch gezielte Ausbildung, nicht aber durch noch so klare und eingehende Beschreibungen erlernbar sei.[14]

Grasers wissenschaftliches und chirurgisch-technisches Interesse galt der Verbesserung und dabei vor allem der Vereinfachung der operativen Techniken. Im Rahmen dieser Überlegungen ist auch die Entwicklung von speziellem chirurgischem Instrumentarium zu sehen: Bei operativen Eingriffen an Magen und Darm muß, um eine weitgehend ungestörte Heilung zu erreichen, ein Ausfließen des sauren, infektiösen Inhaltes verhindert werden. Wenngleich Graser hier früher „durch die Hände eines geschickten Assistenten"[15] einen guten Verschluß erreichen konnte, so war dies doch seit der Einführung von Quetschzangen, besonders durch Eugéne Doyen, wesentlich leichter geworden. Nach der Exstirpation von Magenkarzinomen vernähte Graser Magen und Duodenum meist blind und schloß eine Gastrojejunostomie (Billroth II) an. Dabei knüpfte er, nach Abtrennung des Tumors, die Verschlußnähte am Magen bei noch liegender Kocherscher Quetschzange[16].
Um 1905 entwickelte Graser selbst zwei Quetschzangen mit Nahtrinnen zur Verschlußnaht an Magen und Darm[17]. Hier ermöglichten Ausschnitte in der Mitte der Faßbranchen ein Durchführen der Nadel. So konnte nach Anlegen der Quetschzange der Magen bzw. Darm dicht an der Zange mit dem Messer und dem Thermokauter abgetrennt und verschorft werden. Anschließend ließ sich, ohne daß die Benutzung weiterer Klemmen notwendig geworden wäre, der Nahtverschluß bequem und sicher durchführen.
Graser, der die quere Okklusionsnaht einer Schnürnaht vorzog, überdeckte die erste Nahtreihe stets mit zwei weiteren Seiden- und Katgutnähten, um ein Durchsickern von infektiöser

---

[9]) Graser (1909.4), S. 567.
[10]) Graser (1896.2), S. 568-570.
[11]) Ebenda, S. 561 f.; s. dazu auch: Kullmer, Philipp: Die Laparotomien der chirurgischen Klinik zu Erlangen aus den Jahren 1890-94 mit besonderer Berücksichtigung der Probelaparotomie. Diss. med. Erlangen 1895.
[12]) Graser (1896.2), S. 584.
[13]) Ebenda, S. 584-589.
[14]) Ebenda, S. 577.
[15]) Graser, Ernst: Quetschzangen mit Nahtrinnen bei der Verschlußnaht von Magen und Darm. Ztrbl. Chir. 32, 1905, S. 1218.
[16]) Vgl. dazu: Kocher, Theodor E.: Chirurgische Operationslehre. 4. Auflage, Jena 1907, S. 328.
[17]) Graser (1905.2); Graser, Ernst: Quetschzangen mit Nahtrinnen bei der Verschlußnaht von Magen und Darm, Ztschr. Krankenpflege in Verbindung mit Ärztl. Politech. 28, 1906, S. 43 f.

Flüssigkeit durch die Stichkanäle sicher zu vermeiden. Mit Erfolg konnte er die von ihm angegebenen Zangen auch zur Blutungsstillung am Mesenterium verwenden. Gerade diese beiden Zangen erfreuten sich in den Folgejahren offensichtlich allgemein großer Beliebtheit. Sowohl Viktor Schmieden, als auch August Bier empfahlen ihre Verwendung.[18] Graser hatte bereits 1898 auf dem 27. Chirurgenkongreß je einen Nadelhalter, einen Nahtträger und eine Darmklemme vorgestellt und demonstriert.[19] Um während des Legens der Naht die Hände möglichst frei halten zu können, ohne dazu den Nadelhalter weglegen zu müssen, konnte dieser Nadelhalter mittels eines Ringes an einer verlängerten Branche am kleinen Finger gehalten werden. Der vorgestellte Nahtträger nach Ideen von Walter von Heineke ermöglichte ein Sterilisieren von gebrauchsfertig eingespannten Nähten, die anschließend leicht mit Hilfe eines Nadelhalters entnommen werden konnten. Die von Graser entworfene Darmklemme mit Obturator bestand aus einem „gestielten Pfropf",[20] der in das Darmlumen eingeführt wurde, sowie aus zwei Zangenenden, die, mit Arretiervorrichtung versehen, ein sicheres Fassen des Darmes ermöglichten.

Ohne Zweifel ließen sich durch eine Analyse der chirurgisch-therapeutischen Einzelaspekte, zum Beispiel bei der oben bereits erwähnten Behandlung von Darmverengung und Darmverschluß, interessante Entwicklungslinien in Bezug auf Grasers Diagnostik und Therapie aufzeigen.[21] Auch eine Darstellung des Wandels seiner Einstellung zu nichtchirurgischen Behandlungsmethoden gerade aus diesem Blickwinkel wäre durchaus lohnend.[22] Da es sich hier jedoch um Gesichtspunkte handelt, die für die Bauchchirurgie von

---

[18]) „Bei der Technik des Endverschlusses am Dickdarm bedient man sich gern der Graser'schen-Zange (siehe oben Fig. 329), durch deren Branchen man hindurchnähen kann [...]", Schmieden, Viktor: Der chirurgische Operationskurs. 3. Auflage, Leipzig 1914, S. 306; „Die für den Magenendverschluß besonders gut verwendbare Grasersche Zange kann in kleinerer Ausführung (Fig. 273) gut für den Darm gebraucht werden; [...] (Figur 274)", ders.: Die Operationen am Darme. In: Bier, August; Braun, Heinrich; Kümmell, Hermann (Hrsg.): Chirurgische Operationslehre, Bd. III. Operationen am Bauch. 2. Auflage, Leipzig 1917, S. 316 f.; „Eine zweite, sehr empfehlenswerte Methode für aseptischen blinden Verschluß von Magen- und Darmöffnungen hat Graser angegeben. Er benutzt sehr sicher fassende Quetschzangen mit Nahtrinnen, eine größere für den Magen (Fig. 57), eine kleinere für den Darm (Fig. 58)., [...] (Figuren 79 und 60). Auch dies Verfahren hat den Vorteil des aseptischen Operierens und einer sicheren Blutstillung." Bier, August: Chirurgie des Magens. In: Bier; Braun; Kümmell (1917), S. 78 f.; „Zum blinden und axialen Abschlusse der Darmenden sind unter anderen die [...] Graserschen Klemmen gut zu verwenden." Eiselsberg, Anton: Die Geschichte der Magenoperationen. *Wiener. med. Wschr. 86*, 1936, S. 122.

[19]) Graser, Ernst: Demonstration von Instrumenten (Nadelhalter, Nahtträger, Darmklemme). In: Verh. Dt. Ges. Chir. 27. Congr. 1898, I, S. 101-105; ders.: Demonstration von Instrumenten. In: Bericht über die Verh. Dt. Ges. Chir. 27. Kongr. 1898. Beilage zum *Ztrbl. Chir. 25*, 1898, S. 172-175.

[20]) Graser (1889.3), S. 104.

[21]) Ich denke hier an grundsätzliche Fragen zur Darmnaht, zur Laparotomie, der Inzision und Drainage oder der Anlage eines after praeternaturalis.

[22]) So sah Graser in der ersten Ausgabe des Handbuches noch eine deutliche „Berechtigung der Behandlung zahlreicher Fälle mit den unblutigen Methoden der inneren Therapie", Graser (1896.2), S. 593. Ausführlich besprach er diätetische Maßnahmen, Klistiere, Umschläge nach Prießnitz, Magenspülungen, die Elektrisierung mit faradischem Strom, auch Lufteinblasungen ins Rektum. Ebenda, S. 593-603. Auch bezeichnete er 1896 die Behandlung der Darmverengung und des Darmverschlusses noch als Grenzgebiet zwischen innerer Medizin und Chirurgie. Ebenda, S. 544. 1909 drängte er dann grundsätzlich zur Durchführung einer Probelaparotomie „um Klarheit zu schaffen". Die empfand er vor allem deshalb als unabdingbar, weil „doch die häufigste Ursache solcher Obturationen maligne Tumoren sind." Graser (1909.4), S. 541. Deutlich ist die Tendenz zur Frühoperation zu spüren, wenn Graser jetzt erwog, auch Patienten zu operieren, die ohne Operation genesen wären, um keinen Patienten wegen zu langen Zuwartens zu verlieren. Ebenda, S. 559 f.; zusammenfassend stellte er fest, daß die innere Behandlung wohl einen therapeutischen Versuch unternehmen kann, der operative Eingriff jedoch die sichereren Aussichten auf Heilung zeige. Ebenda, S. 564 f.

grundsätzlicher Bedeutung sind, sollen sie in den folgenden Kapiteln jeweils im Zusammenhang mit Krankheitsbildern betrachtet werden, zu denen Graser mehr als nur einen Handbuchartikel veröffentlicht hatte.

3.4.2. Die Unterleibsbrüche (Anatomie, Pathologie und Therapie)[23]
3.4.2.1. Allgemeine Vorbemerkungen

> „Bis fast zu den Knien herabhängende Scrotalbrüche bekam man noch in meiner Assistentenzeit nicht selten zu sehen, für den Kranken eine große Last und ein schwieriges Problem für den Schneider."[24]

Für Graser zählten die Hernien „zu den Krankheiten, über die der Arzt vollkommen Bescheid wissen"[25] müsse. Neben der großen Häufigkeit der Brucherkrankungen bestimmte für ihn vor allem die Dringlichkeit der Behandlung von Inkarzerationen die große praktische Bedeutung der Lehre von den Hernien. Gerne mahnte er in diesem Zusammenhang mit Georg Friedrich Louis Stromeyers[26] einprägsamem Ausspruch: „Wenn ihr am Tage zu einem eingeklemmten Bruche gerufen werdet, so lasset die Sonne nicht untergehen, und wenn ihr in der Nacht gerufen werdet, so lasset sie nicht aufgehen, ehe ihr denselben befreit habt".[27]

Im Behandlungsalltag mußte Graser immer wieder feststellen, daß sehr viele Patienten erst beim Arzt erschienen, wenn die Brüche bereits sehr groß geworden waren oder andauernde Schmerzen bereiteten. Einen Grund dafür sah er in der Tatsache, daß vor allem die Landbevölkerung im Bruch eine Erkrankung sehe, deren man sich schämen müsse. Deshalb erfolgte, solange ertragbar, eine Selbstbehandlung, meist mit starken Abführmitteln. Die Schuld daran suchte er nicht zuletzt auch bei den Ärzten, die sich zu gut zur palliativen Behandlung der Brüche wären und diese lieber den Bandagisten überließen.[28] Noch 1928, also zu einer Zeit, in der die operative Behandlung der Hernien längst etabliert war, schrieb Graser: „Es gibt viele Kurpfuscher, welche den Patienten immer wieder für teures Geld federlose Bruchbandagen aufhängen; manche Patienten haben eine ganz große Sammlung von Bandagen für mehrere 100 Mark, bis sie endlich den Weg zu einem tüchtigen Chirurgen finden! Die Dummen werden nicht alle".[29]
Ein weiterer gewichtiger Grund für die Zurückhaltung der Patienten, aber auch der Ärzte, muß sicherlich in der hohe Rezidiv- und Mortalitätsrate nach operativen Eingriffen gesehen werden. Noch 1891 stellte Graser in seiner Monographie über die Unterleibsbrüche fest, daß die meisten Chirurgen eine Radikaloperation nur bei besonders zwingender Indikation durchführten. Obwohl Chirurgen wie Johannes Anderegg bereits seit Mitte der 80er Jahre für

---

[23]) Neubert, Christoph; Faupel, Ludwig; Katzenmeier, U.: Bauchwandbrüche. In: Seiler, Franz X.; Gierhake, Friedrich W. (Hrsg.): Chirurgie historisch gesehen, Deisenhofen 1973, S. 139-152.

[24]) Trendelenburg, Friedrich: Die ersten 25 Jahre der Deutschen Gesellschaft für Chirurgie. Berlin 1923, S. 291.

[25]) Graser, Ernst: Die Unterleibsbrüche (Anatomie, Pathologie und Therapie). Wiesbaden 1891, S. XIV.

[26]) Zu Georg Friedrich Louis (Ludwig) Stromeyer, der zwischen 1838 und 1841 als Professor für Chirurgie in Erlangen war: Gressmann, Christine: G. F. Louis Stromeyer - ein Wegbereiter der operativen Orthopädie. In: Thomann, Klaus-Dieter (Hrsg.): Tradition und Fortschritt in der Orthopädie. Stuttgart 1985, S. 73-81; Heidacher, Alfred: Geschichte der chirurgischen Universitätsklinik Erlangen. Bonn 1960, S. 58-66; Stromeyer, Georg Friedrich Louis: Erinnerungen eines deutschen Arztes. 2 Bde., Hannover 1875; Wittern, Renate: Die Professoren der Friedrich-Alexander-Universität Erlangen 1743-1960. Erlangen 1999, S. 193 f.

[27]) Stromeyer, zitiert bei: Graser (1891.1), S. 191.

[28]) Dazu auch: Graser, Ernst: Die Lehre von den Hernien. In: Bergmann, Ernst von; Bruns, Paul von; Mikulicz, Johann von (Hrsg.): Handbuch der praktischen Chirurgie, Bd. 3/1. Stuttgart 1900, S. 616-619.

[29]) Graser, Ernst: Chirurgische Behandlung der Unterleibsbrüche (Heineke, H.; Graser, E.). In: Guleke, Nikolai; Penzoldt, Franz; Stintzing, Roderich (Hrsg.): Handbuch der gesamten Therapie. Bd. 6, Jena 1928, S. 536.

die grundsätzliche Operation kleiner mobiler aber beschwerdefreier Brüche eintraten,[30] äußerte sich auch Graser 1891 eher zurückhaltend: Eine Dauerheilung könne mit den zur Verfügung stehenden Operationsmethoden nur in sehr wenigen Fällen erzielt werden.[31] Zwar wäre seit Einführung der Aseptik die Sterblichkeitsziffer bei Radikaloperation entscheidend gesenkt worden,[32] dennoch blieben die großen und schweren Eingriffe mit einer Mortalitätsrate von 6 - 8 % verbunden und könnten damit kaum als vollkommen gefahrlos betrachtet werden.[33]

Auch für von Heineke war um die Jahrhundertwende die Entscheidung zur Radikaloperation noch sehr eingeschränkt gewesen. Indikationen sah er lediglich bei großen Brüchen, die mittels Bruchband nicht zurückzuhalten waren oder irreponible Beschwerden verursachten. Hatte man zur Beseitigung von Einklemmungen bereits eine Herniotomie durchgeführt, sollte jedoch eine Radikaloperation angeschlossen werden.[34]

Welche therapeutische Möglichkeiten standen nun dem behandelnden Arzt um die Jahrhundertwende zur Verfügung? Palliativ konnten Reposition und Retention des Bruchinhaltes mittels Bruchband wesentliche Erleichterung und Schmerzlinderung verschaffen. Die Erkrankung an sich wurde damit jedoch nicht beseitigt. Mit Einführung der Aseptik verlor die palliative Therapie zwar an Bedeutung, trotzdem betonte Graser die Notwendigkeit der Kenntnis von Bruchbandagen für jeden Arzt.[35] Es sei, nicht zuletzt, „immer beschämend, von einem Bandagisten über diese Punkte sich Belehrung geben lassen"[36] zu müssen.

Bis weit ins 19. Jahrhundert erfolgte die Behandlung eingeklemmter Brüche hauptsächlich durch Taxis. Obgleich Graser 1891 Indikationen und Möglichkeiten der Taxis sehr ausführlich besprach[37], konnte man seine Vorbehalte wegen der zahlreichen möglichen Gefahren schon deutlich spüren. Gefürchtet waren vor allem Darmperforationen und Netzzerreißungen mit anschließender Peritonitis, sowie die unterschiedlichsten Varianten von Scheinreduktion. Zehn Jahre später empfahl Graser immerhin als wichtiges Hilfsmittel zur Ausführung der Reposition die Chloroform- oder Äthernarkose wegen der muskelrelaxierenden Wirkung. Gleichzeitig warnte er allerdings vor allzu forcierten Repositionsversuchen. Den wichtigsten und entscheidendsten Vorteil dieser Vorgehensweise sah er in der Möglichkeit, bei erfolgloser Taxis gleich eine Herniotomie anschließen zu können. Voraussetzung dafür war selbstverständlich die Vorbereitung zur Operation schon

---

[30]) Anderegg, Johannes: Die Radikaloperation der Hernien. *Dt. Ztschr. Chir. 24*, 1886, S. 207-325; ders.: Die Radikaloperation der Hernien. Diss. med. Leipzig 1886.

[31]) „Wir müssen jedem Patienten sagen, daß er möglicherweise (oft sogar mit großer Wahrscheinlichkeit) nach der Operation nicht viel besser daran sein wird, als vorher mit seiner kleinen Hernie, daß er voraussichtlich wieder ein Bruchband wird tragen müssen [...]." Graser (1891.1), S. 231; „Wenn man annimmt, daß in etwa 50% der Fälle früher oder später ein Rezidiv eintritt, wird man den tatsächlichen Verhältnissen ziemlich Rechnung tragen", ebenda, S. 229.

[32]) Eine Statistik von August Friedrich Danzel aus dem Jahr 1864 zeigt: Von den insgesamt 571 Operierten mit Bruchsackeröffnung überlebte nur ein Drittel, bei nicht eröffnetem Bruchsack starben von 66 Patienten 9. Danzel, August Friedrich: Herniologische Studien. Göttingen 1854; s. dazu auch: Schmidt, Benno: Über die Resultate der Herniotomie seit Einführung der antiseptischen Operationsweise. In: Bericht über die Verh. Dt. Ges. Chir. 1883. Beilage zum *Ztrbl. Chir. 10*, 1883, S. 46-48.

[33]) Nach: Voit, Wilhelm: Bericht über 50 an der Erlanger Klinik ausgeführten Radikaloperationen von Leistenhernien. Diss. med. Erlangen 1904.

[34]) Heineke, Walter von: Compendium der chirurgischen Operations- und Verbandslehre mit Berücksichtigung der Orthopädie. 3. Auflage, Erlangen 1884/ 1886, S. 586-602.

[35]) Graser (1900.1), S. 619-627.

[36]) Ebenda, S. 620.

[37]) Graser (1891.1), S. 180-193.

vor Beginn der Taxis.[38] Grundsätzlich sollte eine Reposition ausschließlich für solche Brüche erwogen werden, bei denen man die Gefahr einer schon bestehenden Nekrose oder Gangrän ausschließen konnte.[39]

Aber 1900 findet sich im Zusammenhang mit der Taxis auch der Satz: „Wenn nicht rechtzeitig operiert wird, kann man jetzt meist dem Arzte den Vorwurf machen".[40] Und zu lange andauernde Taxisversuche wollte Graser jetzt „geradezu als Kunstfehler"[41] betrachtet wissen. In den folgenden Jahren empfahl er allem Anschein nach immer, lieber zu operieren, als wertvolle Zeit mit möglicherweise erfolglosen Taxisversuchen zu verlieren.[42] Wie weit die Meinungen allerdings gerade in dieser Frage auseinandergingen, zeigt ein Blick auf die an Grasers Ausführungen geübte Kritik.[43] 1928 schließlich erfahren wir, daß Graser selbst schon seit mehreren Jahren keine Taxis mehr ausgeführt hat, da sich die Radikaloperation als „das Normalverfahren zur Beseitigung einer Einklemmung"[44] durchgesetzt habe.

Wurde trotz mehrfach wiederholten und zum Teil sehr forciert ausgeführten Taxisversuchen keine Reposition erreicht, blieb nichts anderes übrig, als den Bruchsack zunächst freizulegen, um ihn in vielen Fällen anschließend zu eröffnen. Jetzt konnten Einklemmungen gelöst und der Bruchinhalt gleichsam unter Sicht zurückverlagert werden.

Graser ging bei der Herniotomie in der Regel folgendermaßen vor:[45] Den Hautschnitt wollte er so klein wie möglich ausgeführt wissen, oberste Forderung sollte dabei jedoch die ausreichende Zugänglichkeit und Übersicht bleiben. Deshalb drängte er darauf „lieber einen zu grossen Schnitt" auszuführen, „als ungenügende Orientierung"[46] zu riskieren.

Obwohl er auf die von Jean Louis Petit beschriebene sogenannte äußere Herniotomie einging, hat Graser selbst diese so gut wie nie ausgeführt.[47] Nach Freilegung des Bruches eröffnete er zur Beurteilung des Inhaltes den Bruchsack. Menge und Beschaffenheit des Bruchwassers gaben ihm einen ersten Anhaltspunkt über den Zustand des eingeklemmten Darmes. Anschließend ließ Graser den Bruchsack zur mechanischen Reinigung mit einer antiseptischen Flüssigkeit spülen.[48] Nach gründlicher Inspektion der eingeklemmten Eingeweide erweiterte er den einklemmenden Bruchring. Unter von Heineke war diese Erweiterung noch mit Hilfe des Cooperschen Bruchmessers[49] und Schnitten von innen gegen den Rand ausgeführt worden. Graser hingegen spaltete um 1900 die den Bruchsack umgebenden Schichten unter Sicht von außen.[50] Nur mit ausreichendem Überblick und übersichtlichem Operationsfeld könnten Gefäßverletzungen und Schädigungen des Darmes,

---

[38]) Graser (1900.1), S. 681 f.
[39]) Ebenda, S. 686.
[40]) Ebenda, S. 680.
[41]) Ebenda.
[42]) Ebenda, S. 679-681; s. dazu: Heim, Ernst: Über die Radikaloperation von Schenkelhernien. Diss. med. Erlangen 1908, S. 36 f.; Rosenfeld, Heinrich: Operative Dauerresultate von eingeklemmten Schenkelhernien. Diss. med. Erlangen 1912, S. 8 f.; Günther, Eduard: Bericht über 88 eingeklemmte Leistenhernien. Diss. med. Erlangen 1913, S. 6.
[43]) „Man kann es nie allen Leuten recht machen. Während Pels-Leusden meine Indikationen zur Taxis noch als zu weitgehend tadelt, sind in der Münch. Med. Wochenschrift zwei kleine Arbeiten erschienen, die über zu geringe Berücksichtigung der Taxis klagen." Graser (1928), S.550, Fußnote 1); s. dazu: Lanz, Otto: Weg mit der Taxis. *Münch. med. Wschr. 49*, 1902, S. 177. Neugebauer, Franz Ludwig: Taxis bei Brucheinklemmungen, *Med. Klinik. 22*, 1926, S. 885.
[44]) Graser (1928), S. 550.
[45]) Graser (1900.1), S. 688-717.
[46]) Ebenda, S. 689.
[47]) Ebenda, S. 692.
[48]) Ebenda, S. 693.
[49]) Graser (1891.1), S. 201 f.
[50]) Graser (1900.1), S. 695.

die eine Radikaloperation gegebenenfalls erschwerten und den gewünschten Operationserfolg unsicher machten, zuverlässig vermieden werden.

Vor einer Reposition waren alle Verwachsungen mit dem Netz sorgfältig zu lösen. Bei zweifelhaftem Darm empfahl Graser die Herauslagerung der betreffenden Darmschlinge durch die Bruchpforte, ebenso könne der Darmanteil nach Sicherung mit dickem Seidenfaden wieder reponiert und am darauffolgenden Tag kontrolliert werden.

Fand Graser einen bereits deutlich gangränösen Darm vor, blieb das weitere Vorgehen vom Allgemeinbefinden des Patienten abhängig: In jedem Fall mußte unter allen Umständen dafür Sorge getragen werden, daß der angestaute und zersetzte Darminhalt nach außen abfließen konnte. Schon der Gedanke an die allgemeine Regel, gangränösen, abgelösten Darm so weit hervorzuziehen, bis gesunde Darmanteile in der Bruchpforte zu liegen kämen, war Graser wegen der bestehenden Infektionsgefahr „sehr unbehaglich"[51]. Er löste deshalb zunächst lediglich die Einschnürungen, ohne den Darm weiter freizulegen. Dann versuchte er, durch Einführen eines Gummirohres eine erste Entlastung zu erreichen. Erst wenn dies ohne Erfolg blieb, entschloß er sich, die betroffenen Darmanteile freizupräparieren. Die Drainage der Bauchhöhle, für die er einen eigenen Zugang legte, empfand er als wichtigste Forderung. Nur wirklich kleine, umschriebene gangränöse Stellen versorgte er mit Einstülpnaht. Schon bei einer Ausdehnung von 1 cm Breite exzidierte er den verschorften Darmanteil.[52]

Mußte Darm reseziert werden, galt es, sich zwischen primärer Darmnaht und after praeternaturalis zu entscheiden. Bei ausreichender Assistenz und vor allem bei gutem Allgemeinbefinden bevorzugte Graser trotz der längeren Operationsdauer die sofortige Resektion mit anschließender Darmnaht. Die Anlage eines künstlichen Afters bot als entscheidenden Vorteil die Möglichkeit, die Operation zügig zu beenden. Auf die spezielle Problematik dieser Frage und auf Grasers Standpunkt dazu werde ich im Abschnitt über die Schenkelhernien noch näher eingehen.

Obwohl der Murphyknopf[53] um 1900 noch wenig erprobt war, wagte Graser gemäß eigener Erfahrungen zu bezweifeln, daß dieser sich jemals zur Versorgung nach Resektion wegen Gangrän durchsetzten werde. Er empfahl als Standardverfahren die bewährte Ausführung der Darmnaht oder die laterale Darmanastomose. Nach erfolgter Resektion reponierte er den Darm, gegebenenfalls gesichert mit Seiden- oder Katgutfaden. Die Bauchhöhle blieb dann unverschlossen und wurde ausgiebig mit Jodoformgaze tamponiert. Für schwierige Fälle bestätigte Graser die guten Erfolge zweizeitig ausgeführter Operationen, wie Bernhard Riedel dies vorgeschlagen hatte.[54]

In der Frage der Anästhesie läßt sich in den Jahren bis 1920 ein Wandel ausmachen: Um 1900 wurden Herniotomien in der Erlanger chirurgischen Klinik in der Regel unter Inhalationsnarkose mit Chloroform oder Äther durchgeführt.[55] Obwohl Graser Äther wegen der starken Erschwerung der Expektoration postoperativ lieber nicht zur Inhalationsnarkose

---

[51]) Ebenda, S. 702.
[52]) Ebenda, S. 703.
[53]) John Benjamin Murphy hatte diesen Knopf zur Anastomosenbildung an Magen und Darm in den Jahren bis 1889 entwickelt. Der aus Matrize und Patrize bestehende und in unterschiedlichen Größen angebotene Knopf brachte breite Serosaflächen in Kontakt und versprach so eine sichere Verklebung der beiden Enden. Zusammen mit den nekrotisch gewordenen, abgeklemmten Magen- bzw. Darmanteilen ging der Knopf anschließend auf natürlichem Weg ab. Murphy, John Benjamin: Cholezysto-intestinal, gastro-intestinal, entero-intestinal anastomosis approximation without sutures. *Med. Rec. 42*, 1892, S. 665-675; ders.: Cholezysto-intestinal, gastro-intestinal, entero-intestinal anastomosis approximation without sutures. *Chic. med. Rec. 3*, 1892, S. 803-840; s. dazu Kapitel 3.4.5. Operative Eingriffe am Magen, S. 166.
[54]) Graser (1900.1), S. 707.
[55]) Ebenda, S. 687 f.

verwendet wissen wollte,[56] scheint er selbst weiterhin bevorzugt die Äthernarkose angewendet zu haben.[57] Bei schwachem Allgemeinzustand empfahl Graser die Infiltrationsanästhesie nach Carl Ludwig Schleich.[58] Schon in der Zeit zwischen 1914 und 1919 entschied er sich dann in über der Hälfte aller Fälle für eine Operation in Lokalanästhesie[59] mit 1 beziehungsweise 0.5 %iger Novokainlösung und Adrenalinzusatz. 1928 schließlich hielt Graser die Lokalanästhesie nach Braun „für allein berechtigt"[60].

Die radikale Therapie war um eine dauerhafte Beseitigung des Bruches bemüht: Bei Leisten- und Nabelbrüchen im Kleinkindalter erzielte man häufig allein durch das Tragen eines Bruchbandes Verwachsungen der Bruchpforte und damit eine zuverlässige Heilung.[61] Zahlreiche Methoden sollten durch iatrogen ausgelöste adhäsive Entzündungen zu einer Obliteration des Bruchweges führen.[62] Diesen stand Graser schon 1891 eher ablehnend gegenüber.[63] Sie erwiesen sich im Vergleich mit Methoden zur Radikaloperation für Patienten und Behandler als langwieriger, unangenehmer und vor allem wesentlich unsicherer.[64] Trotzdem scheint diese Art der Therapie, wenn auch nur vereinzelt, noch in den 30er Jahren des vergangenen Jahrhunderts angewendet worden zu sein.[65]

Mit Einführung der Aseptik gewann zunehmend die Radikaloperation, also die Beseitigung des Bruches durch operativen Verschluß des Bruchsackes und der Bruchpforte an Bedeutung. Grasers besondere Vorliebe für eine radikalchirurgische Therapie war bereits 1891 dem Rezensenten der Monographie aufgefallen.[66] Für den chirurgischen Unterricht hatte Graser seine Anforderungen an die hier in Frage kommenden Operationsmethoden in fünf wesentlichen Punkten formuliert: Die Methode müsse nach vollständiger Ablösung des Bruchsackhalses einen möglichst hohen Verschluß ermöglichen, ohne daß dabei ein blindsackförmiger Trichter zurückbleibe.[67] Der erzielbare Verschluß der Bruchpforte müsse fest und dauerhaft sein. Wegen der wesentlich höheren Widerstandsfähigkeit des Gewebes sei die Heilung per primam intentionem jedem Verschluß durch Narben- und Granulationsgewebe vorzuziehen. Als allgemeine Operationsregeln galten ein gut zugängliches und einsehbares Operationsgebiet[68] und die Forderung nach technisch möglichst einfachen Methoden, die somit Allgemeinwissen werden könnten[69].

---

[56]) Ebenda, S. 687.
[57]) Voit (1904), S. 15 f.
[58]) Vgl.: Schleich, Carl Ludwig: Die Infiltrationsanästhesie (lokale Anästhesie) und ihr Verhältnis zur allgemeinen Narkose. In: Bericht über die Verh. Dt. Ges. Chir. 1892. Beilage zum Ztrbl. Chir. 19, 1892, S. 30 f.
[59]) Haass, Friedrich: Über 100 freie Leistenhernien-Radikaloperationen bei Erwachsenen an der Chirurgischen Klinik Erlangen (1912-1919). Diss. med. Erlangen 1921, S. 13; dazu auch: Hegler, Josef: Die Anwendung der Lokalanästhesie bei chirurgischen Operationen an der Erlanger chirurgischen Klinik. Diss. med. Erlangen 1923.
[60]) Graser (1928), S. 555.
[61]) Graser (1900.1), S. 627.
[62]) Schwalbe, Carl: Zur Radikalheilung der Hernien, Dt. med. Wschr. 3, 1877, S. 541 f.; Steffen, Eduard: Die Behandlung der freien Hernien mit Alkoholinjektionen. Leipzig 1904; Brodnitz, Siegfried: Die Behandlung der Hernien mit Alkoholinjektionen. In: Verh. Dt. Ges. Chir. 1904. I, S. 243-246.
[63]) Graser (1891.1), S. 226 f.
[64]) Graser (1900.1), S. 627 f.
[65]) „Die nichtoperativen Methoden haben ihre Bedeutung fast ganz verloren", Graser (1928), S. 579.
[66]) Lochner: [Rezension: Graser: Die Unterleibsbrüche]. Münch. med. Wschr. 38, 1891, S. 906.
[67]) „grundsätzlich verwirft Graser jede Methode, bei welcher ein Teil des Bruchsackes in der Bruchpforte liegen bleibt", Rosenfeld (1912), S. 13.
[68]) „nicht im Dunkeln operieren", Heim (1908), S. 29.
[69]) Graser (1900.1), S. 630.

3.4.2.2. Inguinalbrüche (Leistenbrüche)

Wenngleich Graser bereits 1891 Eduardo Bassinis wenige Jahre zuvor veröffentlichte Methode als „recht zweckmäßig und brauchbar"[70] beschrieb, vertraute von Heineke in den folgenden Jahren weiterhin den bereits erprobten Operationsmethoden[71] nach Vincenz Czerny, August Socin und Johann Nepomuk von Nußbaum. Während Czerny 1874[72] die Bruchpforte durch Pfeilernaht verengt und Socin 1879[73] zudem die grundsätzliche Exzision des Bruchsackes gefordert hatte, begnügte sich von Nußbaum 1881[74] nach hoher Unterbindung und Entfernung des Bruchsackes mit einem dichten Verschluß der Hautwunde.
Karl Bode beschrieb die unter von Heineke geübte Operationsmethode der radikalen Herniotomie als chirurgisch vergleichsweise einfaches Verfahren:[75] Um ein zu tiefes Eindringen des Messers zu verhindern, wurde unter Anhebung einer Hautfalte ein Hautschnitt in Richtung der größten Achse der Bruchgeschwulst angelegt. Dann erfolgte schichtweise unter vorsichtiger Trennung der Faszie die Präparation des Bruchsackes.
Verwachsungen, insbesondere solche mit dem Samenstrang, ließ von Heineke soweit möglich stumpf mit den Fingern lösen. War der Bruchsack vollständig freigelegt, wurde er bei Vernarbungen des Bruchsackinhaltes - in späteren Jahren offensichtlich grundsätzlich - eröffnet[76] und der Inhalt auf Strangulationen hin untersucht. Anschließend erweiterte von Heineke die Bruchpforte und den Bruchsackhals mit dem Herniotom durch kleine Schnitte gegen den Rand. Nach gründlicher Inspektion erfolgte die Zurückverlagerung des Bruchinhaltes. Bei eingeklemmten Brüchen schloß von Heineke in den meisten Fällen an die Herniotomie eine Radikaloperation an.[77] Dazu isolierte er den Bruchsackhals durch Hervorziehen und verschloß ihn mit Katgut- oder Seidennaht von innen. Anschließend wurde der Bruchsack durchtrennt und abgetragen. Die Bruchpforte wurde in der Regel mit Katgut, selten mit Silberdraht verschlossen.[78] In 5 Fällen kam es bei Silberdrahtsuturen nachträglich zu Eiterung, mehrere Patienten klagten über Schmerzen, die auf die Verwendung von Silberdraht zurückgeführt werden konnten.[79]
Bestand bei eingeklemmtem Bruch eine Gangrän oder -verdacht von Darmanteilen, wurden diese mit Jodoformgaze bedeckt und in der Wunde belassen. Hatte sich der Darm innerhalb von 12 Stunden erholt, wurde er reponiert, sonst schlossen sich Resektion und Radikaloperation an. Netzanteile wurden nach sorgfältiger Unterbindung stückweise abgetragen. War es bereits zu eitriger oder jauchiger Sekretion gekommen, wurde mit Gummirohr drainiert. Die Hautnaht führte von Heineke mit Seide aus. Gleichsam als Pelotte für die Bruchpforte wurde die Operationsgegend mit einem dicken antiseptischen

[70]) Graser (1891.1), S. 225.
[71]) Evers, Karl: 32 Radikalherniotomien aus der Erlanger Klinik. Diss. med. Erlangen 1890, S. 12-24; Seckbach, Victor: Fünfundzwanzig Herniotomien aus der Erlanger Klinik mit besonderer Berücksichtigung der Radikaloperation. Diss. med. Erlangen 1892, S. 11-22; Meldola, Eduardo Eliesar: Beitrag zur Statistik der radikalen Herniotomie. 27 Fälle aus der Erlanger Klinik. Diss. med. Erlangen 1894, S. 17-30; Bode, Karl: Beitrag zur Statistik der radikalen Herniotomie. Diss. med. Erlangen 1899, S. 12-36; Pott, Otto: Zur Prognose der Hernien-Radikaloperation. Diss. med. Erlangen 1903, S. 21.
[72]) Czerny, Vincenz: Studien zur Radikalbehandlung der Hernien. *Wiener med. Wschr. 27*, 1877, S. 497-500, 527-530, 552-558, 578-581.
[73]) Socin, August: Über Radikaloperation der Hernien. *Arch. klin. Chir. 24*, 1879, S. 391-398.
[74]) Nußbaum, Johann Nepomuk von: Die gegenwärtige Behandlung der Unterleibsbrüche, München 1881.
[75]) Bode (1899), S. 11.
[76]) „weil dieser stets geöffnet werden muß", Seckbach (1892), S. 10.
[77]) „Doch läßt man heutzutage auf die Operation des eingeklemmten Bruches fast stets die Radikaloperation folgen." Ebenda.
[78]) Graser (1891.1), S. 224.
[79]) Meldola (1894), S. 31.

Kissenverband fest abgedeckt. Zur Schonung der Nähte der Bruchpforte reduzierte von Heineke die Darmmotilität durch Verabreichung von Opium. Die Patienten verbrachten mindestens 6 Tage nach dem operativen Eingriff in ruhiger Rückenlage. Bis zur Wiederherstellung der normalen Zirkulationsverhältnisse des Darmes durften sie nur wenig und ausschließlich flüssige Nahrung zu sich nehmen. Erst nach 10 Tagen ließ von Heineke den Verband wechseln. Waren etwa drei bis vier Wochen nach dem operativen Eingriff die Wunden verheilt, verordnete von Heineke ein gut gepolstertes Bruchband[80]. War durch eine Radikaloperation auch kein absoluter Heilungserfolg vorauszusagen, so empfanden viele Patienten wenigstens ein deutliche Besserung.

Schon 1900 in der ersten Auflage des Handbuches der praktischen Chirurgie[81] konnte Graser dann eine völlig gewandelte Situation beschreiben. Die Mortalitätsrate war auf etwa 1% gesunken, im Durchschnitt mußte nur noch bei 10% aller operativen Eingriffe mit einem Rezidiv gerechnet werden. Wenn möglich, wurde an die Herniotomie immer eine Radikaloperation angeschlossen. Zur Operation kamen so gut wie alle Fälle, mit Ausnahme derer, bei denen wegen bestehender anderer Erkrankungen oder schlechtem Allgemeinzustand ein Eingriff grundsätzlich nicht indiziert war.[82] Ebenso blieben solche Fälle unoperiert, in denen ungünstige anatomisch-pathologische Verhältnisse der Bauchdecke einen Operationserfolg ausschlossen
Unter von Heineke waren alle operierten Patienten grundsätzlich mit Bruchband entlassen worden. Nach 1907 verzichtete Graser dann bei glatt verlaufenen Operationen auf ein Bruchband.[83] Er gab zu bedenken, daß gerade der vom Band ausgeübte Druck leicht zu einer Atrophie der Muskulatur führe, von deren Kräftigung man sich den sicheren Schutz vor Rezidiven erhoffe.[84]
William Mac Ewen hatte 1886 vorgeschlagen, den Bruchsack nach Isolierung und Abbindung zu einem Bruchkissen umzuformen und vor dem Leistenkanal, der abschließend mit mehreren Nähten dicht verschlossen wurde, zu befestigen.[85] Auf dem Chirurgenkongreß 1890 war über ausgezeichnete Heilungserfolge mit dieser Operationsmethode berichtet worden.[86] Die Erfolge führte Graser einzig auf die sorgfältig ausgeführte Naht der Bruchpforte zurück. So verwundert es wenig, wenn in seiner Monographie aus dem Jahr 1891 zu lesen ist, daß die Festigkeit des Bruchpfortenverschlusses durch Einpflanzung von Bruchsack und insbesondere Faszienanteilen in den Bruchkanal eher vermindert werde[87] und deshalb diese Methoden kaum empfohlen werden könnten[88]. 1900 warnte Graser nachdrücklich vor den Gefahren, die durch Nekrose und Atrophie des umgeformten Bruchsackkissens entstehen können.[89]
Betrachtet man nun die statistischen Veröffentlichungen zu Operationen von Leistenhernien aus der Erlanger chirurgischen Klinik zwischen 1904 und 1926,[90] so zeigt sich, daß Graser in weitaus den meisten Fällen nach Bassini operierte. Bassini hatte seine Operationsmethode, bei der die hintere Leistenkanalwand durch eine unter dem Samenstrang verlaufende Vernähung

[80]) Heineke (1884/ 1886), S. 598.
[81]) Graser (1900.1), S. 646 f.
[82]) Voit (1904), S. 15 f.
[83]) Hain, Paul: Bericht über die Radikaloperation von Schenkelhernien in Sonderheit über 291 Fälle aus der chirurgischen Klinik zu Erlangen (1907-1917). Diss. med. Erlangen 1919, S. 17.
[84]) Graser (1928), S. 540.
[85]) Mac Ewen, William: On the radical cure of oblique inguinal hernia by internal abdominal peritoneal pad. *Ann. Surg. 4*, 1886, S. 89-119.
[86]) Lauenstein, Carl: Über Mac Ewen´s Radikaloperation der Hernien. *Arch. klin. Chir. 40*, 1890, S. 603-652.
[87]) Graser (1891.1), S. 226.
[88]) Graser (1900.1), S. 637.
[89]) Ebenda.
[90]) Voit (1904); Günther (1913); Haass (1921); Durst, Otto: Die eingeklemmten Hernien an der chirurgischen Universitätsklinik in Erlangen in der Zeit vom 1.1.1915 bis 31.12.1924. Diss. med. Erlangen 1926.

des musculus obliquus interior und transversus mit dem Leistenband eine Verstärkung erfuhr, 1888 und 1890 veröffentlicht.[91] Seine Orginalmethode wurde zahlreich modifiziert und gilt auch heute noch zum Beispiel nach Georg Lotheissen[92] als Methode der Wahl.[93]

Graser hielt sich in der Regel sehr genau an die von Bassini gemachten Angaben[94]: Die Aponeurose des obliquus abdominis externus legte er mit einem ungefähr 10 cm langen Hautschnitt parallel dem ligamentum Pouparti soweit frei, daß schon zu Beginn der Operation ein klarer Überblick über den gesamten Bruchkanal gewährleistet war. Dann spaltete er die Aponeurose des obliquus externus in früheren Jahren mit glattem Schnitt auf einer Hohlsonde,[95] später mittels einer Schere[96]. Bei der Spaltung achtete er neben den nervi ilioinquinalis und iliohypogastricus besonders darauf, daß der mit dem Poupartschen Band zusammenhängende Aponeuroseanteil nicht zu klein wurde.

Zur klaren Darstellung des Samenstranges präparierte Graser nun sehr sorgfältig und exakt die beiden Aponeuroseblätter. Dazu wurde zunächst die Tunica vaginalis communis unter strenger Schonung des Kremaster gespalten. Dann erfolgte am inneren Leistenring, wenn irgend möglich stumpf unter Zuhilfenahme einer anatomischen Pinzette, von Tupfern und Kompressen, die Ablösung des Samenstranges und Bruchsackes. Erst nach vollständiger Isolierung eröffnete Graser den Bruchsack. Den Bruchsackhals verschloß er mit durchstochener Ligatur oder bei sehr weiter Öffnung mit Tabaksbeutelnaht. Dabei war darauf zu achten, daß keine trichterförmige Einziehung zurückblieb. Anschließend wurde der Bruchsack reseziert, der verbleibende Stumpf reponiert.

Bei angeborenen Leistenbrüchen, sehr starken Verwachsungen und stark verdickten Bruchsäcken isolierte Graser lediglich den Bruchsackhals, spaltete den Bruchsack und stülpte diesen anschließend um den Samenstrang, ähnlich wie das Karl Winkelmann[97] für die Operation der Hydrozele beschrieben hatte. Zur Kanalnaht empfahl Graser, die Aponeurose des obliquus externus sorgfältig umgeschlagen, damit das Poupartsche Band völlig frei zu liegen komme. Er fixierte nun die musculi obliquus internus und transversus abdominis, die fascia transversalis und soweit möglich den unteren Rectusrand mit geknöpften Seidennähten am Hinterrand des Leistenbandes. Während Bassini, um eine feste Kanalnaht garantieren zu können, die beiden Muskeln und die fascia transversalis sowohl von der Aponeurose als auch vom Peritoneum gründlich abgelöst hatte, war dieser Standpunkt von Chirurgen wie Viktor von Hacker[98] bald verlassen worden. Der günstige Kommentar Grasers dazu läßt vermuten, daß auch er in vielen Fällen auf diese tiefe Präparation verzichtete.[99] Entgegen der Meinung zahlreicher Chirurgen, die aus Angst um die Aseptik ausschließlich Katgut verwendeten, benutzte Graser in der Regel zum Verschluß des Kanals Seidenfäden mittlerer Stärke. Seidenfäden boten ihm einen besseren Dauerschutz. Sie wurden nach dem Auskochen in Sublimat eingelegt und vor dem Abschneiden erneut mit Sublimat abgetupft. Die gefürchteten Nahteiterungen beobachtete Graser nur sehr selten. Gegebenenfalls tropfte er Jodtinktur oder

---

[91]) Bassini, Eduardo: Nuovo metodo operativo per la cura dell'ernia inguinale. Padova 1889; ders.: Über die Behandlung des Leistenbruchs. *Arch. klin. Chir. 40*, 1890, S. 429-476.

[92]) S. dazu: Lotheissen, Georg: Zur Radikaloperation der Schenkelhernie. *Ztrbl. Chir. 25*, 1898, S. 548-550.

[93]) Köle, Wolfgang: Hernien. In: Heberer, Georg; Köle, Wolfgang; Tscherne, Harald (Hrsg.): Chirurgie. 4. Aufl., Berlin; Heidelberg; New York 1983, S. 405.

[94]) Graser (1900.1), S. 638-640.

[95]) Ebenda, S. 638.

[96]) Graser (1928), S. 575.

[97]) Winkelmann, Karl: Radikaloperation der Hydrocele. *Ztrbl. Chir. 25*, 1898, S. 1092; vgl. dazu auch: ders.: Die Unterleibsbrüche und ihre chirurgische Behandlung. Leipzig 1896.

[98]) Nach Graser (1900.1), S. 639, Fußnote 1).

[99]) „was die Operation zweifellos vereinfacht, ohne das Resultat wesentlich zu beeinträchtigen", ebenda.

131

Karbolsäure in die Nahtkanäle. Einzig bei sehr weiten Brüchen verwendete Graser Silberdrähte.[100]

Nach Zurücklagerung des Samenstranges auf die so gebildete hintere Kanalwand verschloß Graser die Aponeurose des obliquus externus mit Katgutnähten. Wenn sich bei deutlich entwickeltem musculus cremaster der Samenstrang nicht oder nur wenig fassen ließ, aber auch bei Leistenbrüchen im Kleinkindalter[101], wich Graser vom Bassinischen Grundprinzip ab. Dann fixierte er die Muskelfasern direkt am Poupartschen Band, ohne den Samenstrang vorher freizulegen und abzulösen. Dabei war lediglich darauf zu achten, daß die verbleibende Lücke in der Nähe des äußeren Leistenringes nicht zu groß blieb.

Wesentlich seltener verwendete Graser die von Theodor Kocher, Charles Girard, Anton Wölfler und Vincenz Czerny angegebenen Methoden: Im Bemühen, den Bruchsacktrichter vollständig zu entfernen, hatte Kocher 1892 seine Verlagerungsmethode publiziert.[102] Dabei wurde der Bruchsack durch einen Schlitz in der Externusaponeurose nach vorne außen über den inneren Leistenring gezogen. Erst jetzt erfolgten Abbindung und Exzision. Die Nahtreihe zur Befestigung des Stumpfes verschloß zugleich auch den Aponeuroseschnitt. Abschließend erfolgte durch Naht der Bruchpfeiler eine feste Verengung des gesamten Leistenkanals. Bei der Invaginationsmethode stülpte Kocher den Bruchsack zusätzlich in sich ein.
Gerade zur Operation kleiner und mittelgroßer Brüche bot sich Graser Kochers laterale Verlagerung des Bruchsackes als „wirksame Concurrenz"[103]. Neben der technischen Einfachheit der Methode empfand Graser die Tatsache, daß der obliquus externus nicht gespalten wird, als entscheidenden Vorteil.
Wölfler hatte 1892 unabhängig von Bassini ein Operationsverfahren beschrieben, bei dem er unter Liegenlassen des Samenstranges die Bruchlücke durch schichtweise Fixierung der freien Ränder der musculi obliquus internus und transversus, unter Einbeziehung des musculus rectus an das Poupartsche Band verengte.[104] Zur Radikaloperation bei Kindern empfand Graser die sehr einfache Methode der hohen Unterbindung nach Czerny, mit teilweiser Exzision des Bruchsackes und Naht der Leistenpfeiler, in der Regel als ausreichend.
Lag bereits eine sehr große, schwierig zu schließende Bruchlücke vor, entschied er sich für die von Girard beschriebene Methode.[105] Girard hatte am Poupartschen Band einen etwa fingerbreiten Rand der Aponeurose des obliquus externus belassen und die musculi obliquus internus und transversus mit fortlaufender Seidennaht an die Hinterseite des Leistenbandes genäht. Dann wurde vor dem Samenstrang zunächst der Rand des oberen Faszienlappens an die hintere Fläche des umgeschlagenen ligamentum Pouparti fixiert, anschließend der untere laterale Lappen über den oberen nach aufwärts und medianwärts vernäht. Durch die Fixation der kranialen und kaudalen Anteile der Aponeurose an das Leistenband erreicht Girard eine mehrschichtige Verstärkung der Vorderwand des Samenstranges.[106]

[100]) Voit (1904), S. 19-21.
[101]) „Der letzte Punkt scheint Prof. Graser gerade bei der Verwendung dieser Methode von besonderer Wichtigkeit zu sein, die er auch bei kleinen Kindern verwendet, weil sie einfacher und vollkommen ausreichend ist", Voit (1904), S. 18.
[102]) Kocher, Theodor E.: Zur Radikalkur der Hernien. *Korrbl. Schweizer Ärzte 22*, 1892, S. 561-576; ders.: Chirurgische Operationslehre. 3. Auflage, Jena 1897, S. 198 f.
[103]) Graser (1900.1), S. 642; Kocher, Theodor E.: Über die Erfolge der Radikaloperation freier Hernien mittels der Verlagerungsmethode. *Arch. klin. Chir. 50*, 1895, S. 170-176.
[104]) Wölfler, Anton: Zur Radikaloperation des freien Leistenbruches. Stuttgart 1892.
[105]) Graser (1900.1), S. 643-645.
[106]) Ebenda.

Haass berichtet für die Jahre zwischen 1912 und 1919, daß Graser sich in seltenen Fällen zu einer Operation[107] nach Alexander Brenner[108] entschlossen habe. Immerhin bezeichnete Graser - wenn auch nur in einer Nebenbemerkung - Brenners Methode, die Bruchpforte zusätzlich mit einem gestielten Aponeuroselappen aus der Rektusscheide plastisch zu decken, als „manchmal zweckmäßig"[109]. Die Hautwunde verschloß Graser mit spannungsfrei gelegten Einzelknopfnähten. Eine Zeit lang verwendete er auch Hautklammern, gab diese aber wegen wiederholter Gangrän der Haut wieder auf. Die Nähte wurden in der Regel nach 8 Tagen, gegebenenfalls nach 14 Tagen entfernt. Bei Benutzung von Klammern mußte eine Entfernung spätestens nach 5 bis 6 Tagen erfolgen. Als Wundverband empfahl er dünne Gazestreifen. Voit berichtete 1904, daß „Graser gerade dem freien Zutritt der Luft und der dadurch beförderten Eintrocknung die größte Bedeutung zumißt"[110]. Bei großen Brüchen mit weiter Bruchpforte ließ er in der ersten Woche zusätzlich einen komprimierenden Wundverband anlegen.

3.4.2.3. Schenkelbrüche

Vor der Einführung der Antiseptik sah man nach der Operation von Schenkelhernien schon die Vernarbung der Bruchstelle durchaus als Operationserfolg. Heinrich Adolf von Bardeleben glaubte noch 1865, daß eine vollständige Heilung der Schenkelhernien nicht zu erreichen sei.[111] Er beendete seine Herniotomie nach Erweiterung der Bruchpforte mit der Reposition des Bruchsackinhaltes und versorgte die Operationswunde lediglich mit Charpie. Erst seit 1879 wurde das Erreichen annähernd natürlicher Verhältnisse mit einem möglichst einfachen Verschluß des Bruchkanals und reaktionsloser Heilung per primam intentionem erklärtes Ziel der Radikaloperation. In diesem Jahr hatte Socin über eine erfolgreiche Behandlung von Schenkelhernien durch Abbindung und Versenkung des Bruchsackstumpfes mit abschließender Hautnaht berichtet.[112] Und 1908 fand sich unter den von Ernst Heim in seiner Dissertation über die Radikaloperation von Schenkelhernien formulierten Thesen die Feststellung: „eine Hernie ist operativ heilbar"[113]. In den Jahren bis 1903 waren zahlreiche weitere Operationsmethoden angegeben worden[114], die über eine Exzision des Bruchsackes und den Verschluß des Bruchhalses hinausgehen. Alle sind sich darin ähnlich, daß sie, um einen dauerhaften Verschluß der Bruchpforte zu erreichen, die fascia pectinea und den Überzug des pecten ossis pubis mit dem Poupartschen Band und der plica falsiformis vereinigen.[115] Neben unterschiedlichen Methoden mit Pfortennaht[116] wurden zahlreiche mit zusätzlicher

---

[107] „abgesehen von einzelnen Ausnahmefällen (Brenner)", Haass (1921), S. 10.

[108] Brenner, Alexander: Radikaloperation der Nabelbrüche durch Lappendopplung. *Arch. Chir. 87*, 1908, S. 20-46.

[109] Graser (1928), S. 593.

[110] Voit (1904), S. 20.

[111] Nach Neubert; Faupel; Katzenmeier (1973), S. 146.

[112] Socin (1879).

[113] Heim (1908), S. 53.

[114] Im Folgenden werden in der Hauptsache die Methoden berücksichtigt, auf die Graser in seinen Veröffentlichungen ausführlicher einging.

[115] Heim (1908), S. 28 f.

[116] Nur Naht der Pforte: Billroth, Czerny, Schede, Bottini, Guarneri. Nahtverschluß des gesamten Schenkelkanales: Bassini, Küster, Tricomi, Berger, Kocher, Parry, Ruggi, Tuffier, Edebohls, Nasi, Buonamici, Bardelescu. Enge Vereinigung des Leistenbandes mit der Periost des os pubis: Roux, Henderson Nicoll, Cavazzani, Herzen, Fabricius, Delagéniére.

Muskulatur-[117] oder Lappenplastik[118] angegeben, aber auch heteroplastische Materialien[119] fanden bei der Radikaloperation Verwendung.

Kocher hatte seine zur Operation von Leistenhernien entwickelte Verlagerungsmethode auf die Schenkelhernien übertragen.[120] Nach Rückverlagerung des Bruchinhaltes inzidierte er die Aponeurose des externus oberhalb des ligamentum Pouparti und zog anschließend den Bruchsack mit Hilfe einer Zange durch die so entstandene Öffnung. Der Bruchsackhals wurde nun an dieser Austrittsstelle an der Faszie des obliquus externus fixiert. Einen Teil des Bruchsackes vernähte er so mit dem Schenkelring, daß sowohl das ligamentum Pouparti, als auch die fascia pectinea und das ligamentum Cooperi mitgefaßt waren.

Die von Bassini 1893 angegebene Methode zur Radikaloperation sollte dem schlaffen Band- und Faszienapparat durch geeignete Naht wieder eine annähernd normale Straffheit und Spannung geben.[121] Dazu stellte er den gesamten Bruchkanal dar und verschloß diesen mit mehreren Nähten. Die ersten Nähte fixierten das ligamentum Pouparti am Periost des pecten pubis und der fascia pectina, die weiteren die plica falsiformis an der fascia pectinea. Die c-förmig verlaufende Nahtreihe endete an der Durchtrittsstelle der vena saphena magna.

Fast alle zeitgenössischen Autoren verwiesen darauf, daß bei Schenkelbrüchen die Bedingungen zur Anlage eines Bruchbandes und insbesondere die zur Ausführung der Taxis wegen eines langen und sehr engen Bruchkanales, sowie der häufig auftretenden, rasch gangränösen Netz- und Darmeinklemmungen ungünstig sind. So rät auch Graser, sich gerade bei inkarzerierten Schenkelbrüchen besser von vornherein zur Herniotomie mit anschließender Radikaloperation zu entschließen, statt viel Zeit mit Taxisversuchen zu verlieren.[122]

Der von Graser ausgeführte operative Eingriff gliederte sich in sieben Teile:[123] Ein ausreichend langer Hautschnitt entlang des inneren Randes der Schenkelvene eröffnete die Herniotomie. Da Schenkelbrüche oft sehr oberflächlich liegen, es also leicht zu Verletzungen des Bruchsackes oder sogar des Bruchsackinhaltes kommen kann, ging er betont vorsichtig in die Tiefe vor.

Bei der Isolierung des Bruchsackes legte Graser besonderen Wert auf eine einfache Wundgestaltung. Zunächst spaltete er alle unterhalb der Bruchpforte liegenden akzessorischen Schichten in sehr begrenztem Umfang, um sie gemeinsam abpräparieren zu können. Damit vermied er unnötige Kontinuitätsdurchtrennungen und die Bildung größerer Buchten.

Die sogenannte äußere Herniotomie nach Jean Louis Petit, bei der der Bruchsack nicht eröffnet wird, verwarf Graser gerade für die Operation der Schenkelbrüche. Er hielt es vielmehr „prinzipiell für notwendig, immer den Bruchsack zu eröffnen und den Inhalt einer genauen Besichtigung zu unterstellen"[124]. Eine Operationsstatistik aus dem Jahr 1912 bestätigt, daß dies in allen mitgeteilten Fällen erfolgte.[125] Die Eröffnung des Bruchsackes schien ihm dort am günstigsten, wo er eindeutig Bruchwasser nachweisen konnte. In allen anderen Fällen erfolgte eine vorsichtige, wenn irgend möglich, stumpfe Eröffnung mit zwei

---

[117]) Lotheissen, Codivilla, Parlavecchio.

[118]) Salzer, v. Eiselsberg, Mounsel, Moulin, Schwartz, Prokunin, v. Mikulicz, Trendelenburg, Kraske, Körte, Sawicky.

[119]) Salzer, Schwartz, Thiriar, Witzel.

[120]) Kocher, Theodor E.: Chirurgische Operationslehre. 3. Auflage, Jena 1892, S. 199-201.

[121]) Bassini, Eduardo: Nuovo metodo operativo per la cura radicale dell'ernia crurale. Padova 1893; ders.: Neue Operationsmethode zur Radikalheilung des Schenkelbruchs. *Arch. klin. Chir.* 47, 1894, S. 1-25.

[122]) Heim (1908), S. 36-37; Graser (1900.1), S. 766 f.

[123]) „Die Methode der Radikal-Operation von Schenkelhernien, wie sie Prof. Graser in den letzten Jahren geübt hat, besteht in folgendem", Heim (1908), S. 36-40.

[124]) Graser (1900.1), S. 767.

[125]) Rosenfeld (1912), S. 29.

anatomischen Pinzetten. Bruchwasser unterzog er stets einer bakteriologischen Untersuchung. Fast immer spülte er den Bruchsack mit einer antiseptischen Flüssigkeit[126], später mit Kochsalzlösung[127], um die darin befindlichen Mikroorganismen zum Großteil herauszuschwämmen. Die Einschnürung löste Graser durch offene Spaltung der umhüllenden Schichten. Die ausgiebige Inspektion des Bruchsackinhaltes führte ihn zur Entscheidung, ob reseziert werden müsse. Da die Färbung des Darmes zur Beurteilung einer bereits eingetretenen Nekrose oft trügerisch sei, überprüfte er durch Abtasten den Gewebsturgor und den Mesenterialarterienpuls. In zweifelhaften Fällen empfahl er, lieber ausgedehnt zu exzidieren. Mußte Netz reseziert werden, unterband Graser stets kleinere Gebiete, um ausgedehnte Blutungen bzw. plötzlich auftretende Nachblutungen zu vermeiden. Dazu waren alle Verwachsungen des Darmes mit dem Netz oder dem Bruchsack vorher sorgfältig abzulösen.

Erwies sich eine Resektion als notwendig, wurde der Bauchschnitt über das ligamentum Pouparti entlang des äußeren Randes des musculus rectus erweitert, anschließend wurde der Darm vorsichtig hervorgezogen und wenn möglich gründlich entleert. Nach weit im Gesunden erfolgter Exzision führte Graser in der Regel eine Darmnaht durch seitliche Anastomose aus, die er mit zirkulärer Naht am Mesenterialrand anlegte.[128] Den großen Vorteil dieser Methode sah er darin, daß, noch während die ersten Nähte gelegt würden, der lange zu resezierende Darmschenkel zur Ableitung des Inhaltes offen blieb. Den abführenden Schenkel vernähte er direkt nach der Durchtrennung blind.

Noch 1891 schrieb Graser davon, daß „der Anlegung eines widernatürlichen Afters der Vorzug gegeben wird".[129] Der Darstellung im Handbuch von 1900 sind seine Vorbehalte dagegen bereits deutlich anzumerken, wenngleich er sie noch nicht ausdrücklich formulierte.[130] 1908 erfahren wir, daß er sich seit 1902 nur noch „in ganz trostlosen Fällen"[131] für die Anlegung eines anus praeternaturalis entschieden hatte.[132] Schließlich formuliert er 1928, die Praxis der vergangenen Jahre zusammenfassend, eine ausdrückliche Beschränkung auf Notfälle[133]. Vor dem Verschluß von Bruchpforte und Bruchkanal kontrollierte Graser mit dem Finger die Innenseite des Bruchringes. Nur wenn nach der Rückverlagerung des Bruchinhaltes dieser vollständig frei wäre, ließen sich Scheinreduktionen nach der Herniotomie weitgehend ausschließen.

Wenn die Verhältnisse, insbesondere der Allgemeinzustand des Patienten, es erlaubten, schloß Graser an die Herniotomie stets die Radikaloperation an.[134] Den Bruchsackhals band er dabei immer mittels einer Tabaksbeutelnaht ab.[135] Da sich die Naht durch den unteren Rand der Bruchpforte oftmals sehr schwierig gestalte und man zudem beim festen Verschluß der Bruchpforte leicht Gefahr laufe, die vena femoralis abzuschnüren, ließ Graser diese mit einem stumpfen Haken nach außen ziehen und durchschnitt etwa 1 cm unterhalb des Schambeinrandes und parallel zu diesem Faszie und musculus pectineus in querer Richtung.[136] Die dadurch entstehende Muskellücke ermöglichte ihm nun unter Schonung der

---

[126]) Heim (1908), S. 38.

[127]) Graser (1928), S. 559

[128]) „Nach der primären Darmresektion wurde stets eine seitliche Enteroanastomose angelegt", Rosenfeld (1912), S. 31.

[129]) Graser (1891.1), S. 209.

[130]) Graser (1900.1), S. 707 f., S. 717-719.

[131]) Heim (1908), S. 39.

[132]) „So hat Graser 23 eingeklemmte Schenkelhernien operiert. [...] Die Anlegung eines Anus praeternaturalis kam 2 mal zur Anwendung." Ebenda, S. 40 f.

[133]) Graser (1928), S. 562.

[134]) Graser (1900.1), S. 768.

[135]) Heim (1908), S. 36.

[136]) „wenn man, wie ich das zu tun pflege", Graser (1928), S. 583.

Vene eine einfache Nahtführung durch die Ursprungsfasern des Muskels und das Schambein-
periost.

Methoden, die, um einen vollständigeren Verschluß des Bruchtrichters am Schenkelkanal zu
erreichen das ligamentum Pouparti entweder vom tuberculum pubicum ablösten,[137] oder
längs spalteten,[138] stand Graser sehr skeptisch gegenüber, da diese relativ aufwendigen
Operationen neben der Rezidivgefahr das hohe Risiko zusätzlicher, iatrogen ausgelöster
Leistenbrüche bargen.[139]

Hatte bereits eine eitrige Entzündung im Bruchsack vorgelegen, oder fand sich trübes und
übelriechendes Exsudat sowie viel Serum im Bauchraum verschloß Graser die Bruchpforte
nicht. Auch nach umfangreichen Darmresektionen oder einer Beschmutzung des Bruchsackes
mit Eiter und Kot legte er eine Drainage mit Jodoformtampon oder Glas- und Gummidrain.
Grundsätzlich vernähte Graser nach komplizierten Bruchoperationen nur die tieferen
Schichten vollständig. Die Hautwunde selbst tamponierte er zunächst und versorgte sie erst
später entweder durch Sekundärnaht oder überließ sie einer Heilung per secundam
intentionem. Die Hautnaht, die Graser in der Regel mit Jodseidenähte, „öfters auch mit
Metallklämmerchen"[140] ausführte, wurde mit einem gut saugfähigen und schnell ein-
trocknenden aseptischen Verband abgedeckt, letzterer mit Heftpflaster fixiert. Zur
Herabsetzung der Peristaltik verabreichte er Opium nur, wenn die Operation aufgrund
weitreichender Verwachsungen mit Schwierigkeiten verbunden oder sehr kompliziert
gewesen war.

Alle Forderungen, die Graser an eine Radikaloperation stellte, finden wir hier bei der von ihm
geübten Methode erfüllt: Der Bruchsackhals wurde sehr hoch abgebunden. Durch Reposition
des Bruchsackstumpfes mit dem Finger bis weit in die Bauchhöhle vermied Graser das
Zurückbleiben einer trichterförmiger Ausstülpung. Der Verschluß der Bruchpforte mittels
Naht erwies sich als ausreichend fest und sicher.[141] Auch das Operationsfeld blieb während
des gesamten Eingriffes gut einsehbar. Nicht zuletzt dadurch war seine Methode leicht lehr-
und erlernbar.

Nach 1911 machte Graser gute Erfahrungen mit der von Reich[142] angegebenen inguinalen
Operationsmethode.[143] Hier erfolgte der Hautschnitt ungefähr 1 cm parallel über dem
Leistenband. Der Leistenkanal wurde, wie bei Bassini, mit einer Inzision der Aponeurose und
der Darstellung des Poupartschen Bandes eröffnet. Nach Spaltung der fascia transversalis,
einer Darstellung der vena femoralis und der Isolierung des Bruchsackes erfolgte die
Reposition des Bruchsackinhaltes. Zusätzlich zum Poupartschen Band wurden beim
Verschluß der Bruchpforte auch die freien Ränder der musculi obliquus internus und
transversus am ligamentum pubicum fixiert. Ausdrücklich betonte Graser die Notwendigkeit
guter anatomisch - topographischer Kenntnisse, da sonst die Gefahr einer Verletzung der
Blase sehr wahrscheinlich sei.

1926 urteilte er über diese Methode: „das Verfahren hat mich in jeder Hinsicht befriedigt, vor
allem auf den Dauererfolg"[144].

---

[137]) Hinterstoisser: [Rezension: Fabricius, J.: Über die operative Behandlung von Cruralhernien]. *Wiener klin. Wschr. 8*, 1895, S. 553.
[138]) Krecke, Albert: [Rezension: Ruggi, G[uiseppe]: Metodo operativo nuove per la cura radicale dell´ernia crurale]. *Ztrbl. Chir. 19*, 1892, S. 624.
[139]) Graser (1900.1), S. 770.
[140]) Heim (1908), S. 36.
[141]) „Bruchband wurde von keinem mehr getragen", Hain (1919), S. 17.
[142]) Reich: Radikaloperation. *Beitr. klin. Chir. 73*, 1911, S. 104-115.
[143]) Durst (1926), S. 28.
[144]) Graser (1928), S. 584.

3.4.2.4. Nabelbrüche und Bauchwandhernien

Nabelschnur- und Nabelbrüche bei Kleinkindern behandelte Graser zunächst stets konservativ mit Hilfe von Heftpflaster- und Kompressionsverbänden. Nur bei Inkarzerationen und bei Brüchen, die sich in den ersten Lebensjahren nicht zurückbildeten, sollte, namentlich bei Mädchen, eine Radikaloperation unternommen werden.[145] Die Operation an sich gestaltete sich sehr einfach und führte bei gewissenhafter Ausführung zu vollständiger Heilung. Noch um die Jahrhundertwende bedauerte Graser jedoch, daß diese Auffassung nicht einmal Gemeingut aller Chirurgen, geschweige denn der meisten Ärzte sei.[146] Statistische Vergleiche der Resultate zahlreicher Operationen nach Bauchwandbrüchen hatten der von Rene Condamin angegebenen Methode die besten Resultate bescheinigt.[147] So war auch von Graser die dort vorgeschlagene vollständige Exstirpation des Nabels empfohlen worden, da die entstehenden günstigeren Vereinigungsflächen einen wirksamen Schutz vor Rezidiven böten.[148] Neben den technischen Problemen hatte man jedoch dabei auch mit ganz anderes gearteten Schwierigkeiten zu rechnen: „Die Nabelnarbe wird am besten exstirpiert. Es ist aber wichtig, darüber zuvor mit den Eltern zu sprechen, weil man ja in Laienkreisen den Nabel für ein geheimnisvolles und hervorragend wichtiges Gebilde hält. Ich habe einmal die schwersten Vorwürfe eines über die Wegnahme des Nabels entrüsteten Elternpaares auf mich gezogen"[149]. An Grasers Ansichten über den Zeitpunkt einer Operation änderte sich im Lauf der Jahre wenig, die Ausschneidung der Nabelnarbe aber erwies sich als unnötig und wurde später unterlassen[150].

Während also Nabelbrüche bei Kindern in vielen Fällen mit Erfolg konservativ behandelt werden konnten, barg die Operation großer Nabel- und Bauchwandbrüche beim Erwachsenen eine Reihe von schwierig zu lösenden operativen Problemen: zahlreiche Verwachsungen und ausgedehntes Fettgewebe der meist sehr adipösen Patienten erschwerten eine Orientierung - nicht nur bei notwendigen Resektionen von Netz- und Darmanteilen. Dem hohen Druck der Bauchpresse, der schon bei der Reposition des Bruchsacks Probleme bereitete, war der einfache Nahtverschluß der Bruchpforte selten gewachsen. Noch in den 90er Jahren zog Graser den Nabelring über dem versenkten Stumpf lediglich mit Katgutnähten zusammen.[151] Aber auch nach scheinbar gut gelungenen Operationen traten häufig, bedingt durch die große Spannung der Bauchwand und den Zug der seitlichen Bauchmuskulatur Narbendehnungen und infolgedessen Rezidive auf. Graser resümierte 1891: „Die Therapie der Nabelbrüche ist kein sehr dankbares Gebiet"[152]. Und ein Blick auf zeitgenössische Statistiken[153] bestätigen sein Urteil.
Eine wesentliche Verbesserung der Operationsmethode brachte die Freilegung und Spaltung der musculi recti unter größtmöglicher Schonung der Nerven und Gefäße mit abschließender Vernähung der übereinandergeschobenen Ränder, wie dies Robert Gersuny[154] und Fritz-Karl

---

[145]) Graser (1891.1), S. 107; Graser (1900.1), S. 785.

[146]) Graser (1900.1), S. 791.

[147]) Noch 1903 schreibt Otto Pott: „Demnach ergaben sich als die besten Dauerresultate die mit Condamins Methode erzielten", Pott (1903), S. 31.

[148]) Graser (1900.1), S. 792.

[149]) Ebenda, S. 785.

[150]) Graser (1928), S. 588.

[151]) Graser (1891.1), S. 110.

[152]) Ebenda, S. 108.

[153]) Rezidivquote von 43 %, Busse, Max: Zur Radikaloperation der Nabelbrüche. *Arch. klin. Chir.* 63, 1900, S. 627-669; Rezidivquote von 46,7 %, Carl Wilhelm Ferdinand Uhde nach Graser (1891.1), S. 110.

[154]) Gersuny, Robert: Eine Methode der Radikaloperation großer Nabelbrüche. *Ztrbl. Chir.* 20, 1893, S. 921-924.

Bessel-Hagen[155] vorgeschlagen hatten. Doch gerade bei großen Brüchen gelang es Graser selten, die geraden Bauchmuskeln gegen den starken Muskelzug vollständig zu vereinigen. Damit waren Rezidive vorprogrammiert. Auch bei der Omphalektomie nach Condamin-Bruns[156], die Graser unter Eröffnung der Rektusscheide und Benutzung durchgreifender Silbernähte[157] durchführte, bewirkte der starke Zug der seitlichen Bauchmuskeln auf die Nahtlinie häufige Rezidive. Ernüchtert schrieb Graser: „Gerade solche Misserfolge nach eingreifenden Operationen bei Patienten, die sich schwer zu einem Eingriff überreden lassen, sind ungemein quälend".[158]

Auf der Suche nach einer zuverlässigeren Methode war Graser zunächst auf den von Hermann Johannes Pfannenstiel angegebenen Faszienquerschnitt aufmerksam geworden.[159] Pfannenstiel hatte in seinen Veröffentlichungen mehrfach darauf verwiesen, daß seine Methode der Schnittführung und Naht bei gynäkologischen Laparotomien einen dauerhaft wirksamen Schutz gegen (Narben)brüche böte und mit geringen Änderungen auch auf Bauchbrüche anzuwenden sei.[160] Pfannenstiels Anweisungen folgend hatte Graser schon einige kleinere Operationen ausgeführt und war zu dem Schluß gekommen, daß der Faszienquerschnitt vor allem bei Operationen im kleinen Becken zu guten Ergebnissen führe, während er sich für den weitaus größten Teil chirurgischer Laparotomien, sowie bei Operationen des Coecums, weniger eigne.[161] Zu seiner Entscheidung, die Tauglichkeit dieser Methode auch für größere Bauchbrüche zu erproben, schrieb Graser: „Es kam mir dabei zu Statten, dass ich unseren Gynäkologen, Herrn Prof. Menge, bitten konnte, mir bei der Operation zu assistieren."[162] Karl Gustav Menge[163] hatte schon 1903 eine Modifikation des von Pfannenstiel angegeben Faszienquerschnittes veröffentlicht. Um eine Präparation und Fixierung der geraden Bauchmuskulatur in der Mittellinie sehr weit nach oben und unten zu ermöglichen, hatte Menge die Orginalmethode dahingehend abgewandelt, daß er die hintere Rektusscheide links und rechts der linea alba in Längsrichtung einschnitt, das Vorderblatt jedoch grundsätzlich unberührt ließ.

Bei der Abtragung des Bruchsackes mit Resektion der betroffenen Anteile des Omentums sowie durch die Spaltung der hinteren Rektusscheide entstehen sehr ausgedehnte Wundflächen, die, nicht zuletzt durch die zahlreichen Knopfnähte mit Katgut und Jodoformseide, eine „strenge Probe auf die Aseptik" darstellten.[164] Zudem handelte es sich um einen sehr großen und lange dauernden operativen Eingriff. Dennoch empfahl Graser

---

155) Bessel-Hagen, Fritz-Karl: Zur Technik der Operationen bei Nabelbrüchen und Bauchwandhernien. In: Verh. Dt. Ges. Chir. 1900, II, S. 696-704.

156) Reichel, Paul: [Rezension: Condamin: De la cure radicale des hernies ombilicales per l'omphalectomie totale]. Ztrbl. Chir. 20, 1893, S. 954 f.; Bruns, Paul von: Die Omphalektomie bei der Radikaloperation der Nabelhernien. Ztrbl. Chir. 21, 1894, S. 1-4; s. auch: Graser, Ernst: [Rezension: Busse[, Max]: Zur Radikaloperation der Nabelbrüche], Dt. Ärzteztg., 1903, S. 43.

157) Graser, Ernst: Zur Technik der Radikaloperation grosser Nabel- und Bauchwandhernien. In: Verh. Dt. Ges. Chir. 1906, II, S. 300.

158) Ebenda, S. 282.

159) Ebenda.

160) Pfannenstiel, Johannes: Über die Vorteile des suprasymphysären Fascienquerschnitts für die gynäkologische Koeliotomie. Leipzig 1900; ders.: Über Schnitt und Naht bei gynäkologischen Laparotomien. Ztrbl. Gyn. 27, 1903, S. 399-402.

161) Graser (1906.6), S. 282.

162) Ebenda, S. 283.

163) Menge, Karl Gustav: Über den suprasymphysären Fascien-Querschnitt nach Pfannenstiel. Moschr. Geburtshilfe Gyn. 17, 1903, S. 1259-1278; ders.: Zur Radikaloperation der Nabelbrüche und der epigastrischen und subumbilikalen Hernien der Linea alba. Ztrbl. Gyn. 27, 1903, S. 385-391.

164) Graser, Ernst: Zur Technik der Radikaloperation grosser Nabel- und Bauchwandhernien (Fascienquerschnitt nach Pfannenstiel-Menge). Ztrbl. Gyn. 30, 1906, S. 715.

diese Methode besonders deshalb, weil mit ihr nahezu normale anatomische Verhältnisse erreicht werden konnten und so eine Rezidivgefahr sehr gering werden würde.

In einer Vorbereitungskur, die im allgemeinen 4 bis 5 Wochen vor dem Operationstermin begonnen wurde, erfolgte neben täglichem Purgieren und strenger Diät auch eine vorsichtige Kompression des Bruches mit etwa 15 Pfund schweren Schrotsäcken[165] sowie bei ausgedehnten Hernien auch vorsichtige Repositionsversuche[166]. Nach einem etwa 35 bis 50 cm langen Hautschnitt quer über die größte Höhe des Bruches wurde der Bruchsack frühzeitig eröffnet. An die Ablösung der Eingeweide schloß sich die Resektion des Netzes und eine Abtragung der verdünnten Anteile des Bruchsackes an. Jetzt erfolgte eine Trennung der Rektusscheiden in ein vorderes und ein hinteres Blatt. Dazu wurde die vordere Rektusscheide quer gespalten, anschließend die Aponeurose stumpf von den musculi recti abpräpariert. Bei der Freilegung mußte sorgfältigst auf eine Schonung der Nerven geachtet werden. Graser betonte stets, daß nur die regelrecht innervierte Muskulatur einen Operationserfolg gewährleisten könne. Nach vollständiger Darstellung der musculi recti wurden zunächst die Bauchhöhle in vertikaler Richtung, am besten gemeinsam mit der hinteren Rektusscheide, verschlossen, dann die Muskelteile in der Mittellinie vereinigt. Für diese tiefliegenden Nähte verwendete Graser bevorzugt Katgut. Mit einer queren Knopfnahtreihe der vorderen Faszie mit Jodseide beendete er den Verschluß der Bauchhöhle. Wichtig schien ihm, sorgfältig darauf zu achten, daß die Muskulatur durch die Naht nicht umschnürt wurde und dadurch atrophierte.[167]

Eine „Einfaltungsnaht"[168], wie sie Walter Kausch auf dem 35 Chirurgenkongreß vorgestellt hatte[169], hielt Graser für ungeeignet und das Auftreten eines Rezidives bei Verwendung derselben für ziemlich sicher. Die verschiedenen Methoden eines operativen Verschlusses der Bruchpforte mit Hilfe von Muskelplastiken[170], die durch Verschiebung von Muskellappen aus den musculi recti gebildet werden, verwarf er ganz,[171] da hier keine regelrechte Innervation der Muskelanteile mehr erfolge.[172] Die Bemühungen Dauriacs, nach Präparation Anteile des musculus rectus über Kreuz zu fixieren, bezeichnete er gar als „zwecklose Künsteleien"[173].

Fettgewebe und Haut wurden mit versenkter, fortlaufender Naht versorgt. Nur in wenigen Fällen schien ihm eine Glasdrainage der Wunde zweckmäßig. Im allgemeinen erwies sich sorgfältige Blutstillung[174] für eine ungestörte Wundheilung als vollkommen ausreichend. Bis zum Eintritt der Heilung sollte das Auflegen eines breiten Sandsackes die Ausbildung großer Hämatome und ungünstiger Muskelzüge auf die sich bildende Narbe verhindern.[175] Die Patienten durften nach drei Wochen aufstehen und trugen dann noch eine elastische Leibbinde. Mit gymnastischen Übungen wurde die Muskelfunktion trainiert. Besonders wichtig war es, vor allem im Hinblick auf die schädlichen Auswirkungen von Meteorismus

[165] Dietrich, Fritz: Zur Radikaloperation großer Nabel- und Bauchwandbrüche. Diss. med. Erlangen 1908, S. 24.

[166] Deutsche Gesellschaft für Chirurgie: [Littauer, Max: Aus dem Bericht über den 35. Kongr. Dt. Ges. Chir. 1906]. Münch. med. Wschr. 53, 1906, S. 1086.

[167] Graser, Ernst: Diskussionsbeitrag zu: Graser, Ernst: Radikaloperation kleiner [sic!, offensichtlicher Druckfehler?] Nabel- und Bauchwandhernien. In: Verh. Dt. Ges. Chir. 1906, I, S. 292.

[168] Ebenda.

[169] Kausch, Walther: Diskussionsbeitrag zu: Graser, Ernst: Radikaloperation kleiner [sic!, offensichtlicher Druckfehler?] Nabel- und Bauchwandhernien. In: Verh. Dt. Ges. Chir. 1906, I, S. 290 f.

[170] Z. B. Massopust (Triest): [Rezension: Biondi, D[omenico]: Cura radicale dell' onfalocele]. Ztrbl. Chir. 22, 1895, S. 1144 f.

[171] Graser (1906.8).

[172] Graser (1906.6), S. 304.

[173] Graser (1900.1), S. 794.

[174] Graser (1906.6), S. 293.

[175] Graser (1906.10), S. 716; s. auch: Dietrich (1908).

auf die Nähte, möglichst bald Stuhlgang zu erreichen. Graser gab am Morgen der Operation ein Ölklysma und danach Glyzerin, um Darmkontraktionen auszulösen. Die Empfehlung Oswald Wolffs,[176] durch Drainage mittels eines Jodoformgazestreifens den Meteorismus zu verhindern, empfand er als ungenügend. Auch zu Physostigmininjektionen, wie sie Heller[177] in der sich an Grasers Vortrag auf dem 35. Chirurgenkongreß anschließenden Diskussion empfahl, stand er - darin bestärkt durch Untersuchungsergebnisse von Bernhard Krönig[178] - eher skeptisch gegenüber.[179]

Mit seinem Vortrag und den sich daran anschließenden Veröffentlichungen war es Graser gelungen, die sehr wirkungsvolle Methode des Faszienquerschnitts nach Pfannenstiel-Menge in breiten Chirurgenkreisen bekannt zu machen,[180] weit mehr, als dies Menge selbst mit seiner Erstveröffentlichung erreicht hatte. Diesem Umstand war es zu verdanken, daß, obwohl Graser stets darauf verwiesen hatte,[181] nicht Erfinder dieser Methode zu sein und in seinen Publikationen immer nur von der Operation nach Pfannenstiel-Menge geschrieben hatte, schon bald von den Vorzügen der „Graser'scher Operation" beziehungsweise des „Graser'schen Operationsverfahren" gesprochen und geschrieben wurde.[182] Menge sah sich daraufhin in einem Artikel der Münchener Medizinischen Wochenschrift genötigt, mit Nachdruck zu betonen, daß die Methode der Radikaloperation von Nabel- und Bauchwandbrüchen durch Muskelaushülsung und quere Faszienspaltung eine von ihm erdachte und 1903 zuerst publizierte Methode sei.[183] Graser wandte diese Operation, die er für alle Bauchbrüche, für kleine und große Nabelbrüche wie für Bauchnarbenbrüche empfahl,[184] in den Folgejahren mit Erfolg an.[185] 1928 schrieb er, daß er sie „mit gutem Gewissen empfehlen und für große Brüche als die beste bezeichnen"[186] könne.

Weitere Methoden, denen Graser besondere Beachtung zumaß, waren die von Domenico Biondi[187] angegebene und „namentlich das Verfahren von Mayo"[188]. Während Biondi durch unterschiedliche Nahtrichtungen beim Verschluß der einzelnen Gewebsschichten eine Entlastung der Narbenzüge anstrebte, stabilisierte Mayo die Pfortennaht durch eine transversale Verdoppelung der Aponeurose über der Bruchgegend[189]. Heute erfolgt der Verschluß der Bruchpforte bei Operationen der hernia umbilicalis beim Erwachsenen entweder nach Menge mit einer Doppelung der Rektusscheide in querer Richtung oder nach Mayo durch Fasziendoppelung.[190]

---

[176]) Wolff, O: Wie läßt sich der Bauchbruch nach Laparotomie vermeiden? *Ztrbl. Chir. 29*, 1902, S. 1289-1291.

[177]) Heller: [Diskussionsbeitrag zu: Graser, Ernst: Radicaloperation kleiner [sic!, offensichtlicher Druckfehler?] Nabel- und Bauchwandhernien]. In: Verh. Dt. Ges. Chir. 1906. I, S. 291 f.

[178]) Döderlein, Albert; Krönig, Bernhard: Operative Gynäkologie. Leipzig 1905. S. 120.

[179]) Graser (1906.6), S. 297.

[180]) Graser, Ernst: [Zur Frage der Graserschen Operation]. *Münch. med. Wschr. 55*, 1908, S. 1437.

[181]) „Die Vorzüge dieser Operation, an der mir selbst keinerlei Erfinderrechte zukommen", Graser (1906.6), S. 303.

[182]) So berichtete Konrad Port 1908 über eigene Operationserfolge mit der „Graser'schen Methode", die er für „eine schätzenswerte Bereicherung" der chirurgischen Technik hielt. Port, Konrad: Die Graser'sche Operation grosser Nabel- und Bauchbrüche. *Münch. med. Wschr. 55*, 1908, S. 1231 f.

[183]) Menge, Karl Gustav: Zur Radikaloperation von Nabelbrüchen und von epigastrischen und subumbilikalen Hernien der Linea alba durch quere Faszienspaltung und Muskelaushülsung. *Münch. med. Wschr. 55*, 1908, S. 1436 f.

[184]) Graser (1906.6), S. 304.

[185]) Dietrich (1908), S. 25-37.

[186]) Graser (1928), S. 593.

[187]) Graser (1900.1), S. 792; Massopust (1895).

[188]) Graser (1906.6), S. 304; Graser (1928), S. 591.

[189]) Trapp: [Rezension: Mayo, W[illiam] J[ames]: Further experiences with the vertical overlapping operation for the radical cure of hernia]. *Ztrbl. Chir. 30*, 1903, S. 1236; s. dazu auch: Dietrich (1908), S. 39.

[190]) Köle (1983.2), S. 405.

3.4.2.5. Ätiologie der Hernien

Während der Frage der Ätiologie von Hernien für die chirurgische Behandlung eine eher theoretische Bedeutung zukam, zeigte sich die Wichtigkeit ihrer Kenntnis bei Anklagen wegen Körperverletzung im Strafverfahren, bei der Beurteilung von Entschädigungsansprüchen nach Unfällen und nicht zuletzt im besonderen für das Heeresergänzungswesen. So erscheint es auch wenig verwunderlich, daß der bayerische Generalstabsarzt Anton von Vogl bei Graser, der sich schon im Schlußkapitel seiner 1891 erschienenen Monographie mit dem Bruch als Gegenstand ärztlicher Gutachten beschäftigt hatte[191], ein ausführliches Referat anregte.[192]

Wenn Graser auch davon sprach, daß er „nicht in der Lage sein werde, etwas wesentlich Neues zur Lösung der Frage beizubringen"[193], so erwies sich sein Standpunkt, den er „nach längerer Beschäftigung mit dem Gegenstande gewonnen"[194] hatte, doch gerade in Einzelfragen als zukunftsweisend und ist im wesentlichen bis heute aktuell geblieben.[195]

Die Erkenntnisse der Zeit zusammenfassend und kommentierend, unterschied er grundsätzlich angeborene von erworbenen Brüchen: Bei den kongenitalen, also schon mit der Geburt vorhandenen, Hernien handle es sich streng genommen nicht um Brüche, sondern um Entwicklungsstörungen, meist im Bereich des Nabels oder bei ungenügendem Verschluß des processus vaginalis peritonei, in der Leistengegend.

Dagegen stellte er die durch erworbene Dispositionen ausgelösten Brüche. Schwächende Krankheiten, starkes Abnehmen, übermäßige Erweiterung des Bauchraumes, etwa nach mehreren Schwangerschaften oder durch physiologischen Gewebsschwund im Alter, begünstigten das Auftreten eines Bruches. Als zusätzliche Ursachen konnte er wiederholt langandauernde Hustenleiden, epileptische Anfälle, aber auch chronische Obstipationen beobachten. Bedingt durch den beständig erhöhten intraabdominalen Druck war es hier zu einem Nachgeben des Stützgewebes an anatomisch schwachen Stellen gekommen.

In eine dritte Gruppe ordnete er angeborene Prädispositionen, die im Laufe des Lebens mit großer Wahrscheinlichkeit zum Bruch führten. Daß gerade hier in vielen Fällen hereditäre Zusammenhänge eine Rolle spielten, hatte Paul Berger[196] in einer sehr umfangreichen statistischen Arbeit aufgezeigt. Zu diesen angeborenen Prädispositionen zählte Graser allgemeine Körperschwäche, eine abnorme Länge und größere Schlaffheit der Mesenterien[197], subseröse Lipome, sowie für die typischen „Bruchgegenden"[198], das Vorliegen eines besonders weit ausgebildeten äusseren Leistenkanales und einer

[191]) Graser (1891.1), S. 273-279.
[192]) Vogl, Anton von: [Einleitende Worte zu dem Thema: Die Bruchanlage und -Erkrankung in ihrer Bedeutung für die Militärdiensttauglichkeit und der Entscheid über Versorgungs-, bezw. Entschädigungsansprüche]. In: Verh. Ges. Dt. Naturf. Ärzte 1899, S. 515 f.; Graser, Ernst: Die Entstehung von Leistenbrüchen. *Dt. Ärzteztg.*, 1900, S. 73.
[193]) Ebenda.
[194]) Ebenda.
[195]) Köle (1983.2), S. 398 f.; hernia congenita: kongenital vorgebildet als sogenannte Bruchanlage. *hernia acquisita: erworbene Hernie allmählich durch oft wiederholte Einflüsse, fast immer durch Erhöhung des intraabdominellen Druckes und ein Nachgeben des Stützgewebes an anatomisch schwachen Stellen: Pressen infolge von chronischen Obstipationen, Asthma, Heben schwerer Lasten, Schwangerschaft, intraabdominelle Tumoren, Aszites, chronische Bronchitis, bei Bläsern, erschwertes Harnlassen (Phimose:, Striktur, Prostatahypertrophie). Traumen als Ursache nur bei direkt nachweisbarer Gewalteinwirkung mit Schädigung der Bauchwand, Pschyrembel, 255 Aufl., Berlin; New York 1986.
[196]) Berger, Paul: Résultants de l'examen de dix mille observations de hernies. Paris 1896.
[197]) Graser (1900.2), S. 128.
[198]) Graser (1900.1), S. 821.

ungewöhnlich geringen Schrägheit im Verlauf desselben, die nach Malgaigne genannten „weichen Leisten"[199] und die Pointe de hernie[200].
Auch die Phimose wollte Graser hier eingeordnet wissen. Als Folge des erschwerten Harnlassens hatte er häufig eine Erhöhung des intraabdominalen Druckes durch Pressen beobachtet. So maß er der Verengung des Praeputiums beim männlichen Glied, entgegen dem von Benno Schmidt[201] und Josef Englisch[202] vertretenen Standpunkt, daß zwischen der Phimose und der Entstehung von Hernien bei Kleinkindern keinerlei Zusammenhang bestehe, große Bedeutung für die Entstehung von Leistenbrüchen bei: „Ich habe immer der Anlegung eines Bruchbandes bei kleinen Kindern die Beseitigung der Phimose vorausgeschickt und habe einige Male überraschende Erfolge erlebt, indem die Brüche viel weniger Neigung zum Heraustreten bekamen, so dass einige Male ohne Anlegung des Bruchbandes die Heilung zu Stande kam".[203]

Während im Musterungswesen eher die Beurteilung der Prädisposition die entscheidende Rolle spielte[204], war für die Unfallversicherungen vor allem die Frage nach dem traumatischen Ursprung von Interesse. Hier galt es zu beantworten, ob die aufgetretene Erkrankung einen „Unfall" im Sinne des Gesetzes darstelle. Gerade die Begutachtung von Unterleibsbrüchen wurde offensichtlich sehr häufig verlangt und brachte besondere Schwierigkeiten mit sich.[205]
Im bezug auf die Erwerbsbeschränktheit erkannte Graser den ausgetretenen Bruch als ein die Leistungsfähigkeit zweifellos beeinträchtigendes Gebrechen an. Auch die Notwendigkeit, ein Bruchband zu tragen, stellte für ihn eine Schädigung dar.[206] Seinen ätiologischen Überlegungen folgend, vertrat Graser um 1900 die Meinung, daß durchaus auch bei gesunden, „normalen"[207] Männern eine, über lange Zeit wirkende, Anhäufung schädlicher Einflüsse zu Leistenbrüchen führen könne. Wenzel von Linhardt hatte dies in seinen Vorlesungen über Unterleibshernien bestritten, ja als „eine der oberflächlichsten Behauptungen, die je gemacht wurden", abgetan.[208]
Graser erklärte dies mit der deutlichen Zunahme schädlicher Einwirkungen durch Beruf und Militärdienst, die etwa vom 15. Lebensjahr an zu beobachten sei. Schwere körperliche Arbeit im Stehen, vor allem aber in halb gebückter Haltung, ungewohnte Anstrengung der

---

[199]) Mit den „weichen Leisten" bezeichnet man eine schon in Ruhe festzustellende leichte Vorwölbung der Bauchdecke parallel dem Poupartschen Band; s. dazu: Kirby, John; Malgaigne, Joseph Francois: Über die Eingeweidebrüche, deren Symptome, Diagnose und Behandlung. Vorlesungen von John Kirby in Dublin und Joseph F. Malgaigne in Paris. (dt. bearbeitet von Friedrich Otto Lietzau). Leipzig 1842.
[200]) Pointe de hernie bezeichnet eine Hervorwölbung des Bauchfells in der Leistengrube.
[201]) Schmidt, Benno: Die Unterleibsbrüche. Stuttgart 1896.
[202]) Englisch, Josef: Über Hernia obturatoria. Leipzig; Wien 1891; ders.: Über die Bedeutung der angeborenen Hindernisse der Harnentleerung. Wiener med. Wschr. 48, 1898, S. 2353, 2406, 2452.
[203]) Graser (1900.1), S. 826.
[204]) Graser, Ernst: Über die Bruchanlagen und -Erkrankungen in ihrer Bedeutung für die Militärdiensttauglichkeit und den Entscheid über Versorgungs-, bzw. Entschädigungsansprüche. In: Verh. Ges. Dt. Naturf. Ärzte 1899. S. 516-520; ders.: [Diskussionsbeitrag zu: Graser, Ernst: Über die Bruchanlagen und - Erkrankungen in ihrer Bedeutung für die Militärdiensttauglichkeit und den Entscheid über Versorgungs-, bzw. Entschädigungsansprüche]. In: Verh. Ges. Dt. Naturf. Ärzte 1899. S. 522 f.; dazu: Gesellschaft Deutscher Naturforscher und Ärzte: [Freie Vereinigung der medizinischen Fachpresse: Aus dem Bericht über die 71. Vers. der Ges. Dt. Naturf. Ärzte 1899]. Münch. med. Wschr. 46, 1899, S. 1690-1692.
[205]) „In den ersten 6 Monaten des Jahres 1895 entschied das Reichsversicherungsamt in letzter Instanz über 400 Bruchfälle; davon wurden 368 Ansprüche als unberechtigt zurückgewiesen und nur 32 als Unfallsfolgen anerkannt", Graser (1900.1), S. 832.
[206]) Graser (1900.2), S. 105.
[207]) Ebenda, S. 75.
[208]) Linhart, Wenzel: Vorlesungen über Unterleibshernien. Würzburg 1866; hier zitiert nach: Graser (1900.2), S. 75.

Bauchmuskulatur und unvorhergesehene äußere Krafteinwirkungen führten zunächst zu einer Auflockerung des Bauchfelles auf seiner Unterlage und böten für eine spätere Bruchentwicklung schon einen „locus minoris resistentiae"[209]. Für die Annahme, daß die weitaus meisten Brüche im Erwachsenenalter durch lange andauernde Dehnungen allmählich entständen, spräche nicht zuletzt auch die Beobachtung, daß kaum ein Patient die ersten Anzeichen des sich ausbildenden Bruches bemerkte.[210] So fand sich denn auch ganz selbstverständlich in einer von Graser betreuten Dissertation über doppelseitige Leisten- und Schenkelhernien der Satz, „daß die Brüche nicht angeboren waren, sondern sich ganz allmählich entwickelt haben, was ja zweifellos die Regel ist"[211].

Ausgesprochene „Gewaltbrüche", „hernie de force", hielt auch Graser für sehr selten. Dennoch mahnte er 1928: „ Wir müssen die Möglichkeit solcher Vorkommnisse einräumen. Jeder, der viel mit Arbeiterpraxis zu tun hat, kennt solche Fälle, bei denen die Erzählung der Verletzten unbedingt Glauben verdient".[212] Man könne diese Brüche, wenn sie tatsächlich auftreten sollten, jedoch leicht an den schweren Symptomen - starke Schmerzen, Schock, schlechter Allgemeinzustand - erkennen. Leider sei es nicht möglich, Symptome speziell für Unfallbrüche anzugeben, zudem könne schon wenige Tagen nach dem Unfall nur noch eine grobe Wahrscheinlichkeitsdiagnose gestellt werden. Dennoch ermögliche ein gezieltes Vorgehen, gleich bei der ersten Unfalluntersuchung[213] die in Betracht kommenden Fragen nach direkter Gewalteinwirkungen auf Unterbauch oder Leistengegend nach Hervortreten des Bruches infolge eines Sturzes beim Tragen schwerer Gegenstände oder auch bei übermäßiger Inanspruchnahme der Körperkraft zu klären. Als grobe Anhaltspunkte könnten kleine bis hühnereigroße Brüche gelten, ebenso Brüche, die nicht von selbst zurückgleiten, sondern manuell reponiert werden müßten und einseitige Brüche bei engem Leistenring.

Der Anatom Wilhelm von Waldeyer-Hartz betonte demgegenüber, daß es sich bei fast allen Hernien um „entwicklungsgeschichtlich vorbereitete Anlage[n] handelt"[214] und damit den erworbenen Ursachen in der Frage um die Entstehung von Brüchen nur eine nebensächliche Bedeutung zukomme. Er bezeichnete diese embryonal bedingte Disposition als „Bruchsackanlage"[215]. Um zu illustrieren, wie wenig diese Meinung bisher Allgemeingut sei, besprach er neben einer Arbeit Franz Königs[216] sehr ausführlich Grasers Bemerkungen zur Ätiologie. Sowohl König als auch Graser würden zwar die Bedeutung der angeborenen Bruchanlage anerkennen, aber „dennoch anderen disponierenden Ursachen noch ein zu weites Feld"[217] überlassen. Diesen von Waldeyer vorgebrachten Einwand[218] berücksichtigte Graser in seinen weiteren Veröffentlichungen. Er gestand ein, daß viele Brüche wohl eine Krankheit darstellten und eben nicht nur eine mechanische Verletzung. Wir finden aber auch noch 1928 den ausdrücklichen Verweis auf die berechtigte Annahme von erworbenen Dispositionen.[219]

---

[209]) Graser (1900.2), S. 76.

[210]) Graser (1900.1), S. 827.

[211]) Reichard, Hans: Radikaloperation bei doppelseitigem Leisten- und Schenkelbruch. Diss. med. Erlangen 1904, S. 14.

[212]) Graser (1928), S. 531.

[213]) Graser (1900.1), S. 832.

[214]) Waldeyer-Hartz, Wilhelm von: Einiges über Hernien. In: Gedenkschrift für Dr. Rudolph von Leuthold. 2. Bd., Berlin 1906, S. 57.

[215]) Ebenda.

[216]) König, Franz: Lehrbuch der speziellen Chirurgie für Aerzte und Studierende. 4. Aufl., Berlin 1904, 2. Bd., S. 384-516.

[217]) Waldeyer-Hartz (1906), S. 61.

[218]) Waldeyer hatte, nicht zuletzt wohl weil er darin auf Grasers Ausführungen zur Ätiologie näher eingegangen war, ein Belegexemplar seiner Veröffentlichung „Einiges über Hernien" an Graser geschickt. (UQ 3), Antwortbrief Graser, Erlangen, 27. März 1906.

[219]) Graser (1928), S. 528 f.

So bleibt Grasers Forderung verständlich, daß die Tatsache einer Prädisposition bei der Begutachtung keine Rolle spielen dürfe und auch ein auf diesem Weg entstandener Bruch gegebenenfalls als Unfall eingestuft und entsprechend entschädigt werden müsse. Dazu äußerte er: „Es scheint mir aber ungerecht, ein solches ruckweises Vergrößern oder zum Vorscheinkommen eines Leistenbruches, und somit die Thatsache einer durch Unfall bedingten Schädigung leugnen zu wollen".[220] Im übrigen empfahl er für zweifelhafte Fälle, was „zweifellos berechtigt und auch unserer Gepflogenheit entsprechend"[221] sei, sich von der für den Verletzten günstigeren Auffassung leiten zu lassen.

3.4.3. „Ueber multiple falsche Darmdivertikel in der Flexura sigmoidea"[222]

„Zum einen ist diese Erkrankung [Kolondivertikulitis] die häufigste des Dickdarms überhaupt, zum anderen hat sie sich gerade beim älteren Menschen als eine verhängnisvolle Quelle akuter, lebensbedrohlicher Komplikationen erwiesen."[223]

1898 berichtete Graser auf dem 27. Kongreß der Deutschen Gesellschaft für Chirurgie über eine Darmstenose, bedingt durch die Perforation multipler falscher Divertikel.[224]
Bei einer Sektion hatte er am Übergang des Kolons zum Rektum eine ausgeprägte Stenose mit sehr starker Verdickung der Darmwand entdeckt. Die Vermutung, daß es sich dabei um ein Karzinom handeln könnte, fand er bei seinen histo-pathologischen Untersuchungen nicht bestätigt. Die Schleimhaut war völlig intakt. Graser konnte jedoch zahlreiche Einstülpungen finden, die sich auch in stenosenfernen Abschnitten des Rektums nachweisen ließen. Diese Einstülpungen wiesen lediglich an der Basis eine muskuläre Umhüllung auf, bestanden sonst aber ausschließlich aus Serosa und Schleimhaut, gehörten also streng genommen zu den Schleimhauthernien. An Pulsions- oder Traktionsdivertikel, als echte Divertikel, wie sie sein anatomischer Lehrer Friedrich von Zenker für den Ösophagus beschrieben hatte,[225] war also nicht zu denken. Auch waren Pulsionsdivertikel des Dickdarmes schon zahlreich beobachtet und beschrieben worden, zuerst von Carl von Rokitansky 1842.[226] Zu dieser Problematik bemerkte Volker Becker 1974: „Graser war ein Schüler Zenkers und wußte, was [echte] Divertikel sind"[227].
Als mögliche Ursachen kamen für Graser nur eine angeborene Mißbildung oder aber eine schon längere Zeit vor der endgültigen Stenosenbildung entstandene Divertikelbildung in Frage. Die Ergebnisse seiner mikroskopischen Untersuchungen führten ihn zu der Annahme, daß diese falschen Divertikel durch eine Druckerhöhung im Darmlumen zustande gekommen sein müßten.

---

[220]) Graser (1900.2), S. 104.
[221]) Graser (1900.1), S. 834.
[222]) Graser, Ernst: Über multiple falsche Darmdivertikel in der flexura sigmoidea. *Münch. med. Wschr. 46*, 1899, S. 721-723; s. dazu auch: Becker, Volker; Brunner Hans-Peter: Divertikulose, Divertikulitis, Pathogenese und pathologische Anatomie. In: Reifferscheid, Martin: Kolondivertikulitis. Stuttgart 1974, S. 24-33; Classen, Meinhard: Divertikel des Darmes. In: Demling, Ludwig (Hrsg.): Klinische Gastroenterologie. 1. Bd., Stuttgart 1973, S. 359-365; Ernsting, Marianne Dorothea: Beziehung der Divertikulose zum Lebensalter. Diss. med. Erlangen-Nürnberg 1972.
[223]) Reifferscheid (1974), Vorwort.
[224]) Graser, Ernst: Darmstenose bedingt durch Perforation multipler falscher Divertikel. In: Verh. Dt. Ges. Chir. 1898. I, S. 98-101.
[225]) Zenker, Friedrich Albert von: Ösophagusdivertikel. In: Ziemssen, Hugo Wilhelm von: Handbuch der speciellen Pathologie und Therapie, Bd. 7 [Anhang], Leipzig 1874, S. 50-80.
[226]) Rokitansky, Carl von: Handbuch der speciellen pathologischen Anatomie. 2. Bd., Wien 1842.
[227]) Becker, Volker: Pathologisch-anatomische Aspekte zur Entstehung von Divertikeln und ihren Komplikationen. *Langenbecks Arch. Chir. 342*, 1976, S. 402.

Über die klinische Bedeutung die man bislang diesen falschen Divertikeln zugemessen hatte, schrieb Graser 1898: „Im Allgemeinen haben ja diese Veränderungen am Darmcanal kein sehr hohes praktisches Interesse, sie gehören mehr in das Gebiet der pathologisch-anatomischen Gelegenheitsfunde."[228] Er fand als Prädilektionsstellen für die Ausstülpungen durch das Muskelgewebe die Durchtrittsstellen der Gefäße (Arterien, Venen, Lymphgefäße). Diese Muskellücken stellten einem erhöhten Darminnendruck verminderte Widerstandskraft entgegen. Ulzerationen einzelner Darmdivertikel mit anschließenden Perforationen, Verklebungen und Narbenschrumpfung führten schließlich zu der ausgeprägten Stenose. Gegen den möglichen Einwand, zunächst habe eine Stenose bestanden, dann die Divertikelbildung stattgefunden, sprach für Graser die Tatsache, daß er auch in stenosenfernen Abschnitten des Darms Divertikel und -vorstufen hatte finden können. Schon auf dem Chirurgenkongreß in der sich anschließenden Diskussion stellte Carl Gussenbauer[229] die von Graser genannte Ätiologie der Divertikel, als erworbene Divertikel in Frage. Er hielt diese Anomalien für angeboren.[230]

Bereits ein Jahr später präsentierte Graser in einem großen Vortrag auf dem Chirurgenkongreß seine neuesten Erkenntnisse über das falsche Darmdivertikel.[231] Im Vorjahr hatte er von seinen ersten Beobachtungen multipler Darmdivertikel berichtet. Dabei war die Frage nach der Ätiologie solcher Divertikel zunächst bewußt offengelassen, bzw. die Antwort nur als Arbeitshypothese formuliert worden. Die schon makroskopisch gemachte Beobachtung, daß die falschen Divertikel stets von größeren Gefäßen umgeben waren, legten vor allem ein intensives Studium der Anatomie des Gefäßsystems nahe. Tatsächlich konnte Graser bei allen mikroskopisch betrachteten Präparaten feststellen, daß - vor allem in der flexura sigmoidea - die Schleimhaut entlang der größeren Gefäße durch die Muskelschichten ausgestülpt war.
Krankheiten, die mit venösen Stauungen im Bereich des Mesenteriums einhergehen, wie z. B. „Erkrankungen des Herzens und der Lunge [...], aber auch Störungen im Pfortaderkreislauf, Tumoren in den Abdominalorganen, ja auch chronische Obstipation"[232], wirken insofern prädisponierend, als die Widerstandskraft der Darmwand durch die ständig unterschiedlich stark gefüllten Venen geschwächt wird. Eine Druckerhöhung im Lumen, die durch „hartnäckige Stuhlverstopfung" oder „Kothstauung" entstehen kann, wird dann zur Ausstülpung der Schleimhaut führen.[233] Abschließend verwies Graser auf mögliche Zusammenhänge zwischen falschen Divertikeln und chronischer Peritonitis.
In der sich anschließenden Diskussion zu Grasers Vortrag verteidigte David Hansemann[234] die bisherigen Forschungsergebnisse der pathologischen Anatomen. In allen wichtigen Punkten widersprach er Graser. Einen signifikanten Zusammenhang zwischen Herz- oder Stauungserkrankungen und der Divertikelbildung verneinte er mit Entschiedenheit. Auch wollte er weder die von Graser beobachtete Häufung von Divertikeln im sigma romanum, noch einen notwendig bestehenden Zusammenhang zwischen Divertikel und Adhäsionsbildung anerkennen. Lediglich die von Graser beschriebenen Entzündungsherde innerhalb der falschen Divertikel konnte auch er beobachten. Wie sehr er sich von Grasers

---

[228]) Graser (1898.1), S. 99.
[229]) Gussenbauer, Carl: [Diskussionsbeitrag zu: Graser: Darmstenose bedingt durch Perforation multipler falscher Divertikel]. In: Verh. Dt. Ges. Chir. 1898, I, S. 109 f.
[230]) Ebenda.
[231]) Graser, Ernst: Das falsche Darmdivertikel. In: Verh. Dt. Ges. Chir. 1899. II, S. 480-489.
[232]) Graser, Ernst: Das falsche Darmdivertikel. In: Bericht über die Verh. Dt. Ges. Chir. 1899. Beilage zum Ztrbl. Chir. 26, 1899, S. 112.
[233]) Graser (1899.1), S. 723.
[234]) Hansemann, David: [Diskussionsbeitrag zu: Graser: Das falsche Darmdivertikel]. In: Verh. Dt. Ges. Chir. 1899. I, S. 85-87.

offensichtlich in erster Linie gegen ihn persönlich gerichtetes Urteil - „weiter ist man aber in der Klarlegung der näheren Verhältnisse dieser Divertikelbildungen nicht gekommen"[235] - angegriffen fühlte, kann man dem Umstand entnehmen, daß er sich erlaubte, „im Bibliothekssaale eine kleine Sammlung von Darmdivertikeln aufzustellen"[236].

Auf der zweiten Tagung der Gesellschaft Deutscher Pathologen, die im Rahmen der Versammlung der Gesellschaft Deutscher Naturforscher und Ärzte 1899 unter Leitung von Rudolf Virchow stattfand, erläuterte Graser seine Untersuchungsergebnisse zur Bildung multipler Darmdivertikel in der flexura sigmoidea.[237] Hier äußerten sich nun Friedrich Daniel von Recklinghausen, Hermann Chiari und Otto Bollinger ganz im Sinne der Graserschen Ausführungen.

„Diese Divertikel des Dickdarms kommen, wie uns Pathologen allgemein bekannt [ist], an der Flexura sigmoidea am häufigsten vor. In der That stülpen sie sich längs der durch die Muskularis hindurchtretenden Blutgefässe aus."[238]

Auch Chiari hielt eine „Genese im Sinne Graser's [...] für sehr wohl möglich"[239] und Bollinger schloß die Diskussion mit dem Satz: „Die in Rede stehenden Beobachtungen des Herrn Graser sind für die Genese der Dickdarmulcerationen von grossem Interesse."[240]

Trotz alledem wurde bis weit in die 30er Jahre unter den Pathologen gerade die Frage der Ätiologie sehr kontrovers diskutiert: Kanosuke Sudzuki wollte Grasers Ausführungen nicht folgen. Er sah die Ursache für die Divertikelbildung allein in einer individuellen Disposition der Weite der Gefäßlücken,[241] Ruhwandel machte „Atrophien" der Darmmuskulatur dafür verantwortlich.[242].

Kleinschmidt konnte wiederum in zahlreichen Untersuchungen den von Graser beobachteten Zusammenhang zwischen den Divertikeln und den Gefäßlücken in der Darmwand bestätigen.[243] Er beobachtete einen Schwund des Fettgewebes in den Gefäßlücken. Auch Herbert Siegmund betonte 1929 im Handbuch der speziellen pathologischen Anatomie und Histologie - ausdrücklich in Opposition zu Hansemann - die Richtigkeit der Graserschen Beobachtung. Der Widerstand des Gewebes werde nach Graser durch die Spannungs- und Entspannungszustände in den Darmgefäßen bei Stauungserkrankungen herabgesetzt und so die Ausstülpung der Schleimhaut entlang der Gefäße begünstigt. Dieser prädisponierende Faktor, der vor allem für die Anfangsstadien von Bedeutung sei, lasse sich allerdings nicht verallgemeinern.[244] Wirklich einig schien man lediglich darin, daß als auslösender Faktor eine Erhöhung des Darminnendruckes anzusehen sei.

---

[235]) Graser (1899.2), S. 481.

[236]) Hansemann (1899), S. 87.

[237]) Graser, Ernst: Über multiple Darmdivertikel in der flexura sigmoidea. In: Verh. Dt. Path. Ges. 1899, S. 254-256.

[238]) Recklinghausen, Friedrich Daniel von: [Diskussionsbeitrag zu: Graser: Über multiple Darmdivertikel in der flexura sigmoidea]. In: Verh. Dt. Path. Ges. 1899. S. 255 f.

[239]) Chiari, Hermann: [Diskussionsbeitrag zu: Graser: Über multiple Darmdivertikel in der flexura sigmoidea]. Ebenda, S. 256.

[240]) Bollinger, Otto: [Diskussionsbeitrag zu: Graser: Über multiple Darmdivertikel in der flexura sigmoidea]. Ebenda.

[241]) „Unter völliger Ablehnung der Graser'schen Anschauung sieht Sudzuki [...]", Siegmund, Herbert: Divertikelbildung des Dünn- und Dickdarmes. In: Henke, Friedrich; Lubarsch, Otto (Hrsg.): Handbuch der speziellen pathologischen Anatomie und Histologie. 2. Teil, Berlin 1929, S. 234; Sudzuki, Kanosuke: Über Divertikel am S romanum. *Arch. klin. Chir. 61*, S. 708-716.

[242]) Vgl. Siegmund (1929), S. 234.

[243]) „insbesondere von Kleinschmidt", Ebenda, S. 233.

[244]) Ebenda, S. 234.

Mit zunehmenden Alter der Bevölkerung gewinnen entzündliche Kolon- und Rektumerkrankungen, auch wegen ihres Malignitätsrisikos zunehmend an Bedeutung.[245] So wurden vor allem in den 60er und 70er Jahren zahlreiche Untersuchungen durchgeführt, die Grasers Überlegungen im wesentlichen bestätigen konnten:[246] Die Erkrankung findet sich bevorzugt im Sigma, wobei die Gefäßlücken in der Darmwand Prädilektionsstellen für die Divertikel sind. Ganz offensichtlich kommt es mit zunehmendem Alter zu einer Vergrößerung der Gefäßdurchtrittsstellen, gleichzeitig zu einer Verminderung der Beziehungen zur angrenzenden Muskulatur. Auch die Fettgewebszunahme, sowie der veränderte Darminnendruck spielen bei der Ausstülpung der Schleimhaut eine Rolle. Insbesondere der Erlanger Pathologe Becker hat in zahlreichen Vorträgen und Veröffentlichungen immer wieder auf die klinische Bedeutung der Graserschen Forschungsergebnisse hingewiesen.[247]
In Anerkennung der Graserschen Bemühungen um die ätiologischen Zusammenhänge der falschen Darmdivertikel werden diese Ausstülpungen der Dickdarmschleimhaut als Grasersches Divertikel bezeichnet.

3.4.4. Über Perityphlitis und deren Behandlung[248]

„Jeder durch die Operation erzielte Erfolg fällt in diesem Kampf in die Waagschale; der Sieg gehört der Seite der Therapie, auf welcher der größere Erfolg erzielt wird."[249]

Die operativen Schwierigkeiten der Appendizitisbehandlung, bedingt insbesondere durch die anatomischen Lagevarianten, haben Graser zeitlebens beschäftigt: Nach ersten Veröffentlichungen 1890 und 1892 informierte er, als gefragter und engagierter Referent, auf zahlreichen Fortbildungsveranstaltungen aktuell über den Stand der Appendizitisforschung.[250] Seit 1896 bearbeitete er die entsprechenden Kapitel im Handbuch der gesamten Therapie von Penzoldt und Stintzing.[251] Auch seine nochmaligen Ausführungen zur Behandlung der Appendizitis und Peritonitis ab der dritten Auflage der chirurgischen Operationslehre von August Bier, Heinrich Braun und Hermann Kümmell 1921[252] stießen durchaus auf großes Interesse. Eine Rezension in der Münchner

---

245) „Jenseits des 70. Lebensjahres sind sie [Kolondivertikel] bei etwa 80% aller Menschen mehr oder weniger deutlich nachweisbar", Heberer, Georg; Zumtobel, Volker: Kolon und Rektum. In: Heberer, Georg; Köle, Wolfgang; Tscherne, Harald: Chirurgie. 4. Auflage, Berlin 1983, S. 352.
246) Reifferscheid, Martin: Pathogenese der Sigma-Divertikulitis und die Indikation zur Resektionsbehandlung. *Langenbecks Arch. klin. Chir. 318*, 1967, S. 134-160; auf zahlreiche internationale Studien verweisen: Otto, Herwart F.; Wanke, Michael; Zeitlhofer, Johann: Darm und Peritoneum. In: Doerr, Wilhelm; Seifert, Gerhard; Uehlinger, Erwin (Hrsg.): Spezielle pathologische Anatomie. Bd. 2, Teil 2, Berlin 1976, S. 409 f.; s. auch: Otto, Herwart F.; Remmele, Wolfgang: Kolon und Rektum. In: Remmele, Wolfgang (Hrsg.): Pathologie. 2. Bd., Verdauungsorgane, Berlin 1984, S. 387 f.
247) Becker; Brunner (1974); Becker (1976).
248) Graser, Ernst: Über Perityphlitis und deren Behandlung. *Münch. med. Wschr. 39*, 1892, S. 263-267, 289-293.
249) Graser, Ernst: Über Wurmfortsatzperitonitis und deren operative Behandlung. In: Bericht über die Verh. Dt. Ges. Chir. 1890. Beilage zum *Ztrbl. Chir. 17*, 1890, S. 48.
250) So hatte er sich auf dem Mittelfränkischen Ärztetag 1902 angeboten an `alle' Ärzte Mittelfrankens einen Umfragebogen zu Verlauf und Therapie der akuten Perityphlitis zu versenden. Mittelfränkischer Ärztetag: [Aus dem Bericht 1902]. *Münch. med. Wschr. 49*, 1902, S. 2063. Zum Ärztetag 1905 faßte er die Ergebnisse der leider nicht allzu zahlreich eingegangenen Berichte - insgesamt hatten lediglich 27 Kollegen geantwortet - zusammen, Graser, Ernst: Bemerkungen zur Therapie der akuten Perityphlitis. *Münch. med. Wschr. 53*, 1906, S. 155-157.
251) Graser, Ernst: Operative Behandlung der Erkrankungen des Bauchfells. In: Penzoldt, Franz; Stintzing, Roderich (Hrsg.): Handbuch der speciellen Therapie. Bd. 4, Jena 1896, S. 761-811.
252) Graser, Ernst: Operative Behandlung der Appendizitis und Peritonitis. In: Bier, August; Braun, Heinrich; Kümmell, Hermann (Hrsg.): Chirurgische Operationslehre. 3. Bd., 3. Auflage, Leipzig 1921, S. 417-542.

medizinischen Wochenschrift empfahl diese als sehr bemerkenswerte Arbeit. Vor allem die Tatsache, daß neben rein operationstechnischen auch allgemein-pathologische und klinische Aspekte angesprochen würden, hob der Rezensent besonders hervor und rückte die Veröffentlichung in die Nähe einer Monographie.[253] Diese Abhandlungen erfuhren in den jeweiligen Neuauflagen, unter Berücksichtigung des internationalen Schrifttums[254], aktualisierende Um- und Neubearbeitungen. Noch 1929 veröffentlichte Graser als „Frage an die Herren Kollegen"[255] einen Fall, bei welchem er den Wurmfortsatz in der Mitte zwischen Schwertfortsatz und Nabel zwischen beide Blätter des mesocolon transversum verlagert vorfand. Von der Mitteilung ähnlich gelagerter Fälle erhoffte er sich einen weiteren klärenden Beitrag zur Topographie des Wurmfortsatzes.

Heute gilt jede diagnostizierte Appendizitis als Indikation zur Appendektomie im Frühstadium, da sich bei einer Verschleppung der Erkrankung die Prognose rapide verschlechtert.[256] Die rein konservative Behandlung spielt kaum mehr eine Rolle und kommt allenfalls für Ausnahmefälle in Frage.[257] Noch bis um die Jahrhundertwende jedoch lag die Behandlung fast ausschließlich in den Händen der Internisten, als chirurgischer Eingriff wurde lediglich bei großen, schon oberflächlich zu tastenden Abszessen, Punktionen mit dem Troicart oder die Inzision mit anschließender Tamponade in Erwägung gezogen.[258] Den grundlegenden Wandel erfuhr die Therapie der Appendizitis in den Jahrzehnten zwischen 1886[259] und 1910[260]: Mußte um die Jahrhundertwende noch mühsam um eine Einwilligung zur Frühoperation gekämpft werden, zeigten gegen 1910 die Patienten keine Operationsscheu mehr.[261] Peter Seyboth konnte 1920 für die chirurgische Klinik in Erlangen feststellen, daß eine Entscheidung zur Operation in den zurückliegenden 10 Jahren nicht verweigert worden war.[262]

Im frühen 18. Jahrhundert hatten Giovanni Battista Morgagni und Hermann Boerhave[263] den Grund für entzündliche Erkrankungen der rechten Iliakalgegend in Kotstauungen im

---

253) Kr[ecke, Albert ?]: [Rezension: Graser: Behandlung der Appendizitis. In Bier, Braun, Kümmell: Chirurgische Operationslehre]. *Münch. med. Wschr. 68*, 1921, S. 1135.

254) „während der Korrektur erhielt ich als Geschenk die acta chirurgica scandinavia", Operative Behandlung der Appendizitis und Peritonitis. In: Bier, August; Braun, Heinrich; Kümmell, Hermann (Hrsg.): Chirurgische Operationslehre, 3. Bd.,. 4./ 5. Auflage, Leipzig 1923, S. 397.

255) Graser, Ernst: Frage an die Herren Kollegen. *Ztrbl. Chir. 56*, 1929, S. 604; s. auch: Schoeppe: [Rezension: Graser: Frage an die Herren Kollegen]. *Münch. med. Wschr. 76*, 1929, S. 760.

256) Köle, Wolfgang: Appendix. In: Heberer, Georg; Köle, Wolfgang; Tscherne, Harald (Hrsg.): Chirurgie. Berlin; Heidelberg; New York 1983, S. 341.

257) Pschyrembel, 255. Auflage, 1986: Appendizitis.

258) Allgemeine Literatur zur Behandlung der Appendizitis: Boas, Isidor: Zur Geschichte der Appendizitis. *Münch. Med. Wschr. 55*, 1908, S. 2286; Grohé, Berthold: Geschichtliche Darstellung des Wesens und der Behandlung der Typhlitis und Perityphlitis. Diss. med. Greifswald 1896; Küster, Ernst: Geschichte der neueren deutschen Chirurgie. Stuttgart 1915, S. 94 f.; Neuburger, Max; Pagel, Julius: Handbuch der Geschichte der Medizin. 2. Bd., Jena 1903, S. 701-704; Papastavrou, Nikolas: Wurmfortsatz. In: Sailer, Franz, X.; Gierhake, Friedrich, W. (Hrsg.): Chirurgie historisch gesehen. Deisenhofen 1973, S. 132-138; Schambach, Tilman: Appendizitis und Appendektomie. Diss. med. München 1973; Sprengel, Otto: Appendizitis. Stuttgart 1906.

259) Fitz, Reginald: Perforating inflammation of the vermiform appendix. *Am. Journ. med. sc. 92*, 1886, S. 321-346; ders.: The relation of perforating inflammation of the appendix vermiformis to perityphlitic abscess. *New York med. Jour. med. Rec. 47*, 1888, S. 505-508.

260) Kongress der Deutschen Gesellschaft für Chirurgie 1910, 3. Sitzungstag, Hauptthema: Chirurgische Behandlung der acuten Appendicitis.

261) Graser (1923.1), S. 393, 412.

262) Seyboth, Peter: Statistik der Appendizitis- und Perityphlitisoperationen an der chirurgischen Klinik zu Erlangen 1902-1919. Diss. med. Erlangen [masch.] 1920, S. 8.

263) Vgl.: Küster (1915), S. 94.

Dickdarm gesehen, und noch hundert Jahre später war auch Johann Friedrich Hermann Albers[264], der allem Anschein nach den Namen typhlitis stercoralis[265] prägte, weitgehend dieser Ansicht. Zwar hatte Jean Baptiste de Louyer-Villermay[266] schon 1824 nach einer Sektion den kausalen Zusammenhang zwischen der Entzündung des Wurmfortsatzes mit Eiterungen im rechten Unterbauch beschrieben, dennoch hielten weiterhin so angesehene Mediziner wie Guillaume Dupuytren[267], Henri Marie Husson und Jean Baptiste H. Dance[268] in Frankreich das Zellgewebe, John Burne[269] in England und Friedrich August Benjamin Puchelt[270] in Deutschland die Zökalmukosa und nicht den gangränösen perforierten Appendix für den Ursprungsort lokaler perityphlitischer Entzündungen. Die therapeutischen Grundsätze, die Adolf Volz[271] und Heinrich von Bamberger[272] diesen ätiologischen Vorstellungen entsprechend in den frühen 50er Jahren des 19. Jahrhundert. aufstellten, blieben bis zur Jahrhundertwende die vorherrschenden in Deutschland. Gleichzeitig kennzeichnen sie in ihren Unterschieden die zu Teil sehr vehement vertretenen gegensätzlichen Positionen internistischer Appendizitisbehandlung. Beide traten entschieden für die Opiumbehandlung ein. Opium verabreichte man, um wirksam den Schmerz zu bekämpfen und zugleich durch Ruhigstellung des Darmes eine Abszeßabkapselung zu unterstützen. Während Volz aber bei Obstipationen, um eine eventuell beginnende oder schon vorhandene Abszeßabkapselung durch gesteigerte Darmperistaltik nicht zu zerstören, den Einsatz von Abführmitteln und Klistieren entschieden verwarf, hielt Bamberger diese - immer noch von der ausschließlichen Vorstellung einer typhlitis stercoralis geleitet - für die Mittel der Wahl.

Immer wieder hatten einzelne Chirurgen[273] auf die große Gefahr hingewiesen, die eine Verdeckung diagnostisch wertvoller Symptome durch Opiumgabe für die Indikationsstellung bedeute. Während sich in der Frage der Laxantien die Geister schieden, scheint die Gabe von Opium jedoch noch bis in die Zeit nach der Jahrhundertwende zu den schier unerschütterlichen Behandlungskonzepten innerer Mediziner gehört zu haben.[274] Noch 1901

[264]) Albers, Johann Friedrich Hermann: Geschichte der Blinddarmentzündung, Bonn 1838.

[265]) Vgl.: Sprengel (1906), S. 58.

[266]) Louyer-Villermay, Jean Baptiste de: Observations pour servir à l'histoire des inflammations de l'appendice du coecum. *Arch. gén. de méd. 5*, 1824, S. 246-250.

[267]) Dupuytren, Guillaume: Von den Abscessen in der rechten fossa iliaca. In: Bech, Emil; Leonhardi, Rudolph (Hrsg.): Dupuytrens klinisch-chirurgische Vorträge im Hotel-Dieu zu Paris. 2 Bd., Leipzig 1834, S. 122-132.

[268]) Husson, Henri Marie; Dance, Jean Baptiste: Mémoire sur quelques engorgements inflammatoires qui se developent dans la fosse iliaque droite. *Rep. gén. d'anat. phys. path. clin. chir. 4*, 1827, S. 74-101.

[269]) Burne, John, Of inflammation, chronic disease and perforative ulceration of the coecum and of the app. verm. coeci with symptomatic peritonitis and faecal abscess. *Med.-chir. Trans. 20*, 1837, S. 200-229.

[270]) Puchelt, Friedrich August Benjamin: Perityphlitis, *Neue Jahrbücher der teutschen Medicin und Chirurgie [= Heidelberger klinische Annalen] 8*, 1832, S. 524.

[271]) Volz, Adolf: Über die Verschwärung und Perforation des processus vermiformis bedingt durch Fremdkörper. *Arch. ges. Med. 4*, 1843, S. 305-338; ders.: Die durch Kothsteine bedingte Durchbohrung des Wurmfortsatzes, die häufig verkannte Ursache einer gefährlichen Peritonitis und deren Behandlung mit Opium, Karlsruhe 1846.

[272]) Bamberger, Heinrich von: Die Entzündungen in der rechten Fossa iliaca. *Wiener med. Wschr. 3*, 1853, S. 369-373, 387-390, 404-406, 419-423, 436-440, 455-458, 422-432; ders.: Die Typhlitis, die Perityphlitis und die Entzündung des wurmförmigen Anhangs. In: ders.: Krankheiten des chylopoetischen Systems. Erlangen 1855, S. 359-376; ders.: Über die Perforation des wurmförmigen Anhanges. *Verh. phys.-med. Ges. Würzburg 9*, 1859, S. 123-142.

[273]) „[...] das Opium eine Gefahr, und zwar die denkbar größte Gefahr; denn es beraubt den Kranken der einzig möglichen Hilfe und schläfert die Wachsamkeit des Arztes ein. Wenn es im Hause brennt, soll man den Strick zur Lärmglocke nicht abschneiden", Sprengel (1906), S. 520.

[274]) Opiumtherapie als „physiologische Therapie", Sahli, Hermann: [Die Perityphlitis (Appendizitis) und ihre medizinische und chirurgische Bedeutung]. *Korrb. Schweizer Ärzte 22*, 1892, S. 449-452; ders.: Über das Wesen und die Behandlung der Perityphlitiden. *ebenda*, S. 604-607; ders.: Über die Pathologie und Therapie der Typhlitiden. In: Verh. Kongr. innere Med. 1895. S. 194-232; Nothnagel, Hermann: Die Erkrankungen des

betonte der Internist Richard Lenzmann die Selbstverständlichkeit dieser therapeutischen Maßnahme.[275] Lokale Entzündungserscheinungen wurden mit Aderlässen und Blutegeln[276] sowie heißen Breiumschlägen oder Eisbeuteln[277] behandelt. Auch die Gabe großer Mengen Alkohols zur Temperatursenkung oder die Nutzung der Elektrizität fanden Eingang in die Therapie.

Die Geschichte der modernen chirurgischen Appendizitisbehandlung beginnt Ende der 80er Jahre des letzten Jahrhunderts mit den Forschungen und Veröffentlichungen von Reginald Fitz[278], G. M. F. Gaston[279] und Charles Krafft[280]. Entgegen der Tendenz der Zeit,[281] operativ erst dann vorzugehen, wenn es bereits zu einer diffusen Peritonitis gekommen war, hatte Hermann Kraussold schon 1881 gemahnt, daß „der Durchbruch des Eiters in ein inneres Organ als ein Kunstfehler seitens der Behandlung anzusehen"[282] sei. So forderte er eine Eiterentleerung durch frühzeitige Abszeßeröffnung, wie sie z. B. von Willard Parker 1867, als Inzision des tiefliegenden Abszesses mit anschließender dichter Tamponade der Abszeßhöhle, methodisch ausgearbeitet worden war.[283] Trotz solcher Ansichten hat sich in der tagtäglichen Praxis die chirurgische Behandlung, nicht nur in Deutschland, noch lange auf die Inzision oberflächlich schon tastbarer Abszesse beschränkt.

Der amerikanische Pathologe Fitz hatte 1886 nach eingehenden pathologisch-anatomischen Studien dargelegt, daß die sogenannten perityphlitischen Eiterungen im rechten Unterbauch fast ausschließlich von Erkrankungen des Appendix ihren Ausgang nehmen. Unter Mitbeteiligung des Bauchfelles komme es zur Ausbildung eines serösen Ergusses. Nach einigen Tagen erfolge Fibrinniederschlag und eine Abkapselung gegen die freie Bauchhöhle. Folgerichtig hatte er dazu geraten, unverzüglich nach der Diagnose einer akuten Appendizitis durch Entfernung des Wurmfortsatzes die Ausbildung schwererer Krankheitsbilder mit Abszessen und weiteren Komplikationen wirksam zu verhindern.

Daß die internistischen Mediziner der sich abzeichnenden Entwicklung sehr ablehnend gegenüberstanden, mag nicht verwundern, mußten sie doch nicht zuletzt um einen Teil ihrer

---

Darmes und des Peritoneum. Wien 1898, S. 704 f.; Herzog, Ludwig: Die Perityphlitis, vom chirurgischen und internen Standpunkt beurteilt. *Dt. Ztschr. Chir. 46*, 1897, S. 114-202; ders.: Praktische Grundzüge der internen Behandlung der Perityphlitis. *Ztschr. klin. Med. 36*, 1899, S. 247-266; Kottmann, Walter: Die Perityphlitis (Appendizitis) und ihre medizinische und chirurgische Bedeutung. *Korrbl. Schweizer Ärzte 22*, 1892, S. 452 f.; Biedert, Philipp: Zur Behandlung der Perityphlitis, insbesondere zur operativen. *Jahrbuch für Kinderheilkunde und physische Erziehung 54*, 1901, S. 571-589; Bäumler, Christian: Die Behandlung der Perityphlitis. *Therapie der Gegenwart 5*, 1903, S. 49-56, 105-115.

[275] Lenzmann, Richard: Die entzündlichen Erkrankungen des Darmes in der Regio ileocoecalis und ihre Folgen. Berlin 1901; vgl. dazu: Sprengel (1906), S. 516.

[276] Leube, Wilhelm Olivier von: Spezielle Diagnose der inneren Krankheiten. In: Ziemssen, Hugo Wilhelm von (Hrsg.): Handbuch der speciellen Pathologie und Therapie. Bd. 7, Leipzig 1876, S. 278; s. dazu auch: Sprengel (1906), S. 514.

[277] Noch 1913: Fountleroy, A. M.: Der Eisbeutel bei der Appendizitis [Zeitschriftenreferat], *Korrbl. Schweizer Ärzte 43*, 1913, S. 120.

[278] Fitz (1886); ders.: Appendicitis: some of the results of the analysis of 72 cases, seen in the past four years. *Boston med. surg. Journ. 122*, 1890, S. 619 f.

[279] Gaston, G. M. F.: The appendix vermiform, its functions, pathological changes and treatment. *Journ. am. med. Ass. 10*, 1888, S. 777-782.

[280] Krafft, Charles: Über die frühzeitige operative Behandlung der durch Perforation des Wurmfortsatzes hervorgerufenen Perityphlitis stercoralis. Leipzig 1889.

[281] Krönlein, Rudolf Ulrich: Über die operative Behandlung der acuten, diffusen, jauchig-eitrigen Peritonitis. *Arch. klin. Chir. 33*, 1886, S. 507-524.

[282] Kraußold, Hermann: Über die Krankheiten des Processus vermiformis und des Coecums und ihre Behandlung nebst Bemerkungen zur zirkulären Resektion des Darmes. Leipzig 1881.

[283] Parker, Willard: An operation for abscess of the appendix vermiformis caeci. *Med. Rec. 25*, 1867, S. 25-27.

Patienten bangen. Umso erstaunlicher scheinen uns heute die großen Gegensätze unter den führenden Chirurgen der damaligen Zeit.

Während in den Vereinigten Staaten von Amerika der 90er Jahre vor allem Charles McBurney, Thomas G. Morton und Henry B. Sands[284] für die rasche Weiterentwicklung der frühzeitigen chirurgischen Behandlung der Appendizitis sorgten, standen die Chirurgen in Europa dem operativen Eingriff zu einem Zeitpunkt, da die Krankheit lediglich auf den Wurmfortsatz beschränkt war, sehr viel skeptischer gegenüber:

In Frankreich tendierten Paul Berger, Arnaud Edmund Routier und Felix S. Terrier[285] eher zur Frühoperation. In England riet vor allem Frederick Treves[286] zur Intervalloperation nach Abklingen des akuten Anfalls; auch der Schweizer César Roux[287] empfahl eine eher abwartende Haltung. Die kontroversen Ansichten der deutschen Chirurgie spiegeln sich besonders eindrücklich in den Vorträgen und den Diskussionen auf den Kongressen der deutschen Gesellschaft für Chirurgie wieder. Dabei stritt man anfänglich vorrangig um die Frage, zu welchem Zeitpunkt eine Operation ausgeführt werden könne und solle.

Hermann Kümmell und Eduard Sonnenburg, die sich zunächst für einen frühzeitigen Eingriff mit Entfernung des Wurmfortsatzes ausgesprochen hatten, propagierten ab 1895 den Grundsatz, während der akuten Phase bzw. bei schwerem Krankheitsbild lediglich eine Inzision der Abszesse vorzunehmen und die eigentliche Operation erst im Ruhestadium durchzuführen.[288]

[284]) McBurney, Charles: Experience with early interference in cases of disease of the vermiform appendix. *New York Med. Journ. Med. Rec. 1*, 1889, S. 676-684; ders.: The indication for early laparotomy in appendicitis. *Ann. Surg. 13*, 1891, S. 233-254; Morton, Thomas G.: The diagnosis of pericaecal abscess and its radical treatment by removal of the appendix vermiformis. *Journ. am. med. Ass. 10*, 1888, S. 733-739; ders.: The operative treatment of appendicitis. *Med. surg. rep. 65*, 1891, S. 808-812 [daran anschließend: Diskussion zur Frage der operativen Behandlung S. 813-820); Sands, Henry B.: Notes on perityphlitis. *Ann. anat. surg. Soc. 2*, 1880, S. 249-270.

[285]) Berger, Paul: Du traitement chirurgical de l' appendicite et de la pérityphlite. *Bull. Mém. Soc. National Chir. Paris 15*, 1890, S. 612-625; Routier, Arnaud Edmund: De l'appendicite et son traitement. *Semaine méd. 10*, 1891, S. 337-339; ders.: Traitement chirurgical des appendicite. *Presse méd.*, 1895, S. 97-99; Terrier, Felix S.: Traitement de l'appendicite. *Mercredi Méd. 3*, 1892, S. 281 f.

[286]) Treves, Frederick: A series of cases of relapsing typhlitis treated by operation. *Brit. med. Journ. 1*, 1893, S. 835-837; s. auch: Barling, Gilbert: Appendicitis, an analysis of sixty-eight cases, with comments and a summary of the conditions requiring operation. *Ebenda*, S. 838-841.

[287]) Roux, César: Traitement chirurgical de la pérityphlite suppurée. *Rev. Méd. Suisse Rom. 10*, 1890, S. 289-331; ders.: Traitement de l'appendicite. *Mercredi Méd. 3*, 1892, S. 210 f.; ders.: Über einige Complikationen und Schwierigkeiten bei der Excision des processus vermiformis im Ruhezustand der Appendizitis. In: Verh. Dt. Ges. Chir. 1902. II, S. 136-141.

[288]) Kümmell, H.: Zur Radikalbehandlung der Perityphlitis durch frühzeitige Resektion des Processus vermiformis. *Arch. klin. Chir. 40*, 1890, S. 618-629; ders.: Weitere Erfahrungen über die operative Heilung der recidivierenden Perityphlitis. *Arch. klin. Chir. 43*, 1892, S. 466-484; ders.: [Diskussionsbeitrag zu: Appendizitis, Perityphlitis]. In: Verh. Dt. Ges. Chir. 1899. I, S. 111 f.; ders.: [Diskussionsbeitrag zu: Sprengel: Zur Frühresektion bei akuter Appendizitis]. In: Verh. Dt. Ges. Chir. 1901. I, S. 210-212; Sonnenburg, Eduard: Erfahrungen über die operative Behandlung der Perityphlitis mit besonderer Berücksichtigung der zweizeitigen Operation. Leipzig 1891; ders.: Über appendicitis simplex. In: Verh. Kongr. innere Med. 1895, S. 262-287; ders.: Über die Operationen am processus vermiformis. In: Verh. Dt. Ges. Chir. 1896. II, S. 42-67; ders.: Pathologie und Therapie der Perityphlitis. 3. Auflage, 1897, S. 354-379; ders.: Die Indikation zur chirurgischen Behandlung der Appendicitis. In: Verh. Dt. Ges. Chir. 1899. II, S. 468-479.

Auch Werner Körte[289] und Josef Rotter[290] sprachen sich für die Intervalloperation aus. Graser empfand diese Anweisung als Verzögerung der Entwicklung einer strengen Indikationsstellung zur Frühoperation auf Jahre hinaus.[291] Otto Sprengel trat seit 1899 für eine Operation als Präventivoperation innerhalb der ersten 12 Stunden nach Diagnosestellung ein.[292] Bernhard Riedel, der schon seit 1897 mit Nachdruck für ein frühzeitiges Operieren eingetreten war,[293] und Ludwig Rehn[294] schlossen sich der Forderung nach möglichst frühzeitiger Appendektomie als dem einzigen sicheren Mittel gegen die Peritonitis an. Erst ab 1905 begann sich, nicht zuletzt ausgelöst durch Körtes Vortrag auf dem Chirurgenkongreß, in den strittigen, sehr kontrovers diskutierten Fragen, eine Einigung abzuzeichnen. Auch Körte[295], Kümmell[296] und Sonnenburg[297], die bislang striktes „Individualisieren" vertreten hatten, bekannten sich jetzt im Grundsatz zur Frühoperation.

Von den behandelnden praktischen Ärzten, die den jeweiligen Patienten als erste zu Gesicht bekamen, erfolgte - wenn überhaupt - eine Überweisung an die inneren Abteilungen der Krankenhäuser. In bezug auf die Indikation zur Frühoperation zitierte Sprengel einen eher zurückhaltenden Chirurgen mit dem Satz: „Sie mögen ja recht haben mit Ihrer Indikation; wir können über die Sache nicht urteilen, weil wir keine Frühfälle zu Gesicht bekommen."[298] Auch Graser betonte immer wieder, daß er richtige Frühoperationen am ersten Tag nur sehr selten habe ausführen können, meist erst am zweiten oder gar dritten Tag.[299] Hauptaufgabe müsse deshalb immer bleiben, die Hausärzte von der Notwendigkeit der Frühoperation zu überzeugen, was am einfachsten damit erreicht werden könne, sie dazu zu bewegen, einer solchen „Operation mit eigenen Augen beizuwohnen"[300]. Um die Situation, in der Graser begann, sich mit Fragen der Perityphlitis auseinanderzusetzen, besser beurteilen zu können,

---

[289]) Körte, Werner: [Diskussionsbeitrag zu: Sonnenburg: Die Indikation zur chirurgischen Behandlung der Appendizitis]. In: Verh. Dt. Ges. Chir. 1899. I, S. 115 f.; ders.: [Diskussionsbeitrag zu: Appendizitis]. In: Verh. Dt. Ges. Chir. 1901. I, S. 213 f.

[290]) Rotter, Josef: [Diskussionsbeitrag zu: Appendizitis, Perityphlitis]. In: Verh. Dt. Ges. Chir. 1899, I, S. 110 f.; ders.: [Diskussionsbeitrag zu: Appendizitis]. In: Verh. Dt. Ges. Chir. 1901. I, S. 216; ders.: Zur Behandlung der acuten Perityphlitis. In: Verh. Dt. Ges. Chir. 1901. II, S. 528-533.

[291]) Graser (1923.1), S. 407.

[292]) Sprengel, Otto: [Diskussionsbeitrag zu: Sonnenburg: Die Indikation zur chirurgischen Behandlung der Appendizitis]. In: Verh. Dt. Ges. Chir. 1899. I, S. 116 f.; ders.: [Diskussionsbeitrag zu: Sprengel: Zur Frühresektion bei akuter Appendizitis]. Verh. Dt. Ges. Chir. 1901. I, S. 214-216; ders.: Zur Frühoperation bei akuter Appendizitis. In: Verh. Dt. Ges. Chir. 1901. II, S. 87-105; ders.: Versuch einer Sammelforschung zur Frage der Frühoperation. Verh. Dt. Ges. Chir. 1902: II, S. 447-482.

[293]) Graser überliefert: „Man erzählt, er habe dem Arzte, der einen zu spät zur Operation gebrachten Patienten begleitete, zugerufen: `Sie sind der Mörder!', Graser (1923), S. 409; Riedel, Bernhard: [Diskussionsbeitrag zu: Appendizitis]. In: Verh. Dt. Ges. Chir. 1901. I, S. 212.

[294]) Rehn, Ludwig: [Diskussionsbeitrag zu: Appendizitis, Perityphlitis]. In: Verh. Dt. Ges. Chir. 1899. I, S. 113; ders.: Die chirurgische Behandlung der acuten Appendicitis. In: Verh. Dt. Ges. Chir. 1901. II, S. 659-670; s. dazu: Graser, Ernst: Operative Behandlung der Erkrankungen des Bauchfells. In: Penzoldt, Franz; Stintzing, Roderich (Hrsg.): Handbuch der gesamten Therapie. 2. Bd., 4. Auflage, Jena 1909, S. 671.

[295]) Körte, Werner: Über den günstigsten Zeitpunkt des operativen Einschreitens bei der Wurmfortsatzentzündung. In: Verh. Dt. Chir. Kongr. 1905, II, S. 298-314.

[296]) Kümmell, Hermann: [Diskussionsbeitrag zu: Körte: Über den günstigsten Zeitpunkt des operativen Einschreitens bei der Wurmfortsatzentzündung]. In: Verh. Dt. Ges. Chir. 1905, I, S. 27-29.

[297]) Für den verhinderten Eduard Sonnenburg: Federmann, Siegfried: [Diskussionsbeitrag zu: Körte: Über den günstigsten Zeitpunkt des operativen Einschreitens bei der Wurmfortsatzentzündung]. In: Verh. Dt. Ges. Chir. 1905. I, S. 30-32.

[298]) Sprengel (1906), S. 551.

[299]) Graser (1909.8), S. 674.

[300]) Graser (1923.1), S. 408.

scheint es sinnvoll, zunächst auf die medizinische Klinik in Erlangen und deren internistische Behandlung zu blicken.

Seit 1874 war Wilhelm Olivier Leube, als Nachfolger Hugo Wilhelm von Ziemssens, Professor der speziellen Pathologie und Therapie und Direktor der medizinischen Klinik und Poliklinik[301]. Obwohl er durchaus die Zusammenhänge zwischen ulzerierendem processus vermiformis und der Peritonitis[302] anerkannte, hielt er eine Heilung ohne chirurgischen Eingriff, ausgehend von der Vorstellung einer durch Fäkalanhäufung verursachten typhlitis stercoralis, für „den gewöhnlichsten Ausgang"[303]. Abszesse sollten erst dann eröffnet werden, wenn sich Fluktuation zeige.[304] Therapeutisch legte er im Anfangsstadium der Erkrankung neben Bettruhe, in Verbindung mit Prießnitzschen- oder Breiumschlägen, sowie strengen Diät, der Gabe von leichten Purgantien und Laxantien, wie Rizinusöl oder Calomel, besonderen Wert auf eine energische Antiphlogose. Diese sollte durch gefrorene Kompressen, Eisbeutel, Einpumpen von Eiswasser in den Dickdarm und das Setzen von Blutegeln erreicht werden.[305]

War bereits durch Perforation des Darmes eine Perityphlitis eingetreten, wurden weder Abführmittel noch Adstringentien verabreicht. Hier verordnete er eine roborierende Diät, bestehend aus Gerstenschleim, Hafergrütze und Rotwein, sowie die Gabe von Opium. Obwohl er bereits 1895 festgestellt hatte, daß die diagnostische Lokalisierung bei bestimmten anatomischen Lagevarianten des processus vermiformis unmöglich sei und erst ein operativer Eingriff den betreffenden Fall sicher klären könne, vertrat er noch 1898 die Ansicht, daß „in weitaus dem größten Teil der Fälle (statistische Zahlen schwankend, ca. 90%) [...] durch Resorption des Exsudats Spontanheilung" eintrete.[306] Eine Indikation zur Laparotomie ergebe sich mit der Festlegung der peritonitischen Entzündungsausdehnung und -entwicklung durch mehrfach am Tage ausgeführte Percussion.[307] 1885 folgte Leube einem Ruf an die Würzburger Klinik.

Mit dem Sommersemester 1886 wurde, auf Empfehlung Adolf Kussmauls[308], Adolf Strümpell als ordentlicher Professor für Innere Medizin und Direktor der Medizinischen Klinik Leubes Nachfolger[309]. Auch er schrieb die perityphlitischen Erkrankungen Fäkalanhäufungen zu, die in der großen Mehrzahl vom processus vermiformis ausgehend zu Blinddarmentzündungen führten. Kotsteine und Fremdkörper führten über Drucknekrosen mit Geschwürbildung zu Perforationen und lösten so eine umschriebene oder allgemeine eitrige Peritonitis aus. Dennoch vertrat er die Meinung, daß in der Mehrzahl die einfache typhlitis stercoralis einen günstigen Verlauf nehme, ein schweres Krankheitsbild glücklicherweise ziemlich selten sei.[310] Auch seine Therapie sah zur Beseitigung der Kotstauung die Gabe von Abführmitteln wie Rizinusöl und Rheuminfus oder, falls eine Beteiligung des Peritoneums zu vermuten war, Darmklistiere vor. Auf die schweren Bedenken, die der Verabreichung von Abführmitteln bei peritonitischen Erkrankungen zum Teil entgegengebracht wurden, antwortete er: „Im Allgemeinen darf [...] die Furcht vor dem Schaden welchen die Abführmittel durch Zerreissung etwa gebildeter Adhäsionen u[nd]

---

301) Zu Leube s. S. 48, Fußnote 144.
302) Leube (1876), S. 249.
303) Ebenda, S. 271.
304) Ebenda, S. 279.
305) Ebenda, S. 278; s. dazu auch: Sprengel (1906), S. 514.
306) Leube, Wilhelm Olivier von: Specielle Diagnose der inneren Krankheiten. 1.Bd., 4. Aufl., Leipzig 1895, S. 289.
307) Ders.: Specielle Diagnose der inneren Krankheiten. 1.Bd., 5. Aufl., Leipzig 1898, S. 326.
308) Zu Adolf Kussmaul s. S. 82, Fußnote 489.
309) Zu Adolf Strümpell s. S. 82, Fußnote 492.
310) Strümpell, Adolf: Specielle Pathologie und Therapie. 1. Bd., 7. Aufl., Leipzig 1892, S. 688.

d[er]gl[eichen] anrichten sollen, nicht übertrieben werden."[311] Zur Verhinderung der Ausdehnung der eingetretenen Entzündung empfahl er die Gabe von Opium. Erst bei länger als 2 - 3 Wochen anhaltendem Fieber und ausgesprochener Abszeßbildung sah er die Indikation zur chirurgischen Behandlung.[312] In der 1896 erschienenen zehnten Auflage seiner speziellen Pathologie und Therapie gestand er, daß weitaus die größte Anzahl der Perityphlitiden vom processus vermiformis ausgingen, und rückte von der Diagnose „Typhlitis stercoralis" ab.[313] Als direkte Folge darauf wurden keine Abführmittel mehr verordnet. Die Therapie bestand aber bei jeder akut auftretenden Entzündung der Ileocoecalgegend nach wie vor in völlig ruhiger Bettlage mit prinzipieller Opiumgabe, einer Diät mit kalter Milch und Suppe, dem Auflegen einer Eisblase, sowie Brei- und Prießnitzschen Umschlägen. Auf die noch von Leube geübte Blutentziehung wurde verzichtet. Wenn er auch 1907 zugestand, daß die Ergebnisse der Frühoperationen sehr günstig seien,[314] bedauerte er doch noch 1914, daß jüngeren Ärzten die Erfahrung fehle, weil im allgemeinen operiert würde, obwohl seiner Meinung nach der Verlauf der Erkrankung in sehr vielen Fällen auch ohne chirurgischen Eingriff günstig sei.[315] So empfahl er nach wie vor bei gutem Allgemeinbefinden ein ruhiges Abwarten.[316]

Die in der Perityphlitisfrage bis zur Jahrhundertwende erreichten internistischen Positionen faßte Hermann Sahli, Direktor der inneren Klinik in Bern, auf dem dreizehnten Kongreß für Innere Medizin 1895 zusammen: Da weitaus die meisten perityphlitischen Erkrankungen vom Wurmfortsatz ausgingen, müsse die ätiologische Vorstellung der typhlitis stercoralis aufgegeben werden. Folglich sei in der Therapie bei absolut strenger Bettruhe der Verzicht auf jegliche Abführmittel und laxierende Klysmagabe zu fordern. Statt Nahrung und Getränken sollten Wasser- und Nährklistiere verabreicht werden. Eine frühzeitig eingeleitete Opiumbehandlung wirke hingegen sehr günstig. Die Verwendung der Eisblase, lokale Wärmeapplikation, auch lokaler Blutentzug mit Blutegeln, könne sehr empfohlen werden. Zur Verhinderung von Rezidiven empfahl er die Regulation des Stuhlganges, sowie entsprechende diätetische Maßnahmen in disponierten Familien. Ergebe sich innerhalb von drei Tagen nach dem akuten Anfall keine deutliche Besserung oder gar eine Verschlechterung der Situation, müsse unbedingt operativ vorgegangen werden. Bei dieser „Nothoperation"[317] stand für Sahli die Eröffnung und Drainage des Abszesses im Vordergrund. So forderte er eine möglichst einfache Inzision, nicht zuletzt deshalb, da diese Allgemeingut praktischer Ärzte werden könne. Auf keinen Fall dürfe man durch grundsätzlich vorgenommene Frühoperationen „den Patienten [...] die grossen Chancen der Naturheilung verkümmern."[318]

Franz Penzoldt war 1893 Direktor des pharmakologisch-poliklinischen Instituts und der medizinischen Poliklinik geworden und von 1903 bis 1920 Direktor der medizinischen Klinik[319]. Den obigen Ausführungen Sahlis wollte er nur bedingt zustimmen. Wohl stützte sich auch seine Therapie bei Perityphlitis in der Hauptsache auf Ruhe und Diät. Abführmittel und das Verabreichen von Klistieren im akuten Stadium verwarf er unter allen Umständen als höchst gefährlich. Zur Verminderung der Peristaltik und gegen Schmerzen gab er Opium. Die

---

311) Strümpell (1892), S. 690 f.
312) Strümpell (1892), S. 691. Dazu auch: Schlichtegroll, Max: Statistische Beiträge zur Perityphlitis und deren operative Behandlung. Diss. med. Erlangen 1896.
313) Strümpell, Adolf: Specielle Pathologie und Therapie. 1. Bd., 10. Auflage, Leipzig 1896, S. 145.
314) Ders.: Specielle Pathologie und Therapie. 1. Bd., 16. Auflage, Leipzig 1907, S. 609.
315) Ders.: Specielle Pathologie und Therapie. 1. Bd., 19. Auflage, Leipzig 1914, S. 634 f.
316) Strümpell (1914), S. 638.
317) Sahli (1895), S. 228.
318) Ebenda, S. 230.
319) Zu Franz Penzoldt s. S. 82, Fußnote 486.

Schmerzlinderung durch Eis bezeichnete er als unbedenklich.[320] Warme Umschläge hielt er jedoch für völlig sinnlos. Schon 1896 beschrieb er Anhaltspunkte zur chirurgischen Weiterbehandlung: Als unbedingte Operationsindikation wertete er alle deutlichen Anzeichen für Peritonitis, den tastbaren oder schon sichtbaren Abszeß, sowie jeden Verdacht auf akute Sepsis. Bedingte Operationsindikation sah er für all die Fälle, bei denen die innere Behandlung nur wenig oder sehr zögerlich anspreche, plötzliche und rasche Symptomverschlimmerung eintrete. Auch bei Rezidiven müsse man an Laparotomie und eine Entfernung des Wurmfortsatzes denken. Zu der hitzig diskutierten Frage der Transportfähigkeit nach Operationsindikationsstellung äußerte er: „Ich habe ja natürlich alle zu operierenden Fälle in die chirurgische Klinik bringen lassen."[321]

Vor diesem Hintergrund ist es wenig verwunderlich, daß in der Erlanger chirurgischen Klinik im Jahr 1889 lediglich bei drei Kindern wegen Perforation des Wurmfortsatzes eine Laparotomie durchgeführt worden war. Graser selbst konnte - „in Vertretung des erkrankten Herren Prof. Heineke"[322] - ein vierjähriges Mädchen operieren, das schon fünf Tage lang in der medizinischen Poliklinik behandelt worden war. Erst als sich der Allgemeinzustand der kleinen Patientin rasch verschlechterte, war eine Überführung in die chirurgische Klinik erfolgt. Nur wenige Stunden nach der Verlegung entschloß sich Graser, trotz negativ ausfallender Probepunktion, zur Operation. Die Laparotomie gestaltete sich wegen der ausgedehnten Verwachsungen und der bereits eingetretenen „progressiven eitrigen Peritonitis"[323] besonders schwierig. Offensichtlich noch ganz von diesen Eindrücken gefangen, hielt er seinen Vortrag auf dem 19. Chirurgenkongreß:
Bislang war fast ausschließlich der Blinddarm als Ursache entzündlicher Erkrankungen in der rechten Darmbeingrube angesehen und diese folglich als Typhlitis, Perityphlitis und Paratyphlitis bezeichnet worden. Nun zeigten vor allem die Operationserfahrungen der letzten Jahre, daß es sich in den meisten Fällen um Dekubitusgeschwüre des Wurmfortsatzes handelte. Diese würden in der Hauptsache durch Kotkonkremente, sogenannte Kotsteine, ausgelöst und könnten zu ausgedehnten Ulzerationen und schließlich zur Perforation des Darmes führen. In fast allen Fällen komme es dabei zu einer intraperitonealen Eiterbildung. Eine vollständige Resorption des eitrigen Exsudates ohne Durchbruch sei wohl möglich, jedoch ausgesprochen selten und nur bei kleinen Kindern mit Sicherheit festzustellen.[324] So müsse schon gemäß der alten, allgemein anerkannten Regel „ubi pus, ibi evacua" ein operativer Eingriff gewagt werden.
Nicht nur die hohe Mortalitätsrate bei Kindern und Jugendlichen, sondern auch der rasche Eintritt von schweren Komplikationen und die oftmaligen Rezidive[325] bei chronisch verlaufenden Erkrankungen Erwachsener bekräftigten Graser, im Gegensatz zu manchem internistischen Mediziner[326], die Perityphlitis als ernstzunehmende, gefährliche Erkrankung anzusehen. Deshalb trat er, sobald die Diagnose einer akuten Perityphlitis feststand, für eine

[320]) Penzoldt, Franz: Behandlung der Erkrankungen des Bauchfells (ausschließlich operative Behandlung). In: Ders.; Stintzing, Roderich (Hrsg.): Handbuch der speciellen Therapie. 4. Bd., Jena 1896, S. 725-726.
[321]) Ebenda, S. 735.
[322]) Graser, Ernst: Über Wurmfortsatzperitonitis und deren operative Behandlung. In: Verh. Dt. Ges. Chir. 1890, II, S. 273.
[323]) Ebenda, S. 276.
[324]) Ebenda, S. 279.
[325]) Graser ist der Ansicht, daß in mindestens 20% aller Fälle von Perityphlitis ein Rezidiv auftritt, Schlichtegroll (1896), S. 18.
[326]) Holländer, Julius: Über die Erkrankung des Processus vermiformis mit besonderer Berücksichtigung der dabei vorzunehmenden operativen Eingriffe. Diss. med. Breslau 1886; Graser zitiert: „Wir sind gewöhnt, die Perityphlitis als eine, was den Ausgang betrifft, ziemlich leichte Erkrankung anzusehen." Graser (1890.3), S. 271.

„möglichst frühzeitig unternommene"[327] Operation ein. Dabei könne nur eine Entfernung des Wurmfortsatzes sowohl das Eintreten wirklich schwerer Krankheitssymptome als auch Rezidive sicher verhindern.[328]

Auch die Entfernung des Wurmfortsatzes nach überstandenem Anfall, wie sie Frederick Treves[329] und Nicholas Senn[330] mit Erfolg ausgeführt hatten, wurde von Graser empfohlen. Lasse sich bei der Laparotomie der Eiterherd nicht auffinden, sei die von Sonnenburg empfohlene zweizeitige Operation mit Tamponade der Operationswunde von großem Wert.[331] Der Abszeß breche dann in der Regel nach der Seite des verminderten Widerstandes durch. Trotz einiger Schwierigkeiten sei eine Durchführung auch in der Privatpraxis möglich. Da bei solch frühzeitiger Indikationsstellung durchaus auch Patienten zur Operation kämen, die möglicherweise ohne Operation gesundet wären, verwies Graser den schwierigen Eingriff in die Hände erfahrener Operateure, die mit der Aseptik vollkommen vertraut seien.[332]

Den Wert der Probepunktion sah er vor allem darin, den Patienten bei positivem Ergebnis von einer Operationsnotwendigkeit überzeugen zu können, was vor allem für die Privatpraxis von großer Bedeutung sei. Da die Forderung nach grundsätzlicher chirurgischer Behandlung aller Patienten, bei denen eine Diagnose auf Perityphlitis gestellt werde auf den Widerstand der praktischen Ärzte und vor allem der internistischen Mediziner stoße, wollte Graser zunächst darauf hinarbeiten, daß zu all diesen Fällen wenigstens frühzeitig ein Chirurg hinzugezogen werde. Graser beklagte, daß die von ihm vorgetragenen Erkenntnisse den meisten unter den anwesenden Chirurgen wohl geläufig, aber noch nicht zu allgemeiner Anerkennung gelangt seien.[333] Daß man über seine Ausführungen nicht diskutierte, weil er gegenüber dem Vortrag Maximilian Schüllers im Vorjahr[334] kaum neue Gesichtspunkte gebracht habe,[335] muß Graser sehr betroffen gemacht haben, denn noch 1923 schrieb er mit entsprechendem Unterton: „Der damalige Vorsitzende v. Bergmann hat den Vortrag nicht zur Diskussion gestellt [...]. Er hatte wohl keine Ahnung, wie viele Stunden und Tage und welche Unsummen von Literatur noch auf diese Frage verwendet werden sollten."[336]

„Mancher erfahrene Praktiker, der sich selbst mühsam zu einer gewissen Abklärung durchgerungen hatte, hat bitter darüber geklagt, daß er durch die Diskussion auf dem Chirurgenkongreß wieder irre geworden sei. Es waren immer einzelne angesehene Chirurgen, die durch Betonung eines abweichenden Standpunktes eine scheinbar erzielte Einigung wieder ins Wanken gebracht haben."[337] Mit dieser Einschätzung charakterisierte Graser sicherlich nicht zuletzt auch seinen eigenen Weg. Im Vortrag

---

[327]) „dass es nicht unsere Aufgabe sein kann zu warten", ebenda, S. 280; s. auch: Zahl, Karl: Über Perityphlitis und ihre frühzeitige Behandlung. Diss. med. Erlangen 1892.

[328]) Deutsche Gesellschaft für Chirurgie: [Hoffa, Albert: Aus dem Bericht über den 19. Kongr. Dt. Ges. Chir. 1890]. *Münch. med. Wschr. 37*, 1890, S. 296.

[329]) Treves (1893).

[330]) Senn, Nicholas: Appendicitis obliterans. *Jour. am. med. Ass. 22*, 1894, S. 403-411.

[331]) „wir hatten auch Gelegenheit ihren grossen Werth bei einem Fall zu erproben", Graser (1890.3), S. 282.

[332]) „daß derjenige, welcher in der Bauchchirurgie sich nicht ganz sicher fühlt, seine Hand von der Behandlung dieser Fälle lassen soll", Graser (1923.1), S. 396 f.

[333]) Graser (1890.3), S. 283.

[334]) Schüller, Maximilian: Allgemeine akute Peritonitis in Folge von Perforation des Wurmfortsatzes. Laparotomie und Excision des Wurmfortsatzes. In Verh. Dt. Ges. Chir. 1889. II, S. 332.

[335]) Vgl. dazu: Verh. Dt. Ges. Chir. 1890, I. S. 73.

[336]) Graser (1923.1), S. 405.

[337]) Graser (1909.8), S. 671.

auf dem Chirurgenkongress 1890 hatte er bei perityphlitischen Erkrankungen noch sehr eindringlich zur Frühoperation innerhalb der ersten 24 Stunden geraten. Nur zwei Jahre später[338] wollte er die dort vertretenen Anschauungen vor allem in bezug auf die sehr weit gestellte Frühoperationsindikation korrigieren. In seinem Diskussionsbeitrag auf dem 13. Kongreß für innere Medizin 1895, in dem er von einer Annäherung interner und chirurgischer Positionen sprach, wurde dann aus der energischen Forderung zur Frühoperation die sehr viel vorsichtiger und moderater klingende Formulierung: „Zu der Peritonitisbehandlung gehört die Bereitschaft mit dem Messer."[339] Seit unter anderen Rudolph von Renvers[340] von der Resorptionsfähigkeit auch eitriger Exsudate berichtet hatte, glaubte auch Graser, daß nicht alle Fälle von Erkrankungen des Wurmfortsatzes, ja daß nicht einmal jede Perforation mit Eiterung, unbedingt nach operativem Eingreifen verlangten.[341]
Er ermahnte die Chirurgen dazu, sich eingehend mit der Ätiologie der perityphlitischen Erkrankungen auseinanderzusetzen und in der Benutzung der Nomenklatur größtmögliche Sorgfalt walten zu lassen. Nur auf diese Weise könne man die häufigen diagnostischen Mißverständnisse vermeiden und „allmählich auch zu voller Uebereinstimmung in Bezug auf die therapeutischen Indikationen kommen"[342]. Zur Klärung der Frage, wann eine Operation unbedingt oder zumindest zur Gewährleistung eines guten Krankheitsverlaufes notwendig sei, hielt Graser eine sehr ausführliche Anamnese, vor allem der Anfangssymptome, für unabdingbar. Ließen plötzlich auftretendes Fieber, Schmerzen und Erbrechen mit Ödem der Bauchdecke und umschriebener Geschwulst der Zoekalgegend eine rasche Verschlimmerung des Allgemeinzustandes erwarten, operierte er „ohne Zaudern"[343]. Eingehende Untersuchungen vom Mastdarm oder der Scheide aus dienten zur Lokalisation des Eiterherdes und gaben einen ersten Hinweis auf den zu wählenden operativen Zugang. Auch die Probepunktion zog er zu diagnostischen Zwecken heran. Durch eine negativ ausfallende Punktion sollte man sich jedoch unter keinen Umständen von einer als notwendig erachteten Operation abhalten lassen.
Zur Behandlung großer, eventuell schon abgesunkener Abszesse, empfahl er „eine möglichst weite Eröffnung der Abszesshöhle"[344], mit anschließender vollständiger, sehr fester Tamponade. Schien es, um eine ausreichende Öffnung zu erreichen und Buchtenbildungen sicher zu verhindern, notwendig, entfernte Graser offensichtlich auch knöcherne Anteile.[345] Spülungen mit antiseptischen Flüssigkeiten sollten soweit möglich unterbleiben, da sie seiner Meinung nach nur eine zusätzliche Reizung der Wundhöhle darstellten. Zudem müsse bei erkrankten Kindern immer mit einer bereits erfolgten Perforation des Wurmfortsatzes gerechnet werden.[346]

Entsprechend den in der Appendizitisbehandlung eingenommenen therapeutischen Standpunkten hatte Otto Sprengel 1906 eine Einteilung der Ärzteschaft in drei Gruppierungen vorgenommen.[347] Diese scheint, wie ein Blick in die entsprechenden Lehrbücher zeigt, noch

---

[338]) Graser (1892.1).
[339]) Graser, Ernst: [Diskussionsbeitrag zu: Sahli, Hermann; Helferich, Heinrich: Die Pathologie und Therapie der Typhlitiden]. In: Verh. Kongr. innere Med. 1895. S. 292.
[340]) Renvers, Rudolph von: Zur Pathologie und Therapie der Perityphlitis. *Dt. med. Wschr. 25*, 1891, S. 175-179; ders.: Über Blinddarmerkrankung. In: Verh. Dt. Ges. Chir. 1899. II, S. 709-774.
[341]) „daß ich heute nicht mehr der Meinung bin, dass jeder Fall von Durchbruch des Wurmfortsatzes mit Eiterung [...] Gegenstand einer operativen Behandlung werden soll". Graser (1892.1), S. 293.
[342]) Ebenda.
[343]) Ebenda.
[344]) Graser (1892.1), S. 292.
[345]) Ebenda; s. auch: Bode, Georg: Ansichten über Wesen und Behandlung der Perityphlitis. Diss. med. Erlangen 1893.
[346]) Graser (1890.3), S. 272; Bode (1893), S. 12; Graser (1892.1), S. 292.
[347]) Sprengel (1906), S. 525-552.

bis in die beginnenden 20er Jahre ihre Gültigkeit behalten zu haben. Eine zunehmend kleiner werdende Gruppe behandelte nach dem ersten akuten Anfall grundsätzlich konservativ und erwog die Operation nur im Notfall. Graser sprach hier von „Zuwarten". Eine zweite Gruppe wollte durchaus jeden Patienten individuell betrachtet und behandelt wissen. Graser hielt aber die Mortalität bei der individualisierenden Therapie für zu groß, als daß man sich damit beruhigen dürfte.[348]

Die dritte Gruppe schließlich, zu der Graser sich selbst rechnete, drängte dazu, immer so früh wie möglich zu operieren, wenn eine appendicitis destructiva diagnostizierbar wurde. Nach Grasers Operationseinschränkungen von 1892 und 1895 könnte man nun den Eindruck gewinnen, er habe die Frühoperation zugunsten einer individualisierenden chirurgischen Behandlung aufgegeben. Dies und sein Rat zur „grundsätzlichen Frühoperation in [lediglich] allen denjenigen Fällen, die sofort bei Beginn den Fall als einen ernsten erscheinen"[349] ließen, veranlaßten Sprengel, auch ihn, deutlich abwertend, der Gruppe von Chirurgen zuzuordnen, die eine Frühoperation zwar nicht ablehnten, diese aber für schwer einsetzende, folglich prognostisch besonders ungünstige Fälle reserviert wissen wollten.[350] Grasers Berichte auf den Mittelfränkischen Ärztetagen 1902[351] und 1906[352] zeigen ihn aber mit leidenschaftlichen Plädoyers als Fürsprecher einer Frühoperation bei Perityphlitis in Verbindung mit Symptomen, die eine Peritonitis vermuten lassen. Nur diejenigen Fälle, bei denen jegliche peritonitischen Symptome fehlten, wollte Graser nicht operiert wissen.[353] Eine 1920 erschienene Operationsstatistik bestätigt uns dies. Die Entscheidung zur Operation fiel innerhalb der ersten 24 Stunden, nachdem die Diagnose einer akuten Appendizitis gestellt war, sofern keine allgemeine Kontraindikation vorlag.[354]

Die Gegner der Frühoperation betonten immer wieder vor allem die Schablonenhaftigkeit der Methode, da ein Großteil der Patienten auch ohne Durchführung einer Operation genesen wäre. Dieses in vielerlei Hinsicht unwissenschaftlich erscheinende Vorgehen[355] verteidigte Graser als notwendig, weil es trotz angestrengter Bemühungen seitens der Chirurgen und internen Mediziner nicht gelungen sei, den jeweiligen pathologisch-anatomischen Einteilungen die entsprechenden klinischen Symptome sicher zuzuordnen. Auch Graser hatte zunächst den Versuch unternommen, klinischen Erscheinungsbildern die Notwendigkeit und Dringlichkeit einer operativen Behandlung zuzuordnen.[356] Doch nicht selten mußte er beobachten, daß Fälle, die zunächst scheinbar harmlose Symptome zeigten, plötzlich zum Tod führten. Deshalb sei am Krankenbett lediglich eine Unterteilung in appendicitis catarrhalis und appendicitis destructiva relevant.[357] Operationsberichte erfahrener Praktiker[358], wie

[348] Graser (1909.8), S. 672.
[349] Mittelfränkischer Ärztetag (1902), S. 2063.
[350] Sprengel (1906), S. 548.
[351] Mittelfränkischer Ärztetag (1902), S. 2062 f.
[352] Graser (1906.1).
[353] Ebenda.
[354] Seyboth (1920), S. 3 f.; 7.
[355] Dazu auch: Graser (1923.1), S. 408.
[356] Mittelfränkischer Ärztetag (1902), S. 2063.
[357] Graser (1909.8), S. 671.
[358] Vgl. dazu: Lauenstein, Carl: Welchen Rückschluss gestatten uns heute die klinischen Zeichen der Blinddarmentzündung auf den pathologischen Zustand des Wurmfortsatzes und der Bauchhöhle. In: Verh. Dt. Ges. Chir. 1904. II, S. 318-362.

Albert Krecke[359] in München oder Hans Dörfler[360] in Weißenburg, bestätigten ihm, daß differentialdiagnostisch durchaus eine Abgrenzung zwischen Erkrankung der Schleimhaut des Wurmfortsatzes ohne Schädigung weiterer Gewebsschichten und appendicitis destructiva möglich sei.[361]

Als wichtigste Symptome zur frühzeitigen Diagnose einer appendicitis destructiva beschrieb Graser neben dem plötzlichen Beginn mit Fieber die schmerzhafte, reflektorische Spannung der Bauchdecke mit Dämpfung im rechten Unterbauch, erhöhte Pulsfrequenz, sowie häufiges heftiges Erbrechen. Das Blumbergsche Symptom eignete sich für ihn dabei besser zum Nachweis der Verspannungen[362] als das Rosvingsche. Stelle man, was allem Anschein nach häufig vorkam, die Diagnose einer Perityphlitis erst bei bereits deutlich nachweisbarem Tumor mit Dämpfung, sei es oft schon zu spät.[363] Grundsätzlich wertete er ein ungünstiges Symptom wichtiger, als zehn günstige. Auch empfahl er, um nicht wertvolle diagnostische Symptome zu unterdrücken, auf Morphium oder Opium als Beruhigungsmittel zu verzichten. Solange nicht entschieden war, ob ein operativer Eingriff erfolgen solle, sprach er sich für eine Schmerzlinderung mittels aufgelegter Eisblase aus.

Um 1909 empfahl Sonnenburg bei diagnostizierter appendicitis catarrhalis, gleichsam als „Probe für den Charakter des Anfalls"[364], grundsätzlich Rizinusöl zu geben.[365] Dies lehnte Graser und mit ihm zahlreiche Chirurgen vor allem im Hinblick auf die allgemeine Hauspraxis ab.[366] Entschieden sprach er sich auch gegen eine therapeutische Gabe von Abführmitteln aus.[367] Noch 1909 schrieb er, daß er richtige Frühoperationen am ersten Tag so gut wie nie habe ausführen können. Die meisten seiner Operationen hätten am zweiten oder gar dritten Tag nach dem ersten Anfall stattgefunden.[368] Graser ging davon aus, daß bei einer appendicitis destructiva in der Regel die Perforation des Darmes zwischen dem zweiten und sechsten Tag erfolge. In diesem Zeitraum erschien ihm die Gefahr besonders groß, die sich bildenden leichten Fibrinadhäsionen zu zerreißen und damit eine großflächige Ausbreitung der Infektion zu fördern. Deshalb operierte Graser in diesem Stadium nur, wenn der Zustand des Patienten ihn dazu zwang.[369]

Bestand eine Woche nach dem akuten Anfall zwar keine zwingende Indikation, konnte aber mit ziemlicher Sicherheit eine Eiterbildung angenommen werden, drängte Graser immer zur Operation, wenn nicht Allgemeinerkrankungen oder der Allgemeinzustand des Patienten gegen den Eingriff sprachen. Er riet, wenn irgend möglich, zu extraperitonealem operativen Vorgehen. Der direkter Kontakt von Eiter mit dem Bauchfell sollte vermieden werden.[370]

---

[359]) Krecke, Albert: Können wir die schweren, die sofortige Operation erfordernden Appendizitisfälle erkennen. *Münch. med. Wschr. 53*, 1906, S. 695-699; ders.: Beitrag zur Behandlung der akuten Appendizitis insb. bei der umschriebenen Abszeßbildung. *Münch. med. Wschr. 66*, 1919, S. 1052-1056.

[360]) Dörfler, Hans: Beitrag zur Behandlung der Perityphlitis und Appendizitis. *Münch. med. Wschr. 42*, 1895, S. 306-310, 331-335; ders.: Weitere Erfahrungen über Appendizitis mit besonderer Berücksichtigung der Frühoperation. *Münch. med. Wschr. 52*, 1905, S. 802-805, 864-867.

[361]) Graser (1923.1), S. 410.

[362]) Ebenda, S. 410 f.

[363]) Graser (1909.8), S. 673.

[364]) Ebenda, S. 674; Graser (1923.1), S. 411.

[365]) Sonnenburg, Eduard: Diagnose und Therapie des Frühstadiums der akuten Appendizitis. In: Verh. Dt. Ges. Chir. 1910. I, S. 106 f.

[366]) Ebenda. Vgl. dazu auch: Diskussionsbeiträge. In: Verh. Kongr. Dt. Chir. 1910. I, S. 106-119, 124-143; insbesondere: Sprengel, Otto: [Diskussionsbeitrag zu: Appendizitis]. In: Verh. Dt. Ges. Chir. 1910. I, S. 115 f.

[367]) Graser (1923.1), S. 412.

[368]) Graser (1909.8), S. 674, „Die meisten meiner Patienten sind überhaupt erst am dritten oder vierten Tage mir zu Gesicht gekommen", Graser (1909.8), S. 678.

[369]) Ebenda, S. 674; Ärztlicher Bezirksverein Erlangen: Bericht: Sitzung, 02.07.1907, *Münch. med. Wschr. 54*, 1907, S. 2163 f.

[370]) Graser (1923.1), S. 457 f.

Als zusätzliches diagnostisches Mittel war von Hans Curschmann 1901 die Leukozytenzählung vorgeschlagen worden.[371] Die Anhänger der Frühoperation lehnten diese jedoch entschieden ab. Die Argumente beider Seiten findet man zum Beispiel 1904 in der Münchener medizinischen Wochenschrift: Siegfried Federmann[372] vertrat hier die Position der Befürworter, Sprengel[373] reagierte mit einer sehr kritischen und ablehnenden Bewertung. Graser maß der Leukozytenzählung bei akuter Appendizitis 1909 noch wenig Bedeutung zu. Er war der Meinung, daß „der erfahrene Praktiker [...] auch ohne dies Hilfsmittel auskommen" könne.[374] Erst gegen 1920 wandelte sich Grasers Einschätzung der Hyperleukozytose als wesentlicher Entscheidungshilfe bei der Frühoperation.[375] So findet sich 1922 in einem Diskussionsbeitrag zur Frage der Bedeutung des leukozytären Blutbildes bei Appendizitis und Peritonitis die Äußerung, daß dieses für ihn diagnostisch und prognostisch vor allem dann wertvoll sei, wenn andere Symptome zu einer eindeutigen Abgrenzung der „gutartigen Appendizitis" nicht genügend Aufschluß ergeben hätten.[376]

War früher ein Durchbruch des Abszesses in die freie Bauchhöhle fast sicher tödlich, wiesen die Laparotomieerfahrungen von Johann von Mikulicz[377] und Ulrich Rudolf Krönlein[378] erste Schritte auf den Weg der operativen Behandlung. Besonders ungünstig stellte sich die Prognose bei allgemeiner akuter Peritonitis dar.[379] So rasch wie möglich hatte eine gründliche Eiterentleerung mit dauernder Ableitung durch Drainage zu erfolgen. Zeigten sich bereits Symptome einer akuten peritonealen Sepsis erwies sich meist jegliche Therapie als erfolglos. Graser führte bei der diffusen septischen Peritonitis die Laparotomie ohne Inhalationsnarkose lediglich in Lokalanästhesie[380] in einem warmen Zimmer oder in der Klinik auf einem vorgeheizten Operationstisch aus.

Im Rahmen seiner Habilitationsarbeit hatte Graser unter anderem die schädigende Wirkung antiseptischer Flüssigkeiten auf das Peritoneum zeigen können[381] und deshalb seit Anfang der 90er Jahre geraten, diese Spülungen zu unterlassen.[382] Gleichwohl wurde in der Erlanger Klinik unter von Heineke bei operativen Eingriffen wegen Peritonitis stets gespült.[383] In den Jahren bis 1907 hat Graser sich dann offensichtlich ganz der trockenen Behandlungsmethode zugewendet und vollständig auf Spülungen verzichtet.[384] Sprengel rechnete ihn 1906 zu denjenigen Chirurgen, „welche die Bedenken der Spülmethode für groß genug halten, um sie

---

371) Curschmann, Hans: Zur diagnostischen Beurteilung der vom Blinddarm und Wurmfortsatz ausgehenden entzündlichen Prozesse. *Münch. med. Wschr. 48*, 1901, S. 1907-1910, 1962-1965.
372) Federmann, Siegfried: Was leistet die Leukozytenzählung im Frühstadium der Appendizitis? *Münch. med. Wschr. 51*, 1904, S. 2221-2226.
373) Sprengel, Otto: Die Bedeutung der Leukozytose bei akuter Appendizitis. *Münch. med. Wschr. 51*, 1904, S. 1637-1641.
374) Graser (1909.8), S. 681.
375) Allerdings schreibt Graser noch in der 3. Auflage: „Die eine Zeitlang sehr viel besprochene Untersuchung auf Leukozyten hat in Bezug auf die Frühoperation keine Bedeutung." Graser (1923.1), S. 411.
376) Bayerische Chirurgen-Vereinigung: [Grashey Rudolf: Bericht über die 7. Tag. Ver. Bay. Chir. 1922]. *Münch. med. Wschr. 69*, 1922, S.1129 f.
377) Mikulicz, Johann von: Über Laparotomie bei Magen-Darm-Perforationen. Leipzig 1885.
378) Krönlein (1886).
379) Graser (1909.8), S. 695.
380) Graser (1923.1), S. 428.
381) Graser, Ernst: Experimentelle Untersuchungen über die feineren Vorgänge bei der Verwachsung peritonealer Blätter. Habil.schr., Erlangen 1886, S.39.
382) Graser (1892.1), S. 29; s. auch Bode (1893), S. 20.
383) Graser (1892.1).
384) „ich unterlasse aber auch die Spülungen mit Kochsalzlösung", Graser, Ernst: Wundgifte, Antisepsis und Asepsis. *Ztschr. Ärztl. Fortbildung 5* [Sonderdruck], 1908, S. 31.

abzulehnen"[385]. Ob es operative Mißerfolge waren, die Graser dazu veranlaßten, in den folgenden Jahren die von vielen Seiten empfohlenen Spülungen des Bauchraumes mit großen Mengen heißer Kochsalzlösungen[386] vorzunehmen, konnte ich nicht erkunden. Auffällig ist, daß er sich 1909 mit Aussagen über die tatsächliche Wirksamkeit derselben nicht verbindlich festlegen wollte.[387] Dennoch scheint er dann, trotz zahlreicher Gegenstimmen renommierter Anhänger der „trockenen" Behandlung der Peritonitis,[388] dem Spülverfahren in seiner Ausführung nach Rehn-Propping[389] treu geblieben zu sein.[390]

Neben der Streitfrage um den richtigen Zeitpunkt für einen operativen Eingriff, stand vor allem das Problem im Vordergrund, ob dabei der Wurmfortsatz zu entfernen sei:
Bereits 1890 hatte Graser die Ansicht geäußert, daß man es riskieren könne, nach dem Wurmfortsatz intensiver zu suchen, selbst wenn dabei Adhäsionen gelöst werden müßten und noch nicht kontaminierter Darm infiziert würde.[391] Und Georg Bode bezeichnete 1893 in seiner von Graser betreuten Dissertation die Entfernung des Appendix als eigentliche Hauptsache des operativen Eingriffs.[392] Auch der Doktorand Heinrich Walte betonte 1894, daß nach der Abszeßinzision unter allen Umständen der processus vermiformis aufgesucht und entfernt werden müsse.[393] 1904 hatte Ludwig Moszkowicz in einer Arbeit über die erhöhte Resistenz des Peritoneums bei der akuten Perityphlitis, ähnlich wie vorher schon Sprengel und vor allem Rehn, gefordert, selbst bei Operationen im intermediären Stadium den Appendix auch dann zu entfernen, wenn dazu ausgedehnte Adhäsionen gelöst werden müßten.[394] Grasers Rezension dieses Artikels macht deutlich, daß er selbst ebenso vorging,[395] allerdings resezierte er den Wurmfortsatz nur bei anatomisch einigermaßen günstigen, gut zugänglichen Verhältnissen und wenn die Operation dabei nicht wesentlich kompliziert wurde. Eine Beschmutzung der freien Bauchhöhle versuchte er peinlichst zu vermeiden.[396] Bei hochgradigen Verwachsungen bevorzugte er die Resektion von einem weiteren medianen Zugang aus.[397]
Für alle anderen Fälle empfahl er, 8 bis 14 Tage nach der Abszeßinzision eine sekundäre Resektion von einer zusätzlichen Laparotomiewunde aus vorzunehmen. Die von Kocher

---

[385]) Sprengel (1906), S. 648.
[386]) Rehn, Ludwig: Über die Behandlung infektionseitriger Prozesse im Peritoneum. In: Verh. Dt. Ges. Chir. 1902. II, S. 173-186; Bode, Friedrich: Eine neue Methode der Peritonealbehandlung und Drainage bei diffuser Peritonitis. Ztrbl. Chir. 27, 1900, S. 33-35; ders.: Die chirurgische Behandlung der Appendizitis. Dt. Ztschr. klin. Chir. 46, 1905, S. 805; Noetzel, Wilhelm: Die Prinzipien der Peritonitisbehandlung. Beitr. klin. Chir. 46, 1905, S. 514-546; ders.: Die Ergebnisse von 241 Peritonitisbehandlungen. Beitr. klin. Chir. 47, 1905, S. 241-348; ders.: Die Behandlung der appendizitischen Abszesse. Ebenda, S. 821-844.
[387]) Graser (1909.8), S. 696.
[388]) Krönlein (1886); Krogius, Ali: Über die vom Processus vermiformis ausgehende diffuse eitrige Peritonitis. Jena 1901; Reichel, Paul: Behandlung der Appendizitis. Münch. med. Wschr. 48, 1901, S. 2124 f.; Sprengel (1906), S. 646 f.; Graser erwähnt 1923 noch Josef Rotter, Erich Lexer und Nicolai Guleke, Graser (1923.1), S. 500.
[389]) Propping, Karl: Die gegenwärtigen Erfolge bei der chirurgischen Behandlung der freien eitrigen Wurmfortsatzperitonitis. Beitr. klin. Chir. 74, 1911, S. 163-191.
[390]) Graser (1923.1), S. 504.
[391]) Graser (1890.3), S. 278.
[392] Bode (1893), S. 21.
[393]) Walte (1894), S. 28-30.
[394]) Moszkowicz, Ludwig: Die erhöhte Resistenz des Peritoneums bei der akuten Perityphlitis. Arch. klin. Chir. 72, 1904, S. 773-830.
[395]) Graser, Ernst: [Rezension: Moszkowicz, L.: Die erhöhte Resistenz des Peritoneums bei der akuten Perityphlitis]. Dt. Ärzte Ztg., 1905, S. 405 f.
[396]) Graser (1909.8), S. 678 f.
[397]) Ebenda, S. 690.

angegebene zweizeitige Operation im Abstand von nur zwei bis drei Tagen[398], die auch Graser offensichtlich „auf die Autorität Kochers hin"[399] einige Male durchgeführt hatte, bezeichnete er später als baren „Unsinn"[400]. In den ersten Tagen nach der Inzision erwiesen sich sämtliche betroffenen Gewebe als zu brüchig, um den Appendix zu entfernen.

Noch 1923 war Graser in bezug auf Operationsempfehlungen im intermediären Stadium sehr vorsichtig, und zu einem grundsätzlichen Eingriff wollte er nicht raten. Bestärkt durch Operationserfolge in den Jahren vor 1920 - mehrfach hatte er gewagt, in diesem Zeitraum, also zwischen dem dritten und fünften Tag der Erkrankung, radikal zu operieren[401] - hat er diesen zurückhaltenden Standpunkt später aufgegeben. Bei bereits erfolgtem Durchbruch in die freie Bauchhöhle waren das Aufsuchen des Wurmfortsatzes und die anschließende radikale Operation für Graser ein Muß.[402] Ausdrücklich verwies er immer wieder auf die notwendige große operative Erfahrung, speziell in der Chirurgie der Perityphlitis,[403] nicht zuletzt der zahlreichen anatomischen Lagevarianten wegen. Die schwierige Operation erfordere neben einem gut eingerichteten Operationsraum mit Oberlicht und geschulter Assistenz,[404] Aseptik in vollem Umfang. Dringlich empfahl Graser den Gebrauch von Gummihandschuhen, die nach einer erfolgten Verunreinigung mit Kot oder Eiter schnell gewechselt werden könnten.

Am unterschiedlichsten waren nun die Ansichten, was den operativen Eingriff im eigentlichen Spätstadium, also wenn sich nach dem fünften Tag Abszesse ausgebildet hatten, betraf. Sprengel[405] operierte noch bis zum fünften Tag radikal. Im Spätstadium tendierte er, wie auch Körte[406] und Sonnenburg[407], eher dazu, den Abszeß zu inzidieren und die Entfernung des Wurmfortsatzes erst in einer zweiten Operation vorzunehmen. Den kompromißlosesten Standpunkt vertraten Rehn und seine Schüler,[408] die in jedem Stadium der Erkrankung ohne Aufschub wenn irgend möglich radikal operierten.[409] Aber auch auf der Gegenseite fanden sich prominente Fürsprecher. So angesehene Chirurgen wie Fritz de Quervain, Theodor Kocher und Ferdinand Sauerbruch sprachen sich mit Nachdruck dafür aus, zunächst den Abszeß zu inzidieren und auf eine grundsätzliche Appendektomie zu verzichten.[410] Noch auf dem Chirurgenkongreß 1910, auf dem immerhin so kämpferische Sätze wie, „wenn wir den Wurmfortsatz nicht mitentfernen, lassen wir die Ursache der vorliegenden Erkrankung und

---

[398]) S. dazu auch: Kocher, Theodor E., Akute Appendizitis. *Korrbl. Schweizer Ärzte 37*, 1907, S. 379; ders.: Appendizitis gangränosa und Frühoperation. *Ebenda 38*, 1908, S. 409.

[399]) Graser (1923.1), S. 460.

[400]) Ebenda.

[401]) Graser (1923.1), S. 447 f.

[402]) Graser (1909.8), S. 688.

[403]) Ebenda, S. 683-685; „daß derjenige, welcher in der Bauchchirurgie sich nicht ganz sicher fühlt, seine Hand von der Behandlung dieser Fälle lassen soll", Graser (1923.1), S. 396 f.

[404]) Graser (1909.8), S. 679.

[405]) Sprengel (1906), S. 589-592; dazu auch: Graser (1923.1), S. 453 f.

[406]) Körte (1905).

[407]) Sprengel (1906), S. 587; Sonnenburg, Eduard: Pathologie und Therapie der Perityphlitis. 5. Aufl., Leipzig 1902, S. 190.

[408]) Rehn (1902); Wolff, Ernst: Zur Behandlung der appendizitischen Abscesse. *Beitr. klin. Chir. 41*, 1918, S. 263-345.

[409]) Graser zitiert aus einem Brief Rehns an Sprengel: „Ist der Wurmfortsatz, wenn auch nur in Resten, sichtbar oder fühlbar, so suchen wir ihn zu entfernen, ohne eine Eröffnung des freien Peritonealraumes zu scheuen." Graser (1923.1), S. 454.

[410]) De Quervain, Fritz: Die Behandlung der akuten Appendicitis auf Grund einer schweizerischen Sammelstatistik. *Korrbl. Schweizer Ärzte 43*, 1913, S. 1609-1624; Kocher, Theodor E.: [Operative Behandlung der Appendizitis]. *Ebenda*, S. 1630-1644; Sauerbruch, Ferdinand: [Operative Behandlung der Appendizitis]. *Ebenda*, S. 1652 f.

die Quelle für neue zurück"[411], gefallen waren, sprach sich ein Großteil der anwesenden Chirurgen für die einfache Abszeßinzision aus.[412]
In dieser Frage gab sich Graser auch noch in späteren Jahren betont vorsichtig, wenn er schrieb: „Ich selbst muß bekennen, daß ich nicht den Mut habe, einen Rat zu geben, der in kurzen, präzisen Worten einen bestimmten Standpunkt darlegt."[413] Ein Blick auf den chirurgischen Alltag[414] in der Erlanger Klinik zeigt, daß er eine radikale Entfernung mit der Inzision umso eher vornahm, je frischer der Abszeß war. Dabei versuchte er, die Entleerung des Eiters unter Schonung der Muskelfasern und wenn möglich ohne Eröffnung der freien Bauchhöhle zu erreichen.[415] Schon die Überlegung, den zum Teil von weit her kommenden Patienten ein langes Krankenlager zu ersparen, galt ihm als Verpflichtung, den Appendix unbedingt zu entfernen.[416] Auch bei vielen Fällen von chronischer Perityphlitis empfand Graser die Operation mit Resektion im Intervallstadium als „Gewissenspflicht"[417]. Jedem Patienten, der „einen schweren oder mehrere leichte Anfälle von Perityphlitis durchgemacht hat"[418], riet er zu diesem Eingriff. Weitere Indikationen zur Radikaloperation, eventuell sogar in Form einer echten Vorbeugeoperation, sah Graser bei anzunehmender familiärer Disposition. Ebenso wollte er jedem „vor der Verheiratung stehenden Mädchen"[419] schon bei leichten Anfällen, auf alle Fälle aber bei auftretendem Rezidiv, dringend die Entfernung des Wurmfortsatzes empfehlen.

Grundsätzlich vertrat Graser also den Standpunkt, daß mit der Laparotomie der Wurmfortsatz entfernt werden sollte.[420] Habe der Operateur einige Erfahrung, könne die Resektion auch dann vorgenommen werden, wenn dazu das Operationsfeld ausgedehnt und nach dem Appendix gesucht werden müsse. Ungeübtere Chirurgen sollten besser nur eine Abszeßinzision und -freilegung vornehmen. Für die medizinische Aus- bzw. Weiterbildung forderte Graser, daß jeder praktizierende Arzt in der Lage sein sollte, bei Durchbruch eines Abszesses, gleichsam als Notoperation, durch einfachen Bauchschnitt die Bauchhöhle zu eröffnen und die Wundhöhle zu drainieren. Gleiches forderte Graser für Inzisionen von Douglasabszessen via Rektum oder Vagina. Die radikale Operation könne dann nach Überweisung ins Krankenhaus im Rahmen der Weiterbehandlung erfolgen.

In Fragen der operativen Technik hatte man sich zunächst lediglich auf Abszeßinzisionen beschränkt. Parker[421] benutzte 1867 bei tiefen Abszessen eine Schnittführung parallel zum

---

[411]) Kümmell, Hermann: Wodurch setzen wir die Mortalität der Appendizitis herab und verhüten Abscesse und Peritonitiden? In: Verh. Dt. Ges. Chir. 1910, II, S. 1-44; Rehn, Ludwig: [Diskussionsbeitrag zu: Appendizitis]. In: Verh. Dt. Ges. Chir. 1910, I, S. 129 f.
[412]) „[...] kann ihnen [...] nur raten, beim abgesackten perityphlitischen Abscess der Incision treu zu bleiben", Nordmann, Otto: Diskussionsbeitrag zu: Appendizitis]. In: Verh. Dt. Ges. Chir 1910, I, S. 129; vgl. dazu auch: Diskussionsbeiträge am 3. Sitzungstag des Kongr. Ges. Dt. Chir. 1910. In: Verh. Dt. Ges. Chir. 1910, I, S. 106-119, 124-143; auch: Graser (1923.1), S. 455.
[413]) Graser (1923.1), S. 456.
[414]) Ärztlicher Bezirksverein Erlangen (1907); Hastreiter, Karl: Appendizitis im Bruchsack. Diss. med. Erlangen 1914; Seyboth (1920).
[415]) Graser (1923.1), S. 457.
[416]) Ebenda, S. 460.
[417]) Graser (1909.8), S. 689.
[418]) Ebenda, S. 688 f.
[419]) Graser (1923.1), S. 413.
[420]) Ebenda, S. 457.
[421]) Parker (1867), S. 25-27.

Leistenband. Krönlein[422] und Joseph Decatur Bryant[423] eröffneten Ende der 80er Jahre das Abdomen durch einfachen Mittelschnitt und entfernten so den Wurmfortsatz. Roux[424] verwandte einen alle Schichten durchtrennenden Schrägschnitt am rechten Unterbauch, McBurney[425] einen Wechselschnitt. Aus Gründen der Übersichtlichkeit und einer leichten Erweiterbarkeit empfahlen William Henry Battle[426] und Lewis Atterbury Stimson[427] zur gezielten Appendektomie den Pararektalschnitt. Als Modifikation dieses lateralen Längsschnittes entwickelten bis 1898 unabhängig voneinander Fred Kammerer[428], Jean Adolphe Prosper Jalaquier[429] und Karl Gustav Lennander[430] den sogenannten Kulissenschnitt.

Graser selbst favorisierte zwei Schnittmethoden. In den meisten Fällen verwendet er den Pararektalschnitt in der von Lennander modifizierten Form.[431] Dieser bot ihm bei relativer operationstechnischer Einfachheit freien Zugang, klare Einsicht sowie eine gute Orientierung und vor allem günstige Nahtbedingungen. Angesichts dieser vielfältigen Vorteile fielen sowohl die längs über den beiden Rektusscheiden verlaufende und deshalb fast immer sehr breitnarbig ausheilende Naht, als auch die allerdings nur bei sehr großen Laparotomien auftretenden Schwierigkeiten der Gefäß- und Nervschonung offensichtlich kaum ins Gewicht.[432] Auch durch Anlegen eines Zickzackschnittes mit schrägem Hautschnitt nach Bernhard Riedel[433] erreichte er sehr günstige Verhältnisse. Dieser, wegen seiner Ausrichtung nach der Muskelfaser auch als „physiologisch korrekter Appendizitisschnitt"[434] bezeichnete Wechselschnitt, könne in allen Phasen der Appendizitiserkrankung eingesetzt werden und sei auch zur Inzision von Abszessen „weitaus der zweckmäßigste"[435]. Zudem lasse er sich mit wenigen gezielten Hilfsschnitten sehr einfach erweitern.

Von Krönlein[436] war zur Versorgung des Appendixstumpfes die Unterbindung mit doppelter Ligatur angegeben worden. John A. Wyeth und Morton verwendeten um 1900 eine einfache Ligatur ohne den resezierten Stumpf abschließend zu versenken.[437] In zahlreichen

---

[422] Krönlein (1886).

[423] Bryant, Joseph Decatur: Removal of the appendix vermiformis by abdominal section. *Med. Rec. 31*, 1887, S. 22.

[424] Roux, César: [Die Perityphlitis (Appendizitis) und ihre medizinische und chirurgische Behandlung]. *Korrbl. Schweizer Ärzte 22*, 1892, S. 448.

[425] McBurney, Charles: The incision made in the abdominal wall in cases of appendicitis with a description of a new method of operating. *Ann. Surg. 20*, 1894, S. 38-43.

[426] Battle, William Henry: Modified incision of removal of the vermiform appendix. *Brit. med. Journ. 2*, 1895, S. 1360; ders.: A case of Incision for Removal of Appendix. *Trans. clinic. Soc. London 29*, 1896, S. 227 f.

[427] Stimson, Lewis Atterbury: Intramuscular opening in operating for appendicitis. *Ann. Surg. 25*, 1897, S. 364.

[428] Kammerer, Fred: Modified incision for quiescend appendicitis. *Ebenda*, S. 225 f.; vgl. auch: ders.: Zur chirurgischen Therapie der Perityphlitis. *Arch. klin. Chir. 43*, 1892, S. 279-297.

[429] Jalaquier, Jean Adolphe Prosper: Traitement de l'appendicite; procédé opératoir destine. *Presse méd.*, 1897, S. 53.

[430] Lennander, Karl Gustav: Über den Bauchschnitt durch die Rectusscheide mit Verschiebung des medianen oder lateralen Randes des musculus rectus. *Ztrbl. Chir. 25*, 1898, S. 90-94; vgl. auch ders.: Über Appendicitis und ihre Komplikationen. Leipzig 1893.

[431] Graser (1909.8), S. 690.

[432] Graser (1923.1), S. 427.

[433] Riedel, Bernhard: Über die sogenannte Frühoperation bei appendizitis purulenta resp. gangränosa. *Berl. klin. Wschr. 36*, 1899, S. 717-721, 747-751.

[434] Graser (1923.1), S. 417.

[435] Ebenda, S. 418.

[436] Krönlein (1886), S. 507.

[437] Wyeth, John A.: An instructive case of appendicitis necessitating an unusual method of operation. *Jour. am. med. Ass. 23*, 1894, S. 928 f.; Morton (1888), S. 738.

unterschiedlichen Ausführungen wurde schließlich die Versenkung des Stumpfes nach Unterbindung an der Basis die gebräuchlichste Methode.[438] Sprengel durchstach die Basis des Wurmfortsatzes und schnitt nach Abtrennung desselben die Schleimhaut so aus, daß sich eine Manschette bildete. Dieser Methode stand Graser sehr skeptisch gegenüber. Zu groß schien ihm die Gefahr, infektiöses Material in den Bauchraum zu pressen. Die von Riedel angegebene Methode zur Versenkung des Appendixstumpfes in das Zoekum fand er viel zu kompliziert.[439] Die Ausführung der Schlupfnaht nach Erich Lexer[440] war seiner Meinung nach nur in Fällen mit fester Appendixwandung möglich, da bei den zur Ausführung nötigen starken Zugkräften lediglich hier kaum die Gefahr bestand, daß der Darm einriß. Gerade für solche Fälle werde aber keine besondere Wundversorgung benötigt.[441]

Graser durchtrennte nach Unterbindung den Wurmfortsatz in der Regel mit dem Thermokauter. Benutzte er zur Absetzung eine Schere, wurde die Resektionsstelle anschließend grundsätzlich verschorft. Den Stumpf versorgte er mit einigen Katgutknopfnähten oder bevorzugt mit einer Tabaksbeutelnaht. Dabei benutzte er meist die Ligatur, mit der schon die Unterbindung erfolgt war. Stand bei vollständig infiziertem Appendix zu befürchten, daß für die Naht nicht garantiert werden könne, hatte Graser zum Teil sogar großzügig Zoekumanteile mitentfernt, ohne daß anschließend Wundheilungsstörungen aufgetreten wären. Im Bestreben, keine freien Wundflächen zurückzulassen, wurde abschließend das Operationsgebiet vollständig mit Bauchfell überdeckt und die Bauchdecke mit fortlaufender Schichtnaht vollständig geschlossen, wobei die unterste Nahtreihe das Peritoneum mitfaßte. War es zur besserer Übersicht ausnahmsweise notwendig gewesen, den rechten Rektusanteil quer zu spalten, vereinigte Graser diesen gesondert mit einer Matratzennaht.[442]

Bei ausgedehnten Eiterungen, multiplen Abszessen, oder nach nicht vollständig möglicher Blutstillung sollte tamponiert und drainiert werden. Darüber bestand um die Jahrhundertwende, mit wenigen Ausnahmen,[443] allgemeine Übereinstimmung.[444] Unterschiedliche Anschauungen bestanden lediglich in der Frage der technischen Ausführung: So benutzte Mikulicz einen Gazeschleier, den er mit zahlreichen kleineren Gazestückchen füllte, bis der zu tamponierende Hohlraum vollständig gefüllt war. Wenn zusätzlich eine Drainage vorgesehen war, wurde ein mittelstarkes Drain durch die Deckgaze eingeführt und mit einer Ligatur gesichert.[445] Sprengel verwendete mehrere geknöpfte Tampons, die er gegebenenfalls entlang eines Gummidrainrohres in die Wundhöhle vorschob.[446] McBurney hatte Tamponade und Drainage durch den Einsatz von mit Gaze gefüllten Glasröhren verknüpft. Graser hatte bis 1900 stets eine vollständige und feste Tamponade der Wundhöhle mit Jodoformtampons vorgenommen.[447] In den folgenden Jahren war er dazu übergegangen,

[438]) Papastavrou (1973), S. 137.
[439]) Riedel, Bernhard: Die Versorgung des Appendixstumpfes. Ztrbl. Chir. 30, 1903, S. 1393-1396; Graser (1923.1), S. 444.
[440]) Dazu: Ebner, Adolph: Neuerungen aus dem Gebiet der chirurgischen Appendizitisbehandlung. Dt. Ztschr. Chir. 103, 1910, S. 603-606.
[441]) Graser (1923.1), S. 442-444.
[442]) Ebenda, S. 445.
[443]) Über die ablehnende Haltung von Morris schrieb Sprengel noch 1906: „Die Anschauungen [...] dürften nur von wenigen akzeptiert sein und sind auch in Amerika auf Widerstand gestoßen", Sprengel (1906), S. 650.
[444]) Bardenheuer, Bernhard: Die Drainage der Peritonealhöhle. Stuttgart 1881; Sprengel (1906), S. 650.
[445]) Samter, Oskar: Über die Verwendbarkeit der Mikuliczschen Peritonealtamponade. In: Verh. Dt. Ges. Chir. 1901, I, S. 150-156.
[446]) Sprengel (1906), S. 651.
[447]) Graser (1892.1), S. 292 .

diese Tamponade nach einigen Tagen durch Dressmannsche oder Burckhardtsche Glasröhren zu ersetzen,[448] die mit Jodoformgaze ausgestopft und bis zur Resektionsstelle vorgeschoben wurden.

Zu Beginn der 20er Jahre besann man sich der von Morris bereits 1902 geäußerten Ansicht[449], daß es günstiger wäre, die Wundhöhle nicht lange zu tamponieren, sondern sie gleich dicht zu verschließen und lediglich eine kleine Nahtlücke für die Drainage offenzuhalten.[450] Wenngleich Graser in Hinsicht auf diese vor allem von Max von Brunn erhobene Forderung vor allzugroßem Übereifer warnte, verzichtete er jetzt auf die Tamponade und verwendete fast ausschließlich Glasdrains. Selten benutzte er die mit Guttapercha versteiften Gazestreifen, sogenannte Zigarettendrains. Den entscheidenden Vorteil der Glasdrains sah er in der Möglichkeit, schnell und ohne großen Aufwand Streifenwechsel vornehmen zu können. Zudem verursachten die glatten Glasränder seiner Meinung nach weniger Dekubitusstellen als Gummidrains. Auch drucknekrotische Schädigungen des Darmes, die Krecke zu seiner ablehnenden Haltung veranlaßten,[451] hatte er nicht beobachten können. So bedauerte er immer wieder, daß die Glasdrains allgemein weniger empfohlen und seltener benutzt wurden,[452] als sie es nach seiner Überzeugung verdient hätten. Ausdrücklich äußerte er seine Verwunderung darüber, daß Sprengel die Verwendung der Glasdrains ablehnte, „ohne selbst Erfahrungen damit gesammelt zu haben"[453].

3.4.5. Operative Eingriffe am Magen[454]

„In der Erlanger chirurgischen Klinik unter Leitung von Professor Dr. Graser wurde der Therapie der Magenkrankheiten ein besonderes Augenmerk zugewendet und ein reichhaltiges Material verarbeitet. In der Zeit vom 1. Oktober 1901 bis Juni 1910 wurden im ganzen ca. 330 Magenkarzinome in Behandlung genommen."[455]

Zum 35. Kongreß der Gesellschaft Deutscher Chirurgen 1906 hatte Graser einen Vortrag über 180 von ihm seit 1901 durchgeführte Magenoperationen angemeldet. Da dieser jedoch nicht angenommen wurde, nutzte Graser die Möglichkeit, im Rahmen der Diskussionsbeiträge seine Erfahrungen mit der Magenchirurgie mitzuteilen.[456]

---

[448]) Graser (1909.8), S. 685; Graser (1923.1) S. 448, 459, 501 f.

[449]) Vgl. dazu: Sprengel (1906), S. 650 f.

[450]) Brunn, Max von: Über die Behandlung der appendizitischen Abszesse mit primärer Naht. In: Verh. Dt. Ges. Chir., 1908, S. 308-312; ders.: Weitere Erfahrungen über die Behandlung der appendizitischen Abszesse mit Naht. *Beitr. klin. Chir. 58*, 1908, S. 250-287; ders.: Über die Häufigkeit der Narbenhernien nach Appendizitisoperationen, besonders nach den mit primärer Naht behandelten Abszessen. *Beitr. klin. Chir. 68*, 1910, S. 1-68.

[451]) Krecke, Albert: Zur Frage der primären Bauchdeckennaht bei appendizitischen Eiterungen. *Münch. med. Wschr. 58*, 1911, S. 1748; Kreckes Diskussionsbeitrag zur Peritonitisfrage nach: Bayerische Chirurgen-Vereinigung: [Grashey, Rudolf: Bericht über die 2. Tag. Ver. Bay. Chir. 1912]. *Münch. med. Wschr. 59*, 1912, S. 1977.

[452]) Graser (1923.1), S. 449-459.

[453]) Ebenda, S. 449. Sprengel lehnte den Gebrauch der Dressmannschen Glasröhre völlig ab, Sprengel (1906), S. 651 f.

[454]) Sailer, Franz X.: Magen. In: ders.; Gierhake, Friedrich W. (Hrsg.): Chirurgie historisch gesehen. Deisenhofen 1973, S. 43-71.

[455]) Keßling, Guido: 85 Fälle von Resektion des karzinomatösen Magens aus der chirurgischen Klinik zu Erlangen. Diss. med. Erlangen 1910, S. 5.

[456]) Graser, Ernst: [Diskussionsbeitrag zu: Krönlein, Ulrich Rudolf: Zur Chirurgie des Magengeschwürs]. In: Verh. Dt. Ges. Chir. 1906. I, S. 95.

Anfänglich verwendete Graser den vor allem von der Heidelberger Klinik empfohlenen Murphyknopf[457] zum Verschluß des Magens sehr häufig. Offensichtlich hatte dieser Knopf zur Anastomosenbildung an Magen und Darm[458] auch bei Chirurgen im fränkischen Umland weite Verbreitung gefunden. Graser sprach in seinem Beitrag von „dem gebräuchlichen Murphyknopf"[459]. Aber es gab auch kritische Stimmen. Sehr zurückhaltend und skeptisch hatte sich Fritz König über die Verwendung des Knopfes geäußert.[460] Auch Graser kehrte nach 1906 wieder zur ausschließlichen Naht mit gerader Handnadel zurück. Bei einer durchschnittlichen Nahtdauer von „8 bis 10 Minuten"[461] konnte er das häufig vorgebrachte Hauptargument der Zeitersparnis leicht entkräften. Zudem verblieb bei der Verwendung des Murphyknopfes stets eine gewisse Unsicherheit hinsichtlich der Festigkeit des Verschlusses. Selbst bei Operationen, bei denen Graser mit der Lage des Murphyknopfes sehr zufrieden gewesen war, hatte er „doch immer die Empfindung" gehabt, er „mache ein unsicheres Experiment".[462]

Durch stete Vervollkommnung der anatomischen Kenntnisse, sowie durch die rasche Weiterentwicklung der Operations- und vor allem der Nachttechniken an Magen und Darm, waren Gastrotomie und Gastrostomie bis zum Beginn der 80er Jahre des 19. Jahrhunderts zu Routineeingriffen geworden.[463] Die weitreichendste Anregung auf dem Gebiet der Magenchirurgie erfolgte durch Theodor Billroth, der am 29. Januar 1881 in Wien die erste erfolgreiche Pylorusresektion mit anschließender End-zu-End-Gastroduodenostomie durchführte.[464] Von vielversprechenden Operationserfolgen ermutigt, wurden in den folgenden Jahren immer ausgedehntere Resektionen gewagt. Dabei ergab sich zusehends das Problem einer möglichst spannungsfreien Vereinigung von reseziertem Magen und Duodenum. 1885 gab Billroth seine als Billroth-II bekannt gewordene Methode an, bei der er sowohl den Duodenal- als auch den Magenstumpf blind verschloß und eine Gastroenterostomie mit der obersten Jejunumschlinge anlegte.[465] Diese Methode fand in zahlreichen Modifikationen rasch Verbreitung.[466]

Im Anschluß an die Resektion großer Karzinome nach Billroth-II, machte es häufig Schwierigkeiten das Jejunum in den verbliebenen Magenrest einzupflanzen. Dieser Problematik konnte Graser dadurch entgehen, daß er „den darmähnlichen Magen [...] auf die Convexität der ersten Jejunumschlinge"[467] aufnähte. Diese Modifikation der Billroth-II-

---

[457]) S. dazu: Czerny, Vincenz: Über die Verwendung des Murphy-Knopfes als Ersatz für die Darmnaht. In: Verh. Dt. Ges. Chir. 1896. I, S. 94-99; Kümmell, Hermann: Über die Anwendung des Murphyknopfes bei der Operation des Magenkarzinoms und über die Frühoperation desselben. In: Verh. Dt. Ges. Chir. 1896. II, S. 145-161; Storp, Johann: Beitrag zur Anwendung des Murphyknopfes. In: Bericht über Verh. Dt. Ges. Chir. 1898. Beilage zum *Ztrbl. Chir. 25*, 1898, S. 129 f.; Wiener, Alex: Murphys Anastomosenknopf und seine Leistungen. *Ztrbl. Chir. 22*, 1895, S. 81-85; auch: Eiselsberg (1936), S. 95.

[458]) S. dazu S. 126, Fußnote 53.

[459]) Graser (1906.4), S. 95.

[460]) König, Fritz: Zur modernen Technik der Darmresektion und Anastomosenbildung (Murphys Knopf etc.). *Ztrbl. Chir. 22*, 1895, S. 85 f.

[461]) Graser (1906.4), S. 97.

[462]) Ebenda, S. 98.

[463]) Einen guten Überblick bis 1878 bietet: Kaiser, Ferdinand Franz: Beiträge zu den Operationen am Magen. Stuttgart 1878; die Jahre bis 1886 behandelt: Crede, Benno: Gastrotomie wegen Fremdkörper. *Arch. klin. Chir. 33*, 1886, S. 574-589.

[464]) Wölfler, Anton: Über die von Herrn Prof. Billroth ausgeführte Resektion des karzinomatösen Pylorus. Wien 1881.

[465]) Hacker, Viktor von: Die Magenoperationen an Professor Billroth's Klinik 1880-1885. Wien 1886.

[466]) Eine ausführliche Zusammenstellung dieser Modifikationen bis 1915 findet sich bei: Narath, Alfred: Zur Geschichte der zweiten Billrothschen Resektionsmethode am Magen. *Dt. Ztschr. Chir. 136*, 1916, S. 62-136.

[467]) Graser (1906.4), S. 100; s. dazu auch: Guleke, Nikolai; Zenker, Rudolf (Hrsg.): Allgemeine und spezielle chirurgische Operationslehre. 7. Bd., Teil 1, 2. Auflage, Berlin; Göttingen; Heidelberg 1951, S. 204, 230.

Methode mit einer in den unteren Anteil der Resektionsfläche am Magen inserierten retrokolisch hochgezogenen Jejunumschlinge haben unabhängig von ihm auch Hans Finsterer und Franz Hofmeister angegeben.[468]

Bei Magenresektionen, die Graser auch bei einem Ulkus ausführte, bevorzugte er einige Zeit lang die Billroth-II Methode.[469] Um 1906 entschied er sich jedoch wieder häufiger für Billroth-I, da mit dem Einnähen des Duodenums in den Restmagen ein anatomisch annähernd normaler Zustand erreicht werden konnte. Um den Schwierigkeiten durch die hierbei häufig auftretenden Nahtspannungen zu entgehen, modifizierte Graser diese Operation dahingehend, daß er die Vorteile der Kocherschen Methode - die Einpflanzung des Duodenums in die Rückfläche des verschlossenen Magens[470] - mit denen der Billroth-I vereinte. Dabei verschloß er den Magen in zwei Nahtreihen. Die obere legte er als endgültigen Verschluß. Die zweite, am unteren Magenende, wurde nach der festen Anheftung des Duodenums wieder geöffnet und erst jetzt die Schleimhaut definitiv vernäht. So konnte der bei der Naht entstehende Spannung effektiv entgegengewirkt werden. Die Stelle zwischen Verschlußnaht und Ringnaht des Magens blieb jedoch auch mit dieser Modifikation ein Problem. Eine Nahtinsuffizienz konnte Graser allerdings nicht beobachten.

In der Frage der Naht hatte Ferdinand Franz Kaiser schon 1878 als wirkungsvollste Methode zu einer modifizierten Lembertschen Darmnaht oder einer zweireihigen Etagennaht geraten.[471]

Wiederholt äußerte Graser seine Überzeugung, daß weniger die Wirksamkeit einer Operationsmethode, als vielmehr das persönliche Können und Geschick des Chirurgen maßgeblich für den Erfolg des operativen Eingriffes verantwortlich wären. So sah Graser auch die guten Erfolge, über die Kocher mit seiner technisch schwierigen gastrojejunostomia anterior berichtete, vor allem in dessen operativer Geschicklichkeit begründet. Aus diesem Grund empfahl er insbesondere den chirurgisch weniger erfahrenen Kollegen die einfacher zu überblickende hintere Gastroenterostomie.[472] Auch er selbst bevorzugte bei der Durchführung der Gastroenterostomie eine Abwandlung der von Viktor von Hacker angegebenen gastroenterostomia retrocolica[473] mit sehr kurzem Schenkel, wie dies Walter Petersen vorgeschlagen hatte.[474] Wichtig war ihm dabei, um die sichere Entleerung des verbleibenden Magens zu gewährleisten, die funktionell richtige Lage des abführenden Darmschenkels.

Viele Operateure zogen bei gutartigen Magenausgangsstenosen Modifikationen der von Anton Wölfler 1881[475] mitgeteilten antekolischen vorderen Gastroenterostomie einer Resektion vor.[476] Vorteile sah man vor allem in der Umgehung der Stenose, der Ruhigstellung des Geschwüres und in der Neutralisierung des sauren Magensaftes durch die

---

[468] „Die gleiche Abänderung der Billroth II mit retrokolisch verlagerter Jejunumschlinge haben 1904 und 1905 unabhängig voneinander Graser, Finsterer und Hofmeister ausgeführt." Guleke; Zenker (1951), S. 230, Abb. 158.

[469] Bei 85 Patienten wurde die Resektion des Magens 71 mal nach Billroth II, 9 mal nach Billroth I und 5 mal nach der Kocherschen Methode durchgeführt. Keßelring (1910), S. 37.

[470] Graser (1906.4), S. 100.

[471] Kaiser (1878).

[472] Graser (1906.4), S. 98.

[473] Hacker (1886).

[474] Graser (1906.4), S. 98; Petersen, Walter: Anatomische und chirurgische Beiträge zur Gastroenterostomie. Beitr. klin. Chir. 29, 1901, S. 597-616.

[475] Wölfler, Anton: Resektion des carcinomatösen Pylorus mit glücklichem Erfolge. Anz. ges. Ärzte Wien 10, 1880, S. 267; ders.: Über die Resektion des carcinomatösen Pylorus. Wien. med. Bl. 4, 1881, S. 556; 586; Wölfler (1881.1).

[476] Einen guten Überblick über die Operationsmethoden und ihre Modifikationen bietet: Eiselsberg (1936); eine ausführliche Zusammenstellung bringt: Narath (1916).

Vermischung mit dem basischen Duodenalsaft. Eine nicht unbedeutende Rolle spielte auch die Tatsache, daß es sich dabei um einen relativ kleinen chirurgischen Eingriff handelt. Auf dem Chirurgenkongreß 1897 konnte Johann von Mikulicz infolgedessen über zahlreiche Abwandlungen berichten.[477] Graser operierte solche Fälle grundsätzlich mit einer y-förmigen Gastroenterostomie nach Roux (gastroenterostomia retrocolica anterior ypsiloniformis).[478] Die schwierigere Anlage beider Anastomosen und die dadurch bedingte verlängerte Operationsdauer sah er durch das ausgezeichnete funktionelle Ergebnis und den guten Dauererfolg gerechtfertigt. Graser riet eindringlich dazu, die von Roux gegebenen Operationsanweisungen „auch im kleinsten Detail zu befolgen"[479].

Walter von Heineke hatte 1886, ähnlich wie Mikulicz 1887/ 1888[480], als technisch relativ einfache Operation bei gutartigen Stenosen eine Pyloroplastik mit Längsspaltung und anschließender Quervernähung des Pylorus angegeben.[481] Zu Beginn seiner chirurgischen Tätigkeit führte Graser diese als Schüler von Heinekes, wie er schrieb, „schon in Verehrung für meinen Lehrer"[482], noch häufig aus. Wiederholt war er jedoch gezwungen, aufgrund erneut auftretender Stenosen doch eine Gastroenterostomie durchzuführen, so daß er schon bald in der Regel die Gastroenterostomie statt der Pyloroplastik wählte.[483]

Auf der 6. Tagung der Vereinigung Bayerischer Chirurgen 1921 stellte Graser in einer Zusammenfassung seine „Technik der Gastroenterostomie"[484] vor. Bei 475 Gastroenterostomien waren in Erlangen 454 mal die hintere (gastroenterostomia retrocolica posterior) nach Hacker und nur 19 mal die vordere (gastroenterostomia antecolica anterior) nach Wölfler mit „Braunscher Anastomose"[485] ausgeführt worden. Graser betonte, daß bei den Nachuntersuchungen, die „mit großer Hingebung"[486] durchgeführt worden waren, in keinem einzigen Fall ein operationsbedingtes ulcus pepticum jejuni festgestellt werden konnte. Da an den insgesamt 1519 Magenoperationen, über die der erste Assistent der Klinik Erwin Kreuter schon auf dem Chirurgenkongreß 1921 berichtet hatte, „eine ziemliche Anzahl von Operateuren beteiligt waren, die aber im großen und ganzen doch nach den Grundsätzen des Chefs"[487] vorgingen, machte Graser für diese Ergebnisse weniger die Operationsmethode, als vielmehr die Art und Weise der Ausführung verantwortlich.
War die Einpflanzungsstelle am Magen festgelegt - in der Regel befand sich diese an der hinteren Magenwand - und durch eine „weiche Darmzange"[488] fixiert, befestigte Graser die

---

[477]) Mikulicz, Johannes von: Über einen Fall von günstig verlaufener Pylorusresektion. In: Bericht über: Verh. Dt. Ges. Chir. 1883. Beilage zum *Ztrbl. Chir. 10 1883*, S. 39 f.; ders.: Die chirurgische Behandlung des chronischen Magengeschwürs. *Mitt. Grenzgeb. Med. Chir. 2*, 1897, S. 184-272; ders.: Die chirurgische Behandlung des chronischen Magengeschwürs. In: Bericht über Verh. Dt. Ges. Chir. 1897. Beilage zum *Ztrbl. Chir. 24*, 1897, S. 69-98.

[478]) „Ich möchte nicht unterlassen, Sie auf die Cultivierung dieser Methode besonders hinzuweisen", Graser (1906.4), S. 99.

[479]) Ebenda, S. 98.

[480]) Mikulicz, Johannes von: Zur operativen Behandlung des stenosierenden Magengeschwürs. In: Verh. Dt. Ges. Chir. 1887. II, S. 307-348; ders.: Zur operativen Behandlung des stenosierenden Magengeschwürs. *Arch. klin. Chir. 37*, 1888, S. 79-90.

[481]) S. dazu: Fronmüller, Friedrich: Operation einer Pylorusstenose. Diss. med. Erlangen 1886.

[482]) Graser (1906.4), S. 99.

[483]) Ebenda.

[484]) Graser, Ernst: Zur Technik der Gastroenterostomie. *Dt. Ztschr. Chir. 172*, 1922, S. 358-361.

[485]) Braun, Heinrich: Über Gastero-Enterostomie und gleichzeitig ausgeführte Entero-Anastomose. In: Verh. Dt. Ges. Chir. 1892. I, S. 515-518; ders.: Über die Entero-Anastomose als Ersatz der zirkulären Darmnaht. In: Verh. Dt. Ges. Chir. 1892. II, S. 504-514.

[486]) Graser (1922.2), S. 358.

[487]) Ebenda, S. 359.

[488]) Ebenda.

Jejunumschlinge mit zwei Katgutligaturen. Im Halten mit Ligaturen sah er gegenüber der Fixation mit Zangen, egal ob man sich dabei der „weichen Doyenschen Zange"[489] bediente, oder „eine dreiteilige Zange [...], z. B. die nach Lane"[490] wählte, den entscheidenden Vorteil, daß vor der definitiven Anheftung immer noch leichte Lagekorrekturen durch „Drehen, Heben, Senken, Verschieben nach rechts oder links"[491] vorgenommen werden konnten.

Um das gesamte Darmlumen zum Abfluß des Mageninhaltes nutzen zu können, nähte Graser das leicht nach vorn gedrehte Jejunum mit einer sehr nahe am Mesenterium liegenden äußeren Nahtreihe an den Magen an. Bei Perforationen übernähte er die Ulkusränder stets in zwei bis drei Schichten mit schneidenden Seidennähten und schloß eine entlastende Gastroenterostomie an.[492] Mußte eine Operation wegen Ulkusrezidiv wiederholt werden, empfahl Graser auch hier die „Y-Methode nach Roux"[493]. Sollte bei pylorusnahen sowie Duodenal-Geschwüren ein Verschluß des Pylorus vorgenommen werden, sprach er sich dafür aus statt der Umschnürung mit Seidennähten, die häufig schon nach kurzer Zeit wieder durchlässig werde, die Unterbindung der Passage mit dem ligamentum suspensorium hepatis vorzunehmen.

Anton von Eiselsberg hatte seit 1885 bei Karzinom, ab 1900 dann auch zur Ruhigstellung von Ulcera den Magen im Antrumbereich durchtrennt, beide Magenstümpfe blind vernäht und anschließend eine Gastroenterostomie mit dem oberen Magenanteil ausgeführt. Diese Methode der unilateralen Pylorusausschaltung hat Graser offensichtlich, wohl weil mit ihr ein sehr großer Eingriff verbunden war, nicht oder nur sehr selten angewendet.[494]

3.4.6. Die Operation des Rektumkarzinoms[495]

„Das Quälende für mich ist, daß ich in bezug auf die Sicherheit des Ausganges bei den schwierigen Operationen in den letzten 5 Jahren nicht weiter gekommen bin."[496]

Wie zahlreiche andere Erkrankungen des Magen-Darm-Traktes werden auch heute noch die bösartigen Tumoren des Mastdarmes meist erst sehr spät erkannt und deshalb häufig über einen längeren Zeitraum hin falsch behandelt. Schon Graser klagte wiederholt darüber, „daß die Mehrzahl der Mastdarmkarzinome erst in einem fortgeschrittenen, zur Operation nicht mehr günstigen Zustande in chirurgische Hand kommen."[497] Zur Diagnostik mahnte er stets, eine örtliche, digitale Untersuchung vorzunehmen. Dabei böten Kondomfingerlinge in Verbindung mit einer desinfizierenden Salbe einen weitaus besseren Schutz als Gummihandschuhe. Unwillige Patienten drängt er mit „dem nötigen Ernst und festen Beharren"[498] zur Untersuchung.

---

[489] Ebenda, S. 360.

[490] Ebenda.

[491] Ebenda.

[492] Ebenda, S. 361; s. dazu auch: Dessart, Elsa: Magenperforation an der chirurgischen Klinik zu Erlangen (1907-1917). Diss. med. Erlangen 1919.

[493] Graser (1906.4), S. 98 f.

[494] „ist [...] ein recht großer Eingriff, der recht wohl mit einer queren Resektion verglichen werden kann", Graser (1922.2), S. 361.

[495] Nordmann, Otto: Die Entwicklung der Dickdarmchirurgie in den letzten 25 Jahren. *Arch. klin. Chir.* 142, 1926, S. 312-367; Papastavrou, Nikolas: Darm. In: Sailer, Franz X.; Gierhake, Friedrich W. (Hrsg.): Chirurgie historisch gesehen. Deisenhofen 1973, S. 107-131.

[496] Graser, Ernst: Zur Operation des Mastdarmkrebses. *Beitr. klin. Chir.* 76, 1911, S. 804.

[497] Graser, Ernst: Behandlung der Krankheiten des Mastdarmes. In: Penzoldt, Franz; Stintzing, Roderich (Hrsg.): Handbuch der gesamten Therapie. 2. Bd., 4. Aufl., Jena 1909, S. 625.

[498] Ebenda, S. 601.

Bei Auftreten so deutlicher Symptome, wie Blut, zäh-glasigem Schleim, oder blutig-eitriger und jauchiger Sekretion im Stuhl, müsse man z. B. durch eine Mastdarmspiegelung bösartige Tumoren differentialdiagnostisch ausschließen. Insbesondere das Romanoskop nach Howard Atwood Kelly und Hermann Strauss[499] leistete Graser bei der genauen Untersuchung der Schleimhaut gute Dienste: „Mit Hilfe dieses Instruments habe ich mehrfach Geschwülste in der Höhe von 20-25 cm auffinden können."[500] Graser empfahl eine weitergehende und gründliche Untersuchung in Narkose durchzuführen, um gegebenenfalls eine sofortige Behandlung anschließen zu können. Ob sein ausdrücklicher Hinweis, daß die Untersuchung nach Gustav Simon, bei der die gesamte Hand in den Mastdarm eingeführt wurde, nicht mehr zweckmäßig sei, Rückschlüsse auf noch bestehende allgemeine Privatpraxis erlaubt, mag dahingestellt sein.[501]

Der Operation des Rektumkarzinoms kommt auf dem Gebiet der Darmchirurgie wegen der verhältnismäßig hohen Anzahl lokal auftretender Rezidive und insbesondere wegen seiner schwierigen anatomischen Zugänglichkeit ein besonderer Stellenwert zu. So ist es kaum verwunderlich, daß bis in die 30er Jahre nur wenig Einigkeit über die geeignete Operationsmethode herrschte. Drei unterschiedliche Vorgehensweisen standen zur Wahl: eine rein sakrale Methode, eine kombinierte abdomino-sakrale bzw. sakro-abdominale Methode, sowie eine kombinierte Methode mit grundsätzlicher Anlage eines anus iliacus in Verbindung mit vollständiger Ausweidung des Rektums und der Flexur.
Bis in die 70er Jahre des 19. Jahrhunderts hatte man - ausschließlich sakral vorgehend - lediglich tiefsitzende Rektumkarzinome für operabel gehalten. Theodor Kocher[502], Paul Kraske[503], Bernhard Bardenheuer[504] und Edmund Rose[505], Walter von Heineke[506] und William Levy[507] resezierten dann Teile des Steiß- bzw. Kreuzbeines dauerhaft oder wenigstens zeitweilig, um so einen sicheren sakralen Zugang auch zu höhergelegenen Tumoren zu erhalten. Otto Zuckerkandl und Anton Wölfler[508] erreichten dies mit einer Durchtrennung des Weichgewebes, ausgehend von einem Parasakralschnitt bis zur spina posterior superior. Zur Entfernung hochsitzender Karzinome hatten Fritz König 1882, David Giordano, Gaudier, und Jaque-Victor Chalot je 1895 den Zugang zum Operationsgebiet abdomino-sakral kombiniert, während Vincenz Czerny 1883 und Paul Kraske 1904 sakro-abdominal vorgegangen waren. Eine Umfrage der Medizinischen Klinik zur chirurgischen Behandlung des Mastdarmkrebses im Jahr 1925 zeigt deutlich die großen Unterschiede in der Bewertung der operativen Möglichkeiten:
Während Chirurgen wie Nikolai Guleke[509], Martin Kirschner, Viktor Schmieden und Hermann Schloffer wegen der gesicherten Radikalität grundsätzlich kombiniert abdomino-

[499]) Vgl. dazu: Strauss, Hermann: Die Procto-Sigmoscopie. Leipzig 1910.
[500]) Graser (1909.7), S. 602.
[501]) Ebenda, S. 603.
[502]) Kocher, Theodor E.: Die Exstirpatio recti nach vorheriger Excision des Steißbeins. *Ztrbl. Chir. 1*, 1874, S. 145.
[503]) Kraske, Paul: Zur Exstirpation hochsitzender Mastdarmkarzinome. In: Verh. Dt. Ges. Chir. 1885. II, S. 464-474; ders.: Erfahrungen über den Mastdarmkrebs. Leipzig 1897.
[504]) Bardenheuer, Bernhard: Die Resektion des Mastdarms. Leipzig 1887.
[505]) Rose, Edmund: Über die Exstirpation gutartiger Bauchgewächse. *Dt. Ztschr. Chir. 19*, 1883, S. 24-50;
[506]) Heineke, Walter von: Ein Vorschlag zur Exstirpation hochgelegener Rektumkarzinome. *Münch. med. Wschr. 35*, 1888, S. 516-518.
[507]) Levy, William: Zur Technik der Mastdarmresektion, *Ztrbl. Chir. 16*, 1889, S. 218.
[508]) Zuckerkandl, Otto: Notiz über die Blosslegung der Beckenorgane. *Wien. klin. Wschr. 2*, 1889, S. 276, 356; Wölfler, Anton: Über den parasakralen und pararektalen Schnitt zur Blosslegung des Rektums, des Uterus und der Vagina. *Wien. klin. Wschr. 2*, 1889, S. 296-298.
[509]) Vgl.: Guleke, Nikolai: Über die abdomino-sakrale Exstirpation beim Mastdarmkrebs. *Chirurg 3*, 1932, S. 313-317.

171

sakral mit Totalexstirpation und anus praeternaturalis operierten,[510] wählten doch die weitaus meisten ihre Operationsmethode noch situationsbezogen. Für eine kombinierte Operation sprachen neben der größtmöglichen Radikalität, durch abdominale Unterbrechung der Hauptvenen und Lymphbahnen und vollständiger Entfernung der Lymphknoten entlang der arteria haemorrhoidalis superior, die einfach zu beherrschende Technik und die aseptische Ausführbarkeit. Als entscheidender Nachteil galt hier der definitive anus praeter.

Bei rein sakralem Vorgehen hingegen konnte, unter Erhalt des Sphinkters, fast immer ungestörte oder wenigstens befriedigende Kontinenz erreicht werden. Diesem Vorteil stand jedoch als großes Problem die Infektion der Wundhöhle gegenüber. Um diese Wundinfektion zu verhindern, führte Hermann Küttner ab 1910 die Operation in zwei Teilschritten aus.[511] Zunächst verlagerte er den karzinomatösen Darmanteil durch die Kreuzbeinlücke in die Sakralwunde vor. Der eigentliche resektive Eingriff erfolgte dann einige Tage später. Graser empfahl gerade in dieser Richtung weiterzuarbeiten.[512] Er selbst bevorzugte als Regeloperation die perineal bzw. sakral ausgeführte amputatio recti, bei der er den gesamten unteren Anteil des Mastdarmes einschließlich des Afters entfernte.[513] Seine operativen Eingriffe dauerten nur kurz, sie waren in „weniger als einer Stunde beendet, bisweilen auch in einer halben Stunde".[514]

Auch Julius Hochenegg operierte in der Regel sakral.[515] 1903 hatte Graser einen Bericht über Hocheneggs „Erfolge bei der Radikaloperation bösartiger Magendarmgeschwülste"[516] rezensiert. Viele der Punkte, die in den folgenden Jahren bei der Operation von Rektumkarzinomen auch für ihn wesentlich wurden - Indikationsstellung, operativer Zugang, Nachbehandlung -, finden sich hier bereits. Felix Mandl berichtete 1925 aus der II. chirurgischen Klinik in Wien: „Der hohe Sitz des Karzinoms ist kein Grund, den Tumor [...] von untenher nicht auf sacralem Wege entfernen zu können."[517] Einzig starr und unverschieblich im Becken fixierte Tumoren sowie unstillbare Blutungen müßten kombiniert operiert werden.

Ganz in diesem Sinn hatte Graser bereits im Handbuch der gesamten Therapie geschrieben: „Ich kann nicht behaupten, daß ich für die kombinierte Methode begeistert wäre."[518] Wiederholt hatte er die Erfahrung machen müssen, daß sich durch die kombinierte Methode die grundsätzlichen Schwierigkeiten bei der Präparation eines hochsitzenden Tumors sowie bei der Mobilisation der Flexur nicht verringerten.[519] Vor allem bei adipösen Patienten

[510]) S. dazu die Antworten auf die Umfrage zur chirurgischen Behandlung der Mastdarmkrebse. Med. Klinik 21, 1925, Schmieden, Viktor: S. 1452 f.; Kirschner, Martin: S. 1492 f.; Schloffer, Hermann: S. 1534 f.; Guleke, Nikolai: S. 1535; auch: Schmieden, Viktor; Fischer, Adalbert W.: Die abdomino-sakrale Rektumexstirpation. Normalmethode in der Therapie des Mastdarmkrebses. Arch. klin. Chir. 132, 1924, S. 503-527.
[511]) Küttner, Hermann: Die sakrale Vorverlagerungsmethode beim hochsitzenden Rektumkarzinom. Dt. med. Wschr. 36, 1910, S. 606-610.
[512]) Graser (1911), S. 797.
[513]) Fast immer amputierte Graser das Rektum vollständig, nur in 5 von 167 operierten Fällen resezierte er lediglich. Bayerische Chirurgen-Vereinigung: [Grashey, Rudolf: Bericht über die 1. Tag. Ver. Bay. Chir. 1911]. Münch. med. Wschr. 58, 1911, S. 1746.
[514]) Graser (1911), S. 801.
[515]) Hochenegg, Julius: Meine Operationserfolge bei Rektumkarzinom. Wien. med. Wschr. 50, 1900, S. 399-404; ders.: Zur totalen Darmausschaltung. Wien klin. Wschr. 25, 1912, S. 947-949; zur Behandlung Hochenegg um 1925: Mandl, Felix: [Antwort auf eine Umfrage über die chirurgische Behandlung des Mastdarmkrebses]. Med. Klinik 21, 1925, S. 1955.
[516]) Graser, Ernst: [Rezension: Lorenz, H.: Unsere Erfolge bei der Radikaloperation bösartiger Magendarmgeschwülste]. Dt. Ärzteztg., 1903, S. 44.
[517]) Mandl (1925).
[518]) Graser (1909.7), S. 634.
[519]) Graser (1911), S. 797 f.

bereitete ihm die abdomino-sakrale Methode häufig Probleme, weshalb er dann lieber zweizeitig, also in zwei getrennten Operationen vorging.[520] In Fällen, in denen es jedoch nicht gelang, den Darm genügend weit freizupräparieren, zog Graser die Anlegung eines sakralen Afters mit Erhaltung des unteren Rectumabschnittes, Tamponade und späterer Darmnaht der zweizeitigen Küttnerschen Methode vor.[521]

Als eine der wesentlichsten Maßnahmen zur Operationsvorbereitung galt Graser die gründliche Entleerung des Darmes. Zu diesem Zweck schien es ihm um 1910 für geeignete Fälle sogar sinnvoll, zunächst eine Enterostomie auszuführen und erst nach Leerung des Darmabschnittes in einem zweiten Eingriff den Tumor zu entfernen. Obgleich dieser operative Weg von wenigen Chirurgen beschritten wurde, hatte Graser es „mehrfach getan und war sehr befriedigt"[522]. Schon bald verzichtete er jedoch wieder darauf, in einer Voroperation einen künstlichen After anzulegen. Er hatte die Erfahrung gemacht, daß auch eine vorgezogene Kolostomie das Operationsrisiko nicht wesentlich verringern konnte. In den 20er Jahren hielt er dann die Anlegung eines künstlichen After nur noch bei bestehendem Ileus für notwendig.[523]

Tiefersitzende Mastdarmkarzinome amputierte Graser in der Regel auf perinealem Wege: Zunächst erfolgte die hintere Spaltung des Sphinkters möglichst genau in der Mitte der Raphe, um im Operationsverlauf gegebenenfalls ohne weitere Schwierigkeiten das Steißbein durchtrennen zu können. Weiter empfahl Graser ein streng schichtweises Vorgehen mit dem gekröpften Messer. Zur Ablösung des Tumors vom Anus durchtrennte er die Rektalwand mit der Cooperschen Schere[524] möglichst gleichmäßig kreisförmig. Eine sorgfältige Blutungsstillung erfolgte durch Abbinden. Nach Durchschneidung des Ansatzes am levator ani wurde der Tumor dicht am Darm, wo möglich stumpf, isoliert. Dabei war vor allem auf die vordere Wand zu achten. Nur allzu leicht konnten die männliche Harnröhre, bzw. die Vagina und eventuell auch die Harnblase verletzt werden. Zur besseren Orientierung empfahl Graser eine Harnröhrensonde einzuführen. Selbstverständlich war jegliche Verunreinigung der Wunde mit dem eitrig-jauchigen Tumorsekret zu vermeiden. Beschmutzte Finger mußten gründlich gereinigt und erneut desinfiziert werden. Zweckmäßig trug man Gummihandschuhe, die rasch gewechselt werden konnten. Den Mastdarm präparierte Graser so weit frei, daß der Tumor vollständig vor den Anus gelagert und nach der Exstirpation eine spannungsfreie Vereinigung an die äußere Haut oder an erhalten gebliebene Schleimhautanteile der Anusregion vorgenommen werden konnte. Jede Spannung der Nähte war schädlich. Um entstehende Spannungen zu vermindern, mußte gegebenenfalls die Douglassche Bauchfellfalte eröffnet werden.[525] Zur Wundversorgung empfahl Graser nach breiter Anlagerung der Wundflächen Katgutknopfnähte, eventuell in zwei korrespondierenden Nahtreihen. Eine fortlaufende Naht eignete sich seiner Meinung nach wenig, weil durch diese leicht eine zirkuläre Verengung des Darmes begünstigt werde.

Erst nach vollständigem Einnähen des Darmes erfolgte nicht zu dicht an der Nahtlinie die Abtragung des Tumors. Der verbliebene überstehende Rand konnte, wenn er störte, bei einer zweiten Operation zum Sphinkterverschluß noch entfernt werden. Obgleich einige Autoren

[520]) Ebenda, S. 798.
[521]) Graser (1909.7), S. 634.
[522]) Ebenda, S. 628.
[523]) Grashey, Rudolf: [Aus dem Bericht über die 8. Tag. Ver. Bay. Chir. 1923]. *Münch. med. Wschr.* 70, 1923, S. 961.
[524]) S. dazu: Cooper, Astley Paston: Anatomische Beschreibung und chirurgische Behandlung der Unterleibsbrüche nach der 2. von C. Aston Key besorgten Ausgabe. Weimar 1833.
[525]) „Ein Fehler wäre es, den Darm unter starker Spannung unten anheften zu wollen, bloß um die Eröffnung des Bauchfells zu umgehen." Graser (1909.7), S. 630.

für günstige Fälle die sofortige Naht des hinteren Sphinkterschnittes empfahlen, riet Graser davon eindringlich ab. Er hatte oftmals Eiterungen beobachtet, die dann ein nachträgliches Entfernen der Nähte notwendig machten. Auch komme es leicht zu Kot- und Sekretstauungen, die zu Ernährungsstörungen des Restdarmes führten. Deshalb schien es ihm ratsam die Wunde zunächst offen zu lassen und zu tamponieren.

1885 hatte Kraske auch zur Operation hochsitzender Rektumkarzinome eine sakrale Methode angegeben.[526] Er begann mit einem bis auf den Knochen reichenden Längsschnitt von der Mitte des Kreuzbeines zum Steißbein und exstirpierte nach Präparation der Weichteile, sowie des ligamentum tuberoso- und spinososacrum auf der linken Seite, das Steißbein und das Kreuzbein unterhalb des 3. Kreuzbeinloches.
Bardenheuer und Rose waren noch einen Schritt weitergegangen, indem sie den gesamten unteren Anteil des Kreuzbeines entfernten. Der Preis für das dadurch erreichte sehr freie Operationsfeld war allerdings die große Knochenwunde mit Eröffnung des Durasackes.[527] Von Heineke hatte hingegen 1888 eine temporäre Knochenresektion empfohlen.[528]
Nachdem Graser in den ersten Jahren noch mit temporärer Resektion (nach von Heineke), zuweilen sogar mit definitiver Resektion des Kreuzbeines (nach Kraske) sakral operiert hatte, war er „mit zunehmender Uebung"[529] wieder davon abgekommen. Mußte der besseren Übersicht wegen tatsächlich einmal ein Teil des Kreuzbeines reseziert werden, legte er Wert auf eine sorgfältig-schonende Präparation der fascia sacralis mit dem Raspatorium. Sonst fand er den Zugang meist mit einem Schnitt durch die Weichteile entlang des linken Randes des Steiß- und Kreuzbeines, wie ihn Wölfler und Zuckerkandl vorgeschlagen hatten.[530] Zu Kraskes Methode äußerte er rückblickend: „Wie wir uns selbst überzeugen konnten, ist es in vielen Fällen, die man eine Zeit lang stets mit Resektion operiert hatte, recht wohl möglich, ohne verstümmelnde Knochenoperation, wenn auch mit etwas mehr Mühe zum Ziel zu kommen."[531]

Um 1910 lagerte er die Patienten zu Operationsbeginn auch bei hochliegenden Tumoren in Steinschnittlage mit etwas erhobenem Steiß. Diese Lagerung empfahl er auch zur Auslösung der Weichteile und der vorderen Organe, wie der Harnblase oder der Prostata, da sich mit ihr eine typische Topographie ergebe und somit eine leichte Orientierung gewährleistet sei. Anschließend operierte er in rechter Seitenlage weiter. Sehr hohe Tumoren operierte er zunächst von Beginn an in rechter Seitenlage, hat dann aber mit der Bauchlage nach Depage offenbar so gute Erfahrungen gemacht, daß er in den folgenden Jahren in der Regel diese Lagerung wählte.[532] Die meisten Operateure bevorzugten zur Voroperation und Ablösung des Rektums die rechte Seitenlage mit hochgezogenen Oberschenkeln.
Nach der Auslösung des Darmkanals erleichterte sich Graser die weitere Isolierung durch eine frühzeitige Eröffnung des Bauchfells. War zur Mobilisierung eine Durchtrennung des Darmes unterhalb des Tumors notwendig, wurde das untere Ende mit Jodoformgaze, der obere Anteil durch Naht oder Abbinden dicht verschlossen. Nach der Vorverlagerung des Darmes in die

---

[526] Kraske (1885).
[527] Bardenheuer (1887), Rose (1883).
[528] Heineke (1888).
[529] Graser (1911), S. 791.
[530] Wölfler (1889); Zuckerkandl (1889); „ich selbst habe in den Jahren 1902-1907 in über 100 Fällen die Radikaloperation, meist die Amputation gemacht, fast immer mit dem Parasakralschnitt", Graser (1909.7), S. 625.
[531] Graser (1909.7), S. 627.
[532] Graser, Ernst: Operative Behandlung der Krankheiten des Mastdarmes. In: Guleke, Nikolai; Penzoldt, Franz; Stintzing, Roderich (Hrsg.): Handbuch der gesamten Therapie. 2. Bd., 6. Auflage, Jena 1926, S. 607.

Analgegend mußte eine Entscheidung über das weitere Vorgehen bei der Exstirpation des Tumors getroffen werden.

Trotz beeindruckender Theorie hat Graser „nach vielen Versuchen"[533] die Resektion mit anschließender zirkulärer hoher Darmnaht zugunsten der Amputation wieder aufgegeben. Zu groß erschienen ihm die Risiken, insbesondere die Gefahr der Perforation, weitaus größer als der durch den Erhalt des unteren Darmanteiles eventuell erreichbare Gewinn.[534] Graser durchtrennte in der Regel also den unteren Anteil des Darmrohres oberhalb des Sphinkters, zog anschließend die Flexur durch das Darmlumen und nähte sie in den Sphinkteranteil ein. Den Darm fixierte er dabei „fast immer über [...] Drahtstühlchen nach Nicoladoni."[535]

Obgleich er, geprägt durch von Heinekes Erfahrungen, ein Vernähen des Bauchfells nicht unbedingt für notwendig hielt, wenn keine Neigung zum Darmvorfall zu erwarten war, schloß er dennoch das Peritoneum meist mit einigen feinen Katgutnähten.[536] Die hintere Wunde vernähte er nur im oberen Anteil, der untere blieb bewußt offen, um Jodoformgaze oder Dressmannsche Glasröhren einführen zu können.

Mehrere Fälle von rascher und unproblematischer Heilung hatten ihn in den Jahren vor 1910 veranlaßt, die Tamponade der Wunde sehr stark einzuschränken. Nachdem aber einige Patienten verstarben, die eine ausgiebige Tamponade vielleicht gerettet hätte, gab er diese Position wieder auf.[537] Dennoch tamponierte er, um die Bildung ausgedehnter Narbenschwielen zu vermeiden, so wenig und so kurz wie möglich. Eine Tamponade der Resektionswunden selbst vermied er ganz.

Alle großen Wunden wurden mit anti- oder aseptischen Verbänden abgedeckt. Bei der weiteren Behandlung des Darmes lag Grasers Hauptaugenmerk auf der Sorge um einen ausreichenden Abfluß. Blähungen, die Ernährungsstörungen des Darmes verursachen könnten, mußten unbedingt vermieden werden. Um eine ungestörte Heilung zu gewährleisten, wurde der Stuhlgang mittels Diät und Opiumgabe für eine Woche zurückgehalten. Ein erster Verbandswechsel erfolgte zwei Tage nach der Operation, gegebenenfalls mit erneuter Tamponade der Kreuzbeinlücke. Wenn nach etwa einer Woche postoperativ die Wundfläche granulierte, wurde der Patient täglich einmal gebadet. Hierbei erfolgte auch die Stuhlentleerung, eventuell unterstützt durch die Verabreichung von Rizinusöl. Die Wunde selbst wurde mit Lysol oder Kalium hyperpermanganat gespült und anschließend wieder lose tamponiert. Erst nach ungefähr drei bis vier Wochen erfolgte dann die Naht des hinteren Sphinkterschnittes.

Hatte man den Sphinkter vollständig entfernen müssen, war der Zustand, was die funktionellen Ergebnisse anbelangte, ein sehr unbefriedigender. In der Regel war man hier auf Obturatoren angewiesen. Einigermaßen zuverlässig konnten diese aber nur dann schließen, wenn sie wie beim anus sacralis nach Hochenegg[538] auf knöcherner Unterlage zu liegen kamen. Wirklich gute Ergebnisse konnte Graser dagegen erzielen, wenn es ihm gelungen war, den Sphinkter wenigstens in Teilen zu erhalten oder ihn durch eine Naht wieder dicht zu verschließen. Bis 1910 hatte er in immerhin 75 % aller operierten Fälle den heruntergezogenen Darm soweit mobilisieren können, daß ein spannungsloses Einnähen in der ursprünglichen Analgegend möglich geworden war.[539]

---

[533] Graser (1909.7), S. 632.

[534] Ebenda.

[535] Ebenda.

[536] „Heineke hat es grundsätzlich unterlassen", Graser (1911), S. 801.

[537] „Die Tamponade ist ein unvermeidliches Uebel", Ebenda, S. 800.

[538] Vgl. dazu: Hochenegg (1900); Hochenegg (1912).

[539] Graser (1911), S. 799.

Bei vollständiger Inkontinenz empfahl er eine Ablösung der Umgebung des Afters mit Hochverlagerung des Rektums und Verschluß der sich aneinanderlagernden Nates nach Bernhard Riedel.[540]. Auch von der Anlage eines anus glutaealis nach Ludwig von Rydygier und Friedrich Witzel mit der Fixierung des Darmes im musculus glutaeus maximus[541] versprach Graser sich noch eine befriedigende Kontinenz.[542]

Über seine Erfahrungen und den Stand der Rektumkarzinombehandlung an der Erlanger chirurgischen Klinik bis 1912 berichtete Graser ausführlich unter dem Titel „Zur Operation des Mastdarmkrebses" im Juli 1911 vor der neugegründeten Vereinigung Bayerischer Chirurgen.[543] Auffällig ist zunächst die sehr weit gefaßte Indikationsstellung zur Radikaloperation: von 1902 bis 1907 operierte Graser in 83,3 %[544] zwischen 1907 und 1911 sogar in 94 %[545] aller zugehenden Fälle. Damit kam er deutlich über die aus anderen Kliniken mitgeteilten Prozentzahlen.[546] Selbstverständlich sind bei einer solchen Indikationsstellung die Heilungsstatistiken recht ungünstig. Hierzu äußerte er selbst: „Im Vergleich zu anderen Operateuren bin ich in der Auswahl der zur Radikaloperation noch geeigneten Fälle entschieden weiter, vielleicht etwas zu weit gegangen."[547] Sucht man nun nach Gründen, die zu einer so weitgefaßten Indikationsstellung führten, fallen folgende besonders ins Auge: Wiederholt nannte Graser den „rein menschlichen Standpunkt"[548], der ihn dazu verpflichte, einen Kranken, der sich in letzter Hoffnung zur Operation entschließe, nicht abzulehnen. Er versicherte, daß es ihm gelungen sei, so auch Patienten zu heilen „und zwar auf längere Jahre"[549], die bei strengerer Indikationsstellung gar nicht mehr zur Operation gekommen wären.

Die Beobachtung, daß langsam wachsende Tumoren, selbst wenn sie schon eine beträchtliche Größe erreicht hätten, meist eine bessere Prognose zeigten als kleine Geschwülste, die in relativ kurzer Zeit entstanden waren, veranlaßte ihn auch bei sehr weit fortgeschrittenem Tumorwachstum noch radikal zu operieren. Graser betonte stets mit Nachdruck den Wert der Radikaloperation, wenngleich ihn auch die Erfolge der definitiven Kolostomie sehr beeindruckten.[550] Er war überzeugt, daß wirkliche Heilung nur dort erfolgen könne, wo die gesamte Geschwulst und das erkrankte Lymphdrüsengewebe radikal entfernt werde.

Nur zystoskopisch nachweisbare starke Verwachsungen mit der Harnblase, oder ein ausgedehntes Tumorwachstum im Beckenraum, ließ er als Kontraindikation der Radikaloperation gelten.[551] Selber trat er aber auch noch bei stark mit ihrer Umgebung

---

[540]) Graser (1909.7), S. 639; Graser (1911), S. 803.

[541]) Rydygier, Ludwig von: Eine neue Methode der temporären Resektion des Kreuzsteißbeines behufs Freilegung der Beckenorgane. Ztrbl. Chir. 20, 1893, S. 1-5; ders.: Anus praeternaturalis. Wien. klin. Wschr. 7, 1894, S. 220; Witzel, Friedrich: Zur Technik der Magenfistelanlegung. Ztrbl. Chir. 18, 1891, S. 601-604.

[542]) 28 mal führte er einen Sacral- und nur drei mal einen seitlichen Glutäalafter nach Witzel („am wenigsten zufrieden") aus. Graser (1911), S. 805.

[543]) Graser (1911).

[544]) Ebenda, S. 788, 804.

[545]) Ebenda, S. 804.

[546]) Graser selbst teilt mit: „v. Eiselsberg 1909 66 %, Hochenegg 72 %, Rotter 70 % Operabilität", ebenda.

[547]) Ebenda.

[548]) „Vom rein menschlichen Standpunkt aus muss man einer sehr weiten Indikation das Wort reden. Denn wenn der Kranke schon kommt, um sich operieren zu lassen, so bedeutet die Ablehnung der Operation ein Todesurteil." Bayerische Chirurgen-Vereinigung (1911.2), S. 1746.

[549]) Graser (1911), S. 804.

[550]) So hatte er von César Roux „bei einem längeren Besuch [...] in Lausanne" erfahren, daß dieser bei Operationen des Mastdarmkarzinoms fast grundsätzlich eine definitive Kolostomie durchführe und den Tumor lediglich in sehr günstig gelagerten Fällen exstirpiere. Ebenda, S. 788.

[551]) Graser hat dann „aber auch noch Fälle operiert, bei denen eine starke Auflockerung der Blasenschleimhaut eine wenigstens entzündliche Mitbeteiligung der Harnorgane annehmen ließ." Ebenda, S. 790.

verwachsenen Tumoren und in Fällen mit ausgedehntem Drüsenbefall nachdrücklich für die Entfernung des Karzinoms ein, was „für den Patienten nicht nur eine sehr große Wohltat [sei], sondern auch eine namhafte Verlängerung des Lebens bewirken [könne]"[552]. Lediglich bei sehr ausgedehnten Geschwülsten empfahl Graser als ultima ratio entweder ein Auskratzen mit anschließender Kauterisation, um die bestehenden Stenosen, Jauchung und Blutungen zu beseitigen oder die Durchführung einer colostomia iliaca mit anus praeternaturalis.[553]

In der Frage der sehr weit gefaßten Indikationsstellung mag nicht zuletzt auch eine Überlegung, die er an anderer Stelle anstellte, eine nicht unwesentliche Rolle gespielt haben. Dort äußerte er nämlich, daß manche Erkenntnisse nicht durch anatomische Studien, sondern „nur durch Erfahrungen am Lebenden [...] vielleicht gerade bei ungünstigen Fällen, die an sich eine sehr schlechte Prognose geben"[554], gewonnen werden könnten.

Obgleich Graser mit „entsprechender Technik, schrittweiser Mobilisierung und kräftigem, aber vorsichtigem Zug abwärts"[555], noch 1923 auch solche Rektumkarzinome entfernte, deren Operabilität zunächst fraglich erschien, nahm seine Operierfreudigkeit in den Jahren nach 1918 deutlich ab. Heinrich Westhues und H. Papp konnten in einer statistischen Arbeit über die Rektumchirurgie unter Graser zeigen, daß bis 1928 von insgesamt 257 Rektumkarzinomen nur noch 136 Fälle zur Operation gelangten, was jetzt durchaus mit den Prozentsätzen anderer Kliniken übereinstimmte.[556]

Westhues und Papp stellten 1930 fest, daß ausschließlich die abdomino-sakrale Exstirpation eine sichere Entfernung der befallenen Lymphknoten entlang der arteria haemorrhoidalis superior ermögliche. Nur auf diesem Wege ließe sich eine wirksame Vermeidung von Lokalrezidiven erreichen.

In seiner Dissertation zitiert Hans Gebhard Grasers Nachfolger Otto Goetze: „Der Verstand drängt zur abdomino-sacralen Exstirpation, das Herz aber zum sacralen Vorgehen."[557] Daraus resultierte für Goetze ein radikales, aber doch sakrales Verfahren, bei dem Darmpräparate mit einer Durchschnittslänge von 33 cm zusammen mit dem retrorektalen Bindegewebsfettklotz und der fascia visceralis pelvis entfernt wurden[558]. Graser hatte diese Faszie gleich zu Beginn der Operation „im glatten Schnitt typisch [...] ziemlich weit vorne eingeschnitten, um eine Mobilisation des Mastdarmes zu erreichen"[559] und sich, wie Gebhard kritisch anmerkte, „dabei mitten durch das krebsverseuchte Gebiet"[560] bewegt. Die durchschnittliche Länge der zur Operation kommenden Karzinome gab Graser mit „etwa 12 bis 15 cm"[561] an. Dementsprechend schrieb Gebhard ablehnend im Rückblick 1935 über die Durchschnittslänge der Präparate: „Die alten sacralen [Resektionspräparate] der Graserschen Methode" waren lediglich „13,5 cm" lang.[562]

---

[552]) Graser (1909.7), S. 626.

[553]) Nicht zuletzt auch im Hinblick auf die Schwierigkeiten, einen guten und sicheren Verschluß zu erreichen, bemerkte Graser über den künstlichen Anus: „[....] ist zwar sehr lästig, wird aber im ganzen doch leichter ertragen, als man annehmen sollte." Ebenda, S. 627.

[554]) Dies schrieb er im Zusammenhang mit Fragestellungen zur anatomischen Orientierung und Festlegung der günstigsten Unterbindungsstelle der arteria haemorrhoidalis superior. Graser (1911), S. 796.

[555]) Bayerische Chirurgen-Vereinigung (1923), S. 961.

[556]) Westhues, Heinrich; Papp, H.: Zehn Jahre Rectumchirurgie unter Graser. Dt. Ztschr. Chir. 229, 1930, S. 216-228.

[557]) Zitiert nach: Gebhard, Hans: Das Rectumcarcinom an der chirurgischen Universitätsklinik Erlangen unter Prof. Graser und Prof. Goetze in den Jahren 1918-1931. Diss. med. Erlangen 1935, S. 14.

[558]) Vgl. dazu: Goetze, Otto: Das Rektumcarcinom als Exstirpationsobjekt. Vorschläge zur sakralen und abdominalen Operation. Ztrbl. Chir. 58, 1931, S. 1746-1766.

[559]) Graser (1911), S. 794.

[560]) Gebhard (1935), S. 15.

[561]) Graser (1911), S. 792.

[562]) Gebhard (1935), S. 15.

3.5. Die Entwicklung der Spezialfächer[1]
3.5.1. Einführung

Im Rahmen einer kritischen medizinhistorischen Bewertung muß sich der Arzt spätestens mit dem Ende des 19. Jahrhunderts die Frage nach seiner Stellung zur Entwicklung der medizinischen Spezialfächer[2] gefallen lassen. Aus heutiger Sicht kann es nicht mehr länger ausreichen, lediglich die Leistungen und das Bemühen im eigenen Fachgebiet zu betrachten. Etwa ab der Mitte des 19. Jahrhunderts führten die erweiterten diagnostischen und in der Folge die damit verbundenen therapeutischen Möglichkeiten zu einer intensiven Beschäftigung mit medizinischen Teilgebieten.[3] Auf diesem Weg entwickelten sich in nur kurzer Zeit zahlreiche Spezialfächer. Hans-Heinz Eulner beschrieb als einen wesentlichen Grund für diesen raschen Aufschwung, daß „die Vertreter der alten großen Hauptfächer bald nicht mehr allen Ansprüchen in Praxis und Lehre gerecht werden" konnten, „zumal ihre eigenen Arbeitsgebiete sich gleichfalls rasch ausweiteten".[4]

Zweifelsohne gilt es, sich bei einer Beurteilung davor zu hüten, lediglich das Bild der Entwicklung zum modernen Facharzt im ausgehenden 20. Jahrhundert vor Augen zu haben. Solche Betrachtungen, von einem scheinbar einzig möglichen Zielpunkt aus, erweisen sich gegenüber der historischen Persönlichkeit und ihrer individuellen Situation rasch als allzu vordergründig und letztlich wenig ergiebig.

Wichtig erschien mir zu untersuchen, wie Graser mit den sich neu konstituierenden medizinischen Disziplinen und ihren Vertretern umging. Stand er ihnen aufgeschlossen oder ablehnend gegenüber? Erfuhren die neuen Fächer bewußte Förderung oder fand eine konstruktive Zusammenarbeit statt? Äußerte sich Graser zu Fragen der akademischen Anerkennung und der Einordnung in hierarchische universitäre Strukturen? Ein besonderes Augenmerk muß zudem auf die Tatsache gerichtet werden, daß es gerade Grasers Fach - die Chirurgie - war, aus der sich zahlreiche Spezialfächer absplitterten. Auch darf hier nicht unterschätzt werden, welch besonderes Gewicht den Ansichten und Unternehmungen Grasers nach 1901 in Lehre und Wissenschaft kraft seiner Autorität als Professor der Chirurgie und späterer Direktor eines Universitätskrankenhauses zukam.

Wenn Ernst von Leyden auf der ersten Sitzung des Berliner Vereins für Innere Medizin 1881 feststellte, es gebe „gegenwärtig kaum noch Aerzte, fast nur Specialisten", oder man sei eben „Specialist und nebenbei noch Arzt",[5] charakterisiert dies recht eindrücklich die unter vielen Ärzten herrschende Atmosphäre vor der Jahrhundertwende, die eher von abschätzigen oder ablehnenden Stellungnahmen bestimmt war.

---

[1]) Bartsch, Hugo: Hausärzte und Spezialisten in der modernen Medizin. 2. Aufl., Heidelberg 1906; Eulner, Hans-Heinz: Das Spezialistentum in der ärztlichen Praxis. In: Artelt, Walter; Rüegg, Walter (Hrsg.): Der Arzt und der Kranke in der Gesellschaft des 19. Jahrhunderts. Stuttgart 1967, S. 17-34; ders.: Die Entwicklung der medizinischen Spezialfächer an den Universitäten des deutschen Sprachgebietes. Stuttgart 1970; O'Conell, C. D.: Birth and growth of a speciality. *Irish. Journ. med. Sci. 401*, 1959, S. 215-227.

[2]) Der durchaus nicht ganz unproblematische Begriff des „medizinischen Spezialfaches" soll hier im Sinne von Eulner sehr allgemein verwendet werden und vereinfachend all die Disziplinen bezeichnen, die heute „einen selbständigen Prüfungsabschnitt im Examen bilden". Eulner (1970), S. 4.

[3]) S. dazu: „Die Entwicklung der technischen und instrumentellen Spezialitäten, die außerordentliche Vermehrung des medizinischen Wissens infolge der exakten Forschung [...] erzeugte das moderne Spezialistentum", Die Spezialärzte in Preußen im Jahre 1904. Denkschrift, bearbeitet in der Medizinalabteilung des Ministeriums der Geistlichen, Unterrichts- und Medizinalangelegenheiten. Berlin 1906, S. 2. Hier ist vor allem an Antisepsis, Asepsis, Lokalanästhesie, Narkose, Augenspiegel, Kehlkopfspiegel, Ohrenspiegel, Zystoskop oder Magensonde zu denken.

[4]) Eulner (1967), S. 22.

[5]) Leyden, Ernst von: Über die Ziele und Aufgaben des Vereines für innere Medicin. *Dt. med. Wschr. 7*, 1881, S. 132.

Überblickt man nun sämtliche Veröffentlichungen und aktenkundige Äußerungen Grasers, die in einem Zusammenhang mit den Spezialfächern stehen, ist man erstaunt, mit welch großem Interesse und zum Teil auch persönlichem Engagement er die wissenschaftlichen Leistungen und praktischen Erfolge der medizinischen Teilgebiete verfolgte. Dabei zeigen zahlreiche kritische Anmerkungen deutlich, daß sich Graser durchaus bewußt war, daß die zunehmende Aufgliederung in medizinische Fachdisziplinen, neben der schmerzlichen Aufgabe eigener Kompetenzen, nicht zuletzt auch den Verlust bislang sicherer Pfründe bedeutete.

Bereits Grasers Dissertation hatte, wenngleich mit einer physiologischen Fragestellung, einen ersten intensiven Kontakt mit der Augenheilkunde gebracht,[6] und aus seiner Zeit als Assistent an der chirurgischen Klinik stammte die Freundschaft mit Wilhelm Kiesselbach, einem selbstbewußten Vertreter der Nasen- und Ohrenheilkunde.[7] Graser hat sich sehr intensiv mit den Fächern Hals-, Nasen-, Ohrenheilkunde, Urologie, Orthopädie, aber auch Zahnheilkunde auseinandergesetzt und zum Teil eigenständige wissenschaftliche Arbeiten dazu ver-öffentlicht.

Obgleich er sich offensichtlich auch sehr um die für die Chirurgie so wesentlichen Gebiete der Röntgendiagnostik und der Strahlentherapie bemüht hatte, lassen sich hierfür leider nur sehr wenige Hinweise finden.[8] Ein Grund ist sicherlich in den äußerst beschränkten finanziellen Mitteln der chirurgischen Klinik zu sehen, die weder die längerfristige Anstellung von Assistenzärzten zur fachlichen Betreuung, geschweige denn einen Ausbau der entsprechenden Abteilungen zuließ.

3.5.2. Hals-, Nasen- und Ohrenheilkunde
3.5.2.1. Zur Geschichte der Hals-, Nasen- und Ohrenheilkunde[9]

Die Hals-, Nasen- und Ohrenheilkunde, die sich uns heute als scheinbar homogene Einheit darstellt, ist keineswegs, wie man dies vielleicht erwarten würde, kontinuierlich aus den drei Teildisziplinen zusammengewachsen. Hans-Heinz Eulner sprach in Anlehnung an C. D. O'Conell[10] in bezug auf die Ausbildung dieses medizinischen Spezialfaches davon, daß „die zeitlich etwa gleich verlaufende Entwicklung von Otologie und Laryngologie [...] schließlich zur Harmonie, nicht eigentlich zur Verschmelzung der im Grunde verschiedenen Fächer"[11] geführt habe.

Die Ohrenheilkunde war als Zweig der Chirurgie[12] allmählich durch verbesserte Kenntnis von Anatomie, Pathologie und Physiologie des Ohres zu einem eigenständigen und durchaus selbstbewußten Fach geworden. Die Voraussetzungen für die wissenschaftliche Beschäftigung mit den Erkrankungen des Kehlkopfes wurden dagegen erst durch die

---

[6]) Über die Zusammenarbeit mit dem damaligen Assistenten der Augenklinik Dr. Höltzke schrieb Graser euphorisch: „Herrn Dr. Höltzke aber, dem ich die Anregung dazu verdanke und mit dem ich so manche Stunde in ernster Arbeit und freudigem Streben zugebracht, werde ich immer ein dankbares Andenken bewahren", Graser, Ernst: Manometrische Untersuchungen über den intraocularen Druck und dessen Beeinflussung durch Atropin und Eserin. Diss. med. Erlangen 1883, S. 13.

[7]) S. dazu Kapitel 3.5.2.2. Von der Gründung der Ohrenklinik bis zum Bau der Universitätsklinik und Poliklinik für Ohren-, Nasen- und Kehlkopfkrankheiten in Erlangen, S. 179-181.

[8]) „[...] in Anbetracht des Interesses, das Sie, hochverehrter Herr Geheimrat, der Röntgentiefentherapie entgegengebracht haben", (UQ 58), Brief Zitzmann, Erlangen, 24.09.1923.

[9]) Zur Geschichte der Hals-, Nasen- und Ohrenheilkunde: Eulner, Hans-Heinz: Die Entwicklung der medizinischen Spezialfächer an den Universitäten des deutschen Sprachgebietes. Stuttgart 1970, S.347-385.

[10]) Vgl. dazu: O'Conell (1959).

[11]) Eulner (1970), S. 347.

[12]) So zählte Kiesselbach, der ab 1880 als Privatdozent die Ohrenheilkunde an der Erlanger Universität vertrat, im Personalstand als Oberarzt der chirurgischen Poliklinik.

Entwicklung des Kehlkopfspiegels und der damit verbundenen diagnostischen Möglichkeiten geschaffen. Die wesentliche Rolle der Diagnostik kann die Nähe der Laryngologie zur inneren Medizin erklären. Einen Entwicklungsschub brachte 1884 die Einführung des Kokains als Oberflächenanästhetikum, da dies die Akzeptanz gegenüber der Kehlkopfspiegelung seitens der Patienten erhöhte und gleichzeitig dem Untersucher ein ruhiges Arbeiten ermöglichte. Eulner sprach in diesem Zusammenhang von einer „Revolution"[13].

Bis zur Jahrhundertwende wurde die Ohrenheilkunde an den deutschsprachigen Universitäten in der Regel durch einen Ohrenspezialarzt, als Privatdozent oder als außerordentlichen Professor vertreten, während gleichzeitig die Laryngologie vollständig in die innere Medizin integriert blieb. Bei der Zusammenführung der Fächer führte dies letztlich zu einer „Assimilation der Laryngologie durch die `siegreichen' Otologen"[14], wobei die Rhinologie, die von beiden Fächern gleicherweise beansprucht worden war, schließlich als Verbindungsglied fungierte.[15]

Nicht zuletzt deshalb wurde eine Vereinigung der beiden Fächer von den meisten Laryngologen „in einer [...] für die Zeit charakteristischen Überschätzung des eigenen Faches"[16] abgelehnt.[17] Als mit Arno Scheibe 1911 ein Otologe den Lehrauftrag für das Gesamtfach an der Erlanger Universität übernehmen sollte, beklagte Georg Finder noch einmal die Behandlung der Laryngologie an den deutschen Hochschulen: „Man kann in dem Erlanger Fall füglich nicht mehr davon sprechen, dass die Laryngologie der Otologie - wie es sonst so schön heisst - `angegliedert', sondern ihr sans facon ausgeliefert wird!"[18]

3.5.2.2. Von der Gründung der Ohrenklinik bis zum Bau der Universitätsklinik und Poliklinik für Ohren-, Nasen- und Kehlkopfkrankheiten in Erlangen[19]

Die Weiterentwicklung der Hals-, Nasen- und Ohrenheilkunde an der Universität Erlangen erfuhr ihre erste Förderung durch Walter von Heineke, der die Notwendigkeit eines eigenständigen Kurses zur Ohrenheilkunde[20] erkannte und ab 1878 Wilhelm Kiesselbach als Assistenten mit den neuen Untersuchungsmethoden der Nasen- und Ohrenkunde betraute.[21] Kiesselbach hatte 1861 sein Medizinstudium in Göttingen begonnen und war noch im gleichen Jahr an die Philipps Universität nach Marburg gewechselt.[22] Ein schwerer

---

[13] Eulner (1970), S. 351.

[14] Ebenda, S. 347.

[15] Frühe gemeinsame Vertretungen existierten in Breslau, Königsberg, Leipzig, Marburg und Rostock. S. dazu Eulner (1970), S. 358-384.

[16] Ebenda, S. 386.

[17] Immerhin erfolgte ein Zusammenschluß der beiden Fächer in München erst 1934. Ebenda, S. 378.

[18] Finder, Georg: Zur Behandlung der Laryngologie an den deutschen Hochschulen. *Internat. Zbt. Laryngol.* 27, 1911, S. 199.

[19] Watzek, Jürgen: Die Geschichte der Hals-, Nasen- und Ohrenheilkunde an der Friedrich-Alexander-Universität Erlangen-Nürnberg. Diss. med. Erlangen-Nürnberg 1987; Schnalke, Thomas: Hals-, Nasen-, Ohrenheilkunde in Erlangen. Graefelfing 1989; ders.: 18 Quadratmeter Ohrenklinik. Die Hals-, Nasen-, Ohrenheilkunde in Erlangen ist 100 Jahre alt. *Erlg. Bausteine Fränk. Heimatforsch. 38,* 1990, S. 189-200; ders.: Aller Anfang ist schwer. Die Hals-, Nasen-, Ohrenheilkunde in Erlangen ist 100 Jahre alt. *Das neue Erlg. 84,* 1990, S. 8-11.

[20] Königlich Bayerische Friedrich-Alexander-Universität Erlangen: Vorlesungsverzeichnis SS 1877, S. 6.

[21] (UQ 39), Nr. 2842.

[22] Zu Wilhelm Kiesselbach: Körner, Otto: Wilhelm Kiesselbach [Nekrolog]. *Ztschr. Ohrenhk. 41,* 1902, S. 381 f.; Siebert, Karl: Wilhelm Kiesselbach. *Hanauer Geschichtsblätter 3/ 4,* 1919, S. 98 f.; Urbantschitsch, Victor: Wilhelm Kiesselbach [Nekrolog]. *Mschr. Ohrenhk. 37,* 1903, S. 373-376; Watzek (1987), S. 14-24; Wittern, Renate: Die Professoren und Dozenten der Friedrich-Alexander-Universität Erlangen 1743-1960. Teil 2: Medizinische Fakultät. Erlangen 1999, S. 100.

komplizierter Beinbruch und eine langwierige Lähmung der linken Hand hatten ihn lange von der Wiederaufnahme seines Studiums abgehalten.[23] Erst 1869 konnte er sich dazu entschließen, das Studium in Erlangen wieder aufzunehmen. Während der Kriegsjahre 1870/71 arbeitete er als Assistent in einem Augsburger Lazarett. Im Jahr 1875 schließlich beendete er sein Studium und promovierte in Erlangen.[24] Zu weiterführenden Studien begab er sich, bereits 35jährig, nach Wien. 1876 kehrte er auf eine Assistentenstelle bei Wilhelm Olivier von Leube an die Erlanger medizinische Klinik zurück.

1880 habilitierte sich Kiesselbach mit dem „Beitrag zur normalen und pathologischen Anatomie des Schläfenbeins mit besonderer Rücksicht auf das kindliche Schläfenbein"[25], 1883 wurde er Oberarzt der ohrenärztlichen Poliklinik.[26] 1888 gelang es von Heineke, eine außerordentliche Professur für Kiesselbach zu erwirken.[27] 1889 schließlich wurde Kiesselbach Direktor der Universitäts-Ohrenklinik.[28] Diese bestand aus einem Hörsaal, der zugleich als Ambulatorium diente, einem Laboratorium, einem Dunkelzimmer und einem kleinen Operationszimmer für ambulante Eingriffe. Sie war im Nordgiebel des Hauptbaus der chirurgischen Klinik untergebracht[29] und, da ihre Einrichtung aus Mitteln der chirurgischen Klinik erfolgt war, nicht nur räumlich „zu Gast"[30]. Sämtliche stationär aufzunehmenden Patienten mußte Kiesselbach jedoch in den Räumlichkeiten der chirurgischen Klinik unterbringen. Er blieb hier ganz auf ihr Entgegenkommen angewiesen. Kiesselbach durfte nicht einmal erwarten, daß die von ihm operierten Patienten auch von ihm weiterbehandelt werden konnten, denn mit der Übergabe aus der Ohrenklinik in die Chirurgie gingen auch sämtliche Weiterbehandlungsrechte automatisch an den Direktor der chirurgischen Klinik über.

Aus diesem Grund regte Kiesselbach im Zuge der Neubesetzung der Professur für Chirurgie 1901 an, das Verhältnis zwischen der Ohrenklinik und der chirurgischen Klinik neu zu ordnen. Vor allem wollte er erreichen, daß Patienten der Ohrenklinik nach Operation und stationärer Aufnahme in die chirurgische Klinik von ihm weiterbehandelt werden durften. In seinem Schreiben vom 18. November wagte er sogar den Vorschlag, die allgemeinen Um- und Ausbauarbeiten der chirurgischen Klinik dahingehend zu nutzen, insgesamt zehn Betten für die Ohrenklinik zu gewinnen. Bisher sei es „bei dem enormen Platzmangel, der seit Jahren in der chirurgischen Klinik herrschte [...] nur möglich" gewesen „für die allerdringendsten, mit Lebensgefahr verbundenen Erkrankungen die Aufnahme in die chirurgische Klinik durchzusetzen".[31]

Kurz nach seinem Amtsantritt im November 1901 äußerte sich Graser zu den gestellten Forderungen.[32] In der Aufnahme von Patienten der Ohrenklinik in Räume der chirurgischen Klinik sah er eine Verpflichtung. Ausdrücklich gestand er Kiesselbach das Recht der Weiterbehandlung zu. Der Forderung nach „Abtretung einer bestimmten Anzahl von Betten ausschließlich für Ohrenkranke" trat er jedoch entschieden entgegen. Die Annahme, daß durch die Erweiterungsbauten neue Betten für die chirurgische Klinik gewonnen würden, sei

[23]) [Trauerfeier Kiesselbach]. *Erlanger Tagblatt 45*, 07.07.1902.

[24]) Kiesselbach, Wilhelm: Beitrag zur näheren Kenntnis der sog. grauen Degeneration des Sehnerven bei Erkrankungen des Cerebrospinalsystems. Diss. med. Erlangen 1875.

[25]) Ders.: Beitrag zur normalen und pathologischen Anatomie des Schläfenbeins mit besonderer Rücksicht auf das kindliche Schläfenbein. Habil.schr., Erlangen 1879.

[26]) (UQ 39), Nr. 115.

[27]) (UQ 39), Nr. 813.

[28]) (UQ 39), Nr. 2842; Deuerlein, Ernst: Geschichte der Universität Erlangen in zeitlicher Übersicht. Erlangen 1927, S. 67.

[29]) (UQ 32), zu 543, betreff: Überlassung der bisherigen Räume der Ohrenklinik an die chirurgische Klinik.

[30]) (UQ 27), Erlangen 21.11.1911.

[31]) (UQ 27), Erlangen 18.11.1901.

[32]) (UQ 27), 1806, Erlangen, 27.11.1901.

falsch. Es könnten dadurch lediglich die vielen im Laufe der Zeit zusätzlich eingeschobenen Betten in eigene Räume verbracht werden. Eine endgültige Entscheidung in diesen Fragen müsse auf jeden Fall bis zur Fertigstellung aller Bauten aufgeschoben werden.[33] Kiesselbach verstarb Anfang Juli 1902, und am 14. Oktober des gleichen Jahres trat Alfred Denker[34] seine Nachfolge an. Hatte Kiesselbach, trotz eigener wegweisender wissenschaftlicher Arbeiten aus dem Gebiet der Rhinolaryngologie, bisher offiziell nur die „Verpflichtung zur Vertretung der Ohrenheilkunde", so wurde Denker nun zum außerordentlichen Professor für Hals-, Nasen- und Ohrenkranke ernannt. Damit vertrat er als erster Professor in Bayern das Gesamtgebiet der Otorhinolaryngologie.[35] Gleichzeitig wurde er Direktor der Klinik und Poliklinik für Hals-, Nasen- und Ohrenkranke. Über diese Tatsache schrieb Graser Jahre später: „Denker war seinerzeit als Direktor einer Ohrenklinik berufen worden und nicht wenig erstaunt, als er eine solche überhaupt nicht vorfand."[36]

Im November 1902 gelang es Denker, einen außerordentlichen Zuschuß zu bewirken. Ein großer Teil dieser Mittel wurde zur Erweiterung der Ohrenklinik, insbesondere zur Einrichtung eines Operationsraumes benutzt. Immer noch aber konnten große Operationen ausschließlich in Räumen der chirurgischen Klinik durchgeführt werden.[37] Schon sehr bald legte Denker den Plan zum Neubau eines eigenen Klinikgebäudes der Ohrenklinik vor. Dies schien ihm die einzig wirkliche Möglichkeit, dem immer dringlicher werdenden Problem der Raumnot zu entgehen. Dabei argumentierte er nicht nur mit den Mißständen bei der Unterbringung und Behandlung der Patienten. Besonders befürchtete er, daß mit Eintritt der neuen Prüfungsordnung 1906 ein hinreichender Unterricht nicht mehr gewährleistet werden könne.[38] Denkers Nachfolger Scheibe griff diese Argumente später wieder auf.[39]

Auch Graser schaltete sich in die Diskussion um einen Neubau ein.[40] Er vertrat den Standpunkt, daß mit der Umwandlung der zunächst lediglich für die Ohrenheilkunde gedachten Professur in eine solche für Ohren-, Nasen- und Kehlkopfkrankheiten der richtige Zeitpunkt gekommen sei, die Stellung des Direktors der Ohrenklinik losgelöst von der Direktion der chirurgischen Klinik neu zu bewerten. Zweifelsohne waren es auch ganz eigennützige Gründe, die ihn zu dem Schluß kommen ließen, „daß die Schaffung einer eigenen Klinik [...] auf die Dauer nicht zu umgehen sein"[41] werde. Er argumentierte dabei allerdings nicht nur mit den bisher der Ohrenklinik zugeteilten finanziellen Mitteln, die dann „wieder dem Etat der chirurgischen Klinik verblieben"[42] würden. Auch die Kapazität der chirurgischen Klinik sei dem enormen Patientenzuwachs der Ohrenklinik unter Denker nicht mehr gewachsen. Vor allem fürchtete Graser durch ein zu weites Entgegenkommen, z. B. der vorzeitigen Entlassung eines chirurgischen Patienten zugunsten eines Patienten der Ohrenklinik, dem eigenen Unterricht zu schaden. Deshalb sah er sich außerstande „für die Kranken der Ohrenklinik immer die nötige Unterkunft zu schaffen"[43]. Gleichwohl erkannte er deutlich, daß eine Vernachlässigung der Ohrenklinik ebenso große Schäden für die

---

[33]) Ebenda.
[34]) Zu Alfred Denker: Watzek (1987), S. 31-44; Wittern (1999), S. 28 f.
[35]) In Würzburg erfolgte eine gemeinsame Vertretung der Fächer 1919, in München erst 1934. Eulner (1970), S. 378 f.
[36]) (UQ 96), Erlangen, 20.01.1909.
[37]) (UQ 27), 4081, Erlangen 11.11.1902.
[38]) (UQ 54), Erlangen, 21.07.1904. 26891, Erlangen 26.10.1904.
[39]) (UQ 96), Erlangen, 12.12.1912.
[40]) (UQ 54), 201, 5326, Erlangen, 21.02.1903; 26891, Erlangen, 22.07.1904.
[41])(UQ 54), 201, 5326, Erlangen, 21.02.1903.
[42]) Ebenda.
[43]) Ebenda.

allgemeinmedizinische Ausbildung mit sich bringen würde und betonte seine Bereitschaft zum „Entgegenkommen bis an die Grenze der Möglichkeit"[44].

Immer wieder machte Graser auf eigene Platzprobleme in der chirurgischen Klinik aufmerksam. 1903 und im ersten Halbjahr 1904 mußten insgesamt 238 Patienten übergangsweise in Gasthäusern untergebracht werden.[45]

Die Abhängigkeit Denkers von Graser war der Atmosphäre in der Klinik natürlich nicht förderlich. Zum ersten Mal deutete Graser 1904 an, daß sich auch dadurch Schwierigkeiten ergäben, daß „in denselben Krankenräumen Patienten untergebracht werden, welche einer anderen ärztlichen Behandlung" unterständen und „von anderen Assistenzärzten behandelt und anderen Krankenschwestern verpflegt"[46] würden. Bald schon ergaben sich „nicht selten [...] auch Kompetenzschwierigkeiten"[47] und 1908 klagte er: „Fort und fort entstehen auf diese Weise Kollisionen, die nur durch das allergrößte Entgegenkommen von beiden Seiten eingeschränkt und auf einem erträglichen Maß gehalten werden können."[48]

Immer nachdrücklicher äußerte er seinen Wunsch, die chirurgische Poliklinik in die Räumlichkeiten der Ohrenklinik verlegen zu können und damit die dringlich notwendigen Nebenräume für den neuen Operationssaal zu gewinnen.[49] Trotz des verlockenden Angebotes einer ordentlichen Professur an der Akademie für praktische Medizin in Köln war es der Universität Erlangen 1906 gelungen, Denker durch die Ernennung zum persönlichen Ordinarius zu halten.[50] Als Denker 1907 erneut einen Ruf als Leiter der neu errichteten Ohrenklinik nach Frankfurt am Main erhielt,[51] machte er einen Verbleib in Erlangen vor allem von der Errichtung einer zweiten Assistentenstelle und der Zusage einer Anzahl von garantierten Betten in der chirurgischen Klinik abhängig. „Trotz der größten Not"[52] stellte Graser die geforderten Betten und einen Raum als Wohnung für den Assistenten zur Verfügung. Dieses Zugeständnis machte er, da er einerseits „den hochgeschätzten Kollegen und Mitarbeiter" nicht verlieren wollte und sich andererseits für die an ihm „selbst vorgenommene Operation auch noch zu persönlichem Dank verpflichtet" fühlte.[53]

Nachdem Denker 1910 noch einmal mit einem gründlich überarbeiteten und verkürzten Bauplan vergeblich an das Staatsministerium herangetreten war,[54] nahm er zum 1. April 1911 einen Ruf nach Halle an.[55] Seinem Nachfolger Arno Scheibe[56], dem schon in den Berufungsverhandlungen der Bau einer neuen Ohrenklinik zugesagt worden war, gelang es, allerdings erst nach zahlreichen weiteren Eingaben, im Januar 1914 endlich die Genehmigung für den Bau zu erwirken.[57]

Graser schrieb in seinen „Bemerkungen zum Antrag auf Errichtung einer Klinik für Ohren-, Nasen- und Kehlkopfkrankheiten"[58] im Juni 1913, daß die räumliche Situation für die Chirurgie, namentlich durch die an Denker gemachten Zugeständnisse, unerträglich geworden sei. Noch einmal beschwor er ein drastisches Bild von Konkurrenzkampf um Patientenbetten,

---

[44]) Ebenda.
[45]) (UQ 54), 26891, Erlangen, 22.07.1904.
[46]) Ebenda.
[47]) (UQ 54), 2184, Erlangen, 14.12.1906.
[48]) (UQ 54), Erlangen, 09.12.1908.
[49]) Ebenda.
[50]) Watzek (1987), S. 35.
[51]) Ebenda, S. 36 f.
[52]) (UQ 54), 16735, 2354, Erlangen, 02.06.1913.
[53]) Ebenda.
[54]) Watzek (1987), S. 106.
[55]) Ebenda, S. 38, 107.
[56]) Zu Arno Scheibe: Watzek (1987), S. 45-52; Wittern (1999), S. 159 f.
[57]) Ebenda, S. 115.
[58]) (UQ 54), 16735, 2354, Erlangen, 02.06.1913.

Unterbringungen in Privat- und Gasthäusern und den hoffnungslos, da von chirurgischer Poliklinik und Ohrenklinik gemeinsam genutzten, überfüllten Wartezimmern.[59] Der Ausbruch des Ersten Weltkrieges brachte zwar Verzögerungen im Baufortgang, konnte aber den Bau als solchen offensichtlich nie ernstlich gefährden.[60] Der Rohbau wurde noch im Herbst 1914 fertiggestellt.[61] Größere Probleme bereitete die Finanzierung der Innenausstattung der Klinik, da „der Kostenvoranschlag [...] von vornherein sehr knapp bemessen worden"[62] war und sich nun kriegsbedingt eine wesentliche Verteuerung ergeben hatte. Nicht zuletzt in dieser Frage scheint Graser, der in regem Briefwechsel aus dem Feld den Klinikbau begleitete, Scheibe beraten zu haben.[63] Die neue Klinik am Bohlenplatz konnte schließlich im Mai 1916 bezogen werden.[64]

3.5.3. Urologie
3.5.3.1. Zur Geschichte der Urologie[65]

Bereits aus der Antike kennen wir zahlreiche Beschreibungen von Erkrankungen und Behandlungen, die wir heute der Gynäkologie und der Urologie zuweisen würden.[66] Die Notwendigkeit einer Erweiterung des Wissens über das Urogenitalsystem brachte das epidemische Auftreten der Geschlechtskrankheiten Syphilis und Gonorrhoe zu Beginn der Neuzeit mit sich. Dennoch blieb die Therapie der Ärzte noch bis ins 17. Jahrhundert auf Harnschau und die chirurgische Behandlung von Blase, Harnröhre und Genitalorgane beschränkt. Besonders häufig finden sich Berichte über den operativen Eingriff zur Entfernung von Blasensteinen, den sogenannten Steinschnitt. Erst die Erfindung und konsequente Weiterentwicklung technischer Hilfsgeräte, wie des Zystoskopes[67], führten bis 1900 zur Konstituierung einer modernen Urologie. Dabei muß diese Entwicklung vor dem Hintergrund der bakteriologischen Forschungen Louis Pasteurs und Robert Kochs, der Ausbildung von Anti- und Asepsis durch Joseph Lister sowie der Möglichkeiten von Narkose und Lokalanästhesie gesehen werden. Wesentliche Impulse erfuhr das neu entstehende Fach in der Hauptsache von fünf unterschiedlichen Ärztegruppierungen: Neben den Vertretern der inneren Medizin, den urologischen Chirurgen, den gynäkologische Urologen und den

[59] Ebenda.
[60] (UQ 61), [inoffizielle Mitteilung des Ministerialrates Preger], 06.08.1914.
[61] Scheibe, Arno: Die neue Ohrenklinik. In: Erlangen in der Kriegszeit 1915. Ein Gruß der Universität an ihre Studenten. Erlangen 1915, S. 18.
[62] (UQ 54), Nr. 241.
[63] „Ich werde wohl Ihrem Rate folgen", (UQ 109), Brief Scheibe, Erlangen 20.11.1914.
[64] Scheibe, Arno: Die neue Kgl. Universitäts-Klinik und Poliklinik für Ohren-, Nasen- und Kehlkopfkrankheiten in Erlangen. *Arch. Ohren-, Nasen- und Kehlkopfhk. 100*, 1917, S. 1-26.
[65] Zur Geschichte der Urologie: Dufour, André: Geschichte der Urologie. In: Toellner, Richard (Hrsg.): Illustrierte Geschichte der Medizin. Bd. 3, Erlangen 1992, S. 1395-1447; Gadient, Anton: Die Anfänge der Urologie als Spezialfach in Paris (1800-1850). Zürich 1964; Kremling, Horst: Geschichte der gynäkologischen Urologie. München 1987; Schultze-Seemann, Fritz (Hrsg.): Geschichte der Deutschen Gesellschaft für Urologie 1906-1986. Berlin; Heidelberg; New York 1986; Spindler, Sieglinde: Zur Geschichte der deutschen Gesellschaft für Urologie. Diss. med. Würzburg 1988; Thiele, Hans-Hermann F.: Zur Geschichte der deutschen Gesellschaft für Urologie. Diss. med. Würzburg 1988.
[66] Ein fundierter Überblick zur Geschichte der Frauenheilkunde und Urologie in Altertum und Mittelalter findet sich bei: Kremling (1987), S. 3-31.
[67] Zur Entwicklung des Zystoskopes: Bozzini, Philipp: Der Lichtleiter oder Beschreibung einer einfachen Vorrichtung und ihrer Anwendung zur Erleuchtung innerer Höhlen und Zwischenräume des lebenden animalischen Körpers. Weimar 1807; Désormeaux, Antonin Jean: De l'endoscope et de ses applications au diagnostic et au traitement des affections de l'uréthre et de la vessie. Paris 1865; Nitze, Max: Das Operationskystoskop. Vorläufige Mitteilung. *Ztrbl. Chir. 18*, 1891, S. 993-997; ders.: Lehrbuch der Kystoskopie. Wiesbaden 1889.

sogenannten Endoskopikern bemühten sich Venerologen und Sexualmediziner gemeinsam um eine Förderung der neuen Spezialdisziplin.

In den ersten Jahrzehnten nach 1900 war die Geschichte der Urologie gekennzeichnet von den unterschiedlich starken Strömungen dieser zum Teil durchaus rivalisierenden einzelnen Fachrichtungen. 1906 war auf der 78. Versammlung der Naturforscher und Ärzte in Stuttgart die Gründung der Deutschen Gesellschaft für Urologie erfolgt.[68] Auf den Jahreskongressen präsentierte sich „die moderne Urologie als typisches Grenzgebiet"[69], spiegeln doch die Themen der gehaltenen Vorträge deutlich die verschiedenen Einflüsse wider.[70] Insbesondere die Chirurgen wandten sich urologischen Themen in ihrem vollen Umfang zu und hofften, dadurch der Entwicklung eines eigenständigen Spezialfaches entgegenwirken zu können. Man empfand die sich immer mächtiger entwickelnde Urologie als einen ausgesprochen kräftigen Zweig am Baum der Allgemeinen Chirurgie.[71] Solchen Argumenten wußte Eduard Pflaumer 1937 entgegenzuhalten: „Die Urologie ist zwar ein naher Verwandter, aber nicht Kind der Chirurgie. Sie wurzelt viel tiefer und weiter, in allen Teilen der ärztlichen Wissenschaft."[72] Aber noch bis in die 50er Jahre erhob die Chirurgie hartnäckig den Anspruch, das Fach Urologie alleine vertreten zu dürfen.[73]

An konfessionellen, städtischen und privaten Krankenhäusern gab es im deutschen Sprachraum bereits ab 1872 zahlreiche urologische Abteilungen.[74] Häufig wurden diese von urologischen Chirurgen aufgebaut und geleitet. An den Universitätskrankenhäusern existierten jedoch keine eigenständigen urologischen Kliniken. Zwar hatte Otto Hildebrand 1910 an der chirurgischen Universitätsklinik der Charité in Berlin, „wie auch später andere Inhaber chirurgischer Lehrstühle"[75], der Urologie eine Poliklinik zugestanden, diese blieb aber der chirurgischen Klinik unterstellt. Immerhin durfte sich der Leiter dieser poliklinischen Abteilung, der Urologe Otto Ringleb[76], 1912 bei Hildebrand für das Fach Urologie habilitieren. Ferdinand Sauerbruch versuchte dann als Nachfolger auf dem Berliner chirurgischen Lehrstuhl, ähnlich wie im Falle der Orthopädie[77], auch bei der Urologie den

---

[68] S. dazu: Levin, A.: Gründung einer Deutschen Gesellschaft für Urologie. *Ztrbl. Krkh. Harn- Sexualorg. 17*, 1906, S. 529 f.; Schultze-Seemann (1986), S. 19-28.

[69] Posner, Carl: Wege und Ziele der modernen Urologie. *Zschr. Urol. 6*, 1912, S. 176-184.

[70] S. dazu: Mauermayer, Wolfgang: Deutsche Gesellschaft für Urologie 1907-1878. Eröffnungsreden der Präsidenten 1.-30. Kongreß. Berlin; Heidelberg, New York 1979.

[71] Rubritius, Hans: Fritz Voelckers Schaffen auf urologischem Gebiet. *Zschr. urol. Chir. 46*, 1943, S. 201-204.

[72] Pflaumer, Eduard: [Eröffnungsansprache, 2. Tag. Ges. Reichsdt. Urologen, Eisenach]. *Zschr. Urol. 31*, 1937, S. 797.

[73] Die Deutsche Gesellschaft für Chirurgie entschied in den Ausschußsitzungen im Oktober 1949 und Mai 1950 nochmals, „sämtlichen Ordinarien der Chirurgie in Deutschland nahezulegen, keinen Habilitationen für Urologie zuzustimmen, sondern nur für Chirurgie und [sic] Urologie", zitiert nach dem Memorandum der Deutschen Gesellschaft für Urologie vom 20. Oktober 1950, faksimiliert wiedergegeben in: Schultze-Seemann (1986), S. 124.

[74] Zusammenstellung nach Schultze-Seemann (1986): 1872: Abteilung für Krankheiten der Harnwege der allgemeinen Wiener Poliklinik; Klinisch-urologische Abteilung im Wiener Allgemeinen Krankenhaus, „wohl die erste auf dem Gebiet deutscher Zunge" S. 50; 1902: chirurgische Abteilung des Rothschen Spitals in Wien, urologische Lehrstätte; 1907: urologische Station im Krankenhaus der Barmherzigen Brüder Dortmund unter Schramm, „der als erster in Deutschland eine urologische Klinik hatte gründen können", S. 118; 1909: urologische Abteilung an der Wiener chirurgischen Klinik; 1913: urologische Abteilung an der chirurgischen Klinik Berlin Ziegelstraße; urologische Abteilung am St. Hedwig Krankenhaus Berlin.

[75] Schultze-Seemann (1986), S. 107.

[76] Klug, Michael: Otto Ringleb. Biobibliographie eines Urologen. Diss. med. FU Berlin 1984.

[77] S. dazu: Lange, Fritz: Ein Leben für die Orthopädie. Stuttgart 1959, S. 92 f.; 1936 hatte Sauerbruch durchgesetzt, daß die kommissarische Leitung der Berliner Orthopädischen Klinik einem Assistenten der chirurgischen Klinik übertragen wurde; siehe dazu: Sperling, Otto Karl: Die Geschichte der Orthopädie an der Medizinischen Fakultät zu Berlin. *Zschr. ärztl. Fortbildung 54*, 1960, S. 496-502; vgl. dazu auch: Eulner, Hans-Heinz, Die Entwicklung der medizinischen Spezialfächer an den Universitäten des deutschen Sprachgebietes. Stuttgart 1970, S. 389 f.

Chirurgen den Vorrang zu erhalten. Er untersagte Ringleb - immerhin seit Dezember 1937 erster Ordinarius für Urologie im deutschen Sprachraum - jegliche operative Tätigkeit.[78]

Vor diesem Hintergrund gilt es im folgenden die Bedeutung Grasers für die Urologie als eigenständiges Universitätsfach und die Tragweite seiner Entscheidungen zu beurteilen.

3.5.3.2.Graser und die Urologie

„[...] dank dem Weitblick und der Großzügigkeit meines Chefs Geheimrat Graser und dem Verständnis der Kollegen der Medizinischen Klinik und unserer Umgebung für die Aufgaben und Leistungen der Urologie läßt ihre Stellung gerade in Erlangen kaum etwas zu wünschen übrig."[79]

Schon frühzeitig begann Graser, sich mit speziellen Fragestellungen der Urologie zu beschäftigen. Fast hat es den Anschein, als habe er zunehmend die auffallende Diskrepanz zwischen dem beobachteten klinischen Symptom und der tatsächlich während einer Operation oder Sektion vorgefundenen urologischen Erkrankung als persönliche Herausforderung empfunden. Dies kam neben der Weiterentwicklung der eigenen operativen Technik seinem stetigen Bemühen um eine Ausweitung und Verbesserung der diagnostischen Möglichkeiten zugute.

Die ersten wissenschaftlichen Gehversuche auf urologischem Terrain unternahm er bereits 1885 in seiner Zeit als Assistent an der medizinischen Klinik unter Wilhelm Olivier von Leube mit einer experimentellen Arbeit „ueber die harnstoffzersetzenden Pilze im Urin"[80], die „großes Aufsehen"[81] erregt haben soll. Dafür hatte er mit Hilfe der von Robert Koch entwickelten Nährböden diejenigen Pilzarten isoliert, eingehend untersucht und beschrieben, die „Harnstoff in kohlensaures Ammonium umsetzen"[82].

1895 veröffentlichte Graser in der Festschrift zum 70. Geburtstag Friedrich Albert von Zenkers einen umfangreichen Aufsatz zur Pathologie und chirurgischen Therapie der Nierenerkrankungen. Anhand ausgewählter Operationsfälle wollte er auf die vielfältigen Möglichkeiten und Erfolge der chirurgischen Therapie der Nierenerkrankungen aufmerksam machen.[83] Gerade für die aktuelle Entwicklungsphase der modernen Nierenchirurgie empfand er die Veröffentlichung zahlreicher auch kleinerer Mitteilungen als notwendig und interessant. Im Vorjahr hatte er schon auf dem Mittelfränkischen Ärztetag in Nürnberg „über die operative Behandlung der Steinniere"[84] berichtet: Allein auf Grund der vielfältigen anatomischen Abweichungen sehe sich der Chirurg bei Diagnostik und Therapie von Nierenerkrankungen mit besonderen Schwierigkeiten konfrontiert. Nicht nur die

---

[78]) Über das gespannte Verhältnis zwischen Sauerbruch und Ringleb berichtet: Forssmann, Werner: Selbstversuch. Düsseldorf 1972, S. 155-162.

[79]) Pflaumer, Eduard: Die Stellung der Urologie zur Inneren Medizin und Chirurgie. In: Verh. Dt. Ges. Urol. 1926, S. 95.

[80]) Graser, Ernst; Leube, Wilhelm Olivier: Über die harnstoffzersetzenden Pilze im Urin. *Arch. path. Anat. Phys. klin. Med.*100, 1885, S. 555-564; dies.: Über die harnstoffzersetzenden Pilze im Urin. Sitzungsber. phys.-med. Soc. Erlg. 1885, S. 12.

[81]) Krecke, Albert: Ernst Graser. *Münch. med. Wschr. 76*, 1929, S. 543.

[82]) Graser (1885.1), S. 558.

[83]) „so sehen wir auf sehr verschiedenen Gebieten, dass die Nierenerkrankungen für die chirurgische Therapie ein ausgiebiges und dankbares Arbeitsfeld abgeben", Graser, Ernst: Beitrag zur Pathologie und chirurgischen Therapie der Nierenkrankheiten. *Dt. Arch. klin. Med. 55*, 1895 (= Festschrift Prof. F. A. von Zenker 70. Lj.). S. 512.

[84]) Mittelfränkischer Ärztetag Nürnberg: [Aus dem Bericht 1894]. *Münch. med. Wschr. 41*, 1894, S. 643 f.

Lagevarianten, sondern auch die Möglichkeiten von Überzahl oder Fehlen einer Niere[85], machten ein betont vorsichtiges chirurgisches Vorgehen erforderlich. Bei der „Steinniere" dürfe aus diesem Grund eine Exstirpation nur unter den „zwingendsten Verhältnissen"[86] vorgenommen werden. Eine weitere Problematik in der Beurteilung der Nieren ergebe sich aus der reflektorischen Sekretionshemmung. Dadurch könne das klinische Bild einer Anurie bestehen, obwohl eine Niere völlig gesund sei. Auch finde sich bei Nierensteinen, trotz einseitiger Schmerzsymptomatik, häufig eine Erkrankung beider Nieren. Deshalb dürfe der Chirurg eine endgültige Entscheidung über sein operatives Vorgehen erst nach erfolgter Freilegung der erkrankten Niere und einer Klärung der Gesamtsituation fassen. Sorgfältige chemische Untersuchungen der Zusammensetzung des Harns und der Konkremente dienten einer Vervollständigung der diagnostischen Befunde.

Für schwere Fälle von Nierensteinen, bei denen eine Ausschwemmung durch Trinkkuren wenig Aussicht auf Erfolg habe, dagegen das Risiko einer eitriger Pyelitis und Nephritis sehr hoch sei, mahnte Graser eindringlich, eine chirurgische Entfernung nicht zu scheuen.[87] Zu diesem Zweck, wie auch zur Eröffnung von Abszessen im Nierenbecken, empfahl er den sogenannten „Sektionsschnitt"[88]. Diese Schnittführung durch den Nierenäquator ermögliche, unter gleichzeitiger Schonung und Erhaltung des Parenchyms, eine Eröffnung der Niere ohne große Blutungen. Als weiteren wesentlichen Vorteil nannte er die rasche, komplikationslose Heilung ohne Fistelbildung, was nach umfangreichen Schnitten durch das Nierenbecken nur selten erreicht werden könne.

Da alle Antiseptika vor allem die Rindenschicht der Nieren schädigten, müsse man diese, wenn man nicht völlig auf ihren Einsatz verzichten wolle, gezielt und äußerst zurückhaltend anwenden. Aus ähnlichen Gründen sei die Äthernarkose vor der Chloroformnarkose zu bevorzugen. Die umfangreiche Veröffentlichung wurde sehr zustimmend aufgenommen. Georg Sittmann konnte in der Münchener medizinischen Wochenschrift den besprochenen Krankheits- und Operationsberichten „eine Fülle wissenschaftlich und praktisch sehr interessanter Einzelheiten" abgewinnen,[89] und Albert Krecke empfahl jedem, der sich selbst an die Operation von Nierensteinen wagen wolle, die Lektüre der Graserschen Arbeit, da vor allem die Beschreibung von Diagnose und operativem Eingriff „recht werthvolle Resultate"[90] enthalte.

In den Jahren zwischen 1899 und 1903 befaßte sich Graser in Rezensionen zu urologischen Veröffentlichungen unter anderem ausführlicher mit der Notwendigkeit einer Naht der Harnblase.[91] Seit 1904 hatte er wiederholt vor dem Erlanger Ärztlichen Bezirksverein über die kongenitalen Mißbildungen des Urogenitaltraktes und deren chirurgische Behandlungs-

---

[85]) „der angeborene Mangel einer Niere ist so häufig, dass man bei allen Operationen, die eine Entfernung der Niere nahe legen, ernstlich mit dieser Möglichkeit rechnen muss", Graser (1895.1), S. 476.

[86]) Graser (1895.1), S. 494.

[87]) Mittelfränkischer Ärztetag Nürnberg (1894), S. 644.

[88]) Ebenda.

[89]) Sittmann, Georg: [Rezension: Graser: Beitrag zur Pathologie und chirurgischen Therapie der Nierenkrankheiten]. *Münch. med. Wschr.* 42, 1895, S. 677.

[90]) Krecke, Albert: [Rezension: Graser: Beitrag zur Pathologie und chirurgischen Therapie der Nierenkrankheiten]. *Münch. med. Wschr.* 42, 1895, S. 1229.

[91]) Graser, Ernst: [Rezension: Golischewsky: Zur Frage über die Naht der Harnblase]. *Dt. Ärzteztg.*, 1900, S. 515; ders.: [Rezension: Kukula: Die Blasennaht beim hohen Steinschnitt auf Grund bakteriologischer Untersuchungen des Harnes]. *Dt. Ärzteztg.*, 1903, S. 44 f.

möglichkeiten berichtet.[92] Ganz besonders beschäftigten ihn Fragen zur topographischen Anatomie und Entwicklungsgeschichte solcher Fehlbildungen:
„Ich erinnere mich mit einem gewissen Unbehagen der früheren Zeit, in welcher ich in den Vorlesungen über spezielle Chirurgie über dieses schwere Kapitel sprechen mußte. Trotz aller ernsten Studien, welche ich zu wiederholten Malen der Materie gewidmet hatte, war es mir nicht gelungen, selbst zu einem durchdringenden Verständnis zu kommen."[93]
Die wissenschaftliche Beschäftigung mit den Grundlagen dieser Mißbildungen hatte ihre wesentlichen Impulse um die Jahrhundertwende erfahren. Graser verwies 1909 in seiner Arbeit über zwei geheilte Fälle von Blasenektopie[94] auf die Untersuchungen von Paul Reichel[95] und Eugen Enderlen[96]. Der entscheidende Durchbruch war für ihn mit der Darstellung der topographisch anatomischen Situationen im Stereoskopbild durch Enderlen und vor allem im Wachsmodell durch Franz Keibel[97] gekommen. Insbesondere Photographien und Umzeichnungen der Modelle erlaubten die übersichtliche und klare Darstellung, die er für Unterricht und Vortrag immer wieder gefordert hatte.

Neben den eher technisch fachlichen Problemen ergaben sich aber auch nicht zu vernachlässigende Schwierigkeiten im Umgang mit den Eltern der Betroffenen. Hier erforderte, neben der allgemeinen schamgeprägten Scheu vor Erkrankungen des Urogenitaltraktes, gerade die heikle Frage nach der Geschlechtlichkeit ein besonderes Gespür seitens des behandelnden Arztes. Daran hat sich im übrigen bis heute wenig geändert. Die ätiologischen Untersuchungen, die Albert Fleischmann am zoologischen Institut der Erlanger Universität an zahlreichen Wirbeltieren unternahm und die Graser „in ihren verschiedenen Stadien mitverfolgen konnte"[98], brachten ihm eine gewisse Sicherheit über die gewonnenen embryologischen Erkenntnisse. Schließlich äußerte er Bedenken gegenüber der von Enderlen vorgetragenen Interpretation der angeborenen Blasenspalte als Hemmungsmißbildung: Zweifelsohne handle es sich dabei um eine Störung in einer frühen Entwicklungsstufe, jedoch nicht um ein Stehenbleiben des normalen Wachstums, sondern um den pathologischen Vorgang der „Verwachsung der vorderen Wand der Blasenanlage mit dem Ektoderm der Bauchwand"[99].
Die freundschaftliche Zusammenarbeit mit dem Erlanger Zoologen Fleischmann, der sich bereits als a.o. Professor entwicklungsgeschichtlichen Fragen zugewandt hatte, war für Graser sicherlich ein Glücksfall. Fleischmann, seit 1898 ordentlicher Professor und Leiter des Instituts, hatte sich als entschiedener Gegner der von Charles Darwin und Ernst Haeckel vorgebrachten „Selektions- und Descendenzhypotese" einen Namen gemacht.[100]
Während seiner Assistenzzeit hatte Graser bereits verschiedene plastische Operationsmethoden zur Neubildung der fehlenden oder unvollständigen Harnblase erprobt. Aber mit keiner der empfohlenen Methoden, weder mit dem von Friedrich Trendelenburg

---

[92]) S. dazu die Sitzungsberichte des Ärztlichen Bezirksvereins Erlangen vom: 20.01.1904. *Münch. med. Wschr. 51*, 1904, S. 454; 02.05.1904. *Münch. med. Wschr. 51*, 1904; 31.10.1904. *Münch. med. Wschr. 52*, 1905, S. 141; 03.07.1908. *Münch. med. Wschr. 55*, 1908, S. 2214.
[93]) Graser, Ernst: Zwei (nach Maydl) geheilte Fälle von Blasenektopie mit Untersuchungen des aus dem Darm entleerten Harnes. *Dt. Zschr. Chir. 100*, 1909, S. 126.
[94]) Graser (1909.2).
[95]) Reichel, Paul: Die Entstehung der Mißbildungen der Harnblase und Harnröhre an Hand der Entwicklungsgeschichte bearbeitet. *Arch. klin. Chir. 46*, 1893, S. 740-808.
[96]) Enderlen, Eugen: Zur Ätiologie der Blasenektopie. In: Verh. Dt. Ges. Chir. 1903. II, S. 184-189; ders.: Über Blasenektopie. Wiesbaden 1904.
[97]) Keibel, Franz: Handbuch der Entwicklungsgeschichte des Menschen. 2 Bde., Leipzig 1910, 1911.
[98]) Graser (1909.2), S. 127.
[99]) Ebenda, S. 129.
[100]) Fleischmann, Albert: Die Descendenztheorie. Leipzig 1901; ders.: Die Darwinsche Theorie. Leipzig 1903.

angegebenen Eingriff unter Mitnahme der arthrotomia sacro-iliaca,[101] noch mit der Ausführung einer Hautlappenplastik nach Karl Thiersch[102] oder der Operation nach Eduard Sonnenburg[103], war es ihm gelungen, zufriedenstellende Ergebnisse zu erzielen.[104] Auf der Suche nach einer vor allem in funktioneller Hinsicht erfolgreicheren Operationsmethode hatte er in mehreren Fällen die von Karl Maydl vorgeschlagene Einpflanzung der Ureteren und des Trigonums in die flexura sigmoidea[105] vorgenommen. Mit einer medianen Laparotomie oder dem suprasymphysären Faszienquerschnitt nach Johannes Pfannenstiel[106] konnte er die chirurgisch technischen Schwierigkeiten, die vor allem durch die geringe Übersichtlichkeit und Zugänglichkeit des Operationsgebietes gekennzeichnet waren, gut bewältigen.

Schon früher hatte Graser auf die Notwendigkeit hingewiesen, einen ausreichend breiten Bauchfellanteil mit der hinteren Blasenwand zu vereinen. Nur so könne eine sichere sero-seröse Verwachsung erreicht werden. Auch habe sich aus morphologischen Gründen die Einpflanzung der Ureteren in eine Tänie bewährt.

Die bestehende Gefahr einer aufsteigenden Pyelitis empfand Graser dabei als Herausforderung zur Verbesserung der Methode.[107] Zuletzt galt es sicherzustellen, ob nicht bestimmte Stoffe, die durch den Kontakt der Fäzes mit dem Harn gelöst würden oder gar Anteile des Harns selbst, wieder resorbiert würden. Diese chemisch-physiologisch interessante Frage hatte Graser im Rahmen einer Dissertation bearbeiten lassen. Friedrich Schwerdtfeger war bei seinen Untersuchungen zu dem Ergebnis gekommen, daß man die Veränderungen am Kloakenharn vernachlässigen könne.[108]

Bereits 1895 hatte Graser die Schwierigkeiten angesprochen, die sich aus einer reflektorischen Sekretionshemmung für die Nierendiagnostik ergäben. Noch 1913 beschrieb er die physiologische Forschung in der Frage der Nierensekretion, trotz zahlreicher moderner diagnostischer Hilfsmittel, als „im Anfang der Erkenntnis"[109] stehend. Ureter-Katheterisierung, Radiologie, Pyelographie und die Möglichkeiten funktioneller Diagnostik würden noch lange Zeit ein „Privilegium der besteingerichteten Kliniken und Krankenhäuser,

---

101) Trendelenburg, Friedrich: Über Heilung der Harnblasen-Ektopie durch direkte Vereinigung der Spaltränder. *Arch. klin. Chir. 34*, 1887, S. 621-625; ders.: Über Blasen-Scheidenfisteloperationen und über Beckenhochlagerung bei Operationen in der Bauchhöhle. Leipzig 1890; ders.: Über Operationen zur Heilung der angeborenen Harnblasen- und Harnröhrenspalten. *Arch. klin. Chir. 43*, 1892, S. 394-438.

102) Thiersch, Karl: Bildungsfehler der Harn- und Geschlechtswerkzeuge eines Mannes. *Illustr. med. Ztg. 1*, 1852, S. 7-16.

103) Vgl. dazu: Sonnenburg, Eduard: Verletzungen und Erkrankungen der Harnblase und Vorsteherdrüse. In: Bergmann, Ernst von; Bruns, Paul von (Hrsg.): Handbuch der praktischen Chirurgie. 4. Bd., 3. Aufl., Stuttgart 1907, S. 361 f.

104) S. dazu auch: Poppert, Peter: Über eine Methode zur Erzielung eines normalen Blasenverschlusses bei angeborener Blasen- und Harnröhrenspalte. In: Verh. Dt. Ges. Chir. 1896. II, S. 411-421. In der sich an diesen Vortrag anschließenden Diskussion äußerte auch Ernst Küster, daß er zahlreiche der angegebenen Methoden versucht habe, aber mit keiner Operation zufriedenstellende Ergebnisse habe erzielen können. Küster, Ernst: [Diskussionsbeitrag zu: Poppert: Über eine Methode zur Erzielung eines normalen Blasenverschlusses bei angeborenen Blasen- und Harnröhrenspalte]. In. Verh. Dt. Ges. Chir. 1896. I, S. 78 f.

105) Maydl, Karl: Über die Radikaltherapie der ectopia vesicae urinariae. *Wiener med. Wschr. 44*, 1894, S. 1169, 1209, 1256, 1297.

106) Pfannenstiel, Johannes: Über die Vorteile des suprasymphysären Fascienquerschnitts für die gynäkologische Koeliotomie. Leipzig 1900.

107) „die Schattenseiten, die ihr noch anhaften, geben für unsere Zeit, in der die `Ureteren-Chirurgie´ modern wird, noch manches interessante Problem zu lösen", Graser (1909.2), S. 143.

108) Schwerdtfeger, Friedrich: Zwei durch Einpflanzung der Ureteren in den Dickdarm (Maydl) geheilte Fälle von Blasenektopie. Diss. med. Erlangen 1909.

109) Graser, Ernst: Klinische Beobachtungen über Nerveneinflüsse auf die Nierensekretion. *Dt. Ztschr. Nervenheilkunde 47/ 48*, 1913 (= Festschr. A. v. Strümpell 60. Geb.), S. 176.

wenn nicht gar der Spezialisten"[110], bleiben. Auch müsste man bedenken, daß der Einsatz dieser aufwendigen instrumentellen Untersuchungsmethoden häufig durch eine Weigerung seitens der Patienten erschwert oder verhindert würde. Deshalb bliebe es trotz allem technischen Fortschritt weiterhin eine wichtige Aufgabe, den praktischen Arzt mit einfachen diagnostischen Methoden vertraut zu machen und ihn für die unterschiedlichen Krankheitsbilder ähnlicher klinischer Symptomatik differentialdiagnostisch zu sensibilisieren. In zahlreichen Fällen, besonders bei Erkrankung nur einer Niere, hatte Graser beobachtet, daß die einzelnen untersuchten Urinportionen sehr große, unregelmäßig auftretende Schwankungen in bezug auf Menge, Konzentration und spezifisches Gewicht aufzeigten. Diese Schwankungen dürften nun nicht auf die mangelnde Funktionstüchtigkeit der erkrankten Niere zurückgeführt werden, sondern müßten in einer reflektorischen Beeinflussung der Funktion beider Nieren gesucht werden. Dabei hemme die kranke Niere durch „abnorme Nervenreize"[111] die gesunde Niere.

Mit wissenschaftlichen Untersuchungen gelte es, in der Zukunft diesen Zusammenhang zwischen Nierensekretion und Nerveneinfluß zu erhellen. Hatte man bei den zurückliegenden Veröffentlichungen eher den Eindruck gewonnen, Grasers Interesse an urologischen Fragestellungen wäre lediglich allgemein chirurgisch motiviert gewesen, signalisierte dieser Vortrag auf dem 41. Chirurgenkongreß, daß es ihm offensichtlich um mehr ging.[112] Zum ersten Mal sprach er hier öffentlich von einem „verheissungsvollen Anfang"[113] und bezeichnete die vorgelegte Arbeit als „ein Programm für weitere Versuche"[114].

Im Anschluß an einen von Erwin Kreuter auf der 3. Tagung der Vereinigung bayerischer Chirurgen 1913 gehaltenen Vortrag über suprapubische Prostatektomie wies Graser ausdrücklich darauf hin, daß in der Erlanger chirurgischen Klinik Prostatiker frühzeitig operiert würden, bevor sich durch Katheterisierung eine Zystitis entwickeln könne.[115] Graser selbst demonstrierte auf dieser Tagung[116] unter anderem einen großen Ureterstein. Die Durchgängigkeit des Ureters war nach Entfernung des Steines mit einer dicken Sonde überprüft worden. Da ihm die ungehinderte Passage als wichtigstes Kriterium für einen operativen Erfolg galt, hatte er den Ureter lediglich mit einer Situationsnaht unter Verwendung feinsten Catguts versorgt. Durch die einfache Fixationsnaht, die nur die Wundränder, nicht aber die Schleimhaut fasse, werde das Lumen des Ureters nicht beeinträchtigt. Graser bedauerte, daß diese Tatsache leider „noch nicht in genügender Weise Allgemeingut der Chirurgen"[117] geworden sei. Hatte er doch anläßlich eines Besuches bei William James und Charles Horace Mayo in Rochester gesehen, daß ein Ureterschnitt sogar ohne Nahtversorgung störungsfrei verheilen könne.

---

[110]) Ebenda.
[111]) Ebenda, S. 189.
[112]) Graser (1913.1); Graser, Ernst: Klinische Beobachtungen über Nerveneinflüsse auf die Nierensekretion. In: Verh. Dt. Ges. Chir. 1913, S. 183-194; ders.: Klinische Beobachtungen über Nerveneinflüsse auf die Nierensekretion. In: Bericht über Verh. Dt. Ges. Chir. 1913, Beilage zum *Ztrbl. Chir. 40*, 1913, S. 87; Deutsche Gesellschaft für Chirurgie [Katzenstein, Moritz: Aus dem Bericht über die 42. Vers. Dt. Ges. Chir. 1913]. *Münch. med. Wschr. 60*, 1913, S. 1007.
[113]) Graser (1913.1), S. 190.
[114]) Ebenda, S. 191.
[115]) Bayerische Chirurgen-Vereinigung: [Grashey, Rudolf: Bericht über die 3. Tag. Ver. Bay. Chir. 1913]. *Münch. med. Wschr. 60*, 1913, S. 1684.
[116]) Graser, Ernst: Entfernung eines Uretersteins durch Ureterotomie. *Beitr. klin. Chir. 88*, 1914, S. 736-738; Bayerische Chirurgen-Vereinigung (1913), S. 1684; Calmann: [Rezension: Graser: Entfernung eines Uretersteins durch Ureterotomie]. *Ztrbl. Gyn. 39*, 1915, S. 197.
[117]) Graser (1914.5), S. 737.

Mit Beginn des Ersten Weltkriegs hat Graser keine Arbeiten zu urologischen Themen mehr publiziert. Hin und wieder stößt man auf eine kritische oder klärende Anmerkung in wissenschaftlichen Diskussionsbeiträgen.[118] Die Erlanger chirurgische Klinik aber blieb weiterhin mit zahlreichen Vorträgen und Veröffentlichungen seiner Assistenzärzte präsent.

3.5.3.3. Die Errichtung einer urologischen Abteilung an der Erlanger chirurgischen Klinik[119]

Wie wir gesehen haben, zeigte Graser in zahlreichen wissenschaftlichen Arbeiten sein besonderes Interesse an der Urologie. Mit der Erfindung des Zystoskops durch Max Nitze 1879 eröffneten sich nicht nur völlig neue Möglichkeiten der urologischen Diagnostik, man kann in ihr auch den Ausgangspunkt für die Entwicklung der modernen Urologie zum eigenständigen Spezialfach sehen.[120]

Graser muß schon sehr früh für die chirurgische Klinik Zystoskope angeschafft haben, denn ein Schüler, C. Schneider[121], äußerte auf dem IX. Urologenkongreß 1929: „Er ist der erste gewesen, bei dem ich ein Zystoskop sah, vor Jahren schon, während ich an keiner anderen Universität in dieser Zeit ein solches sah."[122] Insbesondere hier liegt es nahe, mit Alfred Heidacher[123] die Vermutung zu äußern, daß Graser sich in seinen Ideen um den Ausbau und die Förderung der Urologie an der chirurgischen Klinik durch den Assistenten und Privatdozenten der Frauenklinik Walter Stoeckel[124] bestätigt und bestärkt sah.

Der Erlanger Ordinarius für Gynäkologie Johann Veit hatte Stoeckel 1903 auf dem Gynäkologenkongreß in Würzburg kennengelernt und ihn als Dozent nach Erlangen geholt.[125] Bereits während seiner Assistentenzeit bei dem Gynäkologen Heinrich Fritsch in Bonn beschäftigte sich Stoeckel mit urologischen Themen. In Breslau lernte er bei dem Urologen Viertel die Zystoskopie kennen. Die damit verbundenen diagnostischen Möglichkeiten faszinierten ihn überaus: „Ich probierte und übte so lange, bis ich die Technik im Schlaf beherrschte. Aber die Technik genügte nicht. Ich mußte mir auch beibringen, wie man mit Hilfe des Zystoskops Diagnosen stellt, Befunde deutet und zur richtigen Therapie gelangt. Keine Patientin war mehr vor mir sicher. Das Zystoskop wurde für mich eine Art Zauberstab, mit dessen Hilfe ich meine Kenntnisse von der Blase und ihren Nachbarorganen enorm erweiterte."[126] Stoeckel konzipierte seine Habilitationsschrift über „die Cystoskopie in

---

[118]) Bayerische Chirurgen-Vereinigung: [Grashey, Rudolf: Bericht über die 7. Tag. Ver. Bay. Chir. 1922]. *Münch. med. Wschr. 69*, 1922, S. 1099.

[119]) S. dazu: Heidacher, Alfred: Geschichte der chirurgische Universitätsklinik Erlangen. Bonn 1960, S. 116-118.

[120]) Kielleuthner, Ludwig: Geschichte der Urologie. In: Verh. Dt. Ges. Urol. 1930. S. 43; Aschoff, Ludwig; Diepgen, Paul; Goerke Heinz (Hrsg.): Kurze Übersichtstabellen zur Geschichte der Medizin. 7. Aufl., Berlin 1960, S. 51.

[121]) Leider konnte ich weder feststellen, in welchem Jahr Schneider bei Graser war, noch welcher Art dieses Lehrer - Schüler Verhältnis tatsächlich gewesen ist. Schneider taucht weder in den - allerdings sicherlich nicht ganz vollständigen - Assistenz- bzw. Hilfsarztlisten auf, noch bin ich bei der Durchsicht der Immatrikulationsverzeichnisse auf seinen Namen gestoßen.

[122]) Schneider, C.: [Redebeitrag zur Verleihung der Ehrenmitgliedschaft an Graser]. In: Verh. Dt. Ges. Urol. 1929, S. 418.

[123]) Heidacher (1960), S. 117.

[124]) Zu Walter Stoeckel: (UQ 46); Stoeckel, Walter: Gelebtes Leben. Stuttgart 1954; ders.: Erinnerungen eines Frauenarztes (hrsg. von Hans Borgelt). München 1966; ders.: Erinnerungen eines Frauenarztes. Die Stoeckel Memoiren. Leipzig 1979; Wittern (1999), S. 190-192.

[125]) Stoeckel (1966), S. 122.

[126]) Ebenda, S. 109 f.

ihrer Bedeutung für den Gynäkologen"[127] denn auch als Leitfaden für die Erlernung und Weiterbildung im Umgang mit dem Zystoskop.[128] Sich selbst sah er als einen „Schrittmacher für die [...] `Gynäkologische[n] Urologie' [...] zumindest in Deutschland"[129]. Zweifellos nimmt er eine führende Position in der Entwicklung dieses Spezialgebietes ein.[130] Zu näheren Kontakten mit Graser kam es, nachdem Veit im März 1904 einen Ruf nach Halle angenommen hatte und die interimistische Leitung der Frauenklinik aufgeteilt wurde. Während Stoeckel die fachliche Vertretung übernahm, wurde Graser „mit der geschäftlichen Oberleitung der Anstalt, sowie deren eventueller Vertretung in der Fakultät und Senat" betraut.[131]

Um 1910 begann Graser, sich eingehend mit Fragen der Nierensekretion und deren Beeinflussung durch reflektorische Einwirkungen und nervale Mechanismen zu beschäftigen.[132] Offensichtlich war diese Arbeit schon mit dem Gedanken verbunden, die Urologie zu einem Arbeitsschwerpunk der Erlanger chirurgischen Klinik auszubauen. So drängte er Wilhelm Lobenhoffer, der seit Mai 1912 als zweiter Assistent an der chirurgischen Klinik tätig war,[133] sich bei ihm mit einer Arbeit über „Funktionsprüfung an transplantierten Nieren"[134] zu habilitieren. Im April 1913 wurde Lobenhoffer Privatdozent,[135] wechselte aber noch im gleichen Jahr an das Julius-Spital nach Würzburg.[136]

Nach diesem unerwarteten Rückschlag legte Graser bei der Neubesetzung der Stelle großen Wert auf ein Interesse des Bewerbers an urologischen Fragen. So wurde im Oktober 1913 Eduard Pflaumer[137], nach pathologisch-anatomischen Studien am biologischen Institut der Charité in Berlin und am pathologischen Institut in Erlangen, als Assistent der chirurgischen Klinik eingestellt.[138] Seit 1899 hatte er in Argentinien, durch Vermittlung Trendelenburgs, zunächst als Hausarzt des Deutschen Hospitals in Buenos Aires gelebt und 1903 das argentinische Ärzteexamen abgelegt, bevor er dort 1911 Chefarzt geworden war. Dreimal war er während dieser Zeit nach Deutschland gereist, um seine urologischen Kenntnisse bei Nitze und James Israel zu vertiefen.[139] 1913 hatte er diese Position und damit „einen großen Wirkungskreis, ein fest begründetes Ansehen bei [...] Landsleuten und bei der Bevölkerung des Landes"[140] aufgegeben und war nach Deutschland zurückgekehrt. Wie groß die dadurch entstandenen Einschränkungen und Entbehrungen vor allem im klinischen Alltag für Pflaumer gewesen sein mögen, mag man folgenden Zeilen Grasers entnehmen: „Ich habe Ihnen damals vor ihrer Anstellung ausführlich begründet, daß Ihre erste Zeit für Sie eine sehr

---

[127]) Stoeckel, Walter: Die Zystoskopie in ihrer Bedeutung für den Gynäkologen. Habil.schr., Erlangen 1903.

[128]) Stoeckel (1966), S. 123.

[129]) Ebenda, S. 108.

[130]) Stoeckel, Walter: Atlas der gynäkologischen Zystoskopie, Berlin 1908; ders.: Lehrbuch der gynäkologischen Zystoskopie und Urethroskopie, Berlin 1910; ders.: Die Erkrankungen der weiblichen Harnorgane. In: ders.; Reifferscheid, Karl: Lehrbuch der Gynäkologie. Leipzig 1924, S. 143-199.

[131]) (UQ 47), 1630, Erlangen, 28.03.1904.

[132]) Graser (1913.1).

[133]) (UQ 42), 6786, Referat über die Habilitationsschrift.

[134]) Lobenhoffer, Wilhelm: Funktionsprüfung an transplantierten Nieren. Habil.schr., Erlangen 1913.

[135]) (UQ 42), 8148, Erlangen, 03.04.1913.

[136]) S. dazu: Heidacher (1960), S 175.

[137]) Zu Eduard Pflaumer: Heidacher (1960), S. 117 f.; Jooss, Theodor: Zum Gedenken an Professor Dr. Eduard Pflaumer. Ztschr. Urol. 50, 1957, S. 169-171; Lichtenberg, Alexander von: Eduard Pflaumer zum 60. Ztschr. urol. Chir. 34, 1932, S. I-III [beigeheftet zwischen S. 156 und 157]; Weidner, Otto: Eduard Pflaumer zum 70. Geburtstag. Ztschr. Urol. 36, 1942, S. 73-79; ders.: E. Pflaumer zum 80. Geburtstag. Ztschr. Urol. 45, 1952, S. 65-68; Wittern (1999), S. 144 f.

[138]) Heidacher (1960), S. 175; s. auch: Lichtenberg (1932), S. II.

[139]) Lichtenberg (1932), S. II.

[140]) Ebenda.

schwere sein werde [...]. Ich muß Ihnen nun das Zeugnis ausstellen, daß Sie über diese schwerste Zeit doch mit erstaunlicher Energie und gutem Willen hinweggekommen sind, und kann von mir sagen, daß mir diese Energie, mit der Sie in Ihrer Unabhängigkeit das alles durchgemacht haben, ein hohes Maß von Respekt abgezwungen hat."[141] 1914 begann Pflaumer auf Grasers Anraten hin mit einer Habilitationsarbeit über die zystoskopischen Beobachtungen zur Physiologie der Blase, der Harnleiter und der Nieren. Durch die Einziehung zum Kriegsdienst verzögerte sich die Habilitation dann jedoch bis zum Juni 1918.[142]

Im Referat zur Habilitationsschrift formulierte Graser erstmals, wenn auch noch betont vorsichtig, wie die Einbindung eines Schwerpunktes Urologie in die Chirurgische Klinik organisatorisch aussehen könnte. Hier finden sich jetzt Passagen, die einerseits die allgemeine Wertschätzung der Person Pflaumers gegenüber zum Ausdruck bringen, gleichzeitig aber schon als Hinweis darauf gesehen werden können, daß er sich eine Zusammenarbeit mit Pflaumer als Oberarzt eines „Ambulatoriums für Krankheiten der Harnorgane"[143] sehr gut vorstellen könne: „Es kann nur ein Mann von ganz besonderer Ausdauer und Zähigkeit an solche Untersuchungen herangehen. Sie sind eine harte Geduldsprobe, welche Herr P. in einer rühmenswerten Weise bestanden hat. Ich möchte in dieser Hingebung auch eine Gewähr dafür sehen, dass er als Praktiker für dieses Gebiet geeignet ist, denn alle diese Beobachtungen bedürfen auch am Menschen eines besonderen Masses von Ausdauer und Hingabe."[144] Im Januar 1919 entschloß Graser sich, als erster und lange Zeit einziger ordentlicher Professor für Chirurgie in Deutschland[145] eine eigene Abteilung für Urologie an seiner chirurgischen Klinik einzurichten. Diese bestand zunächst nur aus einem poliklinischen Sprech- und Wartezimmer und einem Untersuchungsraum.[146] Pflaumer wurde im August 1919 zum Oberarzt ernannt und mit der Leitung der urologischen Abteilung betraut.[147]

Um Pflaumers Position zu stärken, bemühte sich Graser 1921 für ihn um den Titel des außerordentlichen Professors. In seinem Antrag[148] berief er sich auf eine Mitteilung in der Münchner medizinischen Wochenschrift[149], derzufolge es in Preußen möglich wäre, diesen Titel an Privatdozenten zu verleihen, deren Habilitation sich durch Teilnahme am Krieg oder sonstige Kriegsumstände verzögert hätte. Einzige Bedingung hierfür sei, daß der Zeitpunkt, zu dem die Habilitation in Friedenszeiten erfolgt wäre, mindestens sechs Jahre zurückläge. Besonders lobend erwähnte Graser Pflaumers spezialärztliche Tätigkeit, die dieser in selbstloser Weise „unter Aufbringung grosser pekuniärer Opfer durch Anschaffung von Instrumenten und Apparaten" leiste; auch sei es Pflaumer gelungen, „die urologische Poliklinik [...] in der kurzen Zeit zu einer Stätte erfolgreicher wissenschaftlicher und praktischer Arbeit" auszugestalten.[150] Wie diese erfolgreiche praktische Arbeit aussah, illustrierte ein 1922 von Pflaumer in der Münchner medizinischen Wochenschrift unter dem Titel „Ueber Aufgaben, Hilfsmittel und Erfolge der Urologie" veröffentlichter erster Rechenschaftsbericht: „Unser urologisches Tagebuch hat vor kurzem die Zahl von 1000 Kranken überschritten; das scheint mir der richtige Zeitpunkt zu sein, das Material zu sichten

---

[141]) Zitiert nach: Lichtenberg (1932), S.II f.

[142]) (UQ 51), 22805 [Lebenslauf Eduard Pflaumer].

[143]) Friedrich-Alexander-Universität Erlangen: Personalstand SS 1919.

[144]) (UQ 51), 20566, Referat über die Habilitationsschrift.

[145]) Kielleuthner, Ludwig: [Verleihung der Ehrenmitgliedschaft an Graser]. In: Verh. Dt. Ges. Urol. 1929. S. 418.

[146]) Universitätsbund Erlangen: Neubauten und bauliche Änderungen [Erweiterung der urologischen Abteilung]. In. Ders. (Hrsg.): Jahresbericht 1930, S. 32 f.; Heidacher (1960), S. 156 f.

[147]) (UQ 85), 23661, München, 21.08.1919.

[148]) (UQ 51), 22805, Erlangen, 31.10.1921.

[149]) [Tagesgeschichtliche Notizen]. *Münch. med. Wschr.* 68, 1921, S. 689.

[150]) (UQ 51), 22805, Erlangen, 31.10.1921.

und Ihnen über Aufgaben und Tätigkeit des von Prof. Graser neugeschaffenen Ambulatoriums für Krankheiten der Harnorgane zu berichten."[151] Der gesamte Artikel erwies sich als Plädoyer für die Urologie und würdigte damit indirekt auch Grasers Mut und Engagement zur Einrichtung einer eigenen Abteilung.

Nach offensichtlich nur mündlicher Absprache zwischen Graser und Pflaumer erfolgten in den Jahren bis 1923 zwei Erweiterungen der urologischen Abteilung, die Pflaumer vollständig mit eigenen Mitteln finanzierte. Außer einer wesentlichen Vergrößerung des Untersuchungszimmers entstanden ein Waschraum neben dem Sprechzimmer und ein Röntgenraum mit Dunkelkammer.[152]

Graser war sich sehr wohl bewußt, daß ein Ausbau der urologischen Abteilung in diesen Ausmaßen ohne den selbstlosen Einsatz Pflaumers nicht möglich gewesen wäre. Um „als Gegenleistung Pflaumer eine gewisse Sicherheit im Verhältnis zur Klinik zu geben"[153], bemühte er sich 1923 schon wenige Tage nach Übernahme der neuen Räume um die Erstellung einer „vertraglichen Regelung"[154]. Im Gegenzug für die Überlassung der neuen Räume und den Verzicht auf die Erstattung der Bau- und Einrichtungskosten war Graser zu weitgehenden Zugeständnissen seitens der chirurgischen Klinik bereit. Insbesondere beinhaltete sein Entwurf eine großzügige Regelung in bezug auf die Nutzung der Operationssäle und die Belegung freier Betten. Da die urologische Abteilung dem Direktor der chirurgischen Klinik unterstehen sollte, bot Graser an, sich bei seinem Fortgang für eine Beibehaltung der ausgehandelten Bedingungen einzusetzen. Der Vertrag, den man am 16. März 1924[155] unterzeichnete, nannte noch einen weiteren wichtigen Zusatz: Pflaumer bekam das Recht einer halbjährlichen Kündigungsfrist.

Auch weiterhin entwickelte sich die Zusammenarbeit für beide Seiten äußerst erfreulich. Im Juli des gleichen Jahres zeigte sich, daß der Apexapparat der Klinik, der zur ausschließlichen Benutzung durch Pflaumer im urologischen Ambulatorium verblieben war, nicht mehr den Anforderungen der Zeit entsprach. So wandte sich Pflaumer mit der Bitte an Graser, die Klinik möge dieses veraltete Gerät verkaufen. Für die „Beschaffung des besten zur Zeit erhältlichen Apparates", sowie die Ergänzung durch moderne Zusatzapparatur und eine damit verbundene, notwendige bauliche Erweiterung des Röntgenraumes werde er aus eigener Tasche aufkommen.[156] Nicht ohne Stolz auf die moderne Abteilung und die große Anzahl von Patienten - Pflaumer berichtete für das Jahr 1924 von 1415 „Untersuchungen und therapeutische[n] Eingriffe[n]", für 1926 von insgesamt 1672[157] - leitete Graser dieses Gesuch über den Verwaltungsausschuß der Universität an das Unterrichtsministerium weiter.[158]

Nachdem diese Pläne noch im August 1924 genehmigt wurden,[159] konnte der Umbau im Winter begonnen und schon zu Beginn des Sommersemesters abgeschlossen werden. Im Mai 1925 stellte Pflaumer der Klinik einen „großen Siemens & Halske Ventilröhren Diagnostikapparat"[160] zur Verfügung, mit dem schon innerhalb des ersten Jahres 1600 diagnostische Röntgenaufnahmen angefertigt wurden.[161]

---

[151]) Pflaumer, Eduard: Über Aufgaben, Hilfsmittel und Erfolge der Urologie. *Münch. med. Wschr. 69*, 1922, S. 733; die hier von Pflaumer in einer Fußnote erwähnte Statistik findet sich in seinem Personalakt!

[152]) Universitätsbund (1930), S.32 f.; Heidacher (1960), S. 156 f.

[153]) (UQ 85), Nr. 725, Erlangen, 26.05.1923, 25433 A I.

[154]) Ebenda.

[155]) (UQ 85), 11301, Erlangen, 16.03.1924, Vertrag [Abschrift].

[156]) (UQ 85), zu V 29903 A I, Schreiben Pflaumers vom 18.07.1924.

[157]) (UQ 85), 24083, Erlangen, 30.04.1926.

[158]) (UQ 85), E.No. 268, Erlangen, 25.07.1924, zu: V 29903 A I.

[159]) (UQ 85), V 29903 A I, München, 22.08.1924.

[160]) (UQ 85), 24083, Erlangen, 30.04.1926.

[161]) Ebenda.

Für seine „großen Verdienste um die wissenschaftliche Urologie und um die Herstellung von Forschungs- und Lehrstätten für dieses Fach"[162] und insbesondere dafür, die „eigene Abteilung für Urologie [...] gegen manche Schwierigkeiten verteidigt" zu haben,[163] wurde Graser auf dem IX. Urologenkongreß 1929 in München einstimmig zum Ehrenmitglied der Gesellschaft für Urologie gewählt.[164]

3.5.4. Orthopädie
3.5.4.1.Zur Geschichte der modernen Orthopädie[165]

Zweifellos ist die Geschichte der modernen Orthopädie entscheidend von der Chirurgie geprägt worden.[166] Aber die Entwicklung zu einem eigenständigen medizinischen Fach erhielt neben den Erfolgen der orthopädischen Chirurgie wesentliche Impulse auch von der Orthopädie-Mechanik mit ihrer Apparatbehandlung, der orthopädischen Gymnastik und der Massage. So hatte der Instrumentenmacher Johann Georg Heine 1816 als erster in Deutschland eine private orthopädische Heilanstalt in Würzburg eröffnet.[167] Wir wissen, daß sowohl Bernhard von Langenbeck, als auch Ernst von Bergmann Patienten zur Weiterbehandlung in das orthopädische Institut Friedrich Hessings nach Göggingen bei Augsburg überwiesen haben.[168] Solch gelegentliche hohe Anerkennung darf nun nicht darüber hinwegtäuschen, daß noch bis weit ins zwanzigste Jahrhundert zahlreiche Chirurgen einem eigenständigen Fach Orthopädie an den Universitäten nicht nur mit Skepsis, sondern offen ablehnend gegenüber standen. Ottmar von Angerer sah nur das „Handwerk" und vermißte die „Wissenschaft"[169] und von Erich Lexer ist der Ausspruch überliefert: „Die Orthopäden sind Räuber, sie nehmen der Chirurgie ein Arbeitsfeld nach dem anderen"[170] Eindrücklich beschrieb der Orthopäde Fritz Lange in seiner Autobiographie, wie zunächst Ottmar von Angerer und später dessen Nachfolger Ferdinand Sauerbruch ihm der Orthopädie wegen „das Leben sauer"[171] gemacht haben.

Man hielt sich als Chirurg „durchaus für kompetent auf orthopädischem Gebiet"[172], wobei diese Einschätzung dem kritischen Urteil des Spezialarztes oft nicht standhalten konnte. So urteilte z.B. Lange über Sauerbruch: „Auf dem Gebiete der Orthopädie hatte er nur bescheidene Kenntnisse. Das war mir in vielen Gesprächen mit ihm klar geworden"[173] Während sich der Orthopäde als Spezialarzt in freier Praxis, an orthopädischen Instituten oder

---

[162]) (UQ 109), Brief Kielleuthner, Berlin, 28.09.1929.
[163]) Kielleuthner (1929), S. 418.
[164]) Ebenda.
[165]) Dieser Überblick zur Geschichte der Orthopädie orientiert sich im wesentlichen an: Elst, E. Vander: Die Geschichte der Orthopädie und der Traumatologie. In: Toellner, Richard (Hrsg.): Illustrierte Geschichte der Medizin. 3. Bd., Erlangen 1992 [Sonderausgabe], S. 1601-1667; Eulner, Hans-Heinz: Die Entwicklung der medizinischen Spezialfächer an den Universitäten des deutschen Sprachgebietes. Stuttgart 1970, S. 387-396; Valentin, Bruno: Die Wurzel der Orthopädie. *Hippokrates 33*, 1962, S. 207-213; eine ausführliche Darstellung zur Geschichte der Orthopädie bieten: Deutsches Orthopädisches Geschichts- und Forschungsmuseum: Orthopädie - Geschichte und Zukunft [Museumskatalog]. Darmstadt 1999; Valentin, Bruno: Geschichte der Orthopädie. Stuttgart 1961.
[166]) S. dazu: Dieffenbach, Johann Friedrich: Die operative Chirurgie. 2 Bde., Leipzig 1845, 1848; Stromeyer, Georg Friedrich Louis: Erinnerungen eines deutschen Arztes. 2 Bde., 2. Aufl., Hannover 1874.
[167]) Elst (1986), S. 1643.
[168]) Valentin (1962), S. 208 f.; Fischer, Georg: Aus meinem Leben. Hannover 1921, S. 67; Lange, Fritz: Ein Leben für die Orthopädie. Stuttgart 1959, S. 58.
[169]) Lange (1959), S. 90.
[170]) Ebenda, S. 94.
[171]) Ebenda, S. 92 f.
[172]) Eulner (1970), S. 390.
[173]) Lange (1959), S. 92 f.

an Heilanstalten der Vereine für Krüppelfürsorge[174] bis zur Jahrhundertwende durchaus etablieren konnte, zeigte sich in der Situation an den Universitäten deutlich das Bemühen der Chirurgen, die Orthopädie als selbständiges Fach zu verhindern.

Über „Frakturen und Luxationen"[175] wurde im Rahmen der chirurgischen Ausbildung gelesen und zum Teil noch bis in die 60er Jahre unseres Jahrhunderts unterstand die orthopädische Spezialabteilung, wenn eine solche eigenständig überhaupt existierte, in der Regel dem Direktor der chirurgischen Klinik. So hat die Erlanger Universität erst 1969 ein planmäßiges Ordinariat für Orthopädie und eine eigenständige orthopädische Klinik erhalten.[176]

Georg Friedrich Stromeyer, der 1838 auf den chirurgischen Lehrstuhl der Erlanger Universität berufen worden war, hatte die orthopädischen Chirurgie zu einem gefragten Spezialgebiet ausgebaut.[177] Auch seine Nachfolger Johann Ferdinand Heyfelder[178] und Carl von Thiersch[179] befaßten sich, wenn auch längst nicht mit solcher Eindringlichkeit, mit orthopädischen Themen. Walther von Heineke[180], seit 1867 Professor der Chirurgie in Erlangen, besaß eine ausgesprochene „Vorliebe [...] für die orthopädische Chirurgie"[181].

Ernst Graser selbst hat, trotz reger operativer Tätigkeit auch auf diesem Gebiet, nur sehr wenig zu Fragen der Knochen- und Gelenkchirurgie veröffentlicht.[182] Ein Grund dafür ist

---

[174]) Besalski, Konrad: Umfang und Art des jugendlichen Krüppeltums und der Krüppelfürsorge in Deutschland. Hamburg 1909; zwischen 1909 und 1943 erschien als offizielles Organ der Deutschen Vereinigung für Krüppelfürsorge die *Zeitschrift für Krüppelfürsorge*.

[175]) Von Grasers Kolleg über „Frakturen und Luxationen" existiert in der Erlanger Handschriftensammlung eine ausführliche Mitschrift aus dem Nachlaß des Obermedizinalrates Dr. med. Josef Kluber, (UQ 62).

[176]) S. dazu bei Eulner (1970), S. 394.

[177]) Zu Georg Friedrich Stromeyer: Heidacher (1960), S. 58-66; Knöner, Wiebke; Schultheiss, Dieter; Kramer, F.-J.; Hausamen, Jarg-Erich: Stromeyer-Haken. Leben und Werk des Mannes hinter dem Eponym. *Mund Kiefer GesichtsChir. 3*, 1999, S. 270-274; Stromeyer (1874); Wittern (1999), S. 193 f.

[178]) Zu Johann Ferdinand Heyfelder: Heidacher (1960), S. 69-84; Wittern (1999), S. 82 f.

[179]) Zu Carl von Thiersch: Heidacher (1960), S. 85-94; Wittern (1999), S. 199 f.

[180]) Zu Walter von Heineke: Graser, Ernst: Feuilleton. Prof. Dr. Walter Heineke. *Münch. med. Woschr.*, 1892, S. 293 f.; ders.: Walter von Heineke. (Nekrolog). *Dt. Ztschr. Chir.*, 1902, S. 519-539; Heidacher (1960), S. 97-109; Wittern (1999), S. 73 f.; s. dazu auch: Valentin (1961), S. 62; Heineke, Walther von: Beiträge zur Kenntnis und Behandlung der Krankheiten des Knies. Danzig 1866; ders.: Compendium der chirurgischen Operations- und Verbandslehre mit Berücksichtigung der Orthopädie. 2 Bde., Erlangen 1884, 1886.

[181]) Heidacher (1960), S. 116.

[182]) Graser, Ernst: Zur Aetiologie und Therapie des Caput obstipum. *Münch. med. Wschr. 34*, 1887, S. 235-237; ders.: Über Klumpfussbehandlung. *Arch. klin. Chir. 37*, 1888, S. 824-833; ders.: ders.: Über Klumpfussbehandlung. In: Verh. Dt. Ges. Chir. 1888. II, S. 224-233; ders.: [Diskussionsbeitrag zu: Ueber Klumpfussbehandlung]. In: Verh. Dt. Ges. Chir. 1888. I, S. 117; ders.: [Rezension: Bunge: Zur operativen Behandlung der veralteten irreponiblen Luxationen im Ellbogengelenk]. *Dt. Ärzteztg.*, 1900, S. 515; ders.: [Rezension: Koste: Zur Therapie der Patellafrakturen]. *Ebenda*, S. 515 f.; ders.: [Rezension: Schanz, S. A.: Ueber die Bedeutung der portativen Apparate in der Skoliosebehandlung]. *Ebenda*, S. 516 f.; ders.: [Rezension: Rammstedt, A. C.: Ueber traumatische Muskelverknöcherung]. *Dt. Ärzteztg.*, 1901, S. 212 f.; ders.: [Rezension: Nicoladoni, C.: Daumenplastik und organischer Ersatz der Fingerspitze]. *Ebenda*, S. 213; ders.: [Rezension: Schanz, A.: Das Redressment schwerer Skoliosen]. *Ebenda*, S. 213 f.; ders.: [Rezension: Beck, C.: Beitrag zur Fraktur der karpalen Radiusepiphyse]. *Dt. Ärzteztg.*, 1903, S. 42; ders.: [Rezension: Sultan, C.: Die ambulatorische Behandlung der Oberarmbrüche mit permanenter Extension]. *Ebenda*, S. 44; ders.: Zur Behandlung der Luxatio patellae inverata. Osteotomie am Oberschenkel mit Einwärtsdrehung der unteren Epiphyse. *Arch. klin. Chir. 74*, 1904, S. 485-494; ders.: Zur Behandlung der Luxatio patellae inverata. Osteotomie am Oberschenkel mit Einwärtsdrehung der unteren Epiphyse. In: Verh. Dt. Ges. Chir. 1904. II, S. 457-466; ders.: Behandlung der Luxatio patellae inverterata durch Osteotomie am Femur mit Drehung der Epiphyse. In: Bericht über die Verh. Dt. Ges. Chir. 1904. Beilage zum *Ztrbl. Chir. 31*, 1904, S. 169 f.; ders.: [Rezension: Lennander, K. G.: Exstirpation des rechten Schulterblattes wegen chronischer Myelitis. Fixation des Oberarms am Schlüsselbein durch einen Metalldraht und durch Muskelplastik]. *Dt. Ärzteztg.*, 1905, S. 185; ders: Die Kalkaneuszange nach v. Heineke, ein Vorläufer der Nagelextension zur Behandlung von Knochenbrüchen.

sicherlich in der Ausrichtung des eigenen chirurgischen Schwerpunktes auf die Bauchchirurgie zu sehen. Ich halte es zudem aber für sehr wahrscheinlich, daß Graser sich auf orthopädischem und unfallchirurgischem Gebiet aus kollegialer Rücksicht auf Max von Kryger bewußt zurückhielt.

Von Kryger, seit 1893 Assistent der chirurgischen Klinik, hatte sich 1897 auf Anregung von Heinekes mit einer experimentellen Arbeit über Wirbelverletzungen habilitiert. Im April 1900 war er Oberarzt der Klinik[183] und 1901 außerordentlicher Professor und Leiter der chirurgischen Poliklinik geworden. Auffallend ist, daß von Kryger, den von Heineke sehr geschätzt haben muß,[184] nie für dessen Nachfolge im Gespräch war. Gut denkbar, daß der Grund dafür sein „knorrig unbeugsames Wesen"[185] war, das sich nicht zuletzt in einem „rauhen und stacheligen Humor"[186] äußerte. Unter Graser war von Kryger mit einem Lehrauftrag für chirurgische Propädeutik, spezielle Chirurgie und Unfallheilkunde betraut.[187] Die Orthopädie, über die er einen Beitrag im Handbuch der Therapie veröffentlichte,[188] fiel damit in seinen Aufgabenbereich.

Bei Alfred Heidacher lesen wir nun, daß Graser die Spezialisierung der Orthopädie förderte.[189] Dies ist zweifellos richtig, denn er stand, im Gegensatz zu Chirurgen wie von Angerer[190], den Möglichkeiten der modernen Orthopädie, insbesondere der medicomechanischen Behandlung äußerst aufgeschlossen gegenüber und erkannte durchaus deren Bedeutung für die allgemeine medizinische Ausbildung. Dennoch galt Grasers Engagement in diesem Fall weniger dem eigenständigen Spezialfach, als der Weiterentwicklung im Rahmen der Chirurgie.[191]

Eine erste intensive Auseinandersetzung mit der Orthopädie war 1901 in Rostock erfolgt. Seit 1899 bestand hier die Stiftung Elisabethenheim[192], die sich der Pflege, Erziehung und Ausbildung verkrüppelter Kinder annahm. Keine Aufnahme fanden „Kinder, bei denen durch einen chirurgischen Eingriff das Leiden zu beseitigen ist, ferner Taube, Stumme, Blinde, Idioten und an Krämpfen oder einer ansteckenden Krankheit Leidende"[193]. Geleitet wurde die Stiftung von einem siebenköpfigen Vorstand. Vier Mitglieder lebten in der Verwaltungs- und Beamtenstadt Schwerin, drei in Rostock. Graser übernahm die ärztliche Leitung des Heimes. Acht Kinder im Alter zwischen sieben und zwölf Jahren galt es zu betreuen. Das Behandlungskonzept war recht vielseitig angelegt. Neben Graser betreuten noch eine Diakonisse mit Dienstmädchen, eine Lehrerin und ein Assistenzarzt der medizinischen Klinik die Kinder. Außer dem „Unterricht nach dem Lehrplane der Volksschule"[194] wies man

Münch. med. Wschr. 57, 1910, S. 692 f.; ders.: [Diskussionsbeitrag zu Haas (München): Zur blutigen Behandlung schwerer Klumpfüße]. *Beitr. klin. Chir. 88*, 1914, S. 748.

[183]) Zu Max von Kryger: (UQ 40), Nr. 6478; Heidacher (1960), S. 108; Jamin, Friedrich: Dr. Max von Kryger. In. Universitätsbund Erlangen: Jahresbericht 1934/ 35, S. 10-13; Wittern (1999) S. 110.

[184]) Heidacher (1960), S. 108.

[185]) Jamin (1934/ 34) S. 12.

[186]) Ebenda, S. 10.

[187]) (UQ 40), Nr. 24207.

[188]) Kryger, Max von: Orthopädische Behandlung innerer Krankheiten. In: Penzoldt, Franz; Stintzing, Roderich (Hrsg.): Handbuch der speciellen Therapie. 6. Bd., 3. Aufl., Jena 1903, S. 403-478.

[189]) Heidacher (1960), S. 115.

[190]) S. dazu: Lange (1959), S. 90.

[191]) Immerhin sah Graser die Berechtigung für eine eigenständige Orthopädie an den großen Universitäten, (UQ 55), 25134, Erlangen, 01.11.1905, Bericht der med. Fak. an den akad. Senat, S. 1-8.

[192]) Grimm, H.: Das Elisabethenheim. In: Thierfelder, Theodor: Das Großherzogliche Universitätskrankenhaus. In: Festschrift der XXVI. Versammlung des Deutschen Vereins für öffentliche Gesundheitspflege gewidmet von der Stadt Rostock, Rostock 1901, II. Anhang: Die wohltätigen Stiftungen in Rostock, S. 414 f.

[193]) Grimm (1901), S. 414.

[194]) Grimm (1901), S. 415.

besonders auf die zweimal wöchentlich stattfindenden Turnstunden „mit Freiübungen und Turnen an mehreren Apparaten"[195] hin. Unterstützend zu diesen, auf jedes Kind individuell abgestimmten gymnastischen Übungen, wurden gezielte Massagen der gelähmten Gliedmaßen durchgeführt, von denen man sich „eine weitere günstige Beeinflussung"[196] erwartete. Trotz dieser Aufgeschlossenheit allen Teilgebieten gegenüber war Graser immer davon überzeugt, daß die Orthopädie als Universitätsfach, wenn auch mit eigenständigem Assistenten, ein chirurgisches Fach bleiben müsse.[197]

3.5.4.2. Die orthopädische Behandlung an der Erlanger chirurgischen Klinik

Im Oktober 1905 war vor der Kammer der Abgeordneten des bayerischen Landtages die Errichtung einer orthopädischen Zentralanstalt in Verbindung mit der Universität München angeregt worden. Um von vornherein einer befürchteten Benachteiligung der Universitäten Erlangen und Würzburg entgegenzuarbeiten, forderten Graser und sein Würzburger Kollege Carl G. Schönborn, statt der Errichtung einer Zentralanstalt jede der drei Landesuniversitäten mit entsprechenden finanziellen Mitteln auszustatten.
Schon im November legte Graser der medizinischen Fakultät der Erlanger Universität seine Stellungnahme zur Errichtung einer Zentralanstalt für Orthopädie in München vor:[198] Die Orthopädie, als Spezialzweig der Chirurgie, habe in den letzen zwanzig Jahren vor allem durch vollständig ausgebildete Chirurgen einen beträchtlichen Aufschwung genommen, nicht nur was die Operationsmethoden angehe, sondern hauptsächlich auch in bezug auf die „Erfindung zum Teil komplizierter maschineller Einrichtungen zur Vornahme von Bewegungsübungen"[199]. Graser betonte, daß er ein Desinteresse an orthopädischen Fragen seitens des Lehrpersonals als echten Mangel für die chirurgische Ausbildung empfände. Zweifelsohne müßte man aber zugeben, daß die Behandlung orthopädischer Patienten in den letzten Jahren „mehr und mehr in die Hände von Spezialärzten"[200] übergegangen sei und dieselbe zum Großteil in Privatkliniken stattfinde. Die Gründe hierfür sah er allerdings nicht in mangelndem Interesse der staatlichen Kliniken, sondern darin, daß entsprechende finanzielle Mittel zur Anschaffung der teilweise sehr kostspieligen Apparaturen nicht vorhanden wären. Mit Nachdruck vertrat er die Ansicht, daß jedem Mediziner wenigstens ein „Einblick in die Leistungen der modernen Orthopädie"[201] gegeben werden müsse. Um dies zu erreichen müsse jede Universität die Möglichkeit besitzen, entsprechende orthopädische Behandlungen durchzuführen und auch wissenschaftlich in dieser Richtung zu arbeiten. In besonderer Weise gedachte er dabei der weniger wohlhabenden und minderbemittelten Patienten, denen es kaum möglich wäre eine orthopädische Privatklinik aufzusuchen, zumal dies als Argument für die Errichtung der Zentralanstalt vorgebracht worden war. Gerade für diese Patienten sei es besonders wichtig, daß die praktischen Ärzte in den Gemeinden mit orthopädischen Fragestellungen vertraut seien, um rechtzeitig auf notwendige und mögliche Behandlungen hinzuweisen.
Die Errichtung einer Zentralanstalt in München hätte seiner Meinung nach vor allem zur Folge, daß der größte Teil der Patienten den Universitäten entzogen und damit die Ausbildung der Mediziner großen Schaden nehmen würde.

---

[195]) Ebenda.
[196]) Ebenda.
[197]) (UQ 55), 25134, Erlangen, 01.11.1905, Bericht der med. Fak. an den akad. Senat, S. 4, 6.
[198]) Ebenda, S. 1-8.
[199]) Ebenda, S. 3.
[200]) Ebenda, S. 4.
[201]) Ebenda.

Abschließend wandte er sich in seinem Bericht noch einmal der medicomechanischen Behandlung zu und sprach jetzt sicherlich aus eigener mühsamer Erfahrung. Bisher sei man häufig auf die „selbständige Herstellung von Apparaten aus Gips, Wasserglas, Bandeisen, Charnieren" angewiesen gewesen und habe „dem erfinderischen Improvisationsgenie [...] auf diese Weise [...] Spielraum gegeben".[202] Deshalb müsse man auch die Einrichtung einer orthopädischen Werkstätte, mit fest angestelltem Mechaniker, bei jeder Klinik fordern. Erstrebenswert sei auch ein entsprechend ausgerüsteter Übungssaal. In jedem Fall sollte die Oberleitung der Orthopädie aber in der Hand eines Chirurgen liegen. Er endete mit der Bemerkung, daß sowohl sein Würzburger Kollege als auch er sich schon lange „den orthopädischen Aufgaben mit besonderer Vorliebe gewidmet" hätten und „auch die durch eine vermehrte Betätigung auf diesem Gebiete entstehende Mehrbelastung freudig auf sich nehmen würden".[203]

Im April 1907 berichtete Graser auf Anfrage der medizinischen Fakultät über den orthopädischen Unterricht an der Universität Erlangen:[204] War es in dem Schreiben von 1905 noch darum gegangen, einen grundsätzlichen Weg für die Orthopädie an den Universitäten aufzuzeigen, so schien es Graser jetzt wichtig zu beschreiben, wie dieser Weg in Erlangen begangen werden solle und könne. Vordringlich war ihm zunächst die Errichtung eines mit allen modernen Hilfsmitteln ausgestatteten orthopädischen Turn- und Übungssaales, zu dem er schon im Dezember des Vorjahres Gesuch und Planskizze eingereicht und sich seit dem Frühjahr mit der Erarbeitung eines Detailplanes beschäftigte hatte. Hier sollte auch die Weiter- und Nachbehandlung von Unfallverletzten erfolgen. Auf die Errichtung einer eigenen orthopädischen Werkstatt könne man hingegen gegebenenfalls verzichten, nicht zuletzt, da das Personal des Erlanger Instrumentenmachers Kleinknecht in der Lage sei, gute Apparaturen anzufertigen. Als unverzichtbar hingegen bezeichnete Graser die Schaffung einer Assistenzarztstelle ausschließlich für die Orthopädie, da alle anderen ärztlichen Hilfskräfte an der chirurgischen Klinik schon zum jetzigen Zeitpunkt vollkommen ausgelastet seien. Nach wie vor gab Graser besonders zu bedenken, „daß die Mehrzahl der verkrüppelten Menschen aus Familien stammen, in denen bittere Armut herrscht"[205].

Hier hielt er die Einrichtung eines Fonds für dringend notwendig und empfahl die gewährten Zuschüsse zunächst auf 4000 Reichsmark festzusetzen, bis genauere Erfahrungswerte vorlägen. Noch einmal sprach er sich in der Frage des Unterrichtes mit Nachdruck dafür aus, daß die Orthopädie wenigstens an den kleineren Universitäten ein chirurgisches Fach bleiben müsse. Gleichsam zur Illustration seiner Argumente berichtete er über den bisherigen orthopädischen Unterricht in Erlangen. Er erwähnte die Vorlesungen des außerordentlichen Professors für Chirurgie Dr. Max von Kryger und verwies darauf, daß es sich bewährt habe, „grundsätzlich einen Wochentag der Klinik vollständig dem orthopädischen Gebiete"[206] zu widmen. Dadurch solle aber nicht die Ausbildung zum „Spezialarzt" erreicht werden, sondern vielmehr jedem Studenten die Problematik dieses schwierigen Gebietes nahegebracht werden. Auch im Hinblick auf den klinischen Unterricht müsse also die Errichtung eines Turnsaales und die Anstellung eines Assistenten unbedingt gefordert werden.

Die im Dezember 1906 eingereichte Planskizze[207] sah zunächst vor, die orthopädische Anstalt, bestehend aus einem Vorraum, einem Turnsaal, einer orthopädischen Werkstatt und einer Wärterwohnung, in einem Neubau unterzubringen, der an der Nordseite des Hauptkorridors der chirurgischen Klinik, gegenüber dem fünften Pavillon, liegen sollte.

---

[202]) Ebenda, S. 7.
[203]) Ebenda, S. 8.
[204]) (UQ 55), 10707, Erlangen, 18.04.1907.
[205]) Ebenda, S. [3].
[206]) Ebenda, S. [4].
[207]) (UQ 55), Beilage 1 zu 12386, Erlg. 08.05.1907.

Damit wäre jedoch „der letzte Rest des Areals der chirurgischen Klinik, welcher zur Erweiterung der Klinik zur Verfügung"[208] stehe, bebaut und jegliche Möglichkeit eventuell notwendiger Erweiterungen vergeben worden. So kam Graser nach eingehenden Überlegungen zu dem Schluß, daß es sinnvoller sei, einen derzeit vor allem aus hygienischen Gründen nur wenig genutzten Krankensaal zu einem Turnsaal um- und auszubauen. Die Errichtung der Nebenräume könne solange aufgeschoben werden, bis die Ohrenklinik in einem eigenen Gebäude untergebracht sei. Wie bei zahlreichen anderen Bauvorschlägen verstand Graser es auch hier, geschickt seine Pläne zu notwendigen baulichen Maßnahmen mit dem Hinweis auf die wesentlich geringere finanzielle Belastung zu verknüpfen, um mit dem so eingesparten Geld möglicherweise andere Projekte zu erwirken.

Nachdem seine zahlreichen Eingaben um die Errichtung zweier Liegehallen zur Freiluftbehandlung immer wieder abgelehnt worden waren, regte Graser im Frühjahr 1914 die Anlage zweier Sonnenterrassen mit einfachen, kleinen Unterstandshallen an. Der Universitätsarchitekt Dr. Schmidt hielt diesen Vorschlag sowohl vom architektonischen als auch vom finanziellen Standpunkt aus für gelungen.

Seit 1909 bestand, getragen von einem privaten Verein für Krüppelfürsorge[209], in Nürnberg ein Krüppelheim, das offensichtlich vollständig mit Spendengeldern finanziert wurde.[210] Bis 1911 hatte der Verein so viel Geld angespart, daß die Errichtung einer stationären Krankenabteilung erwogen werden konnte. Für den Unterricht und nicht zuletzt unter finanziellen Gesichtspunkten war bereits der Verlust weniger orthopädischer Patienten an das relativ kleine Krüppelheim ärgerlich. Graser befürchtete nun sicherlich nicht zu unrecht, daß die Verwirklichung des neuen Bauvorhabens zu einem äußerst hohen Rückgang der Patientenzahlen führen würde und damit ein sinnvoller orthopädischer Unterricht nicht mehr möglich sei. In der Hoffnung, eine Verbindung zwischen dem Verein und der chirurgischen Klinik aufbauen zu können, hatte Graser sich an der Abhaltung der Sprechstunden in Nürnberg beteiligt.[211] Diese Bemühungen waren aber ohne den erhofften Erfolg geblieben. Graser suchte nun nach einer „Gelegenheit, zu diesem vollkommen privaten Unternehmen Zugang zu erhalten"[212]. Diese bot sich ihm über den Umweg staatlicher Zuschüsse. Durch persönliche Vorsprache beim Vorsitzenden des Landrates von Mittelfranken, Herrn Geheimrat von Eheberg, konnte Graser erreichen, daß dem Verein weitere Gelder nur unter der Vorgabe zugesagt würden, daß er den Unterrichtsinteressen der Universität Erlangen Rechnung trage. Im Gegenzug erwartete die Regierung von Mittelfranken eine Regelung dieser Zusammenarbeit mittels einer Vereinbarung zwischen der Erlanger Universität und dem Verein. Diese Anregung Grasers, eine „Beratungsstelle für Krüppelkranke"[213] in Verbindung mit der chirurgischen Poliklinik einzurichten, erscheint einleuchtend, konnte damit doch gleichsam nebenbei auch die Position der Erlanger Chirurgie gestärkt werden.

---

[208]) (UQ 55), 12386, Erlangen, 08.05.1907.
[209]) Verein für Krüppelfürsorge e.V. in Nürnberg (Hrsg.): Erster Jahres- und Rechenschaftsbericht für die Jahre 1909 und 1910. Nürnberg 1910.
[210]) (UQ 32), Nr. 111, Erlangen, 10.01.1912, S. [1].
[211]) Graser war 1910 ordentliches Mitglied im Verein für Krüppelfürsorge geworden. Verein für Krüppelfürsorge e.V. in Nürnberg (1910), S. 37.
[212]) (UQ 32), Nr. 111, Erlangen, 10.01.1912, S. [2].
[213]) Ebenda, S. [3].

3.5.5. Röntgendiagnostik und Strahlentherapie

Zu den für die Chirurgie so wesentlichen Gebieten der Röntgendiagnostik[214] und der Strahlentherapie[215] lassen sich aus der chirurgischen Klinik nur sehr wenige Publikationen finden. Von Graser selbst kennen wir zu diesem Themengebiet lediglich Diskussionsbeiträge oder kurze Bemerkungen, etwa im Rahmen klinischer Demonstrationen;[216] auch „Veröffentlichungen aus der Klinik" sind rar.[217] Der Grund für die auffällig geringen Publikationen unter Graser ist sicherlich in den äußerst beschränkten finanziellen Mitteln der chirurgischen Klinik zu sehen, die weder die längerfristige Anstellung von Assistenzärzten zur fachlichen Betreuung, noch einen Ausbau der entsprechenden Abteilungen zuließen.

Dabei war es Walter von Heineke bereits im Jahr nach Wilhelm Conrad Röntgens Veröffentlichung 1895 über die „neue Art von Strahlen"[218] gelungen, einen Röntgenapparat der in Erlangen ansässigen Firma Reiniger, Gebbert und Schall[219] zu erwerben. Der erste Röntgenraum, der bis Ende 1903 gemeinsam mit der medizinischen Klinik genutzt wurde, befand sich im sogenannten „Museum" der chirurgischen Klinik. Hier stand das Röntgengerät noch neben Gipsabdrücken, Instrumenten und Bandagen.[220]

1904 erhielt die medizinische Klinik eine eigene Röntgenabteilung. In der Argumentation kam schon hier unter anderem ein Aspekt zur Sprache, der dank des raschen technischen Fortschritts in den kommenden Jahrzehnten auch von Graser selbst immer wieder hervorgehoben wurde: die überalterte, modernen Ansprüchen nicht mehr genügende

[214]) Allgemeine Literatur zur Geschichte der Röntgenologie: Eulner, Hans-Heinz: Die Entwicklung der medizinischen Spezialfächer an den Universitäten des deutschen Sprachgebietes. Stuttgart 1970, S. 421-426; Fraunberger, Fritz: 75 Jahre Röntgenstrahlen, *Bild der Wissenschaft* 7, 1970, S. 1098-1105; Frobenius, Wolfgang: Röntgenstrahlen statt Skalpell. Die Frauenklinik Erlangen und die Geschichte der gynäkologischen Radiologie von 1914-1945. Erlangen 2003; Goerke, Heinz: Kurze Geschichte der Röntgendiagnostik, *Hippokrates 35,* 1964, S. 442-448; ders.: Vor 75 Jahren. Röntgens Entdeckung. *Rö.bl. 23,* 1970, S. 448-451; Lang, Wolfgang: Beiträge Erlanger Kliniker zur Entwicklung der Radiologie 1895-1930. Diss. med. Erlangen-Nürnberg 1962; Lalanne, Claude; Coussement, Alain: Geschichte der Radiodiagnostik. In: Toellner, Richard (Hrsg.): Illustrierte Geschichte der Medizin. 4. Bd., Erlangen 1992 [Sonderausgabe], S. 2137-2163; Schinz, Hans R.: 60 Jahre medizinische Radiologie. Stuttgart 1959. Siemens Aktiengesellschaft, Bereich Medizinische Technik (Hrsg.): 100 Jahre Röntgen. 100 Jahre Innovation von Siemens. Erlangen o. Jahr.

[215]) Zur Geschichte der Strahlentherpie: Goerke, Heinz: Von Lassar bis Chaoul. Drei Jahrzehnte Strahlentherapie in Berlin. *SRW-Nachrichten 30,* 1966, S. 19-24; Minkow, Lüben: Zur Geschichte der Strahlentherapie bei der Universität Erlangen-Nürnberg 1905-1975. Diss. med. Erlangen-Nürnberg 1976; Proux, Charles: Geschichte der Radiotherapie. In: Toellner (1992). 4. Bd., S. 2165-2183.

[216]) „Herr Graser demonstriert [...] einen Fall von Mammakarzinom, der mit Röntgenstrahlen behandelt wurde." Ärztlicher Bezirksverein Erlangen: [Sitzungsbericht]. *Münch. med. Wschr. 52,* 1905, S. 141; „Herr Graser spricht [...] über Röntgen- und Radiumbestrahlung von Tumoren", ders.: [Sitzungsbericht]. *Münch. med. Wschr. 53,* 1906, S. 1548; „Herr Graser: Demonstration zur Mesothoriumbehandlung", ders.: [Sitzungsbericht]. *Münch. med. Wschr. 61,* 1914, S. 1820; „Die günstigen Aussichten der gynäkologischen Strahlentherapie sind für die chirurgischen Geschwülste nicht zutreffend." Bayerische Chirurgen-Vereinigung: [Grashey, Rudolf: Bericht über die 5. Tag. Ver. Bay. Chir. 1920]. *Münch. med. Wschr. 67,* 1920, S. 825; „Graser Erlangen bestrahlt Basedow einige Tage vor der Operation intensiv." Dies.: [Grashey, Rudolf: Bericht über die 6. Tag. Ver. Bay. Chir. 1921]. *Münch. med. Wschr. 68,* 1921, S. 895; „Graser - Erlangen: Erfolge mit Röntgenbestrahlung bei Struma und Basedow", dies.: [Grashey, Rudolf: Bericht über die 8. Tag. Ver. Bay. Chir. 1923]. *Münch. med. Wschr. 70,* 1923, S. 962.

[217]) Pflaumer, Eduard; Lobenhoffer, Wilhelm: Erfahrungen mit Mesothoriumbehandlung maligner Tumoren. *Beitr. klin. Chir. 88,* 1914, S. 629-636; Schlaaff, Johannes: Magen- und Darm-Carcinome in ihrer biologischen Wertigkeit und ihrem Verhalten zur Ca-Dosis. *Beitr. klin. Chir. 122,* 1921, S. 336-341.

[218]) Röntgen, Conrad Wilhelm: Eine neue Art von Strahlen, Würzburg 1895.

[219]) S. dazu auch: Dünisch, Oskar: Von Reiniger bis heute. 100 Jahre Medizinische Technik in Erlangen. *Das neue Erlangen 42,* 1977, S. 3067-3093; Siemens Aktiengesellschaft, Bereich Medizinische Technik (o. Jahr).

[220]) Heidacher, Alfred: Geschichte der chirurgischen Universitätsklinik Erlangen. Bonn 1960, S. 108.

Einrichtung.[221] Wie schlecht es um die Finanzen der chirurgischen Röntgenabteilung stand, verdeutlicht eindringlich die Tatsache, daß bis 1914 sämtliche Röntgenaufnahmen und alle therapeutischen Tiefenbestrahlungen ausschließlich vom ersten klinischen Diener Herrn Hühnerkopf ausgeführt wurden. Um dieser mißlichen Situation ohne allzugroßen Kostenaufwand abzuhelfen, veranlaßte Graser, dessen Tochter als Gehilfin anzulernen. Diese erhielt dann zunächst 1 Reichsmark pro Tag, später 1000 Reichsmark im Monat aus dem Realetat der Klinik bezahlt.[222] Erst 1918 machte die Aufstellung eines weiteren Tiefenbestrahlungsapparates die Anstellung einer weiteren Hilfskraft unbedingt erforderlich.[223]

Zudem mußte die Leitung der Abteilung lange Jahre an Assistenzärzte delegiert werden, allerdings ohne daß eine dafür dringend notwendige weitere Planstelle bestand. 1925 und 1926 blieb die Röntgenabteilung dann gar ohne geschulten Arzt[224], und das trotz Grasers dringlicher Mahnung, „dass es sich bei einer solchen spezialistischen Ausbildung nicht um Leute handelt, die leicht ersetzt werden können"[225]. Um in dieser Zeit wenigstens den Betrieb der Strahlentherapie aufrechthalten zu können, bezahlte Graser zeitweilig einen Assistenten aus eigener Tasche.[226]

Trotz der finanziell angespannten Lage gelang es Graser, zum Teil mit erheblichem persönlichen Einsatz, in den Jahren bis 1929 insgesamt fünf neue Röntgenapparaturen für die chirurgische Klinik zu erwerben. Graser war sich durchaus der wichtigen Aufgabe, die Röntgenmethoden an der Erlanger chirurgischen Klinik weiterzuentwickeln, bewußt.[227] Nicht zuletzt fürchtete er hier sicher auch die zunehmende Konkurrenz der großen umliegenden Krankenhäuser, insbesondere in Fürth, Nürnberg und Bamberg.

Zunächst wurde 1904 mit der Anschaffung eines neuen Diagnostikgerätes die Röntgenabteilung in einen Nebenraum des klinischen Hörsaals verlegt.[228] Kamen die Röntgenstrahlen zunächst ausschließlich zu diagnostischen Zwecken zum Einsatz, gewann schon bald auch die therapeutische Anwendung an Bedeutung.[229] Obwohl Graser, ganz Chirurg, offenbar mehr dem operativen Eingriff vertraute als der Strahlentherapie[230], zeigte er sich dieser gegenüber doch sehr aufgeschlossen und beschäftigte sich intensiv mit den neuen therapeutischen Möglichkeiten. Bald bestanden auch in der Erlanger chirurgischen Klinik zwei gesonderte Abteilungen für Röntgentechnik. Während die eine mit der Anfertigung von Bildern und Durchleuchtungen ausschließlich der Diagnostik diente, wurden in der zweiten Bestrahlungen ausgeführt. Hier befand sich 1920 neben zwei älteren Apparaten und einer Höhensonne ein moderner Symmetrieapparat. Graser hatte erreicht, daß die Firma Reiniger, Gebbert und Schall 1918 diesen und noch ein zweites Gerät unentgeltlich zur Verfügung stellte. Später wurden beide Apparate „in Anbetracht des Interesses", das Graser „der Röntgentiefentherapie entgegengebracht"[231] hatte, der chirurgischen Klinik als

221) Neidhardt, Alice: Medizinische Universitätsklinik Erlangen. Sammlung von Daten und Ereignissen der Klinik im Zeitraum von 1820-1980. Diss. med. Erlangen-Nürnberg 1985, S. 19.
222) (UQ 85), EN 970, 1666.
223) UQ (85), EN 1243, 1299.
224) (UQ 85), EN 1067, 2085.
225) Ebenda.
226) (UQ 86), 27484, 204, V 4789 A I.
227) (UQ 85), Nr. 2268; EN 1067, 2085.
228) (UQ 53), Nr. 6251.
229) Proux (1986).
230) „Operable Karzinome soll der Chirurg operieren." Bayerische Chirurgen-Vereinigung (1920), S. 825; „Die günstigen Aussichten der gynäkologischen Strahlentherapie sind für die chirurgischen Geschwülste nicht zutreffend." Ebenda.
231) (UQ 58), Brief Generaldirektor Dr. Zitzmann, Erlangen, 24.09.1923.

Geschenk überlassen. Auch bei der Anschaffung eines Diathermiegerätes war man der Klinik finanziell „weitgehend entgegengekommen".[232]
Seit Anfang 1919 leitete Eduard Pflaumer mit großem Elan und persönlichem finanziellen Engagement die urologische Abteilung an der chirurgischen Klinik.[233] 1925 erwarb er einen großen Ventilröhren-Diagnostikapparat der Firma Siemens-Halske, den er unentgeltlich der urologischen Abteilung zur Verfügung stellte. Gleichsam als Gegenleistung veräußerte Graser das bisher benutzte veraltete Gerät und veranlaßte einige dringend notwendig gewordene Umbauten.[234]
Kurz vor seiner Emeritierung bemühte sich Graser 1928 ein letztes Mal um bauliche Verbesserungen für die Röntgenabteilung: In einem Schreiben an den Verwaltungsausschuß der Universität beklagte er die ausgesprochen mangelhaften Schutzeinrichtungen, die in keiner Weise den Vorschriften der Deutschen Röntgengesellschaft genügten. Die vorhandenen Sicherungseinrichtungen bezeichnete er „fast als Improvisation".[235]
Auch der zu diagnostischen Zwecken seit 1912 verwendete Röntgenapparat genügte schon seit Jahren nicht mehr den modernen Anforderungen.[236] Die Einrichtung sei mittlerweile so veraltet, daß weder sorgfältige Diagnostik, geschweige denn wissenschaftliches Arbeiten möglich sei. Zudem fürchtete Graser um die Sicherheit der Patienten, aber auch der Ärzte und des Bedienungspersonals. Die deshalb immer häufiger in Anspruch genommene Möglichkeit, zur Röntgendiagnostik in die Frauenklinik oder die medizinische Klinik auszuweichen, könne lediglich ein Notbehelf, jedoch kein normaler Zustand sein.[237] Mit dem vollständigen Umbau der Röntgenabteilung, der sich bis Ende Januar 1929 hinzog,[238] erfolgte dann die Verlegung in die ehemalige Diphtheriestation.[239]

---

[232]) (UQ 58), Verbesserung der Anlage für Röntgen- und Lichttherapie, Erlangen, 11.05.1928.
[233]) S. dazu im Kapitel 3.5.3.3. Die Errichtung einer urologischen Abteilung an der Erlanger chirurgischen Klinik, S. 191-193.
[234]) (UQ 85), EN 268, 1437, V 29903 AI, 931, 24083.
[235]) (UQ 58), Verbesserung der Anlage für Röntgen- und Lichttherapie, Erlangen 11.05.1928.
[236]) (UQ 86), Erlangen, 26.06.1928.
[237]) (UQ 58), Erweiterung und Verbesserung der Anlage für Röntgendiagnostik Erlangen, 11.05.1928.
[238]) (UQ 86), EN 962, 2071, Erlangen, 18.09.1928; EN 11, 40, Erlangen, 07.01.1929.
[239]) Heidacher (1960), S. 114.

3.5.6. Zahnheilkunde[240]
3.5.6.1.Grasers Bemühungen um die Zahnheilkunde

Im Juni 1920 verlieh die Universität Erlangen Ernst Graser den Titel eines Doktors der Zahnheilkunde ehrenhalber, „in Ansehung seiner wissenschaftlichen Betätigung auf dem Gebiete der Zahnheilkunde und seiner angelegentlichen, erfolgreichen Bemühungen um die Schaffung eines zahnärztlichen Lehrstuhls und Instituts", wie es in der Urkunde hieß.[241] Hermann Euler schrieb darüber in seinen Lebenserinnerungen: „Mit dem Titel [Dr. med. dent.[242]] kam auch der Dr. med. dent. Ehrenhalber, und es war für mich eine besondere Freude, als ich im Auftrag der Fakultät dem damaligen Dekan, meinem Lehrer und hilfreichen Berater Graser, das entsprechende Diplom überreichen durfte."[243]

Dabei erscheinen einem Außenstehenden die oben genannten Gründe zur Verleihung dieser Ehrenpromotion zunächst nur schwer nachvollziehbar: Außer einem Übersichtsartikel[244] existieren, abgesehen von wenigen Mitteilungen in Diskussionsbeiträgen[245] oder in anderem Zusammenhang eher beiläufig erwähnten Hinweisen[246], keine Veröffentlichungen eigenständiger wissenschaftlicher Arbeiten zu Themen der Zahnheilkunde oder der Mund-, Kiefer- und Gesichtschirurgie. Auch Grasers Bemühungen um die Errichtung einer eigenständigen zahnärztlichen Klinik sind für die Öffentlichkeit nicht erkennbar und heute so gut wie vergessen.[247]
Ein Ehrenpromotionsakt, der hier genauere Auskunft über die Beweggründe der medizinischen Fakultät geben könnte, ist derzeit weder im Universitätsarchiv noch unter den Akten

---

[240]) Die wesentlichen Anregungen zur Geschichte der Zahnmedizin verdanke ich den beiden klassischen Werken von Walter Hoffmann-Axthelm: Die Geschichte der Zahnheilkunde. Berlin 1973; ders.: Die Geschichte der Mund-, Kiefer- und Gesichtschirurgie. Berlin 1995.

[241]) (UQ 108), Ehrendoktorbrief, Erlangen, 24.06.1920.

[242]) Dazu: Blaser, Wilhelm: Die Vorgeschichte des zahnärztlichen Doktortitels. Greifswald 1937; Groß, Dominik: Die schwierige Professionalisierung der deutschen Zahnärzteschaft (1867-1919). Frankfurt a. M. 1994, S. 239-255; Reckow, Joachim von: Grundlagen zur Geschichte der deutschen zahnärztlichen Approbation bis 1913. Greifswald 1927; Schwalm, Robert: Odontologia am Kreuzwege! Gleichzeitig ein historischer Rückblick zur zahnärztlichen Doktorfrage. Dt. zahnärztl. Wschr. 15, 1912, S. 957-961.

[243]) Euler, Hermann: Lebenserinnerungen eines Lehrers der Zahnheilkunde. München 1949, S. 89.

[244]) Graser, Ernst: Behandlung der Erkrankungen der Zähne und des Zahnfleisches. In: Penzoldt, Franz, Stintzing, Roderich (Hrsg.): Handbuch der speciellen Therapie. 4. Bd., Jena 1896, S. 75-121.

[245]) Bayerische Chirurgen-Vereinigung (1921), S. 894; Ärztlicher Bezirksverein Erlangen: Sitzungsbericht. Münch. med. Wschr. 70, 1923, S. 67.

[246]) Ärztlicher Bezirksverein Erlangen: Sitzungsbericht. Münch. med. Wschr. 61, 1914, S. 1820.

[247]) Zur Geschichte der Zahnheilkunde in Erlangen: Kolde, Theodor: Die Universität Erlangen unter dem Hause Wittelsbach 1810-1910. Erlangen 1910, S. 67, 480; Kröncke, Adolf: Zur Geschichte der Zahn-, Mund- und Kieferklinik in Erlangen. Deutscher Zahnärztekalender 43, 1984, S. 145-157; Müller, N: Die Geschichte der Zahn-, Mund- und Kieferklinik Erlangen von 1887-1999, ZWR 108, 1999, S. 701-705, 766-771; Scheckel, Gerlinde: Zahnmedizinische Schulen gemäß dem fachlichen Schrifttum: Fakultäten Erlangen, München, Würzburg, Wien und Prag. Diss. med. Erlangen-Nürnberg 1976; Schwartz, Claus: Personalbibliographien der Lehrstuhlinhaber der Fächer Anatomie, Physiologie, Pathologie und pathologische Anatomie, Pharmakologie, Innere Medizin, Chirurgie, Frauenheilkunde, Augenheilkunde, Hals-, Nasen- und Ohrenheilkunde, Psychiatrie, Zahnheilkunde an der Medizinischen Fakultät der Universität Erlangen im Zeitraum von 1850 bis 1900. Diss. med. Erlangen-Nürnberg 1969; Steinhäuser, Emil: 100 Jahre zahnärztlicher Unterricht in Erlangen. Von der privaten Lehranstalt zum Universitätsinstitut. Uni-Kurier 14, 1988, S. 12 f.; Weber, Josef: Die Geschichte der Universitätsklinik und Poliklinik für Zahn-, Mund- und Kieferkranke Erlangen. Diss. med. Erlangen-Nürnberg 1961; Weigand, Bruno: Personalbibliographien von Professoren und Dozenten der Klinik und Poliklinik für Hals-, Nasen- und Ohrenkranke und der Klinik und Poliklinik für Zahn-, Mund- und Kieferkranke der Universität Erlangen-Nürnberg im ungefähren Zeitraum von 1900-1968. Diss. med. Erlangen-Nürnberg 1968; Wittern, Renate: Aus der Geschichte der medizinischen Fakultät. In: Kößler, Henning (Hrsg.): 250 Jahre Friedrich-Alexander-Universität Erlangen-Nürnberg. Festschrift, Erlangen 1993, S. 417-420.

des Dekanates auffindbar.[248] Deshalb kann anhand der wenigen verfügbaren Quellen nur ein Versuch unternommen werden, Grasers Stellung zur Zahnheilkunde nachzuzeichnen.

Um bei einer Bewertung des Artikels über die „Behandlung der Erkrankungen der Zähne und des Zahnfleisches"[249] von vornherein Mißverständnisse auszuschließen, muß betont werden, daß Graser diesen nicht für Zahnärzte verfaßt hatte. Er ging hier lediglich auf diejenigen Gebiete aus dem Bereich der Zahnheilkunde ein, die seiner Meinung nach „jeder praktische Arzt wissen sollte".[250] Folgerichtig wurde der große Themenkreis des Zahnersatzes in nur wenigen Sätzen abgehandelt.

Bereits in den einleitenden Worten wird deutlich, welch hohen Stellenwert Graser der modernen Zahnheilkunde einräumte, wenn er sie als „geachtetes Gebiet der gesamten medizinischen Wissenschaft"[251] bezeichnet. Gerade als Chirurg kam es ihm darauf an, deutlich zu machen, daß die immer noch allgemein übliche Beseitigung von Zahnschmerzen durch Extraktion einer „rechtzeitig eingeleiteten sachgemäßen Behandlung"[252] weichen müsse.

Entschieden vertrat er den Standpunkt, daß für eine rasche Weiterentwicklung der Zahnheilkunde die gezielte Mitarbeit aller Ärzte notwendig sei. Er schrieb: "Der Gedanke in dieser Richtung förderlich mitzuwirken, hat mich die mancherlei Bedenken bei der Übernahme dieser Arbeit überwinden lassen."[253] Eine Einstellung, die durchaus nicht von allen Medizinern geteilt wurde.[254] Grasers Aufsatz sollte also dem niedergelassenen praktischen Arzt einen Überblick über die Bedeutung der Zahnerhaltung vermitteln und damit seinen Blick für die Möglichkeiten moderner konservierender Behandlung schärfen.[255]

Da gerade die kieferorthopädische Behandlung der letzten Jahrzehnte „glänzende Erfolge" aufweisen könne, müsse der Hausarzt, sobald er eine sich entwickelnde Stellungsanomalie der Zähne erkenne, „frühzeitig auf richtige Behandlung dringen".[256] Vor allem der bisher so oft vorgenommenen Extraktion der sogenannten 6-Jahres-Molaren zur Beseitigung von Zahnfehlstellungen trat er entschieden entgegen.

Der amerikanische Zahnarzt Eduard Harley Angle hatte 1887 sein kieferorthopädisches Konzept von Zahnbewegung und Retention vorgestellt, das sich rasch - auch in Europa - durchsetzte. Sein Lehrbuch erschien bis 1907 in sieben Auflagen und zahlreichen Über-

[248]) Es erscheint mir sehr unwahrscheinlich, daß für diese Ehrenpromotion keine eigenständige Akte angelegt worden sein soll. Durchaus denkbar wäre allerdings, daß der Vorgang den laufenden Promotionsakten beigelegt wurde und somit erst bei einer systematische Erfassung der Archivalien des Dekanates zum Vorschein kommt.

[249]) Wenn nicht ausdrücklich auf eine andere Auflage verwiesen wird, handelt es sich im folgenden stets um: Graser, Ernst: Behandlung der Erkrankungen der Zähne und des Zahnfleisches. In: Penzoldt, Franz; Stintzing, Roderich (Hrsg.): Handbuch der gesamten Therapie, 2. Bd., 4. Aufl., Jena 1909, S. 251-282.

[250]) Ebenda, S. 251.

[251]) Ebenda.

[252]) Ebenda.

[253]) Ebenda.

[254]) Linke: Feinde rechts und links. Zahnärztl. Rdsch. 15, 1906, S. 263 f.; s. dazu auch: Blaser (1937).

[255]) In einer kurzen Literaturangabe verwies Graser unter anderem auf folgende um 1900 wesentlichen Lehrbücher: Askövy, Joseph: Diagnostik der Zahnkrankheiten. Stuttgart 1885; Baume, Robert: Lehrbuch der Zahnheilkunde. 3. Aufl., Leipzig 1890; Brandt, Ludwig: Lehrbuch der Zahnheilkunde mit besonderer Berücksichtigung der Medizin und Chirurgie. Berlin 1890; Preiswerk, Gustav A.: Lehrbuch und Atlas der Zahnheilkunde. 2. Aufl., München 1908; Scheff, Julius: Handbuch der Zahnheilkunde. 2. Aufl., Wien 1884; Witzel, Adolph: Pathologie und Therapie der Pulpakrankheiten des Zahnes. Hagen i. W. 1886; ders.: Das Füllen der Zähne mit Amalgam. Berlin 1899. Graser (1909.3), S. 282.

[256]) Ebenda, S. 251.

setzungen. Eine Zahnentfernung allein aus kieferorthopädischen Gründen lehnte Angle strikt ab.[257]

Nicht zuletzt im Zusammenhang mit der gründlichen Zahnreinigung sah Graser den niedergelassenen Arzt gefragt, wenn er bemerkte, daß hier „ein ernstes Wort des Hausarztes viel Nutzen bringen" könne.[258] Eine „objektive Mundpflege" erfordere aber die gründliche Entfernung von weichen Belägen und Zahnstein, sowie die „regelmäßige Kontrolle durch einen gewissenhaften Zahnarzt".[259]

In England hatte John Tomes bereits seit 1859 neben der gründlichen Zahnsteinentfernung die Benutzung einer weichen Zahnbürste und milder Adstringentien empfohlen.[260] Ähnlich waren in den USA John M. Riggs 1856[261] und W. J. Younger 1880[262] vorgegangen.

Ein solides wissenschaftliches Fundament erhielten diese Vorgehensweisen durch Willoughby Dayton Miller. Miller hatte nach zahlreichen eigenen Experimenten bis 1883 aus rein chemischen oder ausschließlich parasitären Kariestheorien[263] seine chemo-parasitäre Theorie entwickelt und diese in einer Veröffentlichung über den „Einfluß der Mikroorganismen auf die Caries der menschlichen Zähne"[264] vorgestellt.

Auch bei der Abhandlung der Füllungstherapie vermittelte Graser einen Einblick in das aktuelle Spektrum der Möglichkeiten: Zur Anästhesie empfahl er ab 1909 Novocain in Kombination mit Suprarenin, wie dies erst wenige Jahre zuvor der Chirurg Heinrich Braun[265] angegeben hatte und seit 1906 von Guildo Fischer[266] propagiert wurde. Eindringlich empfahl Graser, eine „gute Spritze mit dünnen kurzen Kanülen"[267] zu verwenden und nach der Injektion wenigstens 5 - 7 Minuten Einwirkungszeit abzuwarten. Bei Bedarf lasse sich die Einstichstelle zusätzlich mit 5% Cocain[268] oder konzentricrter Karbolsäure betäuben. So könne man die Karies schmerzfrei entfernen. Vorsicht sei allerdings geboten, da eine Eröffnung der Pulpa „als schwer zu rügender Kunstfehler angesehen werden" müsse.[269]

Kurz informierte Graser über die Füllungsmaterialien und deren Vor- und Nachteile:

---

257) Angle, Edward Hartley: Notes on orthodontia, with a new system of regulation and retention. *Dent. Cosmos 29*, 1887, S. 757-763; ders.: Angle´s System zur Geraderichtung und Festhaltung unregelmäßig gestellter Zähne. 4. Aufl., Berlin 1897.

258) Graser (1909.3), S. 257 f.

259) Ebenda, S. 259.

260) Tomes, John: Ein System der Zahnheilkunde (übers. von A. zur Nedden). Leipzig 1861, S. 467 f.

261) Davon berichtet: Mills, George A.: Directions to the treatment of the so-called Riggs Disease. *Dent. Cosmos 20*, 1878, S. 92-94.

262) S. dazu: Sachs, Hans: Die Behandlung lockerer Zähne nach Younger-Sachs. Berlin 1929.

263) Chemische Theorien: Gärungssäuren als Ursache für Karies; parasitäre Theorien: parasitäre Hypothese. S. dazu: Sauerwein, Ernst: Kariologie. Stuttgart 1974.

264) Miller, Willoughby Dayton: Der Einfluß der Mikroorganismen auf die Caries der menschlichen Zähne. *Arch. exper. Path. Pharm. 16*, 1883, S. 291-303; ders.: Die Mikroorganismen der Mundhöhle. Leipzig 1889.

265) Vgl. dazu: Braun, Heinrich: Die örtliche Betäubung, ihre wissenschaftlichen Grundlagen und praktische Anwendung. 5. Aufl., Leipzig 1919.

266) Fischer, Guildo: Beiträge zur Frage der lokalen Anästhesie. *Dt. Mschr. Zahnhk. 24*, 1906, S. 305-336; ders.: Die Technik der lokalen Injektionsanästhesie. *Dt. zahnärztl. Wschr. 12*, 1909, S. 486-489; vgl. auch: ders.: Die örtliche Betäubung in der Zahnheilkunde. 4. Aufl., Berlin 1920.

267) Graser (1909.3), S. 260.

268) Der Berliner Zahnarzt Robert Baume hatte um 1890, als Reaktion auf die zeitaufwendige Zubereitung und die zahlreichen Nachwirkungen, wieder auf die Injektion von Cocainlösungen verzichtet und diese nur noch zur Oberflächenanästhesie aufgetragen. Baume (1890), S. 839.

269) Graser (1909.3), S. 260.

Gold kam vor allem als Hämmerfüllung[270] oder als Einlagefüllung[271] zum Einsatz und galt trotz der aufwendigen Verarbeitung, seiner Temperaturleitung und der auffälligen Farbe, wegen seiner Werkstoffeigenschaften und der randspaltfreien Passung der Füllungen als bestes Füllungsmaterial. Da vor allem bei der Verwendung von Stopfgold die Trockenheit des Zahnes eine wesentliche Voraussetzung für die Qualität der Füllung darstellt, empfahl Graser auch „das Einlegen von Gummiblättern".[272]

Bei den plastischen Materialien fand Guttapercha („Hills Stopping") aufgrund seiner geringen Haltbarkeit nur noch als provisorisches Füllungsmaterial Verwendung.[273] Während die aus der Verbindung eines oder mehrerer Metalle mit Quecksilber bestehenden Amalgame sich durch gute Mundbeständigkeit und einfache Verarbeitung auszeichneten, bestanden hier als großer Nachteil die Volumenveränderung, die schon bald nach der Füllung eintretende Verfärbung und die hohe Wärmeleitung.[274] Demgegenüber zeichneten sich die Zemente durch eine geringe Wärmeleitung und ihre zahnähnliche Farbe aus, waren aber wenig mundbeständig. Zudem blieb hier eine Schädigung der Pulpa durch den Säureanteil möglich.[275]

Neben vielem Lob für die Zahnärzte lassen sich aber durchaus auch kritische Worte finden. Ausdrücklich betonte Graser: „Gute Plomben legen, besonders Goldfüllungen, ist eine Kunst, die nicht jeder Zahnarzt gleich gut versteht".[276] Auch müsse man oft erleben, daß ein Zahnarzt seinen Patienten alle Füllungen entferne, die er nicht selber gelegt habe. Warnend

---

[270]) Bereits 1857 gelang es Robert Arthur die Technik des Füllens mit Goldfolien durch die Einführung ausgeglühter Goldfolienpellets, die er mit speziellen Stopfinstrumenten kalt verschweißte, entscheidend zu verbessern. Arthur, Robert: A treatise on the use of adhesive gold foil. Philadelphia 1857; William Henry Atkinson empfahl 1861 die Verdichtung durch leichte Hammerschläge. Vgl. dazu: Miller, Willoughby Dayton: Lehrbuch der conservirenden Zahnheilkunde. Leipzig 1896, S. 125; später erleichterten mechanische Hämmer diese Arbeit. Dazu: Dorn, Rudolf: Die Elektricität und ihre Verwendung in der Zahnheilkunde. Leipzig 1898, S. 3.

[271]) 1904 veröffentlichte Arthur Ollendorf ein Gußverfahren für Zahnprothesen. Er stellte mittels eines Wachsmodells die Hohlform der Prothese her, die er mit einer großen Menge geschmolzenen Goldes auffüllte. Ollendorf, Arthur: Eine neue Methode zur Herstellung von Zahnersatzstücken. Dt. Mschr. Zahnhk. 22, 1904, S. 657-664; diese Methode übertrug in Frankreich Oskar Solbrig auf die Gußfüllung. Solbrig, Oskar: Fabrication des blocs d′or coulés par la méthode de la cire perdue. Rev. Stom. 14, 1907, S. 340-344, 357 f. Ähnlich ging der amerikanische Zahnarzt William Henry Taggart vor, der seine „neue und genaue Methode der Herstellung von Goldinlays" 1907 vorstellte. Beim Gußvorgang selbst setzte er komprimiertes Lachgas ein. Taggart, Henry: A new and accurate method of making gold inlays. Dent. Cosmos 49, 1907, S. 1117-1121; A. W. Jameson nutzte seit 1907 die Fliehkraft um das Schmelzgut in die Gußform zu treiben. S. dazu: Smreker, Ernst: Das Füllen der Zähne mit Goldeinlagen. Handbuch der Porzellanfüllungen und Goldeinlagen, 2. Bd., Berlin 1911, S. 102 f.

[272]) Graser (1909.3), S. 260.

[273]) Das von dem amerikanischen Zahnarzt Asa Hill entwickelte Guttapercha war lange Zeit als definitives Füllungsmaterial empfohlen worden. Nach: Miller (1896), S. 177 f.

[274]) Als Pioniere der Amalgamfüllung können der Amerikaner Green Vardiman Black und der Deutsche Adolph Witzel gesehen werden. Beide haben sich in zahllosen Experimenten mit dem Material und seiner Verarbeitung beschäftigt und wesentlich dazu beigetragen, daß sich das Amalgam um die Jahrhundertwende etablieren konnte. Black, Greene Vardiman: A work on operative dentistry. 2 Bde., Chicago; London 1908; ders.: Konservierende Zahnheilkunde. 2 Bde., Berlin 1914; Witzel (1899). Vgl. dazu: Hoffmann-Axthelm (1973), S. 280.

[275]) Der Dresdner Zahnarzt A. Rostaing hatte zusammen mit seinem Vater, dem Chemiker Charles Sylvester Rostaing 1858 einen „Zahncäment" entwickelt, von dem Hoffmann-Axthelm schreibt, daß es der erste wirklich brauchbare Zinkoxydphosphatzement gewesen sei. Hoffmann-Axthelm (1993), S. 283; Rostaing, A.; Rostaing, Charles Sylvester: Über das unveränderliche und marmorharte Zahncäment von Rostaing. Der Zahnarzt 13, 1858, S. 180-185; insbesondere zur Füllung der Frontzähne gaben der Chemiker Paul Steenbock und der Zahnarzt Hugo Ascher 1903 einen Silikatzement an, mit dem aufgrund hoher Transparenz große Zahnähnlichkeit erreicht werden konnte. Nach: Hoffmann-Axthelm (1993), S. 283; zur Problematik der geringen Mundbeständigkeit und der pulpenschädigenden Eigenschaften vgl.: Sauerwein, Ernst: Zahnerhaltungskunde. 5. Aufl., Stuttgart 1985, S. 64-69.

[276]) Graser (1909.3), S. 262.

äußerte Graser die Ansicht, „daß mancher Zahn ohne die ihm bei einer Plombierung zugefügten Insulte länger aushalten würde"[277].

Einen der größten Erfolge der wissenschaftlichen Zahnheilkunde sah Graser - sicherlich zurecht - in der Behandlung von Erkrankungen der Pulpa. Diese mache aber in jedem Fall eine „spezialistische Ausbildung"[278] notwendig. Der niedergelassene Arzt aber habe zu bedenken, daß eine pulpitische Erkrankung nur selten einen dringlichen Grund zur Entfernung des Zahnes darstelle.

Bei besonders tiefen kariösen Läsionen erweise sich eine Desinfektion der Füllungskavität mit Karbolalkohol als wirkungsvoll. Werde die Pulpa eröffnet, könne durch antiseptischen Dauerschutz, z.B. mittels Jodoformphenoläther, Zinkoxyd-Eugenol, Thymolkristallen oder Formaldehydgelatine das Nervgewebe vital erhalten werden. Die Devitalisierung einer stark entzündeten, nicht mehr erhaltenswürdigen Pulpa erfolge zweckmäßig mit Arsenikpaste. Aufgrund der starken Ätzwirkung gehöre die Anwendung einer „derartige[n], durchaus nicht indifferente[n] Substanz"[279] jedoch in die Hand eines geschulten Zahnarztes.

Während in Amerika die Verwendung arsenhaltiger Pasten zur Devitalisation der Pulpa bereits seit den 30er Jahren des 19. Jahrhunderts verwendet worden war,[280] hatten die Zahnärzte in Europa noch um 1850 bevorzugt das Glüheisen zum Kautern der Wurzelpulpa empfohlen.[281] Erst mit Adolph Witzel, der unter dem Einfluß von Lister ab 1874 eine Systematik der Pulpaerkrankungen und -behandlung entwickelte,[282] setzte sich die Abtötung der Kronenpulpa mit Arsen auch in Deutschland durch.

Sachkundig informierte Graser über die eigentliche Wurzelbehandlung, bei der „unter Anwendung [...] feiner biegsamer Nadeln mit Widerhaken"[283] die Reinigung der Wurzelkanäle erfolge. Dies gelinge jedoch „höchstens in 1/3 aller Fälle"[284] vollständig. Deshalb würden sich viele Zahnärzte mit einer Erweiterung der Nervkanäle durch 50%iger Salzsäure begnügen, den Zahn mit einer antiseptischen Paste und abschließend mit einer Füllung versorgen.

Vor allem nach Gangrän der Pulpa stellte sich die Prognose als ungleich schwieriger dar. Versuche einer Sterilisation des infizierten Kanalsystems mit galvanischem Strom nach Zierler oder durch Füllung mit Trikresol-Formalin-Paste, die Buckley 1904 angegeben hatte, versprächen zwar auch hier gute Erfolge,[285] könnten aber wegen des hohen behandlerischen Aufwandes nur bei prothetisch besonders wertvollen Zähnen erfolgen.[286]

Die zahlreich angegebenen Methoden zur Reinigung der Wurzelkanäle bei Gangrän machen die besonderen Schwierigkeiten und die stets unsichere Prognose dieser Behandlung deutlich. Unter anderem verwendete Adolf Witzel 20% Sublimatlösung[287], Emil Schreier empfahl

---

277) Ebenda.
278) Ebenda, S. 264.
279) Ebenda, S. 266.
280) Der amerikanische Zahnarzt John Roach Spooner scheint um 1830 als erster in der Neuzeit Arsenik zur Devitalisation der Pulpa verwendet zu haben. S. dazu: Hoffmann-Axthelm (1973), S. 301.
281) Ebenda.
282) Witzel, Adolph: Die praktische Behandlung exponierter und kauterisierter Pulpen. Dt. Vjschr. Zahnhk. 14, 1874, S. 434-447; Witzel (1886).
283) Graser (1909.3), S. 265.
284) Ebenda.
285) Ebenda.
286) Ebenda, S. 269.
287) Witzel (1874), Witzel (1886).

1892 metallisches Kalium oder Natrium[288], Richard Schreiter verwendete 1894 Ätzkali (Kalium hydricum)[289] und John Ross Callahan im gleichen Jahr Schwefelsäure[290]. War die mit der Gangrän des Pulpengewebes eintretende Entzündung der Wurzelhaut bereits fortgeschritten, empfahl Graser, nach der Behandlung der Wurzelkanäle gegebenenfalls eine Resektion der Wurzelspitze vorzunehmen. Bei akuter periostitis alveolaris sei durchaus auch eine Extraktion, eventuell unter Narkose, zu erwägen. In diesen Fällen sollte man die Entscheidung zur Extraktion nicht zu lange aufschieben, da eine beginnende Kieferklemme das Arbeitsfeld entscheidend einschränke. Zudem müsse immer mit der Gefahr einer Pyämie oder Sephthämie mit tödlichem Ausgang gerechnet werden.[291]

Es spricht für Grasers sachlich nüchternen Blick auf den zahnärztlichen Alltag, wenn wir nach der Besprechung aller Möglichkeiten konservierender Zahnheilkunde einschränkend lesen: „Wer Geduld, Zeit, Geld und einen tüchtigen Zahnarzt hat, kann auch schwer kranke Zähne erhalten".[292] So blieb trotz aller Fortschritte die Extraktion noch bis weit ins zwanzigste Jahrhundert hinein für den niedergelassenen Zahnarzt und die chirurgischen Polikliniken eine der wesentlichen therapeutischen Maßnahmen.[293] Graser ging deshalb und sicherlich auch, weil er hier auf eigene Erfahrungen zurückgreifen konnte, ausführlich auf die Methodik der Zahnentfernung ein.[294] Leider wissen wir über die von ihm selbst geübte Methode nur aus einer Bemerkung von Euler, daß sie, zwar wirkungsvoll, aber nach modernen Vorstellungen „mehr originell als vorschriftsmäßig"[295] gewesen sein muß.
Zur Entfernung des Zahnes empfahl Graser, auf ein sicheres Fassen der Zangenbranchen zu achten, um Frakturen zu vermeiden. Er mahnte zu vorsichtigem Vorgehen, um nicht unnötig das Zahnfleisch zu verletzen. Wurzeln könnten mit der Wurzelzange, dem Geißfuß, in besonderen Fällen mit dem Thompsonschen Wurzelheber oder auch mittels des von Bartsch vorgestellten Drehmeißels entfernt werden. Tieffrakturierte Wurzeln wollte er jedoch lieber belassen, als durch allzu energisches Vorgehen mit der Resektionszange den Alveolarkamm zu schädigen.
Zur Lösung ankylosierter Zähne erwiesen sich ihm gegebenenfalls „ein paar Meißelschläge auf einen schmalen Meißel"[296] als sehr hilfreich. Grundsätzlich müsse jeder Patient über postoperative Schmerzen aufgeklärt werden. Ebenso warnte Graser davor, Patienten zu entlassen, ohne den Stillstand der Extraktionsblutung abgewartet zu haben. Patienten mit Blutgerinnungsstörungen, insbesondere Hämophile, oder leukämische Patienten erforderten hierbei besondere Aufmerksamkeit. Aber auch nach Verletzungen des Alveolarknochens oder der Kieferarterie müßten starke, langanhaltende Blutungen mit Xeroform-, Dermatol- oder Styptingaze fest austamponiert und gegebenenfalls mit einem Druckverband versorgt werden.

---

[288]) Schreier, Emil: Ein neues auf chemischer Zersetzung beruhendes Verfahren, den jauchigen Inhalt von Wurzelkanälen unschädlich zu machen. *Österr.-ungar. Vjschr. Zahnhk. 8*, 1892, S. 119-125.
[289]) Schreiter, Richard: Kalium hydricum, ein empfehlenswertes Mittel. *Dt. Mschr. Zahnhk. 12*, 1894, S. 335-340.
[290]) Callahan, John Ross: Sulfuric acid for opening root-canals. *Dent. Cosmos 36*, 1894, S. 329-331, 957-959.
[291]) Graser (1909.3), S. 269.
[292]) Ebenda, S. 275.
[293]) So wurden nach Eulner in Königsberg noch um 1903 in der chirurgischen Poliklinik unter Garrè jährlich etwa 4500 Zähne extrahiert. Eulner, Hans-Heinz: Die Entwicklung der medizinischen Spezialfächer an den Universitäten des deutschen Sprachgebietes. Stuttgart 1970, S. 407. Aus Erlangen berichtete Hermann Euler, der als Famulus bei Graser „fast ein halbes Jahr die alleinige Hilfskraft in der chirurgischen Poliklinik" war, im Rückblick: „In dieser Zeit habe ich - immer noch ohne Ahnung, wie sehr mir das einmal zu statten kommen würde - u.a. eines gründlich lernen können, nämlich das Zähne extrahieren". Euler (1949), S. 13.
[294]) Graser (1909.3), Extraktion der Zähne, S. 274-281.
[295]) Euler (1949), S. 13 f.
[296]) Graser (1909.3), S. 279.

Bei erkennbaren Komplikationen gab Graser den dringlichen Rat, „die Sache von Anfang an ernst" zu nehmen und sich, „wenn irgend tunlich, der Hilfe geschulter Chirurgen" zu versichern.[297] Liege bereits eine starke Kieferklemme vor, könne eventuell in Narkose unter Einsatz von Mundsperrern extrahiert werden. Dabei dürfe aber nicht vergessen werden, daß jede Narkose, trotz aller Vorteile, „stets eine erschwerende Komplikation für den Operateur" darstelle.[298] Zur Kurznarkose empfahl Graser Ätherrausch und Bromäthyl.[299] Eine annähernd schmerzfreie Entfernung einzelner, problemloser Zähne sei unter Verwendung von Lokalanästhesie oder dem Äthylchloridspray möglich.[300]

Nur sehr kurz ging Graser als weitere Indikation für chirurgische Eingriffe auf die Entfernung der Geschwülste des Zahnfleisches ein. Hier mahnte er stets zu einer radikalen Operation mit Abtragung der betroffenen Alveole und warnte vor einer lediglich oberflächlichen Abtragung des Tumors mit dem Kauter oder durch Ätzbehandlung. In unsicheren Fällen empfahl er die mikroskopische Untersuchung einer Probeexzision zur Abklärung der Benignität. Eine ausgedehnte Resektion des Kiefers müsse nur in seltenen Fällen erfolgen.
Wiederholt betonte Graser, wie erfolgreich eine sinnvolle Zusammenarbeit mit dem Zahnarzt gerade für zahlreiche kieferchirurgische Eingriffe sei.[301] Ob er dabei auf eigene Erfahrungen zurückgreifen konnte, oder diese Einschätzung lediglich nach ausgiebiger Sichtung der zahnärztlichen Literatur gewann, muß allerdings offen bleiben.

Einen weiteren Einblick in die Erlanger Kiefer- und Gesichtschirurgie[302] unter Graser müssen uns einige ausgewählte Dissertationen vermitteln.[303] Auch auf diesem Gebiet zeigt sich deutlich, daß Graser eher den einfach auszuführenden bewährten Operationsmethoden vertraute und auf weniger erprobte modernere Vorgehensweisen zurückhaltend reagierte. So operierte man Gaumenspalten in der Hauptsache mit dem von Langenbeck 1863 angegebenen

---

[297] Ebenda, S. 280.
[298] Ebenda, S. 282.
[299] S. dazu: Küster, Ernst: Geschichte der neueren deutschen Chirurgie. Stuttgart 1915, S. 52-56; Hoffmann-Axthelm (1973), S. 320-325, 328; Orth, H., Kis, I.: Schmerzbekämpfung und Narkose. In: Sailer, Franz X.; Gierhake, Friedrich W. (Hrsg.): Chirurgie historisch gesehen. Deisenhofen 1973, S. 9-12, 14; Heyfelder, Johann F.: Die Versuche mit dem Schwefeläther. Erlangen 1847; Walser, Hans H.: Zur Einführung der Äthernarkose im deutschen Sprachgebiet im Jahre 1847. Diss. med. Zürich 1957.
[300] Richardson, Benjamin Ward: A new method of producing local anesthesia applicable to dental surgery. Trans. Odont. Soc. G. B. 5, 1866, S. 45-68.
[301] Gerade bei der Weiterbehandlung nach operativen Eingriffen im Kieferbereich habe „die zahnärztliche Technik so hervorragende Leistungen aufzuweisen, daß die Chirurgie aus ihrer Mitwirkung den größten Nutzen ziehen" könne. Graser (1909.3), S. 282. S. dazu auch die Aussprache zu Paul Wustrows Vortrag „über funktionelle Kieferbruchbehandlung" vor dem ärztlichen Bezirksverein Erlangen, Ärztlicher Bezirksverein Erlangen (1923).
[302] Allgemeines zur Geschichte der Mund-, Kiefer- und Gesichtschirurgie: Hoffmann-Axthelm (1973), S. 316-347; Hoffmann-Axthelm (1995).
[303] Dissertationen (noch unter Walter von Heineke): Naegelsbach, Wilhelm: Über die während der letzten 12 Jahre in der Erlanger chirurgischen Klinik zur Behandlung gelangten Oberkiefertumoren. Diss. med. Erlangen 1897; Bedenck, Joseph: 63 in der Erlanger chir. Klinik beobachteten Fälle von Lippencarcinom aus den Jahren 1893-1897. Diss. med. Erlangen 1899; (unter Graser): Hofmann, Alfred: Unterkieferresektionen wegen maligner Tumoren an der chirurgischen Klinik zu Erlangen vom Jahre 1902 bis 1919. Diss. med. Erlangen 1922; Lohnert, Hans: Die Erfolge der Hasenschartenoperationen an der chirurgischen Klinik in Erlangen von 1910 bis 1922. Diss. med. Erlangen 1922; Rost, Ludwig: Die Erfolge der Gaumenspaltenoperationen an der chirurgischen Universitätsklinik zu Erlangen. Diss. med. Erlangen 1922. Gehrig, Kurt: 20 Jahre Gaumenspaltenoperation an der chirurgischen Universitätsklinik zu Erlangen. Diss. med. Erlangen 1931; Rottenbach, Karl: Die Hasenschartenoperationen in der Erlanger chirurgischen Klinik in den Jahren 1923-1930 unter besonderer Berücksichtigung der Nahtdehiszens und ihrer Verhinderung durch Fazialisvereisung. Diss. med. Erlangen 1931.

Brückenlappen.[304] Eine von Truman W. Brophy seit 1893 entwickelte Methode, den Verschluß der Spalte durch eine Kompression des Kieferknochens zu erreichen,[305] kam in Erlangen nicht zur Anwendung.[306]
Zum Verschluß der Lippenspalte wählte man in weitaus den meisten Fällen die Lappenbildung nach Mirault-Langenbeck.[307] Härtel hatte 1928, ausgehend von der Idee, die Lippenspaltenoperation als Wiederherstellung eines Sphinktermuskels aufzufassen, eine schichtweise Präparation und Vereinigung der Lippenstümpfe angegeben. Diese Methode wurde offenbar nur einmal ausprobiert.[308]

3.5.6.2. Zur Geschichte der Zahnmedizin und des zahnmedizinischen Unterrichts in Erlangen

Der Zahnheilkunde kommt unter den medizinischen Spezialfächern insofern eine besondere Stellung zu, als sie, trotz wissenschaftlicher Erfolge, bis ins 20. Jahrhundert ihre Außenseiterstellung behielt. Wie keine andere der sich etwa zeitgleich im 19. Jahrhundert konstituierenden medizinischen Disziplinen führte sie zunächst außerhalb, später aber auch noch lange Zeit innerhalb der Universitäten, ein sonderbares Eigenleben. Anders als in Amerika, wo die Zahnärzteschaft seit 1839 eigenständig und weitestgehend unabhängig von den Universitäten ihre Aus- und Weiterbildung in Dental Schools organisierte,[309] suchte man insbesondere im deutschsprachigen Raum bewußt Anschluß an die medizinischen Fakultäten. Diese reagierten ihrerseits auf solche Annäherungsversuche mit Nichtbeachtung oder heftiger Ablehnung. Von der Universität Freiburg wissen wir, daß dabei die Angst der medizinischen Fakultäten vor „der Kurpfuscherei in der Gesamtmedizin durch Heranbildung akademisch gebildeter Zahnärzte"[310] eine große Rolle spielte. So mußten sich noch bis ins 20. Jahrhundert hinein Studenten der Zahnmedizin bei der Philosophischen Fakultät einschreiben und gegebenenfalls auch hier promovieren, gleichwohl aber den größten Teil ihrer Vorlesungen in der medizinischen Fakultät hören.
Ein Grund für diese langandauernde Sonderrolle war sicherlich, wie Eulner dies darlegte,[311] in der Tatsache zu sehen, daß sich unter den Zahnärzten keine Führungspersönlichkeit mit klaren Konzeptionen fand, die für die Entwicklung des Fachs eine ähnliche Rolle hätte spielen können, wie dies etwa Albrecht von Graefe für die Augenheilkunde getan hatte. Nicht weniger hinderlich auf dem Weg zum akademisch anerkannten medizinischen Spezialfach war aber auch die in unterschiedlichen Ausbildungskonzepten begründete Spaltung der Zahnärzte untereinander: Auf der einen Seite standen die „Stomatologen", die für den Zahnarzt ein allgemeines Medizinstudium mit anschließender Facharztausbildung favorisierten, auf der anderen die „Odontologen", die lediglich an ein gemeinsames Grundstudium dachten.[312]

---

[304]) Rost (1922), S. 3; Gehrig (1931), S. 16.
[305]) Brophy, Truman W.: Surgical treatment of palatal defects. *Dent. Cosmos 43*, 1901, S. 317-340.
[306]) Ausdrücklich bei Rost: „da in Erlangen nicht nach Brophy operiert wurde", Rost (1922), S. 30.
[307]) Lohnert (1922), S. 39.
[308]) Rottenbach (1931), S. 4.
[309]) 1839 „Baltimore College of Dental Surgery", 1845 „Ohio College of Dental Surgery", 1852 „New York College", „Philadelphia College". Vgl. dazu: Hoffmann-Axthelm (1973), S. 390-392.
[310]) S. dazu: Nauck, Ernst Theodor: Die Anfänge des Zahnheilkunde-Unterrichts an der Universität Freiburg i. Br.. *Ber. naturforsch. Ges. Freiburg i. Br. 43*, 1953, S. 57 f.
[311]) Eulner (1970), S. 397.
[312]) Mit welcher Ablehnung die Stomatonlogen den Odontologen gegenübertraten, mag die Tatsache illustrieren, daß auf dem 16. internationalen Medizinischen Kongreß in Budapest alle Zahnärzte ohne medizinischen Doktorgrad von der stomatologische Sektion ausgeschlossen worden waren. Siehe dazu:

Als Anfangspunkt der Entwicklung hin zu einem eigenständigen Fach Zahnheilkunde wird gemeinhin Pierre Fauchards 1728 veröffentlichtes Lehrbuch „Le chirurgien dentiste"[313] gewertet.[314] Bereits seit 1797 wurden, in der Regel im Rahmen des chirurgischen Unterrichts, Vorlesungen zu zahnmedizinischen Themen gehalten,[315] trotzdem blieb die „Behandlung" der Zähne noch bis zum Ende des 19. Jahrhunderts fest in den Händen von Wundärzten, Badern, Barbieren und Zahnbrechern.

Daniel von Lészai beklagte diesen Zustand 1830: „Die Krankheiten der Zähne aber haben wir Quacksalbern und ungebildeten Leuten anvertraut. Es darf uns daher wahrlich nicht Wunder nehmen, dass, während die gesamten Naturwissenschaften und mit ihnen die Arznei- und Wundarzneikunde eine grössere Vollkommenheit erlangten, die Zahnlehre und Zahnheilkunde, verachtet von wissenschaftlichen Aerzten, unter dem eisernen Joche ungelehriger und ungelernter Hände gehalten, ohne jeglichen Aufschwung betrübt die Städte durchzog."[316]

Vor diesem Hintergrund wird verständlich, weshalb der akademisch gebildete Zahnärztestand in Deutschland zunächst außerhalb der medizinischen Fakultäten entstand. Ausbildung und Studienabschluß waren dabei häufig mit einem Aufenthalt in Amerika verbunden.[317] So mag es nur wenig verwundern, daß zu den zahlreichen deutschen Städte, in denen es noch 1884, also 25 Jahre nach Eröffnung des zahnärztlichen Institutes von Eduard Albrecht in Berlin und der Gründung des Zentralvereins Deutscher Zahnärzte, keinen praktizierenden approbierten Zahnarzt gab, auch Erlangen gehörte.[318]

Blickt man nun speziell auf die Geschichte der zahnärztlichen Institute an den deutschsprachigen Universitäten, lassen sich in den weitaus meisten Fällen ähnliche Entwicklungslinien nachzeichnen: Nach Errichtung eines privaten zahnärztlichen Institutes erfolgte, häufig schrittweise, eine Eingliederung in die Universität. Deshalb ist es für die Anfangsjahre schwierig, klare Grenzen zwischen privaten und staatlichen zahnärztlichen Einrichtungen auszumachen, was sich vor allem in einer oftmals unklaren Aufteilung der Kompetenzen widerspiegelt.[319]

Auch für die Erlanger Universität begann die Zahnheilkunde mit dem privaten Engagement eines einzelnen Arztes. Der Hofzahnarzt des Fürsten von Schwarzenburg-Sondershausen Friedrich Schneider[320] promovierte in Erlangen 1886 zum Dr. phil. und eröffnete hier 1886 ein privates Lehrinstitut für Zahnheilkunde. Nach einem Probevortrag vor der medizinischen Fakultät erhielt er die Genehmigung, an der Universität zahnärztliche Vorlesungen zu halten. Ausdrücklich wurde jedoch darauf verwiesen, daß mit dieser Erlaubnis keinerlei Ansprüche

---

Trebisch, Hugo: Odontologen und Stomatologen. *Zahnärztl. Rdsch. 18*, 1909, S. 195-197, 231 f.; auch: Eulner (1970), S. 398. Hoffmann-Axthelm (1973), S. 393 f.

[313] Fauchard, Pierre: Le chirurgien dentiste. Paris 1728.

[314] Hoffmann-Axthelm (1995), S. 57, 63 f.; Eulner (1970), S. 400.

[315] S. dazu: Erste Vorlesungsankündigungen über Zahnheilkunde (bis 1869). Groß (1994), S. 44, Tab. 1.

[316] Lészai, Daniel von: Die Dentition. Wien 1830, S. V; [auch zitiert bei Zsigmondy, Otto: [Festrede]. *Wiener zahnärztl. Mschr. 4*, 1902, S. 98.

[317] S. dazu: Tierney, J. L.: Doctor of Dental Surgery in Europa. *Dt. Mschr. Zahnhk. 2*, 1884, S. 293-296. Zimmermann, Bruno: Der amerikanische Einfluß auf die deutsche Zahnheilkunde im ausgehenden 19. Jahrhundert. Diss. med. Bonn 1969.

[318] Petermann, Adolf: Des deutschen Reiches Zahnärzte. *Dt. Mschr. Zahnhk. 2*, 1884, S. 78-80.

[319] Eulner (1970), S. 404-411.

[320] Zu Friedrich Schneider: Haupt, Elise: Das Leben des Hofzahnarztes Dr. Friedrich Schneider, sein Wirken in der Zahnheilkunde. Diss. med. Düsseldorf 1938; Schreiter, Richard: Dr. phil. Friedrich Wilh. Schneider. *Dt. Mschr. Zahnhk. 17*, 1899, S. 446-448; Schwartzkopff, E.: Erinnerungsblätter an Friedrich Schneider. *Dt zahnärztl. Wschr. 2*, 1899, S. 827 f.; Westphal: Was war uns Friedrich Schneider. *Ebenda*, S. 884-886; Wille, F. W.: Friedrich Schneider. *Ebenda*, S. 839 f.; Witt, Fritz Heinrich: Dr. Friedrich Schneider 1844-1899. *Zahnärztl. Mitt. 47*, 1959, S. 780-782; Wittern (1999), S. 169 f.

auf eine Bezahlung verbunden wären. Bereits zum Wintersemester 1887/88 kündigte Schneider Vorlesungen über „allgemeine und specielle Pathologie und Therapie der Zähne", „Anomalien der Zähne" und „operative Zahnheilkunde" an. Ein „zahnärztliches Praktikum" und ein Kurs über „Mund- und Kieferkrankheiten verbunden mit praktischen Übungen an der Leiche für Studierende der Zahnheilkunde und Mediciner" ergänzten dieses Angebot.[321] Neben diesem „imposanten"[322] Lehr- und Unterrichtsangebot war Schneider stets um die Verbesserung des zahnärztlichen Instrumentariums bemüht[323] und hat sich nicht zuletzt durch seinen Einsatz für eine Verbesserung der zahnärztlichen Studienordnung in Fachkreisen einen Namen gemacht.[324] Der zahnmedizinische Unterricht in Erlangen fand mit Schneiders Freitod 1899 in Jena zunächst ein Ende.

Eine kritische Bewertung der Bedeutung Grasers für die Geschichte der Erlanger Zahnheilkunde gestaltet sich schwierig. In den derzeit verfügbaren Archivalien des Universitätsarchives „die zahnärztliche Klinik betreffend"[325] findet sich keinerlei Verweis auf seine Bemühungen; und Josef Weber erwähnt in seiner Arbeit über „die Geschichte der Universitätsklinik und Poliklinik für Zahn-, Mund- und Kieferkranke Erlangen" Graser lediglich im Zusammenhang mit der Verleihung der Ehrenpromotion.[326] So kann meine Beantwortung dieser Frage aufgrund der wenigen Dokumente lediglich ein erster Versuch sein.

Wie frühzeitig sich Graser für die Einführung eines zahnärztlichen Unterrichtes an der Erlanger Universität eingesetzt hat, läßt sich nicht sicher feststellen. Ein kurzer Hinweis findet sich 1921 in einem Bericht über die Lage des zahnärztlichen Institutes. Hier schrieb Graser, daß er „von Anfang an immer der Berater der Fakultät in diesem der Chirurgie am nächsten stehenden Fach gewesen"[327] sei. Diese vage zeitliche Angabe „von Anfang an" darf man wohl auf das Jahr 1901 und die in diesem Jahr durch Graser erfolgte Übernahme des Lehrstuhls für Chirurgie beziehen.

Für 1908 belegt ein Schreiben der medizinischen Fakultät an das Staatsministerium, daß er als Dekan der medizinischen Fakultät die Errichtung einer ambulanten zahnärztlichen Poliklinik anregte, wenngleich er dabei nicht an die Ausbildung von Zahnärzten sondern an die Unterweisung praktischer Ärzte dachte.[328]

Erst mit der Berufung Hermann Eulers zum außerordentlichen Professor und Leiter der neugegründeten zahnärztlichen Poliklinik bestand ab dem 1. Mai 1911 wieder die Möglichkeit zahnheilkundliche Lehrveranstaltungen an der Universität zu besuchen. Damit

---

[321]) Kgl. Bay. Friedrich-Alexander-Universität Erlangen: Vorlesungsverzeichnis WS 1887/ 88.

[322]) Eulner (1970), S. 411.

[323]) Schneider hatte bereits 1880 einen Galvanokauter sowie eine Glühlampe zur Ausleuchtung des Operationsfeldes im Mund entworfen und 1886 in Zusammenarbeit mit der Erlanger Firma Reiniger, Gebbert und Schall eine Bohrmaschine entwickelt. S. dazu: Hauser, Paul: Über einige Ideen und Erfindungen, die für die Chirurgie in der Zahn-, Mund- und Kieferheilkunde in den letzten einhundert Jahren richtunggebend wurden. *Dt. zahnärzt. Zschr. 14*, 1959, S. 1111-1126; Behne, Ernst August: Die Entwicklung zahnärztlicher Bohrantriebe im Maschinenzeitalter. In: Verh. Internat. Kongr. Gesch. Med. 1966. Hildesheim 1968, S. 562-571; Kuntz, Sigrid: Universalgerät mit vielen Vorteilen. *Zahnärztl. Mitt. 91*, S. 130.

[324]) Weber (1961), S. 8.

[325]) (UQ 26); Von Weber noch eingesehene Archivalien des Archivs mit der interimistischen Signatur „Neuere Akten (1910-1948), die zahnärztliche Klinik betreffend": Fächer 36,1-36,6" wurden laut Auskunft des Archivars vor einigen Jahren umsigniert, ohne daß dabei jedoch ein eigenes Konkordanzverzeichnis angelegt worden wäre.

[326]) Weber zitiert hier lediglich den entsprechenden Abschnitt aus Eulers Lebenserinnerungen. Weber (1961), S. 15.

[327]) (UQ 94), Erlangen 19.02.1921.

[328]) (UQ 88), 2186 Schreiben vom 28.01.1908.

besaß, nach München 1898[329] und Würzburg 1902[330], auch Erlangen eine Universitätszahnklinik. Bis dahin hatte es, wie Euler in seinen Lebenserinnerungen berichtet, „keine rechte Möglichkeit mehr zum Studieren und vor allem zum Erwerb von zahnärztlichen Praktikantenscheinen gegeben"[331]. Die wenigen, eher vereinzelten Studenten waren seit Schneiders Tod „von dem altbekannten Zahnarzt Georg Bock in Nürnberg[332] [...] geprüft"[333] worden.

Man kann sich leicht vorstellen, daß Graser sich bei der Berufung für seinen ehemaligen Unterassistenten Hermann Euler eingesetzt hat.[334] Wie seine „angelegentlichen [...] Bemühungen"[335] im Zusammenhang mit der Einrichtung des zahnärztlichen Lehrstuhls und des Instituts konkret ausgesehen haben, bleibt allerdings im Dunkeln. Eine weitere Bestätigung für die aufgeschlossene Haltung Grasers der Zahnheilkunde gegenüber finden wir jedoch, wenn Euler an anderer Stelle berichtet, daß er an ihm „einen wirklichen Freund und auch noch weiterhin einen ausgezeichneten Lehrer"[336] gefunden habe.

Nachdem Euler im Oktober 1920 einen Ruf nach Göttingen erhalten hatte,[337] trat die medizinische Fakultät noch einmal an Graser heran. Diesmal sollte er den für eine eventuelle Neubesetzung der zahnärztlichen Professur in Frage kommenden Nachwuchs sichten. Gleichzeitig erhoffte man sich aber offensichtlich auch, daß es mit Grasers Hilfe gelingen könnte, Euler in Erlangen zu halten. Scheinbar vertraute man hier auf die freundschaftliche Beziehung zwischen den beiden und auf die guten Verbindungen Grasers ins Ministerium.

Gleichwohl beurteilte Graser seine Möglichkeiten durchaus realistisch, wenn er schrieb, daß man den „Wunsch, Herrn Professor Euler in Erlangen zu behalten, fast als aussichtslos betrachten" müsse, hatte doch Euler einen möglichen Verbleib nicht zuletzt an die Einrichtung einer außerordentlichen Professur, die Anstellung zweier weiterer etatmäßiger Assistenten und einer Laborantin im wissenschaftlichen Labor sowie die Anschaffung eines Röntgenapparates geknüpft.[338]

Da Grasers Erkundigungen bei Otto Walkhoff, Carl Partsch, Hans Seidel und Wilhelm Dieck jedoch zu dem wenig ermutigenden Resümee geführt hatten, daß „die geradezu überstürzte Einrichtung der zahnärztlichen Institute an den preussischen Hochschulen [...] alle verfügbaren Kräfte aufgebraucht"[339] hätte, wagte er trotzdem die „etwas kühne Bitte", ob „es sich denn mit den ministeriellen Gepflogenheiten nicht vereinigen" ließe, Euler „persönlich zum Ausharren in seinem Bayerischen Vaterland zu ermuntern?"[340]. Trotz einigem Entgegenkommen gelang es nicht, Euler, der „im Grunde seines Herzens gerne in Erlangen geblieben wäre"[341], zu halten. 1921 nahm er den Ruf nach Göttingen an.

329) Eulner (1970), S. 411.
330) Ebenda, S. 410 f.
331) Euler (1949), S. 69.
332) S. dazu: Witt, Fritz Heinrich: Die Zahnärzte-Dynastie Bock Nürnberg. *Zahnärztl. Mitt. 49*, 1961, S. 16-18; Rheinen, Uta: Die Zahnärztedynastie Eduard August Moritz Bock (1812-1878), Georg Jakob Bock (1846-1921) und Julius Georg Bock (1878-1955). Ein Beitrag zur Geschichte der Zahnheilkunde im mittelfränkischen Raum Nürnberg-Erlangen. Diss. med. dent. München 1970.
333) Euler (1949), S. 68.
334) Ebenda, S. 13.
335) (UQ 108), Ehrendoktorbrief, Erlangen, 24.06.1920.
336) Euler (1949), S. 68.
337) (UQ 94), Erlangen, 28.10.1920, 49388 A I.
338) (UQ 94), Erlangen, 07.10.1920.
339) (UQ 94), Erlangen, 19.02.1921.
340) (UQ 94), Erlangen, 28.02.1921.
341) (UQ 94), Erlangen, 19.02.1921.

Die Nachfolge trat Johannes Reinmöller aus Rostock an.[342] Reinmöller war 1919 auf den ersten Lehrstuhl für Zahnheilkunde nach Rostock berufen worden, hatte aber zum 1. Oktober 1920 sein Ordinariat infolge eines Disziplinarverfahrens niedergelegt.[343] Auffällig ist allerdings, daß sich unter den von Graser noch Ende Februar 1921 genannten Kandidaten für eine Neubesetzung der Name Reinmöller nicht findet.

---

[342] Weber (1961), S. 16-24.
[343] Wittern (1999), S. 151.

4. Zusammenfassung

Die vorliegende Arbeit unternimmt den Versuch, in einer breit angelegten Darstellung sowohl der persönlichen Lebensgeschichte, als auch des wissenschaftlichen Werkes das Portrait des Chirurgen Ernst Grasers zu zeichnen. Graser, 1860 in Feuchtwangen geboren und 1929 in München verstorben, war zwischen 1901 und 1929 Professor der Chirurgie an der Universität Erlangen, ab Oktober 1903 auch Direktor des Universitätskrankenhauses. Zum Wintersemester 1878/1879 war er als Studienanfänger nach Erlangen gekommen und hat hier mit wenigen kurzen Unterbrechungen bis ins Frühjahr 1929 gelebt. Die Berücksichtigung verschiedener methodologischer Ansätze und, damit verbunden eine Aus- und Bewertung unterschiedlichster Quellen, ermöglichten eine facettenreiche Darstellung der individuellen Biographie.

Einleitend finden sich neben allgemeinen Überlegungen zu Gattungsbegriff und Methodik der Biographie, Reflexionen zur Intention der vorliegenden Arbeit und eine kritische Bewertung von Material und Quellenlage

Der erster Teil der Biographie befaßt sich mit der Lebensgeschichte Ernst Grasers im engeren Sinne. In einzelnen Kapiteln, die sich an den chronologisch faßbaren Daten seines Lebens orientieren, wird vor dem Hintergrund allgemeingeschichtlicher und gesellschaftlicher Strömungen die Entwicklung der Persönlichkeit „Graser" nachgezeichnet. Hier wird ein Bogen von Kindheit und Schulzeit, über Studienjahre und erste Hoffnungen auf einen Ruf nach Basel, bis zur Berufung nach Rostock und schließlich nach Erlangen gespannt. Kurze Exkurse zur religiösen Entwicklung Grasers und zur sozialen Stellung der Professoren im Kaiserreich vervollständigen das Bild.

Von Erlangen aus zog Graser als Generalarzt in den ersten Weltkrieg. Nach Erlangen zurückgekehrt erlebte er hier, stets in Sorge um geschultes medizinisches Hilfspersonal und Assistensärzte, die finanziellen Nöte der ersten Nachkriegsjahre. Wir lernen ihn auch als vielfältig engagierten Bürger Erlangers kennen. Zu Beginn seines Medizinstudiums trat er in die Burschenschaft Germania ein, der er auch als „alter Herr" eng verbunden blieb. Über mehr als dreißig Jahre beeinflußte er als erster Vorsitzender des „Gemeinnützigen Vereins Erlangen", wenn auch eher aus dem Hintergrund, das kulturelle Leben der Stadt. Noch 63 jährig trat er 1923 der eher humoristisch ausgerichteten Vereinigung Schlaraffia bei.

1920 übernahm Ludwig Robert Müller als Nachfolger Ernst Penzoldts die Professur für Innere Medizin und die Direktion der medizinischen Klinik. Während Graser mit Penzoldt ein freundschaftliches Verhältnis verbunden hatte, blieb die Zusammenarbeit mit Müller schon bald auf das notwendigste beschränkt. Die letzten Jahre vor Grasers Emeritierung 1929 waren geprägt von der Sorge um einen geeigneten Nachfolger, den er schließlich in Otto Goetze fand.

Der zweite Teil der Arbeit zeigt Graser im Spiegel seines wissenschaftlichen Werkes. Dabei bin ich von einem erweiterter Werkbegriff ausgegangen, der es erlaubt, neben den veröffentlichten wissenschaftlichen Arbeiten auch Grasers Bedeutung für die Baugeschichte der chirurgischen Klinik und sein Engagement für einzelne medizinische Spezialfächer zu berücksichtigen. Die Fülle des zugänglichen Quellenmaterials ließ sich, nach Themengruppen über die Jahre hinweg geordnet, in deutliche Arbeitsschwerpunkte gliedern und unter Berücksichtigung der zeitweilig turbulenten Entwicklung der Chirurgie um die Jahrhundertwende werten, bewerten und gewichten. Als Mediziner war er konservativ im besten Sinne des Wortes. Allzu euphorisch gefeierten Neuerungen in Diagnostik wie operativer Technik stand er vorsichtig abwartend gegenüber. Nicht zuletzt in seinen therapeutischen Entscheidungen vertraute er zunächst eher alt Bewährtem, ohne sich dabei jedoch neuen Entwicklungen völlig zu verschließen.

In seinem wissenschaftlichen Werk nehmen Themen der Bauchchirurgie zweifelsohne den größten Raum ein. Hier beschäftigte sich Graser vor allem mit der Diagnostik und Therapie der Unterleibsbrüche und der Appendizitis. Daneben publizierte er zahlreiche Arbeiten zur operativen Technik an Magen und Rektum. In Anerkennung seiner Bemühungen um die ätiologischen Zusammenhänge multipler falscher Darmdivertikel wird eine Ausstülpung der Dickdarmschleimhaut als Grasersches Divertikel bezeichnet. Ein nicht minder wichtiger Stellenwert kommt der, bereits im Rahmen seiner Habilitationsarbeit begonnenen, intensiven Auseinandersetzung mit Fragen der Wundheilung und Wundbehandlung zu.

Unter den medizinischen Spezialfächern, denen sich Graser in besonderer Weise verbunden fühlte, finden sich neben der Hals-, Nasen- und Ohrenheilkunde, der Urologie und der Zahnheilkunde, die Orthopädie, die Röntgendiagnostik und die Strahlentherapie. Dieses Engagement erlangte für die Erlanger Universität mit dem Bau der Ohrenklinik 1914-1916, der Einrichtung einer eigenständigen urologischen Abteilung 1919 und der Schaffung des zahnärztlichen Lehrstuhls und Instituts nach 1911 besondere Bedeutung.

Nicht zuletzt zeigt die vorliegende Arbeit in zahlreichen Details neben Grasers Bedeutung für die Erlanger Universitätskliniken auch sein Engagement für das gesellschaftliche Leben der Stadt Erlangen.

5. Literatur und Quellen
5.1. Personalbibliographie:
Ernst Graser 1860-1929

1. (1883.1)   Manometrische Untersuchungen über den intraocularen Druck und dessen Beeinflussung durch Atropin und Eserin. Diss. med. Erlangen, 1883.

2. (1883.2)   Manometrische Untersuchungen über den intraocularen Druck und dessen Beeinflussung durch Atropin und Eserin. *Arch. exp. Path. Pharm. 17*, 1883, S.329-362.

3. (1883.3)   Aortenaneurysma mit Perforation in den Pulmonalarterienstamm. *Dt. Arch. klin. Med. 33*, 1883, S. 437-440.

4. (1884.1)   Ueber einen Fall von Zungentuberkulose. In: Sitzungsber. phys.-med. Soc. Erlg., Erlangen 1884 (= Festgabe W. Heineke und. I. Rosenthal zur Feier ihres 25 jährigen Doctorjubiläums), S. 177-182.

5. (1884.2)   Myomalacia cordis bei Thrombose einer Coronararterie. *Dt. Arch. klin. Med. 35*, 1884, S. 598-604.

6. (1884.3)   Einheilung einer Nadel im rechten Herzen. *Dt. Arch. klin. Med. 35*, 1884, S. 605-607.

7. (1885.1)   mit Leube, Wilhelm O.: Ueber die harnstoffzersetzenden Pilze im Urin. *Arch. path. Anat. Phys. klin. Med. 100*, 1885, S. 555-564.

8. (1885.2)   mit Leube, Wilhelm O.: Ueber die harnstoffzersetzenden Pilze im Urin. In: Sitzungsber. phys.-med. Soc. Erlg., Erlangen 1885, S. 12.

9. (1886)   Experimentelle Untersuchungen über die feineren Vorgänge bei der Verwachsung peritonealer Blätter. Habil.schr., Erlangen 1886.

10. (1887.1)   Ueber Epidermistransplantation, besonders auf frische Wunden. *Münch. med. Wschr. 34*, 1887, S. 213-215.

11. (1887.2)   Zur Aetiologie und Therapie des Caput obstipum. *Münch. med. Wschr. 34*, 1887, S. 235-237.

12. (1887.3)   Ueber das Aufsuchen metallischer Fremdkörper durch die Magnetnadel. *Münch. med. Wschr. 34*, 1887, S. 273-274.

13. (1887.4)   Ueber Tuberculose der äusseren Weichteile. In: Beiträge zur pathologischen Anatomie, experimentellen Pathologie und praktischen Medicin. Herrn Dr. F. A. v. Zenker zur Feier seines 25 jähr. Professoren-Jubiläums gewidmet von seinen Freunden und Schülern. Leipzig 1887, S. 115-126.

14. (1888.1)   Ueber Tuberculose der äusseren Weichteile. *Dt. Arch. klin. Med. 42*, 1888, S. 115-126.

15. (1888.2)   Wanderzelle und Wundheilung. In: Verh. Dt. Ges. Chir. 17. Congr. 1888, II, S. 213-233.

16. (1888.3)   Wanderzelle und Wundheilung. *Arch. klin. Chir. 37*, 1888, S. 813-823.

17. (1888.4)   Wanderzelle und Wundheilung. In: Bericht über die Verh. Dt. Ges. Chir. 1888. Beilage zum *Ztrbl. Chir. 15*, 1888, S. 4 f.

18. (1888.5)   Ueber Klumpfussbehandlung. In: Verh. Dt. Ges. Chir. 17. Congr. 1888, II, S. 224-233.

19. (1888.6)   Ueber Klumpfussbehandlung. *Arch. klin. Chir. 37*, 1888, S. 824-833.

20. (1888.7)   [Diskussionsbeitrag zu: Ueber Klumpfussbehandlung]. In: Verh. Dt. Ges. Chir. 17. Congr. 1888, I, S. 117.

21. (1888.8)   Ueber Klumpfussbehandlung. In: Bericht über die Verh. Dt. Ges. Chir. 1888. Beilage zum *Ztrbl. Chir. 15*, 1888, S. 68 f.

22. (1888.9)   Untersuchungen über die feineren Vorgänge bei Verwachsungen peritonealer Blätter. *Dt. Ztsch. Chir. 27*, 1888, S. 533-585.

23. (1888.10)   Ueber die Intubation des Kehlkopfes. *Münch. med. Wschr. 35*, 1888, S. 631-633.

24. (1890.1)   Zur Behandlung der Oesophagusstenosen. In: Verh. Dt. Ges. Chir. 19. Congr. 1890, I, S. 136-138.

25. (1890.2)   Zur Behandlung der Oesophagusstenosen. In: Bericht über die Verh. Dt. Ges. Chir. 1890. Beilage zum *Ztrbl. Chir. 17*, 1890, S. 39-41.

26. (1890.3)   Ueber Wurmfortsatzperitonitis und deren operative Behandlung. In: Verh. Dt. Ges. Chir. 19. Congr. 1890, II, S. 269-283.

27. (1890.4) Ueber Wurmfortsatzperitonitis und deren operative Behandlung. In: Bericht über die Verh. Dt. Ges. Chir. 1890. Beilage zum *Ztrbl. Chir. 17*, 1890, S. 47 f.

28. (1891.1) Die Unterleibsbrüche (Anatomie, Pathologie und Therapie). Wiesbaden 1891.

29. (1891.2) Ueber Wurmfortsatzperitonitis und deren operative Behandlung. *Arch. klin. Chir. 41*, 1891, S. 277-291.

30. (1892.1) Ueber Perityphlitis und deren Behandlung. *Münch. med. Wschr. 39*, 1892, S. 263-267, 289-293.

31. (1892.2) Ueber Perityphlitis und deren Behandlung. In: Festschrift zum fünfundzwanzigsten Professoren-Jubiläum von Dr. Walter Heineke. München 1892, S. 81-112.

32. (1892.3) Feuilleton. Prof. Dr. Walter Heineke. *Münch. med. Wschr. 39*, 1892, S. 293 f.

33. (1892.4) [Rezension: Bayer, C.: Die Chirurgie in der Landpraxis]. *Münch. med. Wschr. 389*, 1892, S. 496.

34. (1892.5) [Rezension: Helmrich, Volkmar: Die therapeutische Wandlungen in der Behandlung der Bauchfelltuberkulose]. *Münch. med. Wschr. 39*, 1892, S. 577 f.

35. (1892.6) [Rezension: Freudenthal: Die Erkrankungen der oberen Luftwege und Unterleibsbrüche]. *Münch. med. Wschr. 39*, 1892, S. 578.

36. (1894.1) Unfall als Ursache von Entzündungen und Gewächsen. In: Verh. Ges. Dt. Naturforsch. Ärzte, 65. Vers. 1893. S. 71-79.

37. (1894.2) [Rezension: Hildebrand, O.: Grundriss der chirurgisch-topographischen Anatomie]. *Münch. med. Wschr. 41*, 1894, S. 378 f.

38. (1894.3) [Rezension: Bardeleben, Karl v. und Heinrich Häckel: Atlas der topographischen Anatomie des Menschen]. *Münch. med. Wschr. 41*, 1894, S. 953.

39. (1895.1) Beitrag zur Pathologie und chirurgischen Therapie der Nierenkrankheiten. *Dt. Arch. klin. Med. 55*, (= Festschrift Herrn Professor Dr. F. A. von Zenker zur Vollendung seines 70. Lebensjahres), 1895, S. 465-512.

40. (1895.2) [Diskussionsbeitrag zu: Sahli und Helferich: Die Pathologie und Therapie der Typhlitiden]. In: Verh. Congr. innere Med., 13. Congr. 1895. S. 291 f.

41. (1895.3) [Diskussionsbeitrag zu: Zur Operation des Magencarcinoms]. In: Verh. Dt. Ges. Chir. 24. Congr. 1895, I, S. 72 f.

42. (1895.4) Die erste Verklebung der serösen Häute. In: Verh. Dt. Ges. Chir. 24. Congr. 1895, II, S. 625-638.

43. (1895.5) Die erste Verklebung der serösen Häute. *Arch. klin. Chir. 50*, 1895, S. 887-900.

44. (1895.6) Die erste Verklebung der serösen Häute. In: Bericht Verh. Dt. Ges. Chir. 24. Congr. 1895, Beilage zum *Ztrbl. Chir. 22*, 1895, S. 9-15.

45. (1895.7) Eine operativ behandelte Hirncyste (Cystisch-entartetes Perithelsarcom). In: Verh. Dt. Ges. Chir. 24. Congr. 1895, II, S. 639-650.

46. (1895.8) Eine operativ behandelte Hirncyste (Cystisch-entartetes Perithelsarcom). *Arch. klin. Chir. 50*, 1895, S. 901-912 [auch als Sonderabdruck].

47. (1895.9) Eine operativ behandelte Hirncyste. In: Bericht Verh. Dt. Ges. Chir. 24. Congr. 1895, Beilage zum *Ztrbl. Chir. 22*, 1895, S. 43 f.

48. (1896.1) Behandlung der Erkrankungen der Zähne und des Zahnfleisches. In: Penzoldt, F.; Stintzing, R. (Hrsg.): Handbuch der speciellen Therapie. 4. Bd., Jena, 1896, S. 75-121 [auch in: 2. Aufl.; 3. Aufl.; 4. Aufl. = (1909.3); 5. Aufl., (überarbeitet von H. Euler)].

49. (1896.2) Behandlung der Darmverengung und des Darmverschlusses. In: Penzoldt, F.; Stintzing, R. (Hrsg.): Handbuch der speciellen Therapie. 4. Bd., Jena 1896, S. 544-606 [auch in: 2. Aufl.; 3. Aufl.; 4. Aufl. = (1909.4); 5. Aufl.; 6. Aufl. = (1926.2)].

50. (1896.3) Behandlung der Geschwülste des Darms. In: Penzoldt, F.; Stintzing, R. (Hrsg.): Handbuch der speciellen Therapie. 4. Bd., Jena 1896, S. 607-617 [auch in: 2. Aufl.; 3. Aufl.; 4. Aufl. = (1909.5); 5. Aufl.; 6. Aufl. = (1926.3)].

51. (1896.4) Behandlung der Krankheiten des Mastdarms. In: Penzoldt, F.; Stintzing, R. (Hrsg.): Handb. spec. Ther., IV. Bd.. Jena 1896, S. 653-705 [auch in: 2. Aufl.; 3. Aufl.; 4. Aufl. = (1909.7); 5. Aufl.; 6. Aufl. = (1926.5)].

52. (1896.5) Operative Behandlung der Erkrankungen des Bauchfells. In: Penzoldt, F.; Stintzing, R. (Hrsg.): Handbuch der speciellen Therapie. 4. Bd., Jena 1896, S. 761-811 [auch in: 2. Aufl.; 3. Aufl.; 4. Aufl. = (1909.8); 5. Aufl.; 6. Aufl. = (1926.6)].

53. (1897)   Ueber den gegenwärtigen Stand der Schilddrüsenfrage. *Münch. med. Wschr. 44*, 1897, S. 357-361.

54. (1898.1)   Darmstenose bedingt durch Perforation multipler falscher Divertikel. In: Verh. Dt. Ges. Chir. 27. Congr. 1898, I, S. 98-101.

55. (1898.2)   Entzündliche Stenose des Dickdarmes, bedingt durch Perforation multipler falscher Divertikel. In: Bericht über die Verh. Dt. Ges. Chir. 1898. Beilage zum *Ztrbl. Chir. 26*, 1898, S. 140-142.

56. (1898.3)   Demonstration von Instrumenten (Nadelhalter, Nahtträger, Darmklemme). In: Verh. Dt. Ges. Chir. 27. Congr. 1898, I, S. 101-105.

57. (1898.4)   Demonstration von Instrumenten. In: Bericht über die Verh. Dt. Ges. Chir. 1898. Beilage zum *Ztrbl. Chir. 26*, 1898, S. 172-175.

58. (1899.1)   Ueber multiple falsche Darmdivertikel in der Flexura sigmoidea. *Münch. med. Wschr. 46*, 1899, S. 721-723.

59. (1899.2)   Das falsche Darmdivertikel. In: Verh. Dt. Ges. Chir. 28. Congr. 1899, II, S. 480-489.

60. (1899.3)   Das falsche Darmdivertikel. *Arch. klin. Chir. 59*, 1899, S. 638-647.

61. (1899.4)   [Diskussionsbeitrag zu: Das falsche Darmdivertikel]. In: Verh. Dt. Ges. Chir. 28. Congr. 1899, I, S. 94 f.

62. (1899.5)   Das falsche Darmdivertikel. In: Bericht über die Verh. Dt. Ges. Chir. 1899. In: Beilage zum *Ztrbl. Chir. 26*, 1899, S. 107-114.

63. (1899.6)   Ueber falsche Darmdivertikel. In: Verh. Ges. Dt. Naturf. Ärzte 71. Vers. 1899. S. 14 f.

64. (1899.7)   Ueber multiple Darmdivertikel in der flexura sigmoidea. In: Verh. Dt. Patholog. Ges. 2. Tag. 1899. S. 254-256.

65. (1899.8)   Ueber die Bruchanlagen und -Erkrankungen in ihrer Bedeutung für die Militärdiensttauglichkeit und den Entscheid über Versorgungs-, bezw. Entschädigungsansprüche. In: Verh. Ges. Dt. Naturf. Ärzte 71. Vers. 1899. S. 516-520.

66. (1899.9)   [Rezension: Eichel: Die Schussverletzung des Herzbeutels]. *Dt. Ärzte-Ztg.*, 1899. S. 365.

67. (1899.10)   [Rezension: Rasmowsky, W. J.: Apoplexia pancreatis]. *Dt. Ärzte-Ztg.*, 1899, S. 365.

68. (1899.11)   [Rezension: Otto Schär: Beitrag zur Gehirnchirurgie mit spezieller Berücksichtigung der Aetiologie und operativen Behandlung der Epilepsie]. *Dt. Ärzte-Ztg.*, 1899, S. 365.

69. (1899.12)   [Rezension: Sasse: Ein Beitrag zur Kenntnis der Torsion des Samenstranges]. *Dt. Ärzte-Ztg.*, 1899, S. 366.

70. (1900.1)   Die Lehre von den Hernien. In: Bergmann, E. v.; Bruns, P. v.; Mikulicz J. v. (Hrsg.): Handbuch der praktischen Chirurgie. 3. Bd., Stuttgart 1900, S. 600-835 [auch in: 2. Aufl., 3. Aufl., 4. Aufl., 5. Aufl., 6. Aufl.]

71. (1900.2)   Ueber die Entstehung von Leistenbrüchen. *Dt. Aerzte-Ztg.*, 1900, S. 73-77, 103-105, 128-131.

72. (1900.3)   [Rezension: Noetzel: Weitere Untersuchungen über die Wege der Bakterienresorption von frischen Wunden und die Bedeutung derselben]. *Dt. Aerzte-Ztg.*, 1900, S. 65.

73. (1900.4)   [Rezension: Gallin: Ueber Brüche in der Leistengegend künstlich-traumatischen Ursprunges]. *Dt. Aerzte-Ztg.*, 1900, S. 65 f.

74. (1900.5)   [Rezension: Wiemuth: Die Behandlung der Schussverletzungen]. *Dt. Aerzte-Ztg.*, 1900, S. 515.

75. (1900.6)   [Rezension: Bunge: Zur operativen Behandlung der veralteten irreponiblen Luxationen im Ellbogengelenk]. *Dt. Ärzte-Ztg.*, 1900, S. 515.

76. (1900.7)   [Rezension: Golischewsky: Zur Frage über die Naht der Harnblase]. *Dt. Ärzte-Ztg.*, 1900, S. 515.

77. (1900.8)   [Rezension: Koste: Zur Therapie der Patellafrakturen]. *Dt. Ärzte-Ztg.*, 1900, S. 515 f.

78. (1900.9)   [Rezension: Kukula: Ueber ausgedehnte Darmresektionen]. *Dt. Ärzte-Ztg.*, 1900, S. 516.

79. (1900.10)   [Rezension: Lewerenz: Ueber die Behandlung subkutaner Milzrupturen]. *Dt. Ärzte-Ztg.*, 1900, S. 516.

80. (1900.11)   [Rezension: Capurro: Ueber den Wert der Plastik mittels quergestreiften Muskelgewebes]. *Dt. Ärzte-Ztg.*, 1900, S. 516.

81. (1900.12)   [Rezension: Schanz, A.: Ueber die Bedeutung der portativen Apparate in der Skoliosebehandlung]. *Dt. Ärzte-Ztg.*, 1900, S. 516 f.

82. (1901.1)   Über die Grundlagen, Hilfsmittel und Erfolge der modernen Wundbehandlung. In: Festschrift dem Prinzregenten Luitpold von Bayern zum 80. Geburtstage dargebracht von der Universität Erlangen. Erlangen 1901, S. 141-180 [auch als Sonderabdruck, Erlangen; Leipzig, 1901].

83. (1901.2)   Die Bruchanlage und -Erkrankung in ihrer Bedeutung für die Militärdiensttauglichkeit und der Entscheid über Versorgungs-, bezw. Entschädigungsansprüche. *Wiener med. Presse 42*, 1901, S. 1616-1620.

84. (1901.3)   Wo stehen wir heute im Bezug auf Antiseptik?. *Korrbl. allg. Mecklenb. Aerztever. 4*, 1901, S. 1054-1058.

85. (1901.4)   [Diskussionsbeitrag zu: Einrichtung einer Aerztekammer für Mecklenburg]. *Korrbl. allg. Mecklenb. Aerztever. 4*, 1901, S. 1042.

86. (1901.5)   Demonstration eines Falles von totaler Darmausschaltung mit Resection eines grossen Carzinoms des Caecum. *Korrbl. allg. Mecklenb. Aerztever. 4*, 1901, S. 1058.

87. (1901.6)   (Hrsg.): Chirurgische Klinik Rostock. Sommer-Semester 1901 [Krankenberichte]. Rostock 1901.

88. (1901.7)   [Rezension: Lüning, August; Schulthess, Wilhelm: Atlas und Grundriss der orthopädischen Chirurgie]. *Dt. Ärzte-Ztg.*, 1901, S. 86 f.

89. (1901.8)   [Rezension: Rammstedt, C.: Über traumatische Muskelverknöcherung]. *Dt. Ärzte-Ztg.*, 1901, S. 212 f.

90. (1901.9)   [Rezension: Smits, J.: Zur Chirurgie der Leberabscesse]. *Dt. Ärzte-Ztg.*, 1901, S. 213.

91. (1901.10)   [Rezension: Nicoladoni, C.: Daumenplastik und organischer Ersatz der Fingerspitze]. *Dt. Ärzte-Ztg.*, 1901, S. 213.

92. (1901.11)   [Rezension: Schanz, A.: Das Redressment schwerer Skoliosen]. *Dt. Ärzte-Ztg.*, 1901, S. 213 f.

93. (1901.12)   [Rezension: Bergmann, A. v.: Zur Diagnose und Behandlung von Darmokklusionen]. *Dt. Ärzte-Ztg.*, 1901, S. 214.

94. (1901.13)   [Rezension: Kelling, Georg: Studien zur Chirurgie des Magens]. *Dt. Ärzte-Ztg.*, 1901, S. 214.

95. (1902.1)   Ueber Anomalien der Mesenterien. In: Verh. Ges. Dt. Naturf. Ärzte 74. Vers. 1902. S. 164 f.

96. (1902.3)   Ueber Anomalien der Mesenterien. In: Bericht 74. Vers. Ges. Dt. Naturf. Ärzte 1902. *Ztrbl. Chir. 29*, 1902, S. 1216 f.

97. (1902.4)   Ueber die sog. Bursitis proliferans. In: Verh. Ges. Dt. Naturforsch. Ärzte 74. Vers. 1902. S. 188 f.

98. (1902.5)   Ueber die sog. Bursitis proliferans. In: Bericht 74. Vers. Ges. Dt. Naturf. Ärzte 1902. *Ztrbl. Chir. 29*, 1902, S. 1192 f.

99. (1902.6)   Walter von Heineke. (Nekrolog). *Dt. Ztschr. Chir. 63*, 1902, S. 519-539.

100. (1902.7)   [enzyklopädische Beiträge zu:] Cruralhernien, Schenkelbrüche; Darmdivertikel, erworbene; Hernia obturatoria. In: Kocher T.; Quervain, F. de (Hrsg.): Encyklopädie der gesamten Chirurgie, A-K. Leipzig 1902, S. 291-293, 310, 635 f.

101. (1903.1)   [enzyklopädische Beiträge zu:] Nabelbrüche, herniae umbilicales; Wundheilung. In: Kocher T.; Quervain, F. de (Hrsg.): Encyklopädie der gesamten Chirurgie, L-Z. Leipzig 1903, S. 167-170, 692-694.

102. (1903.2)   [Rezension: Körte, W.; Herzfeld, J.: Ueber die chirurgische Behandlung des Magengeschwürs und seiner Folgezustände (Pylorusstenose, Magenerweiterung, Blutung)]. *Dt. Ärzte-Ztg.*, 1903, S. 42.

103. (1903.3)   [Rezension: Beck, C.: Beitrag zur Fraktur der karpalen Radiusepiphyse]. *Dt. Ärzte-Ztg.*, 1903, S. 42

104. (1903.4)   [Rezension: Borchert, Fr.: Beiträge zur Lungenchirurgie]. *Dt. Ärzte-Ztg.*, 1903, S. 42.

105. (1903.5)   [Rezension: Bunge: Zur Pathologie und Therapie der durch Gefäsverschluss bedingten Formen der Extremitätengangrän]. *Dt. Ärzte-Ztg.*, 1903, S. 42 f.

106. (1903.6)   [Rezension: Busse: Zur Radikaloperation der Nabelbrüche]. *Dt. Ärzte-Ztg.*, 1903, S. 43.

107. (1903.7)   [Rezension: Clairmont, P.: Kasuistischer Beitrag zur Radikaloperation der Kotfistel und des Anus praeternaturalis]. *Dt. Ärzte-Ztg.*, 1903, S. 43.

108. (1903.8)   [Rezension: Stieda, A.: Ueber die Vorbereitung und Nachbehandlung bei Magenoperationen]. *Dt. Ärzte-Ztg.*, 1903, S. 43.

109. (1903.9)   [Rezension: Sultan, C.: Die ambulatorische Behandlung der Oberarmbrüche mit permanenter Extension]. *Dt. Ärzte-Ztg.*, 1903, S. 44.

110. (1903.10)   [Rezension: Kukula: Untersuchungen über Autointoxikationen bei Darmokklusionen]. *Dt. Ärzte-Ztg.*, 1903, S. 44.

111. (1903.11)   [Rezension: Lorenz, H.: Unsere Erfolge bei der Radikaloperation bösartiger Magendarmgeschwülste]. *Dt. Ärzte-Ztg.*, 1903, S. 44.

112. (1903.12)   [Rezension: Kukula: Die Blasennaht beim hohen Steinschnitt auf Grund bakteriologischer Untersuchungen des Harnes]. *Dt. Ärzte-Ztg.*, 1903, S. 44 f.

113. (1903.13) [Rezension: Oelsner, L.: Anatomische Untersuchungen über die Lymphwege der Brust mit Bezug auf die Ausbreitung des Mammacarcinoms]. *Dt. Ärzte-Ztg.*, 1903, S. 45.

114. (1903.14) [Rezension: Bilfinger: Zur Frage von der Entstehung der traumatischen Hernien]. *Dt. Ärzte-Ztg.*, 1903, S. 45.

115. (1903.15) [Rezension: Ehrhardt, O.: Ueber Gallenresorption und Giftigkeit der Galle im Peritoneum]. *Dt. Ärzte-Ztg.*, 1903, S. 45.

116. (1903.16) [Rezension: Dehler, A.: Zur Heilung traumatischer Schädeldefekte nach Müller-König]. *Dt. Ärzte-Ztg.*, 1903, S. 45.

117. (1903.17) [Rezension: Maass: Die Tuberkulose des Sprunggelenkes]. *Dt. Ärzte-Ztg.*, 1903, S. 45.

118. (1903.18) [Rezension: Elgart, J.: Ueber Indikation und Methodik der Darmwandexcision bei gangränösen Hernien]. *Dt. Ärzte-Ztg.*, 1903, S. 45 f.

119. (1903.19) [Rezension: Janowsky, L. J.: Zur Frage des Lippenkrebses]. *Dt. Ärzte-Ztg.*, 1903, S. 46.

120. (1903.20) [Rezension: Finkelstein, B. K.: Beiträge zur Frage der Tuberkulose der Lymphdrüsen]. *Dt. Ärzte-Ztg.*, 1903, S. 46.

121. (1903.21) [Rezension: Kissel, A. A.: Ueber die Diagnose der tuberkulösen Peritonitis bei Kindern]. *Dt. Ärzte-Ztg.*, 1903, S. 46.

122. (1903.22) [Rezension: Stein, A. E.: Zur Statistik und Operation der Geschwülste des Oberkiefers]. *Dt. Ärzte-Ztg.*, 1903, S. 46.

123. (1903.23) [Rezension: Albeck, V.: Experimentelle und klinische Untersuchungen über die Todesursache bei Dünndarmstrangulation]. *Dt. Ärzte-Ztg.*, 1903, S. 46.

124. (1903.24) [Rezension: Bockenheimer, Ph.: Zur Kenntnis der Spina bifida]. *Dt. Ärzte-Ztg.*, 1903, S. 162 f.

125. (1903.25) [Rezension: Bergmann, E. v.: Zur Kasuistik operativer Hirntumoren]. *Dt. Ärzte-Ztg.*, 1903, S. 163.

126. (1903.26) [Rezension: Eichholz, P.: Experimentelle Untersuchungen über Epithelmetaplasie]. *Dt. Ärzte-Ztg.*, 1903, S. 163 f.

127. (1903.27) [Rezension: Riedel, B.: Die Pathogenese, Diagnose und Behandlung des Gallensteinleidens]. *Dt. Ärzte-Ztg.*, 1903, S. 516 f.

128. (1904.1) Hernia. In: Bergmann, E. v.; Bruns, P. v.; Mikulicz, J. v. (Hrsg.): A system of Practical Surgery. 4. Bd., New York 1904, S. 483-629.

129. (1904.2) Ueber traumatische Leberruptur mit späterer Ausstossung grosser Lebersequester. In: Verh. Dt. Ges. Chir. 33. Congr. 1904, II, S. 505-510.

130. (1904.3) Ueber traumatische Leberruptur mit späterer Ausstossung grosser Lebersequester. *Arch. klin. Chir. 74*, 1904, 533-538.

131. (1904.4) [Diskussionsbeitrag zu: Ueber traumatische Leberruptur]. In: Verh. Dt. Ges. Chir. 33. Congr. 1904, I, S. 102.

132. (1904.5) Traumatische Leberruptur. In: Bericht über die Verh. Dt. Ges. Chir. 1904. Beilage zum *Ztrbl. Chir. 31*, 1904, S. 109-112.

133. (1904.6) Zur Behandlung der Luxatio patellae inverata. Osteotomie am Oberschenkel mit Einwärtsdrehung der unteren Epiphyse. In: Verh. Dt. Ges. Chir. 33. Congr. 1904, II, S. 457-466.

134. (1904.7) Zur Behandlung der Luxatio patellae inveterata. Osteotomie am Oberschenkel mit Einwärtsdrehung der unteren Epiphyse. *Arch. klin. Chir. 74*, 1904, S. 485-494.

135. (1904.8) Behandlung der Luxatio patellae inveterata durch Osteotomie am Femur mit Drehung der Epiphyse. In: Bericht über die Verh. Dt. Ges. Chir. 1904. Beilage zum *Ztrbl. Chir. 31*, 1904, S. 169 f.

136. (1904.9) Zur Diagnose chronischer Entzündungen und Eiterungen, besonders an den Knochen. (Caries oder Nekrose?). *Dt. med. Wschr. 30*, 1904, S. 1753-1756.

137. (1905.1) Ueber Wundbehandlung und Wundverband. *Münch. med. Wschr. 52*, 1905, S. 2357-2361.

138. (1905.2) Quetschzangen mit Nahtrinnen bei der Verschlußnaht von Magen und Darm. *Ztrbl. Chir. 32*, 1905, S. 1218-1220 [auch als Sonderabdruck].

139. (1905.3) [Rezension: Weyprecht, K.: Erfahrungen über die Operation des eingeklemmten Bruches]. *Dt. Ärzte-Ztg.*, 1905, S. 184.

140. (1905.4) [Rezension: Krogius, A.: Ueber einen mit Röntgenstrahlen erfolgreich behandelten Fall von Schädelsarkom]. *Dt. Ärzte-Ztg.*, 1905, S. 184.

141. (1905.5) [Rezension: Noetzel, W.: Experimentelle Studie zum aseptischen Wundverband]. *Dt. Ärzte-Ztg.*, 1905, S. 184 f.

142. (1905.6)   [Rezension: Ekehorn, G.: Ueber die gewöhnlichsten, durch Verknotung verursachten Formen von Ileus, mit besonderer Rücksicht auf den Mechanismus der Knotenbildung]. *Dt. Ärzte-Ztg.*, 1905, S. 185.

143. (1905.7)   [Rezension: Lennander, K. G.: Exstirpation des rechten Schulterblattes wegen chronischer Myelitis; Fixation des Oberarms am Schlüsselbein durch einen Metalldraht und durch Muskelplastik]. *Dt. Ärzte-Ztg.*, 1905, S. 185.

144. (1905.8)   [Rezension: Wieting, J.: Ueber die Tuberkulose der Wirbelsäule, besonders ihrer hinteren Abschnitte, und über die Entstehung retropharyngealer Abszesse]. *Dt. Ärzte-Ztg.*, 1905, S. 185 f.

145. (1905.9)   [Rezension: Martina, A.: Ueber primäre Darmresektion bei gangränösen Hernien]. *Dt. Ärzte-Ztg.*, 1905, S. 404.

146. (1905.10) [Rezension: Heinricius, G.: Ueber die Cysten der Milz und ihre Behandlung speziell durch Splenektomie]. *Dt. Ärzte-Ztg.*, 1905, S. 404.

147. (1905.11) [Rezension: Payr, E.: Ueber neuere Methoden zur operativen Behandlung der Geschwülste des Nasenrachenraumes, mit besonderer Berücksichtigung der Kocherschen osteoplastischen Resektion beider Oberkiefer]. *Dt. Ärzte-Ztg.*, 1905, S. 404.

148. (1905.12) [Rezension: Klopstock und Bockenheimer: Beitrag zur Agglutination der Staphylokokken]. *Dt. Ärzte-Ztg.*, 1905, S. 404 f.

149. (1905.13) [Rezension: Ekehorn, G.: Die anatomische Form des Volvulus und Darmverschlusses bei beweglichen Coecolon ascendens]. *Dt. Ärzte-Ztg.*, 1905, S. 405.

150. (1905.14) [Rezension: Haberer, H.: Anwendung und Resultate der seit April 1901 an der v. Eiselsbergschen Klinik in Wien ausgeführten lateralen Entero-Anastomosen und totalen Darmausschaltungen]. *Dt. Ärzte-Ztg.*, 1905, S. 405.

151. (1905.15) [Rezension: Moszkowicz, L.: Die erhöhte Resistenz des Peritoneums bei der akuten Perityphlitis]. *Dt. Ärzte-Ztg.*, 1905, S. 405 f.

152. (1905.16) [Rezension: Schlesinger, A.: Ueber Trockensterilisation mittels Formaldehyd]. *Dt. Ärzte-Ztg.*, 1905, S. 406.

153. (1905.17) [Rezension: Mendes de Leon: Ueber die Gefahren der Wundinfektion durch das Sprechen bei Operationen]. *Dt. Ärzte-Ztg.*, 1905, S. 406.

154. (1906.1)   Bemerkungen zur Therapie der akuten Perityphlitis. *Münch. med. Wschr. 53*, 1906, S. 155-157.

155. (1906.2)   Quetschzangen mit Nahtrinnen. *Ztschr. Krankenpflege* in Verbindung mit *Ärztl. Polytech. 28*, 1906, S. 43 f.

156. (1906.3)   Über angeborene abnorme Lagerung des Darmkanals und ihre Bedeutung für die praktische Chirurgie. In: Festschrift I. Rosenthal zur Vollendung seines siebzigsten Lebensjahres, 2 Teil. Leipzig 1906, S. 197-210.

157. (1906.4)   [Diskussionsbeitrag zu: Krönlein: Zur Chirurgie des Magengeschwürs]. In: Verh. Dt. Ges. Chir. 35. Congr. 1906, I, S. 95-102.

158. (1906.5)   [Diskussionsbeitrag zu: Krönlein: Die operative Behandlung des Magengeschwürs]. In: Bericht über die Verh. Dt. Ges. Chir. 1906. Beilage zum *Ztrbl. Chir. 33*, 1906, S. 103.

169. (1906.6)   Zur Technik der Radikaloperation grosser Nabel- und Bauchwandhernien. In: Verh. Ges. Dt. Chir. 35. Congr. 1906, II, S. 279-304.

160. (1906.7)   Zur Technik der Radikaloperation grosser Nabel- und Bauchwandhernien. *Arch. klin. Chir. 80*, 1906, S. 324-349.

161. (1906.8)   [Diskussionsbeitrag zu: Radikaloperation kleiner [sic!, offensichtlicher Druckfehler] Nabel- und Bauchwandhernien]. In: Verh. Dt. Ges. Chir. 35. Congr. 1906, I, S. 292.

162. (1906.9)   Zur Technik der Radikaloperation grosser Nabel- und Bauchwandhernien. Fascienquerschnitt nach Pfannenstiel-Menge. In: Bericht über die Verh. Dt. Ges. Chir. 1906. Beilage zum *Ztrbl. Chir. 33*, 1906, S. 86-92.

163. (1906.10) Zur Technik der Radikaloperation grosser Nabel- und Bauchwandhernien (Fascienquerschnitt nach Pfannenstiel-Menge). *Ztrbl. Gyn. 30*, 1906, S. 713-716.

164. (1906.11) Über den Schmerz und die Mittel seiner Bekämpfung. *Velhagen & Klasings Monatshefte*, 1905/1906, S. 523-539.

165. (1908.1)   Zur Geschichte der Wundbehandlung. *Velhagen & Klasings Monatshefte*, 1907/1908, S. 888-900.

166. (1908.2)   Wundgifte, Antisepsis und Asepsis. *Ztschr. ärztl. Fortbildung 5*, 1908, S. 65-109 [auch als Sonderabdruck].

167. (1908.3)   [Zur Frage der Graserschen Operation]. *Münch. med. Wschr. 55*, 1908,
168. (1908.4)   [Ansprache im Rahmen der medizinischen Ehrenpromotionen anläßlich der Jahrhundertfeier der physikalisch-medizinischen Sozietät Erlangen 1908]. In: Festschrift der physikalisch-medizinischen Societät Erlangen zur Feier ihres 100jährigen Bestehens, Erlangen 1908, S. 109-112.

169. (1909.1)   Wundgifte, Antisepsis und Asepsis. In: Zentralkomitee für das ärztliche Fortbildungswesen in Preußen (Hrsg.): Entwicklung und Fortschritte der Chirurgie. Jena 1909, S. 67-111.
170. (1909.2)   Zwei (nach Maydl) geheilte Fälle von Blasenektopie mit Untersuchungen des aus dem Darm entleerten Harnes. *Dt. Ztschr. Chir. 100*, 1909, S. 126-143.
171. (1909.3)   Behandlung der Erkrankung der Zähne und des Zahnfleisches. In: Penzoldt, F.; Stintzing, R. (Hrsg.): Handbuch der gesamten Therapie. 2. Bd., 4. Aufl., Jena 1909, S. 251-282.
172. (1909.4)   Behandlung der Darmverengung und des Darmverschlusses. In: Penzoldt, F.; Stintzing, R. (Hrsg.): Handbuch der gesamten Therapie. 2. Bd., 4. Aufl., Jena 1909, S. 533-566.
173. (1909.5)   Behandlung der Geschwülste des Darms. In: Penzoldt, F.; Stintzing, R. (Hrsg.): Handbuch der gesamten Therapie. 2. Bd., 4. Aufl., Jena 1909, S. 567-576.
174. (1909.6)   Behandlung der Darmverletzungen. In: Penzoldt, F.; Stintzing, R. (Hrsg.): Handbuch der gesamten Therapie. 2. Bd., 4. Aufl., Jena 1909, S. 577-582.
175. (1909.7)   Behandlung der Krankheiten des Mastdarmes. In: Penzoldt, F.; Stintzing, R. (Hrsg.): Handbuch der gesamten Therapie. 2. Bd., 4. Aufl., Jena 1909, S. 601-636.
176. (1909.8)   Operative Behandlung der Erkrankungen des Bauchfells. In: Penzoldt, F.; Stintzing, R. (Hrsg.): Handbuch der gesamten Therapie. 2. Bd., 4. Aufl., Jena 1909, S. 670-702.
177. (1909.9)   Die Therapie des Tetanus. In: Vorträge über praktische Therapie. Leipzig 1909, S. 847-863.
178. (1910.1)   Die Therapie des Tetanus. *Dt. med. Wschr. 36*, 1910, S. 1593-1598.
179. (1910.2)   Die Kalkaneuszange nach v. Heineke, ein Vorläufer der Nagelextension zur Behandlung von Knochenbrüchen. *Münch. med. Wschr. 57*, 1910, S. 692-693.

180. (1911)   Zur Operation des Mastdarmkrebses. *Beitr. klin. Chir. 76*, 1911, S. 787-805.

181. (1913.1)   Klinische Beobachtungen über Nerveneinflüsse auf die Nierensekretion. *Dt. Ztschr. Nervenheilkunde 47/ 48*, 1913 (= Festschrift Herrn Geheimrat Professor Dr. Adolf von Strümpell zur Feier seines 60. Geburtstages), S. 176-191.
182. (1913.2)   Klinische Beobachtungen über Nerveneinflüsse auf die Nierensekretion. In: Verh. Dt. Ges. Chir. 42. Congr. 1913, I, S. 183-195.
183. (1913.3)   Klinische Beobachtungen über Nerveneinflüsse auf die Nierensekretion. In: Bericht über die Verh. Dt. Ges. Chir. 1913. Beilage zum *Ztrbl. Chir. 40*, 1913, S. 87.

184. (1914.1)   mit Kirschner, M.: Einige wichtige Grundsätze zur Behandlung der Schusswunden. *Münch. med. Wschr. 61*, 1914, Feldärztl. Beil. Nr. 5, S. 1923 f.
185. (1914.2)   [Diskussionsbeiträge zu: Redwitz, E. v.: Über die Behandlung des Tetanus mit Magnesiumsulfat]. *Beitr. klin. Chir. 88*, 1914, S. 627 f.
186. (1914.3)   Erfahrungen über Chirurgie der Lunge und Pleura. *Beitr. klin. Chir. 88*, 1914, S. 671-695.
187. (1914.4)   [Diskussionsbeitrag zu: Ströbel, H.: Talmaoperation und Cardiolyse]. *Beitr. klin. Chir. 88*, 1914, S. 710.
188. (1914.5)   Entfernung eines Uretersteins durch Ureterotomie. *Beitr. klin. Chir. 88*, 1914, S. 736-738.
189. (1914.6)   [Diskussionsbeitrag zu: Haas (München): Zur blutigen Behandlung schwerer Klumpfüße]. *Beitr. klin. Chir. 88*, 1914, S. 748.

190. (1915.1)   [Diskussionsbeitrag zur Strahlenbehandlung]. *Beitr. klin. Chir. 95*, 1915, S. 624 f.
191. (1915.2)   [Diskussionsbeitrag zu: Lunkenbein: Zur Tumorextrakt-Behandlung maligner Geschwülste]. *Beitr. klin. Chir. 95*, 1915, S. 631-632.

192. (1916.1)   Aus dem Leben eines beratenden Chirurgen. In: Erlanger im Kriege. Erlangen 1916, S. 2-7.
193. (1916.2)   [Begleitwort zu: Frey, Emil K.: Über die Behandlung von Gehirnprolapsen im Felde]. *Münch. med. Wschr. 63*, 1916, Feldärztl. Beil. Nr. 1, S. 2.

194. (1921.1)   Operative Behandlung der Appendizitis und Peritonitis. In: Bier, A.; Braun, H.; Kümmell, H. (Hrsg.): Chirurgische Operationslehre. 3. Bd., 3. Aufl., Leipzig 1921, S. 417-542 [auch in 4./ 5. Aufl. = (1923.1)].

195. (1921.2)   Eröffnungsansprache [V. Tagung Ver. bay. Chir. 1920]. *Beitr. klin. Chir. 122*, 1921, S. 231-233.

196. (1922.1)   Eröffnungsansprache [VI. Tagung Ver. bay. Chir. 1921]. *Dt. Ztschr. Chir. 172*, 1922, S. 285-287.

197. (1922.2)   Zur Technik der Gastroenterostomie. *Dt. Ztschr. Chir. 172*, 1922, S. 358-361.

198. (1922.3)   Leo Gerlach [Nachruf]. In: Erlanger Germanen Stammbuch, Heft 25-40. Erlangen 1920-1922, S. 511-513.

199. (1923.1)   Operative Behandlung der Appendizitis und Peritonitis. In: Bier, A.; Braun, H.; Kümmell, H. (Hrsg.): Chirurgische Operationslehre, 3. Bd., 4./ 5. Aufl., Leipzig 1923, S. 392-506.

200. (1923.2)   [Rezension: Payr, Erwin; Franz, Carl: Handbuch der ärztlichen Erfahrungen im Weltkriege 1914/1918, 2. Bd., Chirurgie]. *Münch. med. Wschr. 70*, 1923, S. 277.

201. (1925.1)   [Diskussionsbeitrag zu: Chiari: Über die Behandlung der Lippenfurunkel]. *Ztrbl. Chir. 52*, 1925, S. 2184.

202. (1925.2)   Über die Behandlung postoperativer Bronchitis und Pneumonie durch Eigenbluteinspritzung nach J. Vorschütz. *Ztrbl. Chir. 52*, 1925, S. 2514-2518.

203. (1926.1)   Die Behandlung der Darmverletzungen. In: Guleke, N.; Penzoldt, F.; Stintzing, R. (Hrsg.): Handbuch der gesamten Therapie. 2. Bd., 6. Aufl., Jena 1926, S. 477-483.

204. (1926.2)   Behandlung der Darmverengung und des Darmverschlusses (Stenose und Ileus). In: Guleke, N.; Penzoldt, F.; Stintzing, R. (Hrsg.): Handbuch der gesamten Therapie. 2. Bd., 6. Aufl., Jena 1926, S. 484-536.

205. (1926.3)   Behandlung der Geschwülste des Darmes. In: Guleke, N.; Penzoldt, F.; Stintzing, R. (Hrsg.): Handbuch der gesamten Therapie. 2. Bd., 6. Aufl., Jena 1926, S. 537-549.

206. (1926.4)   Chirurgische Behandlung schwerer Funktionsstörungen des Dickdarmes. In: Guleke, N.; Penzoldt, F.; Stintzing, R. (Hrsg.): Handbuch der gesamten Therapie. 2. Bd., 6. Aufl., Jena 1926, S. 550-561.

207. (1926.5)   Behandlung der Krankheiten des Mastdarmes. In: Guleke, N.; Penzoldt, F.; Stintzing, R. (Hrsg.): Handbuch der gesamten Therapie. 2. Bd., 6. Aufl., Jena 1926, S. 562-618.

208. (1926.6)   Operative Behandlung der Erkrankungen des Bauchfells. In: Guleke, N.; Penzoldt, F.; Stintzing, R. (Hrsg.): Handbuch der gesamten Therapie. 2. Bd., 6. Aufl., Jena 1926, S. 661-711.

209. (1928)   Chirurgische Behandlung der Unterleibsbrüche (Heineke, H.; überarb. von Graser). In: Guleke, N.; Penzoldt, F.; Stintzing, R. (Hrsg.): Handbuch der gesamten Therapie. 6. Bd., 6. Aufl., Jena 1928, S. 523-610.

210. (1929)   Frage an die Herren Kollegen. *Ztrbl. Chir. 56*, 1929, S. 604.

5.2. Ungedruckte Quellen (UQ)

Stadtarchiv *Bamberg*
(UQ 1)   Rep. c 2, Nr. 7398.

Staatsarchiv des Kantons *Basel*-Stadt
(UQ 2)   Erziehungs-Akten AA 11.

Staatsbibliothek Preussischer Kulturbesitz *Berlin*
(UQ 3)   Slg. Darmst. 3 e 1890 (8).

Archiv der Burschenschaft Germania *Erlangen*
(UQ 4)   Personalbogen Ernst Graser.

Evang.-Luth. Dekanat *Erlangen*
(UQ 5)   Taufbuch XIV. Bd., 1856-1902.

(UQ 6)   Taufbuch XV. Bd., 1903-1926.

(UQ 7)   Konfirmationen bis 1930.

(UQ 8)   Beerdigungsbuch Bd. XI.

Evang.-Ref. Pfarramt *Erlangen*
(UQ 9)   Kirchenbuch 1922-79, Sterberegister 1927.

(UQ 10)   Friedhofsbuch: Neustädter Friedhof, reformierter Friedhof.

Archiv der Physikalisch-Medizinischen Sozietät *Erlangen*
(UQ 11)   Protokollbuch der Physikalisch-Medizinischen Gesellschaft ab 22.11.1909.

Archiv der Schlaraffia *Erlangen*
(UQ 12)   (Dr. Ernst Graser).

Stadtarchiv *Erlangen*
(UQ 13)   241. BA. 2906 A
Bauvorhaben im Anwesen Hindenburgstrasse 42 (1. Band).

(UQ 14)   241. BA. 3500 A
Bauakt: Krankenhaus-Str. 6 nun Krankenhausstr.12, 1. Band, 1862-1955 (bei Heidacher: Fach 187 e Nr. 6).

(UQ 15)   6. A. III. 4383
Acta des Stadt-Magistrats Erlangen. Betreff: Dr. Graser Heinrich Ernst,
k. Universitäts=Professor dessen Verehelichung 1897.

(UQ 16)   III. 31. G. 1
Graser.

(UQ 17)   32. 31. T. 27
Jahresberichte des GVE, 1876-1934.
(UQ 18)   32. 31. T. 29
Protokollbuch des Gemeinnützigen Vereins Erlangen.

(UQ 19)   239 Akt No. 35b
Akt des Stadtrats Erlangen. Betreff: Verein „Schlaraffia am Erlenanger e. V.".

(UQ 20)   32. 259. T. 1
Schlaraffia. Kolonie am Erlenanger.

Universitätsarchiv der Friedrich-Alexander-Universität *Erlangen-Nürnberg*
(UQ 21)   Goldenes Buch der Universität.

(UQ 22)   Archiv der med. Fak. der Univ. Erlangen: 1882/ 83, Promotionsakt Nr. 11.

(UQ 23)   T. I, Pos. 3, Nr. 221, 1901/ 1902
Senatsmissiven & Protokolle unter ... Wilhelm Geiger.

(UQ 24)   T. I, Pos. 9, Nr. 39
Die Aufnahme eines Assistenten bei dem pathologisch-anatomischen Institute betr. 1866.

(UQ 25)   T. I, Pos. 9, Nr. 47
Die Direktion der Entbindungsanstalt betr. = Frauenklinik 1877 mit 1904, Vol. III.

(UQ 26)   T. I, Pos. 9, Nr. 59
die zahnärztliche Klinik betr. 1899-1910.

(UQ 27)   T. I, Pos. 9, Nr. 60
Die Klinik für Ohren-, Nasen- und Kehlkopfkranke betr. 1901.

(UQ 28)   T. I, Pos. 9, Nr. 64
Die medizinische Fakultät betr. 1906-, Vol. III.

(UQ 29)   T. I, Pos. 9, Nr. 70
Die Seelsorge in den Krankenhäusern betr. 1911.

(UQ 30)   T. I, Pos. 11, Nr. 46
Die Ernennung der Assistenten bei dem Universitäts-Krankenhause betr. 1834 bis 1887.

(UQ 31)   T. I, Pos. 11, Nr. 93 Fach 30_2
Das Dienstpersonal des Universitätskrankenhauses betr. (für welche eigene Personalakten nicht vorhanden sind), 1899-1925.

(UQ 32)   T. I, Pos. 11, Nr. 94 Fach 30_1
Das Universitäts-Krankenhaus betr. 1899.

(UQ 33)   T. II, Pos. 1, Nr. 27, Lit. G: Ernst Graser.

(UQ 34)   T. II, Pos. 1, Nr. 41, Lit. G: Otto Goetze.

(UQ 35)   T. II, Pos. 1, Nr. 43, Lit. H: Walter Heineke.

(UQ 36)   T. II, Pos. 1, Nr. 52, Lit. H: Gustav Hauser.

(UQ 37)   T. II, Pos. 1, Nr. 69 Lit. H: Willy Haas.

(UQ 38)   T. II, Pos. 1, Nr. 14, Lit. J: Friedrich Jamin.

(UQ 39)   T. II, Pos. 1, Nr. 29, Lit. K: Wilhelm Kiesselbach.

(UQ 40)   T. II, Pos. 1, Nr. 35, Lit. K: Max von Kryger.

(UQ 41)   T. II, Pos. 1, Nr. 39, Lit. K: Erwin Kreuter.

(UQ 42)   T. II, Pos. 1, Nr. 21, Lit. L: Wilhelm Lobenhoffer.

(UQ 43)   T. II, Pos. 1, Nr. 44, Lit. M: Ludwig Robert Müller.

(UQ 44)   T. II, Pos. 1, Nr. 18, Lit. P: Franz Penzoldt.

(UQ 45)   T.II, Pos. 1, Nr. 65, Lit. S: Arno Scheibe.

(UQ 46)   T. II, Pos. 1, Nr. 59, Lit. S: Walter Stoeckel.

(UQ 47)   T. II, Pos. 1, Nr. 8, Lit. V: Johann Veit.

(UQ 48)   T. II, Pos. 1, Nr. 28, Lit. W: Theodor Weyl.

(UQ 49)   T. II, Pos. 1, Nr. 6, Lit. Z: Albert von Zenker.

(UQ 50)   T. II, Pos. 2, Nr. 2
Die Assistentenstellen bei den k. Universitäten betr. 1886-1893, Vol. I.

(UQ 51)   T. II, Pos. 2, Nr. 20, Lit. P: Eduard Pflaumer.

(UQ 52)   T. II, Pos. 9, Nr. 4O Fach 37_1
Die Direktion der physiologischen Anstalt betr. 1872-1925.

(UQ 53)   T. IV, Pos. 7, Nr. 31
Den Neubau der chirurgischen Abtheilung des Universitäts=Krankenhauses betr. 1874, dann einen Anbau an dieselbe betr. 1885, ferner den Erweiterungsbau für dieselbe betr. 1894, 1900. 1904, 1910.

(UQ 54)   T. IV , Pos. 7, Nr. 63
Den Neubau einer Klinik für Ohren-, Nasen- und Kehlkopfkrankheiten betr. 1904-1913 hierauf bezügl. Budgetanträge.

(UQ 55)   T. IV, Pos. 7, Nr. 68
Errichtung eines orthopädischen Turnsaales an der chirurgischen Klinik 19O5, ferner Erbauung von 2 Liegehallen für die chirurgische Klinik.

(UQ 56)   Besondere Akten: Fach 29/ 1 a
Krankenhaus 1926- .
(UQ 57)   Besondere Akten: Fach 29/ 1 c
Bau- und Reparatursachen 1926- .

(UQ 58)   Besondere Akten: Fach 29/ 1 d
Chirurgische Klinik 1926- .

(UQ 59)   Besondere Akten: Fach 29/ 1e
(Überbelegung der Mediz. Klinik) Ankauf des Steffen'schen Hauses.

(UQ 60)   Besondere Akten: Fach 29/ 1f
Betsaal der chirurgischen Klinik.

(UQ 61)   Zettelkartei: 597 - 45
Betreff: ärztliche & administrative Versorgung der Kliniken & der med. Institute der Universität Erlangen während des Krieges.

Universitätsbibliothek *Erlangen*, Handschriftensammlung
(UQ 62)   Ms. 2523, 2 f
Graser, Ernst (Prof. f. Chirurgie in Erlangen), 3 Hefte Vorlesungsaufzeichnungen: Frakturen und Luxationen. 1 Heft ohne Aufschrift: Hernien nach Graser. 2 Hefte: Krankenversicherung und Gutachten.

(UQ 63)   Ms. 2565 [6]
Graser, Ernst (*1860, Prof. f. Chirurgie in Erlangen), Autogr.

(UQ 64)   Ms. 2565 [10]
Protocollbuch der physikalisch-medizinische Societät zu Erlangen, Nov. 1871 bis Mai 1891.

(UQ 65)   Ms. 2565/ [11]
Protocollbuch der physikalisch-medizinischen Societät zu Erlangen, Juni 1891 bis
Juni 1909.

(UQ 66)   Ms. 2606
Graser, Ernst (Prof. f. Chirurgie), 1 Br. o. J., Erlangen.

(UQ 67)   Ms. 2616
Graser, Ernst (1860-1929, Prof. f. Chirurgie in Erlangen), 1-11. (Br[iefe] u. K[ar]t[en]) Erlangen, München,
1897-1920, an Steinmeyer.

Stadtarchiv *Feuchtwangen*
(UQ 68)   41 - 1 / 42 - 2 (O20)
Einzeichnungsbögen für Gemeindemitglieder.

(UQ 69)   915 (212)
Pension der Schullehrerswitwe Summa von Feuchtwangen und das Unterstützungsgesuch des Lehrers Müller
von Schweinfurt.

(UQ 70)   1817
Eisenbahn-Comite.

(UQ 71)   Band 242:
Sitzungsprotokolle des Gemeindeausschusses der Stadt Feuchtwangen.

(UQ 72)   565 (113)
Geburtsliste zur Rekrutierungsstammrolle vom 15.1.1877.

(UQ 73)   Band 269
Sitzungsprotokolle des Stadtgemeindeausschusses für 1896.

(UQ 74)   822 z. B. 151
Register für Gewerbsniederlegungen 1882-1924.

Niedersächsische Staats- und Universitätsbibliothek *Göttingen*
(UQ 75)   Ebstein 1 : 23
E. Graser an Ebstein.

(UQ 76)   Philos 187 : 9 Graser
Graser, E (1) Rostock o. J.

Bundesarchiv *Koblenz*
(UQ 77)   R 86 I, 752, Vol. 2, Acta betreffend: Gesuche um Zulassung zu den Arbeiten des Kaiserl:
Gesundheitsamtes (17. Jan. 1885-23. Dez. 1887).

(UQ 78)   NL 52 R. Seeberg/ 66; 32, 33.

(UQ 79)   NL 52 R Seeberg/ 66; 34, 35.

Bayerisches Hauptstaatsarchiv *München*
Abteilung I: allgemeines Staatsarchiv

(UQ 80)   MF 68274
Attribute der K. Universität Erlangen und das Universitätsgebäude, Band 1, 1856-1925.

(UQ 81)   MK 11470
K. Universität Erlangen, Einrichtung von Militärlazaretten in Universitäts-Gebäuden, 1891-1919.

229

(UQ 82)   MK 11487
Universität Erlangen, Frauenklinik in genere ,Vol. I, 1897-1919.

(UQ 83)   Mk 35461
Personalakt: Dr Haas, Willy.

(UQ 84)   MK 39936
Hohe Schule Erlangen: Medizinal-Comite, 1863-1938.

(UQ 85)   MK 40003 (bei Heidacher: 5 c / 35 b 1)
K. Universität Erlangen, Chirurgische Klinik in genere, 1914-1928.

(UQ 86)   MK 40005 (bei Heidacher: 5 c / 35 b 3)
Universität Erlangen, Chirurgische Klinik, Ärztliches Personal, 1923-1932, Vol. I.
(UQ 87)   MK 40017
Universität Erlangen, Die Katholische u. protestantische Seelsorge im Universitäts=Krankenhause in Erlangen
1891-1930.

(UQ 88)   MK 40025
K. Universität Erlangen, Zahnärztliche Poliklinik in genere, Etat, Räume, Personal, Bd. I., 1898-1925.

(UQ 89)   MK 43465
Personalakt: Dr. Brock, Wilhelm.

(UQ 90)   MK 43654
Personalakt: Dr. Goetze, Otto.

Bayerisches Hauptstaatsarchiv *München*
Abteilung IV: Kriegsarchiv

(UQ 91)   M Kr. 9920
Oberarzt Pitterlein, Kommando-Bericht.

(UQ 92)   40788
Personalakt: Graser Ernst.

Bayerisches Staatsministerium für Unterricht und Kultus *München*, Registratur

(UQ 93)   5c/ 31a 4
Univ. Erlg., med. Fak., o. Prof. Chir., 1928- .

(UQ 94)   5c/ 31a 15
Univ. Erlg., med. Fak., a.o. Prof. Zahnheilkunde, 1921 neu errichtet, Bd. I,
1920-1958/59.

(UQ 95)   5c/ 35b 2
Univ. Erlg., Chir. Klinik, Gebäude, 1881-1951.

(UQ 96)   5c/ 35k 2
Univ. Erlg., Klinik für Ohren-, Nasen- und Kehlkopf-Krankheiten, Gebäude, Bd. I,
1904-1952.

Bibliothek des Deutschen Museums, *München*
(UQ 97)   1949/ 111.

Landeskirchliches Archiv, Außenstelle Kirchenbucharchiv *Regensburg*
(UQ 98)   4O-11
Kirchenbücher Feuchtwangen: Taufen 1849-1858.

(UQ 99)   4O-12
Kirchenbücher Feuchtwangen: Taufen 1859-1868.

Universitätsarchiv *Rostock*
(UQ 100)   VIII D 110 Graser
Acta personalia betreffend den ordentlichen Professor Ernst Graser (Chirurgie).

(UQ 101)   R 6 G 9 (5)
betr. Prof. med. Carl Garre (1894-1901), Chirurgie, Berufung, Garre nach Madelung.

(UQ 102)   201
Decanat 1899/ 1900 Medizinische Fakultät zu Rostock, XLII. Missive/ 1900
betr. Neubesetzung des chirurgischen Lehrstuhls.

(UQ 103)   206
Decanat 1901/ 1902
VII. Missive betr. Neubesetzung des chirurgischen Lehrstuhls.

(UQ 104)   Vortrag gehalten von Prof. Dr. Lehmann, 1947, Die Geschichte der Chirurgischen Universitätsklinik
Rostock von den Anfängen bis zum Jahre 1929 (masch. Manuskr.).

Mecklenburgisches Landeshauptarchiv *Schwerin*
(UQ 105)   MfU 1485
Universität, Medizinische Fakultät Bd. I, Lehrstuhl betr. die ordentliche Prof. f. Chir.
1860-1901.

(UQ 106)   MfU 1486
Universität, Medizinische Fakultät Bd. II.

(UQ 107)   MfU 2000
Universität, U. Krankenhaus, Die medicinische und chirurgische Klinik und Poliklinik Jahr: 1898, 1899, 1900,
1901, 1918 Vol. II.

Privatbesitz Frau Graser, *Tübingen*
(UQ 108)   Ordner: Personalakten.

(UQ 109)   Ordner: Briefe an Großvater Graser.

(UQ 110)   masch. Manuskr.: Ernst Graser, o. Autor, o. Jahr, vermutlich als Vorlage zu Zeitschriftenartikel,
(korrekturgelesen und mit Anmerkungen versehen von Ernst Graser).

(UQ 111)   Ahnenpaß Viktor Graser 1939.

5.3   Sonstige Quellen

Gespräch mit Herr und Frau Graser (Tübingen) am 20.03.1989.
Gespräch mit Frau Hensel-Kistner (Erlangen) am 13.05.1989.
Telefongespräch mit Herrn Prof. Dr. Becker (Erlangen) am 20.09.1990.
Telefongespräche mit Frau Goetze (Fürth) am 28.09.1990 und 17.10.1990.
Gespräch mit Herrn Rhomberg (Bubenreuth) am 01.10.1990.
Telefongespräch mit Frau Dr. Goetze (Fürth) am 29.10.1990.
Telefongespräch mit Herrn Lenk (Erlangen) am 08.11.1990.

5.4. Literaturverzeichnis

1. Ackerknecht, E. H.: Rudolf Virchow. Stuttgart 1957.
2. Ders.: Kurze Geschichte der Medizin. 2. Aufl., Stuttgart 1959.
3. Ders.: Geschichte der Medizin. 5. Aufl., Stuttgart 1986.
4. Adorno, Th. W.: Der Essay als Form. In: ders.: Noten zur Literatur I. Frankfurt a. M. 1958, S. 9-49.
5. Ders.: Über Walter Benjamin. Frankfurt a. M. 1977.
6. Adreßbuch von Erlangen 1903.
7. *Aerztliches Intelligenz-Blatt 30*, 1883, [Correspondenzen] S. 417.
8. Akademisches Adreßbuch der Königlich-Bayerischen Friedrich-Alexander–Universität zu Erlangen für das Jahr 1828. Erlangen 1828.
9. Albers, J. F. H.: Geschichte der Blinddarmentzündung. Bonn 1838.
10. Alheit, P.; Dausien, B.: Biographie. Bremen 1990.
11. Allgemeiner Mecklenburgischer Ärzteverein: *Korrespondenz-Blatt des Allgemeinen Mecklenburgischen Ärztevereins Rostock 4*, 1901.
12. Allgemeiner Patienten-Verband (apv) Marburg (Hrsg.): Ärztefehler - pfuschen und vertuschen. Frankfurt a. M. 1986.
13. Allschlaraffia, Verband (Hrsg.): Schlaraffen-Spiegel und Ceremoniale. o. O., a. U. 61 (= 1920).
14. Alves, E.-M.: Ansprüche. Verständigungstexte von Frauen. Frankfurt a. M. 1983.
15. Anderegg, J.: Die Radikaloperation der Hernien. Diss. med. Leipzig 1886 [Anderegg (1886.1)].
16. Ders.: Die Radikaloperation der Hernien. *Dt. Ztschr. Chir. 24*, 1886, S. 207-325 [Anderegg (1886.2)].
17. Angerer, O. v.: [Diskussionsbeiträge zu: Redwitz: Ueber die Behandlung des Tetanus mit Magnesiumsulfat]. *Beitr. klin. Chir. 88*, 1914, S. 627 f.
18. Angle, E. H.: Notes on orthodontia, with a new system of regulation and retention. *Dent. Cosmos 29*, 1887, S. 757-763.
19. Ders.: Angle's System zur Geraderichtung und Festhaltung unregelmäßig gestellter Zähne. 4. Aufl., Berlin 1897.
20. Anschütz, F.: Ärztliches Handeln. Grundlagen, Möglichkeiten, Grenzen, Widersprüche. Darmstadt 1987.
21. Ariès, P.: Geschichte der Kindheit. Frankfurt a. M.; Wien; Zürich 1976.
22. Ders.: Geschichte des Todes. München; Wien 1984.
23. Ders.; Duby, G. (Hrsg.): Geschichte des privaten Lebens. 5 Bde., Frankfurt a. M. 1989-1993.
24. Artelt, W.: Einführung in die Medizinhistorik. Stuttgart 1949.
25. Ders.; Rüegg, W. (Hrsg.): Der Arzt und der Kranke in der Gesellschaft des 19. Jahrhunderts. Stuttgart 1967.
26. Arthur, R.: A treatise on the use of adhesive gold foil. Philadelphia 1857.
27. Ärztekammer für Mittelfranken: Protokolle der Sitzungen der Ärztekammer für Mittelfranken 1903-1909. München 1909 [Sonderabdruck aus der *Münch. med. Wschr.*].
28. Dies.: Protokolle der Sitzungen der Ärztekammer für Mittelfranken 1913. München 1913 [Sonderabdruck aus der *Münch. med. Wschr.*].
29. Ärztlicher Bezirksverein Erlangen: [Sitzungsbericht, 30.04.1888]. *Münch. med. Wschr. 35*, 1888, S. 491.
30. Ders.: Sitzungsberichte des Ärztlicher Bezirksverein Erlangen 1888 bis 1890. München 1890.
31. Ders.: [Sitzungsbericht, 30.06.1902]. *Münch. med. Wschr. 49*, 1902, S. 1937.
32. Ders.: [Sitzungsbericht, 20.01.1904]. *Münch. med. Wschr. 51*, 1904, S. 454 [Ärztlicher Bezirksverein Erlangen (1904.1)].
33. Ders.: [Sitzungsbericht, 02.05.1904]. *Münch. med. Wschr. 51*, 1904, S. 1080 [Ärztlicher Bezirksverein Erlangen (1904.2)].
34. Ders.: [Sitzungsbericht, 31.10.1904]. *Münch. med. Wschr. 52*, 1905, S. 141 [Ärztlicher Bezirksverein Erlangen (1904.3)].
35. Ders.: [Sitzungsbericht, 30.01.1905]. *Münch. med. Wschr. 52*, 1905, S. 772 [Ärztlicher Bezirksverein Erlangen (1905.1)].
36. Ders.: [Sitzungsbericht, 26.06.1905]. *Münch. med. Wschr. 52*, 1905, S. 2298 [Ärztlicher Bezirksverein Erlangen (1905.2)].
37. Ders.: [Sitzungsbericht, 21.11.1905]. *Münch. med. Wschr. 53*, 1906, S. 379 [Ärztlicher Bezirksverein Erlangen (1905.3)].
38. Ders.: [Sitzungsbericht, 25. 06. 1906]. *Münch. med. Wschr. 53*, 1906, S. 1548.
39. Ders.: [Sitzungsbericht, 02.07.1907]. *Münch. med. Wschr. 54*, 1907, S. 2163 f.
40. Ders.: [Sitzungsberichte, 03.07./ 27.07.1908]. *Münch. med. Wschr. 55*, 1908, S. 2214.

232

41.   Ders.: [Sitzungsberichte, 22.11.1910, 19.01.1911]. *Münch. med. Wschr. 58*, 1911, S. 819 . [Ärztlicher Bezirksverein Erlangen (1911.1)]

42.   Ders.: [Sitzungsbericht, 15.05.1911]. *Münch. med. Wschr. 58*, 1911, S. 1697 [Ärztlicher Bezirksverein Erlangen (1911.2)].

43.   Ders.: [Sitzungsbericht, 30.01.1912]. *Münch. med. Wschr.59*, 1912, S. 1130 f.

44.   Ders.: [Sitzungsbericht, 11.11.1913]. *Münch. med. Wschr. 60*, 1914, S. 44 [Ärztlicher Bezirksverein Erlangen (1914.1)].

45.   Ders.: [Sitzungsbericht, 27.05.1914]. *Münch. med. Wschr. 61*, 1914, S. 1820 [Ärztlicher Bezirksverein Erlangen (1914.2)].

46.   Ders.: [Sitzungsbericht, 23.05.1922]. *Münch. med. Wschr. 69*, 1922, S. 1230 f.

47.   Ders.: [Sitzungsbericht, 21.11.1922]. *Münch. med. Wschr. 70*, 1923, S. 67.

48.   Aschoff, L.: Rudolf Virchow. Hamburg 1940.

49.   Ders.; Diepgen, P.; Goerke, H. (Hrsg.): Kurze Übersichtstabellen zur Geschichte der Medizin. 7. Aufl., Berlin; Göttingen; Heidelberg 1960.

50.   Askövy, J.: Diagnostik der Zahnkrankheiten. Stuttgart 1885.

51.   Aus der Heimat - für die Heimat. Erlanger Studenten vor dem Kriege. Unterhaltungsbeilage zum *Erlanger Tagblatt 61*, 10.02.1918.

52.   Autrum, H. (Hrsg.): Von der Naturforschung zur Naturwissenschaft. Vorträge, gehalten auf Versammlungen der Gesellschaft Deutscher Naturforscher und Ärzte (1822-1952). Berlin 1987.

53.   Baacke, D.; Schulze, T. (Hrsg.): Pädagogische Biographieforschung. Weilheim; Basel 1985.

54.   Diess. (Hrsg.): Aus Geschichten lernen. 2. Aufl. Weilheim; München 1993.

55.   Baer, W. (Hrsg.): Augsburger Stadtlexikon. Augsburg 1985.

56.   Bamberger, H.: Die Entzündungen in der rechten Fossa iliaca. *Wiener med. Wschr. 3*, 1853, S. 369-373, 387-390, 404-406, 419-423, 436-440, 455-458.

57.   Ders.: Die Typhlitis, die Perityphlitis und die Entzündung des wurmförmigen Anhangs. In: ders.: Krankheiten des chylopoetischen Systems. Erlangen 1855, S. 359-376.

58.   Ders.: Über die Perforation des wurmförmigen Anhanges. *Verh. phys.-med. Ges. Würzburg 9*, 1859, S. 123-142.

59.   Bär, E.: Zur Präventivimpfung bei Tetanus. *Korrbl. Schweizer Ärzte 40*, 1910, S. 321-327.

60.   Bardeleben, A. H: Rückblick auf die Fortschritte der Chirurgie in der zweiten Hälfte dieses Jahrhunderts. Berlin 1876.

61.   Bardenheuer, B.: Die Drainage der Peritonealhöhle. Stuttgart 1881.

62.   Ders.: Die Resektion des Mastdarmes. Leipzig 1887.

63.   Barling, G.: Appendicitis, an analysis of sixtyeight cases, with comments and a summary of he conditions requiring operation. *Brit. med. Journ.* 1, 1893, S. 838-841.

64.   Bartsch, H.: Hausärzte und Spezialisten in der modernen Medizin. 2. Aufl., Heidelberg 1906.

65.   Bassini, E.: Nuovo metodo operativo per la cura dell'ernia inguinale. Padova 1889.

66.   Ders.: Über die Behandlung des Leistenbruchs. *Arch. klin. Chir. 40*, 1890, S. 429-476.

67.   Ders.: Nuovo metodo operativo per la cura radicale dell'ernia crurale. Padova 1893.

68.   Ders.: Neue Operationsmethode zur Radikalheilung des Schenkelbruchs. *Arch. klin. Chir. 47*, 1894, S. 1-25.

69.   Battle, W. H.: Modified incision for removal of the vermiform appendix. *Brit. med. Journ. 2*, 1895, S. 1360.

70.   Ders.: A case of Incision for Removal of Appendix. *Trans. clinic. Soc. London 29*, 1896, S. 227 f.

71.   Baume, R.: Lehrbuch der Zahnheilkunde. 3. Aufl., Leipzig 1890.

72.   Baumgartner, H. M.: Narrative Struktur und Objektivität. Wahrheitskriterien im historischen Wissen. In: Rüsen, J.: Historische Objektivität. Göttingen 1975, S. 48-67.

73.   Ders.; Rüsen, Jörn (Hrsg.): Seminar: Geschichte und Theorie. Frankfurt a. M. 1976.

74.   Bäumler, C.: Die Behandlung der Perityphlitis. *Therapie der Gegenwart 5*, 1903, S. 49-56, 105-115.

75.   Baurreiß, F.; Schneider, J.: Die wirtschaftliche Entwicklung vom Ende des 18. Jahrhunderts bis zum Ende des zweiten Weltkriege. In: Wendehorst, A.: Erlangen. München 1984, S. 113-119.

76.   Bausinger, H.; Beyrer, K.; Korff, G. (Hrsg.): Reisekultur. München 1991.

77.   Bayer, F.-W.: Reisen deutscher Ärzte ins Ausland (1750-1850). Berlin 1937.

78.   Bayerische Chirurgen-Vereinigung: [Bekanntgabe der Gründung der Vereinigung]. *Münch. med. Wschr. 58*, 1911, S. 716 [Bayerische Chirurgen-Vereinigung (1911.1)].

79.   Dies.: [Grashey, R.: Bericht über die 1. Tag. Ver. Bay. Chir. 1911]. *Münch. med. Wschr. 58*, 1911, S. 1746-1748 [Bayerische Chirurgen-Vereinigung (1911.2)].

80. Dies.: [Ankündigung der Vorträge zur 2. Tagung 1912]. *Münch. med. Wschr. 59*, 1912, S. 1470 [Bayerische Chirurgen-Vereinigung (1912.1)].

81. Dies.: [Grashey, R.: Bericht über die 2. Tag. Ver. Bay. Chir. 1912]. *Münch. med. Wschr. 59*, 1912, S. 1977-1979 [Bayerische Chirurgen-Vereinigung (1912.2)].

82. Dies.: [Grashey, R.: Bericht über die 3. Tag. Ver. Bay. Chir. 1913]. *Münch. med. Wschr. 60*, 1913, S. 1683 f.

83. Dies.: [Grashey, R.: Bericht über die 5. Tag. Ver. Bay. Chir. 1920]. *Münch. med. Wschr. 67*, 1920, S. 824 f.

84. Dies.: [Grashey, R.: Bericht über die 6. Tag. Ver. Bay. Chir. 1921]. *Münch. med. Wschr. 68*, 1921, S. 894-896.

85. Dies.: [Grashey, R.: Bericht über die 7. Tag. Ver. Bay. Chir. 1922]. *Münch. med. Wschr.69*, 1922, S. 1099, 1129 f.

86. Dies.: [Grashey, R.: Bericht über die 8. Tag. Ver. Bay. Chir. 1923]. *Münch. med. Wschr. 70*, 1923, S. 961 f.

87. Dies.: Aus dem Bericht über die 10. Tagung Ver. Bay. Chir. 1925. *Münch. med. Wschr.*, 1925, S. 1314.

88. Dies.: Aus dem Bericht über die 13. Tagung Ver. Bay. Chir. 1928. *Ztrbl. Chir.*, 1928, S. 2724.

89. Dies. (Hrsg.): 1911-1986, 75 Jahre Bayerische Chirurgen-Vereinigung. Gräfelfing 1986.

90. Bech, E.; Leonhardi, R. (Hrsg.): Dupuytren's klinisch-chirurgische Vorträge im Hotel-Dieu zu Paris. 2 Bde., Leipzig 1832/ 1834.

91. Becker, U.: Sechs Richtige. Hamburg 1989.

92. Becker, V.: Genius loci gastroenterologicus Erlangensis. *Fortschr. Med. 91*, 1973, S. 1028-1034.

93. Ders.: Pathologisch-anatomische Aspekte zur Entstehung von Divertikeln und ihren Komplikationen. *Arch. klin. Chir. 342*, 1976, S. 401-409.

94. Ders.: Die Pathologie in Erlangen. In: Verh. Dt. Path. Ges. 1977. S. XX-XXVII [Becker (1977.1)].

95. Ders.: Pathologie in Erlangen. Vielfalt einer Werkstatt. *Uni Kurier 3*, 1977, S. 24 f. [Becker (1977.2)].

96. Ders.; Brunner, H.-P.: Divertikulose, Divertikulitis, Pathogenese und pathologische Anatomie. In: Reifferscheid, M.: Kolondivertikulitis. Aktuelle Probleme der Diagnostik und Therapie. Stuttgart 1974, S. 24-33.

97. Bedenck, J.: 63 in der Erlanger chirurgischen Klinik beobachteten Fälle von Lippencarcinom aus den Jahren 1893-1897. Diss. med. Erlangen 1899.

98. Behne, E. A.: Die Entwicklung zahnärztlicher Bohrantriebe im Maschinenzeitalter. In: Verh. Internat. Kongr. Gesch. Med. 1966. Hildesheim 1968, S. 562-571.

99. Behring, E. A.: Die Blutserumtherapie. 2 Bde., Leipzig 1892 [Behring (1892.1)].

100. Ders.: Das Tetanusheilserum und seine Anwendung auf tetanuskranke Menschen. Leipzig 1892 [Behring (1892.2)].

101. Ders.: Die Geschichte der Diphtherie mit besonderer Berücksichtigung der Immunitätslehre. Leipzig 1893.

102. Ders.: Bekämpfung der Infektionskrankheiten. Infektion und Desinfektion. Leipzig 1894.

103. Ders.; Nissen, F.: Über die bakterienfeindlichen Eigenschaften verschiedener Blutserumarten. *Ztschr. Hyg. 8*, 1893, S. 160-162.

104. Benjamin, W.: Charles Baudelaire. Frankfurt a. M 1974.

105. Bergdolt, K.: Warum Medizingeschichte. *Dt. Ärztebl. 95*, 1998, S. 663-666.

106. Berger, P.: Du traitement chir. de l'app. et de la pérityphl. *Bull. Mém. Soc. National Chir. Paris 15*, 1890, S 612-625.

107. Berger, P.: Résultants de l'examen de dix mille observations de hernies. Paris 1896.

108. Berges, W.: Biographie und Autobiographie heute. In: Kurze, D. (Hrsg.): Aus Theorie und Praxis der Geschichtswissenschaft. Berlin; New York 1972, S. 27-48.

109. Bergmann, E. v.: Die antiseptische Wundbehandlung in der königlich chirurgischen Universitätsklinik zu Berlin. *Klin. Jahrbuch 1*, 1889, S. 147-166.

110. Ders.: Mitteilungen über die mit dem Kochschen Heilverfahren gewonnenen Ergebnisse. *Dt. med. Wschr. 16*, 1890, S. 1073-1078.

111. Ders.; Bruns, P. v.; Mikulicz, J. v. (Hrsg.): Handbuch der praktischen Chirurgie. 3. Bd., Stuttgart 1900.

112. Ders.; Bruns, P. v. (Hrsg.): Handbuch der praktischen Chirurgie. 4. Bd., 3. Aufl., Stuttgart 1907.

113. Berlepsch, H.-J. v.: Die Wiederentdeckung des "wirklichen Menschen" in der Geschichte. Neue biographische Literatur. *Arch. Sozgesch. 29*, 1989, S. 488-510.

114. Berwind, M.: Personalbibliographien von Professoren und Dozenten der Anatomie, Pathologie, Pharmakologie, Physiologie, Physiologischen Chemie, Hygiene und Bakteriologie an der Medizinischen Fakultät der Universität Erlangen-Nürnberg im ungefähren Zeitraum von 1900-1965. Diss. med. Erlangen 1968.

115. Besalski, K.: Umfang und Art des jugendlichen Krüppeltums und der Krüppelfürsorge in Deutschland. Hamburg 1909
116. Bessel-Hagen, F.-K.: Zur Technik der Operationen bei Nabelbrüchen und Bauchwandhernien. In: Verh. Dt. Ges. Chir. 1900. II, S. 696-704.
117. Bichat, M. F. X.: Physiologische Untersuchungen über Leben und Tod (in einen Aufzug gebracht von J. D. Herholdt und C. G. Rafn, übers. von Ch. H. Pfaff). Kopenhagen 1802.
118. Biedert, P.: Zur Behandlung der Perityphlitis; insbesondere zur operativen. *Jahrbuch für Kinderheilkunde und physische Erziehung 54*, 1901, S. 571-589.
119. Biefang, A.: Politisches Bürgertum in Deutschland 1857-1868. Nationale Organisation und Eliten. Düsseldorf 1994.
120. Bier, A.: Hyperämie als Heilmittel. Leipzig 1903.
121. Ders.: Chirurgie des Magens. In: ders.; Braun, H.; Kümmell, H.: Chirurgische Operationslehre. 3. Bd., 2. Aufl., Leipzig 1917, S. 66-128.
122. Ders.; Braun, H.; Kümmell, H.: Chirurgische Operationslehre. 3. Bd., 2. Aufl., Leipzig 1917.
123. Black, G. V.: A work on operative dentistry. 2. Vol., Chicago; London 1908.
124. Ders.: Konservierende Zahnheilkunde. 2 Bde., Berlin 1914.
125. Blaser, W.: Die Vorgeschichte des zahnärztlichen Doktortitels. Diss. med. Greifswald 1937.
126. Blumberg, B.: Über die Verwendung des Perubalsams in der Chirurgie. Diss. med. Berlin 1912.
127. Blumenberg, H.-C.: In meinem Herzen Schatz. Frankfurt a. M. 1991.
128. Boas, I.: Zur Geschichte der Appendizitis. *Münch. med. Wschr. 55*, 1908, S. 2286.
129. Böcher, W., Der Mensch im Fortschritt der Medizin. Erkenntnistheoretische Überlegungen zu Problemen der modernen Medizin. Berlin; Heidelberg; New York 1987.
130. Bode, F.: Eine neue Methode der Peritonealbehandlung und Drainage bei diffuser Peritonitis. *Ztrbl. Chir.* 27, 1900, S. 33-35.
131. Ders.: Die chirurgische Behandlung der Appendizitis. *Dt. Ztschr. klin. Chir.* 46, 1905, S. 734-820.
132. Bode, G.: Ansichten über Wesen und Behandlung der Perityphlitis. Diss. med. Erlangen 1893.
133. Bode, K.: Beitrag zur Statistik der radikalen Herniotomie. Diss. med. Erlangen 1899.
134. Bohrer, K. H.: Die Ästhetik des Schreckens. München; Wien 1987.
135. Bollinger, O.: [Diskussionsbeitrag zu: Graser: Über multiple Darmdivertikel in der flexura sigmoidea]. In: Verh. Dt. Path. Ges. 1899. S. 256.
136. Borchard: [Rezension: Graser: Operative Behandlung der Erkrankungen des Bauchfells]. *Ztrbl. Chir.* 26, 1899, S. 39 f. [Borchard (1899.1)].
137. Ders.: [Rezension: Graser: Behandlung der Krankheiten des Mastdarmes]. *Ztrbl. Chir. 26*, 1899, S. 47 [Borchard (1899.2)].
138. Bosl, K.: Bayerische Geschichte. 2. Aufl., München 1980.
139. Bothe, E.: Die Amputationen und Exartikulationen der Erlanger chirurgischen Klinik für die Jahre 1884-1892. Würzburg 1892.
140. Bozzini, P.: Der Lichtleiter oder Beschreibung einer einfachen Vorrichtung und ihrer Anwendung zur Erleuchtung innerer Höhlen und Zwischenräume des lebenden animalischen Körpers. Weimar 1807.
141. Bracher, K.-D.: Die Auflösung der Weimarer Republik. Eine Studie zum Problem des Machtverfalls in der Demokratie. 5. Aufl., Villingen 1971.
142. Brandi, K.: Kaiser Karl V. 2. Bd. (Quellen und Erörterungen), München 1941.
143. Brandt, L.: Lehrbuch der Zahnheilkunde mit besonderer Berücksichtigung der Medizin und Chirurgie. Berlin 1890.
144. Ders.: Chirurgie für Zahnärzte. Berlin 1908.
145. Braudel, F.: Das Mittelmeer und die mediterane Welt in der Epoche Philipps II. 3 Bde., Frankfurt a. M. 1990.
146. Ders.: Geschichte Frankreichs. 3 Bde., Stuttgart 1990-1992.
147. Braun, H.: Über Infiltrationsanästhesie und regionäre Anästhesie. Leipzig 1898.
148. Ders.: Die örtliche Betäubung, ihre wissenschaftliche Grundlagen und praktische Anwendung. 5. Aufl., Leipzig 1919.
149. Braun, H.: Über die Entero-Anastomose als Ersatz der cirkulären Darmnaht. In: Verh. Dt. Ges. Chir. 1892. II, S. 504-514 [Braun (1892.1)].
150. Ders.: Über Gastero-Enterostomie und gleichzeitig ausgeführte Entero-Anastomose. In: Verh. Dt. Ges. Chir. 1892. II, S. 515-518 [Braun (1892.2)].
151. Bräuninger, B.: Die Geschichte der Chirurgie Rostocks und seiner Universität. Diss. med. Rostock 1968.
152. Brenner, A.: Radikaloperation der Nabelbrüche durch Lappendopplung. *Arch. klin. Chir. 87*, 1908, S. 20-46.

153.   Brenner, P. J. (Hrsg.): Der Reisebericht. Frankfurt a. M. 1989.
154.   Broch, H.: Die Schlafwandler. München; Zürich 1931/ 1932.
155.   Ders.: Der Tod des Vergil. New York 1945.
156.   Ders.: Der Versucher (=Die Verzauberung) (hrsg. von F. Stössinger). Zürich 1953.
157.   Brockhaus Conversations-Lexikon. 13. Aufl., Leipzig 1883.
158.   Brockhaus Konversationslexikon. 14. Aufl., Berlin1898.
159.   Brockhaus, der Große. 15 Aufl., Leipzig 1930.
160.   Brockhaus, der Große. 18. Aufl., Wiesbaden 1980.
161.   Brodnitz, S.: Die Behandlung der Hernien mit Alkoholinjektionen. In: Verh. Dt. Ges. Chir. 1904. I, S. 243-246.
162.   Brophy, T. W.: Surgical treatment of palatal defects. *Dent. Cosmos 43*, 1901, S. 317-340.
163.   Brown, C. S.: Like it was. New York 1988.
164.   Brunn, M. v.: Über die Stauungsbehandlung bei akuten Entzündungen nach den bisherigen Erfahrungen der von Bruns'schen Klinik. *Beitr. klin. Chir. 46*, 1905, S. 845-872.
165.   Ders.: Über die Behandlung der appendizitischen Abszesse mit primärer Naht. In: Verh. Dt. Ges. Chir. 1908, I, S. 308-312 [Brunn (1908.1)].
166.   Ders.: Weitere Erfahrungen über die Behandlung der appendizitischen Abszesse mit Naht. *Beitr. klin. Chir. 58*, 1908, S. 250-287 [Brunn (1908.2)].
167.   Ders.: Über die Häufigkeit der Narbenhernien nach Appendizitisoperationen, besonders nach den mit primärer Naht behandelten Abszessen. *Beitr. klin. Chir. 68*, 1910, S. 1-68.
168.   Brunn, W. v.: Kurze Geschichte der Chirurgie. Berlin 1928.
169.   Brunn-Fahrni, R. v.: Antiseptik und Aseptik. *Ciba-Ztschr. 50*, 1951, S. 1662-1692.
170.   Brunner, C.: [Rezension: Graser: Die erste Verklebung der serösen Häute]. In: Jahresbericht 1895 über die Fortschritte auf dem Gebiete der Chirurgie, S. 117 f.
171.   Ders.: Erfahrungen und Studien über Wundinfektion und Wundbehandlung. Frauenfeld 1898.
172.   Ders.: [Rezension: Graser: Über die Grundlagen, Hilfsmittel und Erfolge der modernen Wundbehandlung]. In: Jahresbericht 1901 über die Fortschritte auf dem Gebiete der Chirurgie, S. 92.
173.   Ders.: [Rezension: Graser: Über Wundbehandlung und Wundverband]. In: Jahresbericht 1905 über die Fortschritte auf dem Gebiete der Chirurgie, S. 316.
174.   Ders.: Ein Blick auf den gegenwärtigen Stand der Wundbehandlungstechnik in der Praxis. In: Verh. Dt. Ges. Chir. 1910. II, S. 326-335.
175.   Ders.: Handbuch der Wundbehandlung. Stuttgart 1916 [2. Aufl., Stuttgart 1926].
176.   Bruns, P. v.: Die Omphalektomie bei der Radikaloperation der Nabelbrüche. *Ztrbl. Chir. 21*, 1894, S. 1-4.
177.   Bruns, V.; Honsell, B.: Über die Anwendung reiner Karbolsäure bei septischen Wunden und Eiterungsprozessen. *Arch. klin. Chir. 64*, 1901, S. 193-200 [Bruns; Honsell (1901.1)].
178.   Dies.: Über die Anwendung reiner Karbolsäure bei septischen Wunden und Eiterungsprozessen. In: Verh. Dt. Ges. Chir. 1901. II, S. 128-135 [Bruns; Honsell (1901.2)].
179.   Bryant, J. D.: Removal of the appendix vermiformis by abdominal section. *Med. Rec. 31*, 1887, S. 22.
180.   Buchner, H.: Die Naegelische Theorie der Infektionskrankheiten in ihrer Beziehung zur medizinischen Erfahrung. Leipzig 1877.
181.   Ders.: Über die Theorie der antiseptischen Wundbehandlung. *Dt. Ztschr. Chir. 10*, 1878, S. 91-109 [auch als Sonderabdruck. Leipzig 1881].
182.   Ders.: Über die bakterientötende Wirkung des zellfreien Serums. *Ztrbl. Bakteriolog. 5*, 1889, S. 817-823, *ebenda 6*, 1889, S. 1-11.
183.   Büchmanns [=Büchmann, Georg] Geflügelte Worte. München 1967.
184.   Büchner, F.: Das Bild des Menschen in der modernen Medizin. In: ders.: Vom geistigen Standort der modernen Medizin. Freiburg i. Br. 1957, S. 28-41.
185.   Büdinger, K.: Über die Wirkungsweise der sogenannten Wundantiseptika. *Med. Klinik 5*, 1909, S. 1771-1777.
186.   Bullit, W. C.; Freud, S.: Woodrow Wilson. Boston 1967.
187.   Bundeszentrale zur politischen Bildung (Hrsg.): Die Weimarer Republik. Bonn 1978.
188.   Dies. (Hrsg.): Das 19. Jahrhundert. 2 Hefte. Bonn 1981.
189.   Burckhardt, A.: Geschichte der medizinischen Fakultät zu Basel 1460-1900. Basel 1917.
190.   Burg, P.: Die deutsche Trias in Idee und Wirklichkeit. Stuttgart 1989.
191.   Burke, P.: Stärken und Schwächen der Mentalitätengeschichte. In: Raulff, U. (Hrsg.): Mentalitäten-Geschichte. Berlin 1987, S. 127-145.
192.   Burne, J.: Of inflammation, chronic disease and perforative ulceration of the coecum and of the app. verm. coeci with symptomatic peritonitis and faecal abscess. *Med. Chir. Trans. 20*, 1837, S. 200-229.

236

193. Busch, W.: Antonius von Padua. In: ders.: Sämtliche Werke und eine Auswahl der Skizzen und Gemälde (hrsg. von R. Hochhuth). 2. Bd., [Ausgabe des Bertelsmann Leserings] o. O., o. J., S. 32-90.

194. Busse, M.: Zur Radikaloperation der Nabelbrüche. *Arch. klin. Chir. 63*, 1900, S. 627-669.

195. Callahan, J. R.: Sulfuric acid for opening root-canals. *Dent. Cosmos 36*, 1894, S. 329-331, 957-959.

196. Calmann: [Rezension: Graser: Entfernung eines Uretersteins durch Ureterotomie]. *Ztrbl. Gyn. 39*, 1915, S. 197.

197. Canetti, E.: Der Ohrenzeuge. München 1974.

198. Ders.: Das Augenspiel. München 1985.

199. Carus, C. G.: Von den Anforderungen an eine künftige Bearbeitung der Naturwissenschaften. Leipzig 1822 [Neudruck in: Engelhardt, D. v.: Forschung und Fortschritt. Stuttgart 1997, S. 21-27].

200. Cheyne, W.: Die antiseptische Chirurgie, ihre Grundsätze, Ausübung, Geschichte und Resultate (ins Deutsche übertragen von Fred Kammerer). Leipzig 1880.

201. Ders.: Antiseptic surgery. London 1882.

202. Chiari, H.: [Diskussionsbeitrag zu: Graser: Über multiple Darmdivertikel in der flexura sigmoidea]. In: Verh. Dt. Path. Ges. 1899. S. 256.

203. Churchill, W.: Marlborough. His life and times. London 1949.

204. Classen, M.: Divertikel des Darmes. In: Demling, L. (Hrsg.): Klinische Gastroenterologie. 1. Bd., Stuttgart 1973, S. 359-365.

205. Claudius, M. M. Ch.: Eine Methode zur Sterilisierung und zur sterilen Aufhebung von Catgut. *Dt. Ztschr. Chir. 65*, 1902, S. 489-494.

206. Ders.: Erfahrungen mit Jodkatgut. *Dt. Ztschr. Chir. 69*, 1903, S. 462-465.

207. Ders.: Undersøgelser over jodkatgut [et indlæg i katgutspoorsmaaler]. Diss. med. Kopenhagen 1906.

208. Conze, W.: Bildungsbürgertum im 19. Jahrhundert. 4 Bde., Stuttgart 1985-1997.

209. Cooper, A. P.: Anatomische Beschreibung und chirurgische Behandlung der Unterleibsbrüche nach der 2. von C. A. Key besorgten Ausgabe. Weimar 1833.

210. Crede, B.: Gastrotomie wegen Fremdkörper. *Arch. klin. Chir. 33*, 1886, S. 574-589.

211. Curschmann, H.: Zur diagnostischen Beurteilung der vom Blinddarm und Wurmfortsatz ausgehenden entzündlichen Prozesse. *Münch. med. Wschr. 48*, 1901, S. 1907-1910, 1962-1965.

212. Czerny, V.: Studien zur Radikalbehandlung der Hernien. *Wiener med. Wschr. 27*, 1874, S. 497-500, 527-530, 552-558, 578-581.

213. Ders.: Die Erweiterungsbauten der chirurgischen Universitätsklinik in Heidelberg. *Beitr. klin. Chir. 13*, 1895, S. 1-4 [Czerny (1895.1)].

214. Ders.: [Rede, gehalten bei der Eröffnung des neuen Operationssaales]. *Beitr. klin. Chir. 13*, 1895, S. 5-13 [Czerny (1895.1)].

215. Ders.: Über die Verwendung des Murphy-Knopfes als Ersatz für die Darmnaht. In: Verh. Dt. Ges. Chir. 1896. I, S. 94-99.

216. Dahlhaus, C.: Die Musik des 19. Jahrhunderts. Darmstadt 1997.

217. Danzel, A. F.: Herniologische Studien. Göttingen 1854.

218. David, H.: Rudolf Virchow und die Medizin des 20. Jahrhunderts. München 1993.

219. Degener, H. A. L. (Hrsg.): Wer ist's?. 8. Aufl., Leipzig 1922.

220. Dehler, H.: 100 Jahre Universitätsfrauenklinik Erlangen. *Münch. med. Wschr. 75*, 1928, S. 740 f.

221. Demandt, A.: Ungeschehene Geschichte. Göttingen 1984.

222. Denecke, K.: Otto Goetze [Nekrolog]. *Münch. med. Wschr. 97*, 1955, S. 1366 f.

223. Deneke, B. (Hrsg.): Leben und Arbeiten im Industriezeitalter. Eine Ausstellung zur Wirtschafts- und Sozialgeschichte Bayerns seit 1850 [Ausstellungskatalog]. Stuttgart 1985.

224. Ders. (Hrsg.): Geschichte Bayerns im Industriezeitalter. Stuttgart 1987.

225. Désormeaux, A. J.: De l'endoscope et de ses applications au diagnostic et au traitement des affections de l'uréthre et de la vessie. Paris 1865.

226. Dessart, E.: Magenperforation an der chirurgischen Klinik zu Erlangen (1907-1917). Diss. med. Erlangen 1919.

227. Dettmer, H.: Bakteriologisches zur Händedesinfektion unter besonderer Berücksichtigung der Gummihandschuhe. *Arch. klin. Chir. 62*, 1900, S. 384-397.

228. Deuerlein, E.: Geschichte der Universität Erlangen in zeitlicher Übersicht. Erlangen 1927.

229. Ders.: 100 Jahre Erlanger Frauenklinik. Erlangen 1928.

230. Deutsch, W.: Der Morphinismus. Stuttgart 1901.

231. Deutsche Gesellschaft für Chirurgie: [Hoffa, A.: Aus dem Bericht über den 17. Congr. Dt. Ges. Chir. 1888]. *Münch. med. Wschr. 35*, 1888, S. 278 f.

232. Dies.: [Hoffa, A.: Aus dem Bericht über den 19. Congr. Dt. Ges. Chir. 1890]. *Münch. med. Wschr. 37*, 1890, S. 296, 310.

233. Dies.: [Hoffa, A.: Aus dem Bericht über den 24. Congr. Dt. Ges. Chir. 1895]. *Münch. med. Wschr. 42*, 1895, S. 406, 454

234. Dies.: [Aus dem Bericht über den 33. Kongr. Dt. Ges. Chir. 1904]. *Münch. med. Wschr. 51*, 1904, S. 728 f.

235. Dies.: [Littauer, Max: Aus dem Bericht über den 35. Kongr. Dt. Ges. Chir. 1906]. *Münch. med. Wschr. 53*, 1906, S. 1086.

236. Dies.: [Katzenstein, Moritz: Aus dem Bericht über 42. Vers. Dt. Ges. Chir. 1913]. *Münch. med. Wschr. 60*, 1913, S. 1007.

237. Deutsche Deutsches Orthopädisches Geschichts- und Forschungsmuseum (Hrsg.): Orthopädie Geschichte und Zukunft [Museumskatalog]. Darmstadt 1999.

238. Deutsches Zeitgenossenlexikon. Biographisches Handbuch deutscher Männer und Frauen der Gegenwart. Leipzig 1905.

239. Dieffenbach, J. F.: Die operative Chirurgie. 2 Bde., Leipzig 1845/ 1848.

240. Diepgen, P.: Geschichte der Medizin. 1. Bd., Berlin 1949.

241. Dietrich, F.: Zur Radikaloperation großer Nabel- und Bauchwandbrüche. Diss. med. Erlangen 1908.

242. Dilthey, W.: Plan der Fortsetzung zum Aufbau der geschichtlichen Welt in den Geisteswissenschaften. In: ders.: Gesammelte Schriften. 7. Bd., 2. Aufl., Stuttgart; Göttingen 1958, S. 191-291.

243. Döblin, A.: Die drei Sprünge des Wang-Lun. Berlin 1915.

244. Ders.: Wallenstein. Berlin 1920.

245. Ders.: Berlin Alexanderplatz. Berlin 1929.

246. Ders.: Der historische Roman und wir. In: Ders.: Aufsätze zur Literatur. Olten; Freiburg i. Br. 1963, S. 163-186.

247. Döderlein, A.: Bakteriologische Untersuchungen über Operationshandschuhe. *Beitr. Geb. Gyn. 1*, 1898, S. 15-30 [Döderlein (1898.1)].

248. Ders.: Bakteriologische Untersuchungen über Operationshandschuhe. In: Verh. Dt. Ges. Chir. 1898. I, S. 10-13 [Döderlein (1898.2)].

249. Ders.: Bakteriologische Untersuchungen über Operationshandschuhe. In: Bericht über Verh. Dt. Ges. Chir. 1898. Beilage zum *Ztrbl. Chir. 25*, 1898, S. 33 f. [Döderlein (1898.3)]

250. Ders.: Bakteriologische Experimentaluntersuchungen über den primären Keimgehalt der Operationswunden, mit einem Vorschlag zu dessen Verhütung. In: Verh. Dt. Ges. Chir. 1906. I, S. 121.

251. Ders.; Krönig, B.: Operative Gynäkologie. Leipzig 1905 [2. Aufl., Leipzig 1907].

252. Döderlein, G.: Erlebtes und Geschichten aus der deutschen Gynäkologie in alter Zeit. München o. J. [1974].

253. Doege, M.: Armut in Preußen und Bayern (1770-1840). München 1991.

254. Doerr, W.; Seifert, G.; Uehlinger, E. (Hrsg.): Spezielle pathologische Anatomie. 2. Bd., Teil 2. Berlin; Heidelberg; New York 1976.

255. Dörfler, H.: Beitrag zur Behandlung der Perityphlitis. *Münch. med. Wschr. 42*, 1895, S. 306-310, 331-335.

256. Ders.: Weitere Erfahrungen über Appendizitis mit besonderer Berücksichtigung der Frühoperation. *Münch. med. Wschr. 52*, 1905, S. 802-805, 864-867.

257. Dorn, R.: Die Elektrizität und ihre Verwendung in der Zahnheilkunde. Leipzig 1898.

258. Droysen, J. G.: Historik. Vorlesungen über Enzyklopädie und Methodologie der Geschichte (hrsg. von R. Hübner). München 1937.

259. Dufour, A.: Geschichte der Urologie. In: Toellner, R. (Hrsg.): Illustrierte Geschichte der Medizin. 3. Bd., Erlangen 1992 [Sonderausgabe], S. 1395-1447.

260. Dülffer, J. (Hrsg.): Bereit zum Krieg. Kriegsmentalität im wilhelminischen Deutschland 1890-1914. Göttingen 1986.

261. Dumesnil de Rochemont, R.; Schadewaldt, H.: Die berühmten Ärzte. 2. Aufl., Köln 1967.

262. Dünisch, O.: Von Reiniger bis heute. 100 Jahre Medizinische Technik in Erlangen. *Das neue Erlangen 42*, 1977, S. 3067-3093.

263. Dupuytren, G.: Von den Abscessen in der rechten fossa iliaca. In: Bech, E.; Leonhardi, R. (Hrsg.): Dupuytrens klinisch-chirurgische Vorträge im Hotel-Dieu zu Paris. 2 Bd., Leipzig 1834, S. 122-132.

264. Durst, O.: Die eingeklemmten Hernien an der Chirurgischen Universitätsklinik in Erlangen in der Zeit vom 1.1.1915 bis 31.12.1924. Diss. med. Erlangen 1926.

265. Ebner, A.: Neuerungen aus dem Gebiet der chirurgischen Appendizitisbehandlung. *Dt. Ztschr. Chir. 103*, 1910, S. 594-607.

266. Eckart, W. U.: Survival of the fittest - Charles Darwin und der Darwinismus. In: Engelhardt, D. v. (Hrsg.): Zwei Jahrhunderte Wissenschaft und Forschung in Deutschland. Stuttgart 1998, S. 123-137.

267. Ehrlich, P.: Zur Kenntnis der Antitoxinwirkung. *Fortschr. Med. 15*, 1897, S. 41-43.

268. Ehrlich, J.: Vergleichsprüfung der Dauer der Hautdesinfektion mit Alkohol und Jodtinktur. Diss. med. Berlin 1912.

269. Eiselsberg, A.: Die Geschichte der Magenoperationen. *Wiener med. Wschr.* 86, 1936, S. 3 f. 36-39, 68-70, 94 f. 122 f.

270. Eissler, Kurt R.: Goethe. Eine psychoanalytische Studie. 2 Bde., Frankfurt a. M. 1983/ 1985.

271. Elias, N.: Über den Prozeß der Zivilisation. 2. Bde., Frankfurt a. M. 1976.

272. Ders.: Die Gesellschaft der Individuen (hrsg. von M. Schröter). Frankfurt a. M. 1987.

273. Ders.: Studien über die Deutschen (hrsg. von M. Schröter). Frankfurt a. M. 1989.

274. Elst, E. V.: Die Geschichte der Orthopädie und Traumatologie. In: Toellner, R. (Hrsg.): Illustrierte Geschichte der Medizin. 3. Bd., Erlangen 1992 [Sonderausgabe], S. 1601-1667.

275. Enderlen, E.: Zur Ätiologie der Blasenektopie. In: Verh. Dt. Ges. Chir. 1903. II, S. 184-189.

276. Ders.: Über Blasenektopie. Wiesbaden 1904.

277. Ders.: [Diskussionsbeiträge zu: Redwitz: Ueber die Behandlung des Tetanus mit Magnesiumsulfat]. *Beitr. klin. Chir.* 88, 1914, S. 627 f.

278. Engelberg, E.: Forschungs- und Darstellungsprobleme einer Bismarck-Biographie. In: Sitzungsberichte der AdW der DDR. 16 G/ 1984, S. 9-25.

279. Ders.: Bismarck. Berlin 1985.

280. Ders.; Schleier, H.: Zur Geschichte und Theorie der historischen Biographie. Theorieverständnis - biographische Totalität - Darstellungstypen und -formen. *Ztsch. Geschwiss. 38*, 1990, S. 195-217.

281. Engelhardt, D. v.: Forschung und Fortschritt. Stuttgart 1997.

282. Ders. (Hrsg.): Zwei Jahrhunderte Wissenschaft und Forschung in Deutschland. Stuttgart 1998 [Engelhardt (1998.1)].

283. Ders.: Forschung: Begriff und Konzeption im Wandel der Neuzeit. In: ders. (Hrsg.): Zwei Jahrhunderte Wissenschaft und Forschung in Deutschland. Stuttgart 1998, S. 33-58 [Engelhardt (1998.2)].

284. Ders.; Schipperges, H.: Die inneren Verbindungen zwischen Philosophie und Medizin im 20. Jahrhundert. Darmstadt 1980.

285. Engelhardt, U.: Bildungsbürgertum (1780-1980). Stuttgart 1986.

286. Engelmeier, M.-P.; Popkes, B. (Hrsg.): Leitbilder des modernen Arztes. Stuttgart 1971.

287. Englisch, J.: Über Hernia obturatoria. Leipzig; Wien 1891.

288. Ders.: Über die Bedeutung der angeborenen Hindernisse der Harnentleerung. *Wiener med. Wschr. 48*, 1898, S. 2353, 2406, 2452.

289. Enzensberger, H. M.: Der kurze Sommer der Anarchie. Buenaventura Durrutis Leben und Tod. Frankfurt a. M. 1972.

290. Erdheim: [Rezension: Graser: Über die Grundlagen, Hilfsmittel und Erfolge der modernen Wundbehandlung]. *Wiener med. Presse 43*, 1902, S. 616.

291. Erdmann, K. D.: Der erste Weltkrieg. 2. Aufl., München 1981.

292. Ericson, E. H.: Der junge Mann Luther. Reinbek 1970.

293. Ders.: Gandhis Wahrheit. Frankfurt a. M. 1971.

294. Erlangen im Kriege. 2. Gruß der Universität an ihre Studenten. Erlangen 1916.

295. Erlanger Aufsätze aus ernster Zeit. Ein dritter Gruß der Universität an ihre Studenten. Erlangen 1917.

296. *Erlanger Neuste Nachrichten 46*: Ehrung der Stadt für Geheimrat Dr. Graser. 13.04.1929.

297. *Erlanger Tagblatt 44*: Festvorstellung im Erlanger Stadttheater. 15.01.1901.

298. *Dass. 45*: [Trauerfeier Kiesselbach]. 07.07.1902

299. *Dass. 48*: [Die Schiller-Gedächtnisfeier in Erlangen]. 08.05.1905.

300. *Dass. 57*: 03.08.1914 [Erlanger Tagblatt (1914.1)].

301. *Dass. 57*: Bericht des scheidenden Prorektors Specht über das vergangene Prorektoratsjahr 4. November 1913 bis 4. November 1914. 04.11.1914 [Erlanger Tagblatt (1914.2)].

302. *Dass. 62*: 26. Juni 1919.

303. *Dass. 63*: [Trauerfeier Falckenberg]. 22. November 1920.

304. *Dass. 65*: 22. November 1922.

305. *Dass. 71*: 21.01.1928

306. *Dass. 72*: Eine Dankadresse des Stadtrats für Geheimen Rat Univ. Prof. Dr. Graser. 13. April 1929

307. Ernsting, M. D.: Beziehung der Divertikulose zum Lebensalter. Diss. med. Erlangen 1972.

308. Euler, H.: Lebenserinnerungen eines Lehrers der Zahnheilkunde. München 1949.

309. Eulner, H.-H.: Das Spezialistentum in der ärztlichen Praxis. In: Artelt, W.; Rüegg, W. (Hrsg.): Der Arzt und der Kranke in der Gesellschaft des 19. Jahrhunderts. Stuttgart 1967, S. 17-34.

310. Ders.: Die Entwicklung der medizinischen Spezialfächer an den Universitäten des deutschen Sprachgebietes. Stuttgart 1970.
311. *Evangelisches Sonntagsblatt aus Bayern [= Rothenburger Sonntagsblatt] 35:* 27.07.1919, S 225.
312. Evers, K.: 32 Radikalherniotomien aus der Erlanger Klinik. Diss. med. Erlangen 1890.
313. Ewald, C.: [Antwort auf eine Umfrage über die chirurgische Behandlung des Mastdarmkrebses]. *Med. Klinik 22*, 1926, S. 52 f.
314. Ewald, J. R.: Zum Andenken an Isidor Rosenthal. *Berl. klin. Wschr.* 52, 1915, S. 278 f.

315. Fauchard, P.: Le chirurgien dentiste. Paris 1728.
316. Federmann, S.: Was leistet die Leukozytenzählung im Frühstadium der Appendizitis?, *Münch. med. Wschr. 51*, 1904, S. 2221-2226.
317. Ders.: [Diskussionsbeitrag zu: Körte: Über den günstigsten Zeitpunkt des Einschreitens bei der Wurmfortsatzentzündung]. In: Verh. Dt. Ges. Chir. 1905, I, S. 30-32.
318. Ferguson, N.: Virtuelle Geschichte. Historische Alternativen im 20. Jahrhundert. Darmstadt 1999.
319. Fest, J. C.: Hitler. Frankfurt a. M.; Berlin; Wien 1973.
320. Festschrift Wilhelm v. Leube gewidmet zur Feier seiner 25-jährigen klinischen Tätigkeit in Würzburg. Leipzig 1910.
321. Fiedler, A.: Zur Erinnerung an Dr. Friedrich Albert von Zenker. In: Jahresber. Ges. Natur -u. Heilkunde Dresden, Sitzungsperiode 1897-1898. Dresden 1898, S. 117-128.
322. Fießler, A.; Iwase, Y.: Zur Sterilisation und Verwendung der Gummihandschuhe. *Münch. med. Wschr. 55*, 1908, S. 1721-1724.
323. Fillitz, H.: Der Traum vom Glück. Die Kunst des Historismus in Europa. Wien; München 1996 [Fillitz 1996.1)].
324. Fillitz, H.: Der Traum vom Glück. Das Phänomen des europäischen Historismus. In: Ders.: Der Traum vom Glück. Die Kunst des Historismus in Europa. Wien; München 1996, S. 15-25 [Fillitz 1996.2)].
325. Finkelstein, B. K.: [Rezension: Flügge: Über Luftinfektion]. *Allg. med. Zentralztg. 66*, 1897, S. 1281 f.
326. Finder, G.: Zur Behandlung der Laryngologie an den deutschen Hochschulen. *Internat. Zbt. Laryngol. 27*, 1911, S. 199.
327. Finn, H. O.: Academia in Numis. 250 Jahre Geschichte der Friedrich-Alexander-Universität Erlangen-Nürnberg auf Medaillen und Münzen. Erlangen 1993.
328. Finsterer, H.: [Antwort auf eine Umfrage über die chirurgische Behandlung des Mastdarmkrebses]. *Med. Klinik 22*, 1926, S. 53 f.
329. Fischer, A. W.: Otto Goetze zum 65 Geburtstag. *Ztrbl. Chir. 76*, 1951, S. 768 f.
330. Ders.: Otto Goetze [Nekrolog]. *Chirurg 26*, 1955, S. 565 f.
331. Fischer, G.: Beiträge zur Frage der lokalen Anästhesie. *Dt. Mschr. Zahnhk. 24*, 1906, S. 305-336.
332. Ders.: Die Technik der lokalen Injektionsanästhesie. *Dt. zahnärztl. Wschr. 12*, 1909, S. 486-489.
333. Ders.: Die örtliche Betäubung in der Zahnheilkunde. 4. Aufl., Berlin 1920.
334. Ders.: Aus meinem Leben. Hannover 1921.
335. Fischer, I.: Biographisches Lexikon der hervorragenden Ärzte der letzten 50 Jahre (1880-1930). 2./ 3. Aufl., München; Berlin 1962.
336. Fischer, S.: Der X. Internationale medizinische Kongreß in Berlin 1890. Diss. med. München 1978.
337. Fischer-Homberger, E.: Geschichte der Medizin. 2. Aufl., Berlin 1977.
338. Fitz, R.: Perforating inflamation of the verm. app. With special reference to its early diagnosis and treatment, *Am. Journ. med. sc. 92*, 1886, S. 321-346.
339. Ders.: The relation of perforating inflammation of the app. vermi. to perityphlitic abscess. *New York med. Jour. med. Rec. 47*, 1888, S. 505-508.
340. Ders.: Appendicitis: some of the results of the analysis of 72 cases, seen in the past four years. *Boston med. surg. Journ 122*, 1890, S. 619 f.
341. Fleischer, M.; Henningfeld, J. (Hrsg.): Philosophen des 19. Jahrhunderts. Darmstadt 1998.
342. Fleischmann, A.: Die Descendenztheorie. Leipzig 1901.
343. Ders.: Die Darwinsche Theorie. Leipzig 1903.
344. Flemming, W.: Zellsubstanz, Kern und Zellteilung. Leipzig 1882.
345. Flörcken, H.: [Antwort auf eine Umfrage über die chirurgische Behandlung des Mastdarmkrebses]. *Med. Klinik 21*, 1925, S. 1759 f.
346. Flügge, C.: Mikroorganismen. 3. Aufl., Leipzig 1896.
347. Ders.: Über Luftinfektion. *Ztschr. Hyg. 25*, 1897, S. 178-224.
348. Forssmann, W.: Selbstversuch. Düsseldorf 1972.
349. Fountleroy, A. M.: Der Eisbeutel bei der Appendizitis. [Zeitschriftenreferat]. *Korrbl. Schweizer Ärzte 43*, 1913, S 120.

350. Fränkel, S.: Die Arzneimittelsynthese auf Grundlage der Beziehungen zwischen chemischen Aufbau und Wirkung. Berlin 1901.

351. *Fränkische Nachrichten 18*: Zur Jubelfeier des Gemeinnützigen Vereins. 15.01.1901.

352. *Dies.*: [Professor Kiesselbachs Beerdigung]. 07.07.1902

353. *Dies.*: Die Schiller-Gedächtnisfeier in Erlangen. 08.05.1905.

354. *Dies. 36*: 26.06.1919.

355. *Dies.*: Die Trauerfeier zum Gedächtnis an Herrn Geheimrat Dr. Richard Falckenberg. 22.11.1920.

356. *Fränkische Tagespost 49*: 24.06.1919 [Fränkische Tagespost (1919.1)].

357. *Dies. 49*: 28.06.1919[Fränkische Tagespost (1919.2)].

358. Franze, M.: Die Erlanger Studentenschaft 1918-1945. Würzburg 1972.

359. Ders.: Erlangen im Umbruch von 1918/ 19. In: Sandweg, J.: Erlangen. Von der Strumpfer- zur Siemens-Stadt. Erlangen 1982, S. 495-540.

360. Fraunberger, F.: 75 Jahre Röntgenstrahlen. *Bild der Wissenschaft 7*, 1970, S. 1098-1105.

361. Frey, E. K.: Ueber die Behandlung von Gehirnprolapsen im Felde. *Münch. med. Wschr. 63*, 1916, Feldärztliche Beilage Nr.1, S. 2-7.

362. Ders.: Rückschau und Umschau. Gräfelfing o. J..

363. Freyhan: [Rezension: Graser: Bemerkungen zur Therapie der akuten Perityphlitis]. *Dt. Ärzte-Ztg.*, 1907, S. 94.

364. Friedenthal, R.: Zum Thema Biographie. In: Dt. Akad. Sprache und Dichtung Darmstadt (Hrsg.): Jahrbuch 1971. S. 99-102.

365. Ders.: Luther. 7. Aufl., München 1982.

366. Friedrich-Alexander-Universität Erlangen: Vorlesungsverzeichnis SS 1877.

367. Dies.: Übersicht des Personalstandes bei der königlich bayerischen Friedrich-Alexander-Universität Erlangen nebst dem Verzeichnisse der Studierenden WS 1878/ 79.

368. Dies.: Übersicht des Personalstandes bei der königlich bayerischen Friedrich-Alexander-Universität Erlangen nebst dem Verzeichnisse der Studierenden, SS 1880, WS 1880/ 81.

369. Dies.: Vorlesungsverzeichnis WS 1887/88.

370. Dies.: Personalstand SS 1919.

371. Friedrich, Ch. (Hrsg.): Die Friedrich-Alexander-Universität Erlangen-Nürnberg 1743-1993. Geschichte einer deutschen Hochschule. [Ausstellungskatalog]. Erlangen 1993.

372. Friedrich, H.: Über die Differentialdiagnose der chirurgischen Tuberkulose. *Beitr. klin. Chir. 136*, 1926, S. 56-91.

373. Ders.: E. Graser. *Dt. med. Wschr.* 56, 1930, S. 152 f.

374. Friedrich, P. L.: Kurze Bemerkung zum Gebrauch dünner nahtloser Gummihandschuhe für gelegentliche Operationszwecke. *Ztrbl. Chir. 25*, 1898, S. 449-451 [Friedrich (1898.1)].

375. Ders.: Die aseptische Versorgung frischer Wunden unter Mitteilung von Tierversuchen über die Ausheilung von Infektionserregern in frischen Wunden. In: Verh. Dt. Ges. Chir. 1898. II, S. 46-68 [Friedrich (1898.2)].

376. Ders.: Die aseptische Versorgung frischer Wunden unter Mitteilung von Tierversuchen über die Ausheilung von Infektionserregern in frischen Wunden. In: Bericht über die Verh. Dt. Ges. Chir. 1898. Beilage zum *Ztrbl. Chir. 25*, 1898, S. 1-4 [Friedrich (1898.3)].

377. Fröba, K.: Erlangen. Bilder einer Stadt. Erlangen 1994.

378. Frobenius, W.; Röntgenstrahlen statt Skalpell. Die Frauenklinik Erlangen und die Geschichte der gynäkologischen Radiologie von 1914-1945. Erlangen 2003.

379. Fromme, F.; Gawronsky, J.: Über mechanische Sterilisation der Gummihandschuhe. *Münch. med. Wschr. 51*, 1904, S. 1773-1777.

380. Fronmüller, F.: Operation einer Pylorusstenose. Diss. med. Erlangen 1886.

381. Frühwald, W: Probleme der Briefedition. Bonn 1977.

382. Fruth: [Bericht über: Graser: Die Bruchanlagen und -erkrankungen in ihrer Bedeutung für die Militärdiensttauglichkeit und den Entscheid für die Versorgungs- bezw. Entschädigungsansprüche]. *Ztrbl. Chir. 26*, 1899, S. 1255 f.

383. Fürbringer, P: Untersuchungen und Vorschriften über die Desinfektion der Hände des Arztes (nebst Bemerkungen über den bakteriologischen Charakter des Nagelschmutzes). Wiesbaden 1888.

384. Gadient, A.: Die Anfänge der Urologie als Spezialfach in Paris (1800-1850). Zürich 1964.

385. Gall, L.: Bürgertum in Deutschland. Berlin 1989.

386. Ders.; Roth, J./ 49. Die Eisenbahn und die Revolution. Frankfurt a. M. 1999.

387. Gaston, G. M. F.: The appendix vermiformis, its functions, pathological changes and treatment. *Journ. am. med. Ass. 10*, 1888, S. 777-782.

241

388. Gebhard, H.: Das Rectumcarcinom an der chirurgischen Universitätsklinik Erlangern unter Prof. Graser und Prof. Goetze in den Jahren 1918-1931. Diss. med. Erlangen 1935.

389. *Gegenworte.* Zeitschrift für den Disput über Wissen.

390. Gesellschaft Deutscher Naturforscher und Ärzte: [Hoffa, Albert: aus dem Bericht über die 65. Vers. der Ges. Dt. Naturf. Ärzte 1893]. *Münch. med. Wschr. 40*, 1893, S. 780.

391. Dies.: [Freie Vereinigung der medicinischen Fachpresse: aus dem Bericht über die 71. Vers. der Ges. Dt. Naturf. Ärzte 1899]. *Münch. med. Wschr. 46*, 1899, S. 1690-1692.

392. Dies.: [Aus dem Bericht über die 74. Vers. der Ges. Dt. Naturf. Ärzte 1902]. *Münch. med. Wschr. 49*, 1902, S. 1775, 1861 f [Gesellschaft Deutscher Naturforscher und Ärzte (1902.1)].

393. Dies.: [Stolper, P.: aus dem Bericht über die 74. Ver. der Ges. Dt. Naturf. Ärzte 1902]. *Ztrbl. Chir. 29*, 1902, S. 1245 [Gesellschaft Deutscher Naturforscher und Ärzte (1902.2)].

394. Gehrig, K.: 20 Jahre Gaumenspaltenoperation an der chirurgischen Universitätsklinik zu Erlangen. Diss. med. Erlangen 1931.

395. Gemeinnütziger Verein Erlangen (Hrsg): GVE. 100 Jahre. Eine Chronik. Erlangen 1975.

396. Gerabek, W.: Friedrich Wilhelm Joseph Schelling und die Medizin der Romantik. Frankfurt a. M. 1995

397. Gerneth, G. M.: Personalbibliographien von Professoren und Dozenten der Neurologie und Psychiatrie, der Arbeitsmedizin und der physiologischen Chemie der Universität Erlangen-Nürnberg 1900-1968. Diss. med. Erlangen 1969.

398. Gersuny, R.: Eine Methoden der Radikaloperation großer Nabelhernien. *Ztrbl. Chir. 20*, 1893, S. 921-924.

399. Gessner, A.: Mikroskopische Untersuchungen über den Bakteriengehalt der normalen menschlichen Haut. Diss. med. Erlangen 1889.

400. Gestrich, A.: Einleitung: Sozialhistorische Biographieforschung. In: ders.; Knoch, P.; Merkel, H. (Hrsg.): Biographie - sozialgeschichtlich. Sieben Beiträge. Göttingen 1988, S. 5-28.

401. Gierhake, F. W: Asepsis. In: Sailer, F. X.; Gierhake, F. W. (Hrsg.): Chirurgie historisch gesehen. Deisenhofen 1973, S. 33-42.

402. Glaser, H.: Zwischen Protest und Anpassung 1968-1989. Die Kulturgeschichte der Bundesrepublik Deutschland. 3. Bd., Frankfurt a. M. 1990.

403. Glasser, O.: Wilhelm Conrad Röntgen und die Geschichte der Röntgenstrahlen. 2.Aufl., Berlin; Göttingen; Heidelberg 1959.

404. Glockner, H.: Paul Hensel. Der Sokrates von Erlangen. Bonn 1972.

405. Goerke, H.: Kurze Geschichte der Röntgendiagnostik. *Hippokrates 35*, 1964, S. 442-448.

406. Ders.: Von Lassar bis Chaoul. Drei Jahrzehnte Strahlentherapie in Berlin. *SRW-Nachrichten 30*, 1966, S. 19-24.

407. Ders.: Vor 75 Jahren. Röntgens Entdeckung. *Rö.bl 23*, 1970, S. 448-451.

408. Ders.: Medizin und Technik. 3000 Jahre Hilfsmittel für Diagnostik und Therapie. München 1988.

409. Goethe Wörterbuch (GWb), 2. Bd., Stuttgart 1989.

410. Goetze, O.: Das Rektumkarzinom als Exstirpationsobjekt. Vorschläge zur sakralen und abdominalen Operation. *Ztrbl. Chir. 58, 1931*, S. 1746-1766.

411. Goez, W.: Lebensbilder aus dem Mittelalter. 2. Aufl., Darmstadt 1998.

412. Gollwitzer, H.: Ludwig I von Bayern. München 1986.

413. Gottstein, G.: Beobachtungen und Experimente über die Grundlagen der Asepsis. *Beitr. klin. Chir. 24*, 1899, S. 129-161; *ebenda 25*, 1899, S. 371-410, 457-502.

414. Götz, Werner: Schlaraffia Am Erlenanger (= Erlangen). 50 Jahre Reychsgeschichte 1923-1973. Erlangen o. J.

415. Grab, W.; Schoeps, J. H. (Hrsg.): Juden in der Weimarer Republik. Skizzen und Portraits. 2. Aufl., Darmstadt 1998.

416. Gradmann, C.: Geschichte. Erfahrung und Fiktion. Kritische Anmerkungen zur neuerlichen Aktualität der historischen Biographie. In: *Internat. Arch. Sozgesch. dt. Lit. 17*, 1992, S. 1-16.

417. Ders.: Leben in der Medizin: Zur Aktualität von Biographie und Prosopographie in der Medizingeschichte. In: Paul, N.; Schlich, T: Medizingeschichte. Aufgaben, Probleme, Perspektiven. Frankfurt a. M. 1998, S. 243-265.

418. Gräf, W.; Braun, D.: 120 Jahre Hygiene an der Friedrich-Alexander-Universität Erlangen-Nürnberg. Erlangen 1986.

419. Grashey, R.: [Rezension. Graser: Die Therapie des Tetanus]. *Münch. med. Wschr. 57*, 1910, S. 1962.

420. Green, M.: Else und Frieda. München 1969.

421. Gressmann, Ch.: G. F. Stromeyer - ein Wegbegleiter der operativen Orthopädie. In: Thomann, K-D.: Tradition und Fortschritt in der Orthopädie. Stuttgart 1985, S. 73-81.

422. Grimm, H.: Das Elisabethenheim. In: Festschrift der XXVI. Versammlung des Deutschen Vereins für öffentliche Gesundheitspflege gewidmet von der Stadt Rostock. Rostock 1901, S. 414 f.

423. Groh, D.: Geschichtswissenschaft in emanzipatorischer Absicht. Stuttgart 1973.

424. Grohé, B.: Geschichtliche Darstellung des Wesens und der Behandlung der Thyphlitis und Perityphlitis. Diss. med. Greifswald 1896.

425. Gross, J.: Die Universität Erlangen in Wort und Bild. Düsseldorf 1928.

426. Gross, R. (Hrsg.): Ärztliche Ethik. Symposion Köln 1977. Stuttgart; New York 1978.

427. Grossich, A.: Eine neue Sterilisationsmethode der Haut. Vorläufige Mitteilung. *Ztrbl. Chr. 35*, 1908, S. 1289-1292.

428. Ders.: Eine neue Sterilisationsmethode der Haut bei chirurgischen Operationen. *Berl. klin. Wschr. 46*, 1909, S. 1934-1936.

429. Ders.: Zu meinem Desinfektionsverfahren der Haut des Operationsfeldes mit Jodtinktur. Einige Bemerkungen und Berichtigungen. *Ztrbl. Chir. 37*, 1910, S. 737.

430. Ders.: Meine Präparationsmethode des Operationsfeldes mittels Jodtinktur. Berlin 1911.

431. Groß, D.: Die schwierige Professionalisierung der deutschen Zahnärzteschaft (1867-1919). Frankfurt a. M. 1994.

432. Grote, L.: Die Medizin der Gegenwart in Selbstdarstellungen. Leipzig 1923.

433. Gruber, M. v.: Lord Lister und Deutschland. *Münch. med. Wschr. 74*, 1927, S. 592 f.

434. Guldener, P.; Langeland, K.: Endodontologie. Stuttgart 1982.

435. Guleke, N: [Antwort auf eine Umfrage über die chirurgische Behandlung des Mastdarmkrebses]. *Med. Klinik 21*, 1925, S. 1535.

436. Ders.: Über die abdomino-sakrale Exstirpation beim Mastdarmkrebs. *Chirurg 3*, 1932, S. 313-317.

437. Ders.; Penzoldt, F.; Stintzing, R. (Hrsg.): Handbuch der gesamten Therapie. Bd. 6, Jena 1928.

438. Ders.: Zenker, R.: Allgemeine und spezielle chirurgische Operationslehre. 7. Bd., Teil 1, 2. Aufl., Berlin; Göttingen; Heidelberg 1951.

439. Ders.: Fünfzig Jahre Chirurgie. Berlin; Göttingen; Heidelberg 1955.

440. Günther, E.: Bericht über 88 eingeklemmte Leistenhernien. Diss. med. Erlangen 1913.

441. Gurlt, E. J.: Geschichte der Chirurgie und ihrer Ausübung. Berlin 1898 [Nachdruck Hildesheim 1964].

442. Ders.: Friedrich, Albert von Zenker. In: Allg. Dt. Biographie, Berlin 1971 [=Neudruck der 1. Aufl.], S. 57 f.

443. Gussenbauer, C.: Sephthämie, Pyohämie und Pyo-Sephthämie. Stuttgart 1882.

444. Ders.: [Diskussionsbeitrag zu Graser: Darmstenose bedingt durch Perforation multipler falscher Divertikel]. In: Verh. Dt. Ges. Chir. 1898. I, S. 109 f.

445. Gymnasium bei St. Anna [Augsburg]; Societas Annensis e. V. (Hrsg.): 450 Jahre Gymnasium bei St. Anna in Augsburg. Augsburg 1981.

446. Haas, K. E.: Der Lehrstuhl für reformierte Theologie zu Erlangen. München 1961.

447. Haas, W.: Ernst Graser zum Gedächtnis. *Dt. Ztschr. Chir. 229*, 1930 [beigeheftet 3./ 5. Heft], S. I-VIII [auch als Sonderdruck].

448. Haass, F.: Über 100 freie Leistenhernien-Radikaloperationen an der Chirurgischen Klinik Erlangen (1912-1919). Diss. med. Erlangen 1921.

449. Habermas, J.: Strukturwandel der Öffentlichkeit. 5. Aufl., Neuwied und Berlin 1971.

450. Ders.: Über das Subjekt der Geschichte. In: Baumgartner, H. M. und J. Rüsen (Hrsg.): Seminar: Geschichte und Theorie. Frankfurt a. M. 1976, S. 388-396.

451. Hackenbruch, P.: Operationsschleier mit Metallgestell. *Ztrbl. Chir. 35*, 1908, S. 1239-1241.

452. Hacker, V. v.: Die Magenoperationen an Professor Billroth´s Klinik 1880-1885. Wien 1886.

453. Haeckel, E.: Ueber die Entwicklungstheorie Darwin´s. In: Amtlicher Bericht über die 38. Versammlung deutscher Naturforscher und Ärzte. Stettin 1864, S. 17-30.

454. Ders.: Ueber die heutige Entwicklungslehre im Verhältnisse zur Gesamtwissenschaft. In: Amtlicher Bericht der 50. Versammlung deutscher Naturforscher und Ärzte. München 1877, S. 14-22.

455. Ders.: Ueber die Naturanschauung von Darwin, Goethe und Lamarck. In: Tagblatt der 55. Versammlung deutscher Naturforscher und Ärzte. Eisenach 1882, S. 81-91.

456. Haegler, C. S.: Über Airol, ein neues Ersatzmittel des Jodoforms und ähnliche antiseptische Pulvermittel. *Beitr. klin. Chir. 15*, 1895, S. 266-310.

457. Ders.: Steriles oder antiseptische Ligaturmaterial? *Ztrbl. Chir. 26*, 1899, S. 132-134.

458. Ders.: Händereinigung, Händedesinfektion und Händeschutz. Basel 1900.

459. Ders.: Über Ligatureiterung. In: Verh. Dt. Ges. Chir. 1901. II, S. 258-264 [Haegler (1901.1)].

460. Ders.: Über Ligatureiterung. *Arch. klin. Chir. 64*, 1901, S. 357-363 [Haegler (1901.2)].

243

461. Hagel, K. H.: Personalbibliographien von Professoren und Dozenten der medizinischen Klinik und Poliklinik der Universität Erlangen-Nürnberg im ungefähren Zeitraum von 1900-1965. Diss. med. Erlangen 1968.

462. Hahn, B.: Die Morphinerkrankungen. Heidelberg 1927.

463. Hain, P.: Bericht über die Radikaloperation von Schenkelhernien in Sonderheit über 291 Fälle aus der Chirurgischen Klinik zu Erlangen (1907-1917). Diss. med. Erlangen 1919.

464. Hamann, R.; Hermand, J.: Gründerzeit. Epochen deutscher Kunst von 1870 bis zur Gegenwart. Frankfurt a. M. 1977.

465. Hanisch, M.: Für Fürst und Vaterland. Legitimationsstiftung in Bayern zwischen Revolution 1848 und Deutscher Einheit. München 1991.

466. Ders.: Erlangen - Universität in einer Kleinstadt des Kaiserreiches. In: Friederich, C. (Hrsg.): Die Friedrich-Alexander-Universität Erlangen-Nürnberg 1743-1993. Erlangen 1993, S. 75-86.

467. Ders.; Stürmer, M.: Aufstieg und Niedergang des Bismarckstaates in der Provinz. In: Wendehorst, A. (Hrsg.): Erlangen. München 1984, S. 107-112.

468. Hansemann, D.: [Diskussionsbeitrag zu: Graser: Das falsche Darmdivertikel]. In: Verh. Dt. Ges. Chir. 1899. I, S. 85-87.

469. Härtling, P.: Niembsch oder der Stillstand [Nicolaus Lenau]. Stuttgart 1964.

470. Ders.: Hölderlin. Darmstadt; Neuwied 1976.

471. Ders.: Die dreifache Maria [Eduard Mörike]. Darmstadt; Neuwied 1982.

472. Ders.: Der spanische Soldat oder Finden und Erfinden. Darmstadt; Neuwied 1984.

473. Ders.: Waiblingers Augen. Darmstadt; Neuwied 1987.

474. Ders.: Schubert. Hamburg; Zürich 1992.

475. Hartmann, F.: Patient, Arzt und Medizin. Beiträge zur ärztlichen Anthropologie. Göttingen 1984.

476. Hastreiter, K.: Appendizitis im Bruchsack. Diss. med. Erlangen 1914.

477. Haupt, E.: Das Leben des Hofzahnarztes Dr. Friedrich Schneider, sein Wirken in der Zahnheilkunde. Diss. med. Düsseldorf 1938.

478. Haus Bayerische Geschichte (Hrsg.): König Maximilian II. von Bayern (1848-1864). Rosenheim 1988.

479. Hauser, G.: Ein Beitrag zur Lehre von der pathologischen Blutgerinnung. Dt. Arch. klin. Med. 50, 1892, S. 363-380.

480. Ders.: Zu F. A. v. Zenker's 70. Geburtstag. Münch. med. Wschr. 42, 1895, S. 266.

481. Ders.: Friedrich Albert v. Zenker [Nekrolog]. Münch. Med. Wschr. 45, 1898, S. 854 f.

482. Ders.: Die Geschichte des Lehrstuhls für pathologische Anatomie und das neue pathologische Institut in Erlangen. Jena 1907.

483. Ders.: Friedrich von Recklinghausen. In: Sitzungsber. Phys.-med. Soz. Erlangen 1910. Erlangen 1911, S. 1-10.

484. Ders.: Die Zenkersche Sektionstechnik. Jena 1913.

485. Ders.: [Selbstdarstellung]. In: Grote, L. R.: Die Medizin der Gegenwart in Selbstdarstellungen. Leipzig 1923, S. 141-204.

486. Ders.: Zu meinem Artikel „Medizinstudium und humanistisches Gymnasium". Münch. med. Wschr. 73, 1926, S. 2037

487. Hauser, P.: Über einige Ideen und Erfindungen, die für die Chirurgie in der Zahn-, Mund- und Kieferheilkunde in den letzten einhundert Jahren richtunggebend wurden. Dt. zahnärztl. Ztschr. 14, 1959, S. 1111-1126.

488. Heberer, G.; Zumtobel, V.: Kolon und Rektum. In: Heberer, G.; Köle, W.; Tscherne, H. (Hrsg.): Chirurgie. 4. Aufl., Berlin; Heidelberg; New York 1983, S. 342-356.

489. Heberer, G.; Köle, W.; Tscherne, H. (Hrsg.): Chirurgie. 4. Aufl., Berlin; Heidelberg; New York 1983.

490. Hegel, G. W. F.: Vorlesungen über die Ästhetik. In: ders.: Werke. 13. Bd., Frankfurt a. M. 1970.

491. Hegemann, W.: Fridericus, oder das Königsopfer. Hellerau bei Dresden 1925.

492. Ders.: Napoleon oder "Kniefall vor dem Heros". Hellerau bei Dresden 1927.

493. Hegler, J.: Die Anwendung der Lokalanästhesie bei chirurgischen Operationen an der Erlanger chirurgischen Klinik. Diss. med. Erlangen 1923.

494. Heidacher, A.: Geschichte der Chirurgischen Universitätsklinik Erlangen. Bonn 1960.

495. Heidenhain, L.: Ersetzung des Katgut durch Seide. Ztrbl. Chir. 26, 1899, S. 225-230.

496. Heim, E.: Über die Radikaloperation von Schenkelhernien. Bericht über 57 Beobachtungen an der Chirurgischen Klinik in Erlangen. Diss. med. Erlangen 1908.

497. Heineke, W. v.: Beiträge zur Kenntnis und Behandlung der Krankheiten des Knies. Danzig 1866.

498. Ders.: Compendium der chirurgischen Operations- und Verbandslehre mit Berücksichtigung der Orthopädie. 2. Bde., 3. Aufl., Erlangen 1884/ 1886.

499. Ders.: Ein Vorschlag zur Exstirpation hochgelegener Rectumcarcinome. *Münch. med. Wschr. 35*, 1888, S. 615-618.

500. Heischkel, E.: Die Ärztereise im späten 19. Jahrhundert. *Sudhoffs Arch. Geschmed. 37*, 1953, S.260-265.

501. Heischkel, E.: Italienreisen deutscher Ärzte im 19. Jahrhundert. *Sudhoffs Arch. Geschmed. 40*, 1956, S. 295-304.

502. Heischkel-Artelt, E.: Die Welt des praktischen Arztes im 19. Jahrhundert. In: Artelt, W.; Rüegg, W.: Der Arzt und der Kranke in der Gesellschaft des 19. Jahrhunderts. Stuttgart 1967, S. 1-16.

503. Heitz, G (Hrsg., Autorenkollektiv): Geschichte der Universität Rostock 1419-1969, Festschrift zur 550-Jahr-Feier der Universität. Berlin 1969.

504. Heller, E.: [Diskussionsbeitrag zu: Graser: Zur Technik der Radicaloperationen kleiner [sic!, offensichtlicher Druckfehler] Nabel- und Bauchwandhernien]. In: Verh. Dt. Ges. Chir. 1906. I, S. 291 f.

505. Herff, O. v.: Zur Frage der Katgutsterilisation. *Münch. med. Wschr. 53*, 1906, S. 1296.

506. Ders.: Zur Katgutfrage. *Ztrbl. Chir. 37*, 1910, S. 1337-1339.

507. Herzog, L.: Die Perityphlitis, vom chirurgischen und internen Standpunkt beurteilt. *Dt. Ztschr. Chir. 46*, 1897, S. 114-202.

508. Ders.: Praktische Grundzüge der internen Behandlung der Perityphlitis. *Ztschr. klin. Med.* 36, 1899, S. 247-266.

509. Heurich, J.: Das Leben und Wirken Friedrich Albert v. Zenkers. Diss. med. Düsseldorf 1938.

510. Heusner [bei Graser Heußner!], L.: Über verschiedene Anwendungsweisen meines Harzklebeverbandes. *Ztschr. Orth. Chir. 17*, 1906, S. 117-130.

511. Ders.: Über einige neue Desinfektionsmethoden. *Ztrbl. Gyn. 32*, 1908, S. 1240-1246 [Heusner (1908.1)].

512. Ders.: Über Jodbenzindesinfektion. In: Bericht über: Verh. Dt. Ges. Chir. 1908. Beilage zum *Ztrbl. Chir. 35*, 1908, S. 40 f. [Heusner (1908.2)].

513. Heuss, Alfred: Zum Problem einer geschichtlichen Anthropologie. In: Gadamer, H.-G.; Vogler, P. (Hrsg.): Kulturanthropolgie. Stuttgart; München 1972, S. 150-194.

514. Heyfelder, J. F.: Die Versuche mit dem Schwefeläther. Erlangen 1847.

515. Heymann, B.: Robert Koch. Leipzig 1932.

516. Hildesheimer, W.: Mozart. Frankfurt a. M. 1977.

517. Ders.: Marbot. Frankfurt a. M. 1981.

518. Hillemand, P.: Geschichte der Magen-Darm-Heilkunde. In: Toellner, R. (Hrsg.): Illustrierte Geschichte der Medizin. Bd. 4, Erlangen 1992 [Sonderausgabe], S. 1785-1831.

519. Hinterstoisser: [Rezension: Fabricius: Über die operative Behandlung von Cruralhernien]. *Wiener klin. Wschr. 8*, 1895, S. 553.

520. Höber, R.: I. Rosenthal [Nekrolog]. *Münch. med. Wschr.*, 1915, S. 293 f.

521. Hoeßlin, R. v.: 21-40. Jahresbericht der Kuranstalt Neu-Wittelsbach München. München 1927.

522. Hochenegg, J.: Meine Operationserfolge bei Rektumkarzinom. *Wien. med. Wschr. 50*, 1900, S. 399-404.

523. Ders.: Zur totalen Darmausschaltung. *Wien. klin. Wschr. 25*, 1912, S. 947-949.

524. Hoff, F.: Erlebnis und Besinnung, Erinnerungen eines Arztes. Frankfurt a. M. 1971.

525. Hoffmann-Axthelm, W.: Die Geschichte der Zahnheilkunde. Berlin 1973.

526. Ders.: Die Geschichte der Mund-, Kiefer- und Gesichtschirurgie. Berlin 1995.

527. Hofmann, A.: Unterkieferresektionen wegen maligner Tumoren an der Chirurgischen Klinik zu Erlangen vom Jahre 1902 bis 1919. Diss. med. Erlangen 1922.

528. Hofmeister, F. v.: Über Katgutsterilisation. *Beitr. klin. Chir. 16*, 1896, S. 775-815.

529. Holländer, J.: Über die Erkrankung des Processus vermiformis mit besonderer Berücksichtigung der dabei vorzunehmenden operativen Eingriffe. Diss. med. Breslau 1886.

530. Honegger, C. (Hrsg.): Schrift und Materie der Geschichte. Frankfurt a. M. 1988.

531. Honnefelder, G.: Zur Phänomenologie des Briefes. In: Ders.: Der Brief im Roman. Bonn 1975, S. 4-14.

532. Horkheimer, Max [= Regius, Heinrich]: Kategorien der Bestattung. In: ders.: Dämmerung. Notizen zu Deutschland. Zürich 1934, S. 35-39.

533. Hubensteiner, B.: Bayerische Geschichte. 5. Aufl., München 1967.

534. Hübinger, G.; Mommsen, W. J. (Hrsg.): Intellektuelle im Deutschen Kaiserreich. Frankfurt a. M. 1993.

535. Hübener, W. A.: Über die Möglichkeit der Wundinfektion vom Munde aus und ihre Verhütung durch Operationsmasken. *Ztschr. Hyg. Infektionskrkh. 28*, 1898, S. 348-372.

536. Ders.: Über die Rolle des Bartes als Infektionsträger bei aseptischen Operationen. *Ztrbl. Chir. 26*, 1899, S. 321-324.

537. Huch, R.: Die Romantik. Tübingen 1951.

245

538.   Hughes, H. S.: Geschichte und Psychoanalyse. In: Wehler, H.-U. (Hrsg.): Geschichte und Psychoanalyse. Köln 1971, S. 47-49.
539.   Hüsen, P.: Die Geschichte des Magengeschwürs. Diss. med. Düsseldorf 1936.
540.   Husserl, E.: Logische Untersuchungen. Halle a. S. 1906.
541.   Husson; Dance; J. B. H.: Mémoire sur quelques engorgements inflammatoires qui se developent dans la fosse iliaque droite. *Rep. gén. anat. phys. path. clin. chir. 4*, 1827, S. 74-101.
542.   Hüttl, L.: Ludwig II. München 1986.

543.   Jaeger, F.; Rüsen, J.: Geschichte des Historismus. München 1992.
544.   Jäger, G. F. v.: Über die Bedeutung und den Einfluß der Naturwissenschaften auf die Fortschritte der Humanität. Aachen 1947 [Neudruck in: Engelhardt, D. v.: Forschung und Fortschritt. Stuttgart 1997, S. 41-59].
545.   Jahresbericht über die Fortschritte auf dem Gebiete der Chirurgie 1895; 1897; 1898; 1899; 1901; 1904 bis 1911; 1913; 1914; 1922; 1925.
546.   Jalaguier, J. A. P.:Traitement de l'appendicite; procédé opératoire destine. *Presse Méd.*, 1897, S. 53.
547.   Jamin, F.: Dr. Ernst Graser. In: Universitätsbund Erlangen (Hrsg.): Jahresbericht 1930. S. 9-12.
548.   Ders.: Dr. Max von Kryger. In: Universitätsbund Erlangen (Hrsg.): Jahresbericht 1934/ 35. S. 10-13.
549.   Ders.: Die klinischen Meister der Universität Erlangen. *Deutschlands Erneuerung 27* [= Zweihundert Jahre Universität Erlangen], 1943, S. 207-220.
550.   Ders.: Briefe und Betrachtungen eines Arztes (aus dem Nachlaß hrsg. von Kleinschmidt, I.; Schoenborn, L.; Baudler, U.; Bernhard, E.). Erlangen 1986.
551.   Jasper, G.: Die Universität in der Weimarer Republik. In: Kössler, H. (Hrsg.): 250 Jahre Friedrich-Alexander-Universität [Festschrift]. Erlangen 1993, S. 793-838.
552.   Jauß, H. R.: Geschichte der Kunst und Historie. In: ders.: Literaturgeschichte als Provokation. Frankfurt a. M. 1970, S. 208-251.
553.   Ders.: Der Gebrauch der Fiktion in Formen der Anschauung und Darstellung der Geschichte. In: Kosselleck, R., Lutz, H.; Rüsen, J. (Hrsg.): Formen der Geschichtsschreibung. München 1982, S. 415-451.
554.   Jessen, J.: Bibliographie der Selbstzeugnisse deutscher Mediziner. Erinnerungen, Tagebücher und Briefe. Frankfurt a. M.; Bern; New York 1986.
555.   Jetter, D.: Grundzüge der Hospitalgeschichte. Darmstadt 1973.
556.   Ders.: Grundzüge der Krankenhausgeschichte. Wiesbaden 1977.
557.   Johann, E.: Innenansicht eines Krieges. Frankfurt a. M. 1968.
558.   Johnson, U.: Mutmaßungen über Jakob. Frankfurt a. M. 1959.
559.   Ders.: Das dritte Buch über Achim. Frankfurt a. M. 1961.
560.   Ders.: Jahrestage. 4. Bde., Frankfurt a. M. 1971-1983.
561.   Jooss, T.: Zum Gedenken an Eduard Pflaumer. *Ztschr. Urol. 50*, 1957, S. 169-171.
562.   Jordan, H.: Blätter der Erinnerung an die im Krieg 1914-1919 Gefallenen der Universität Erlangen. Leipzig, Erlangen 1920.
563.   Joseph, E.: Lehrbuch der Hyperämiebehandlung akuter chirurgische Infektionen. Leipzig 1911.
564.   Joyce, J. A. A.: A portrait of the artist as a young man. New York 1916.
565.   Ders.: Ulysses. Paris 1922.
566.   Ders.: Finnegans Wake. London; New York 1939.

567.   Kafka, F.: Der Prozeß (hrsg. von M. Brod). Berlin 1925.
568.   Ders.: Das Schloß. München 1926.
569.   Ders.: Amerika (hrsg. von M. Brod). München 1927.
570.   Kaiser, F. F.: Beiträge zu den Operationen am Magen. Stuttgart 1878.
571.   Kaiser-Wilhelms-Universität Strassburg: Amtliches Verzeichnis des Personals und der Studenten für das Sommer-Halbjahr 1881. Strassburg 1881.
572.   Kalb, W.: Die alte Burschenschaft und ihre Entwicklung in Erlangen mit besonderer Berücksichtigung der Alten Germania. Erlangen 1892.
573.   Kammerer, F.: Zur chirurgischen Therapie der Perityphlitis. *Arch. klin. Chir. 43*, 1892, S. 279-297.
574.   Ders.: Modified incision for quiescend appendicitis. *Ann. Surg. 25*, 1897, S. 225 f.
575.   Katt, H.-J.: Friedrich Boeckh, 1845-1914. Der Leiter eines Mutterhauses. Privatdruck o. O., o. J..
576.   Kausch, W.: [Diskussionsbeitrag zu: Graser: Zur Technik der Radicaloperationen kleiner [sic!, offensichtlicher Druckfehler] Nabel- und Bauchwandhernien]. In: Verh. Dt. Ges. Chir. 1906. I, S. 290.
577.   Keck, R. W.; Wiering, E. (Hrsg.): Vormoderne Lebensläufe erziehungshistorisch betrachtet. Köln; Weimar; Wien 1994.

578. Kehr, E.: Der Primat der Innenpolitik. Berlin 1965.
579. Keibel, F.: Handbuch der Entwicklungsgeschichte des Menschen. 2. Bde., Leipzig 1910/ 1911.
580. Kelly, H. A.; Burrage, W. L.: Dictionary of american medical Biography. New York; London 1928.
581. Kemp, W.: John Ruskin. München; Wien 1983.
582. Kempis, T. a: Des ehrwürdigen Thomas von Kempis vier Bücher von der Nachfolge Christi (übers. von B. Niedermayer). Regensburg 1880.
583. Kern, V. v.: Anleitung für Wundärzte zur Einführung einer einfachern, natürlichern und minder kostspieligen Methode die Verwundeten zu heilen. Stuttgart 1810.
584. Keßelring, G.: 85 Fälle von Resektion des karzinomatösen Magens aus der chirurgischen Klinik zu Erlangen. Diss. med. Erlangen 1910.
585. Keuneke, H.-O.: Die Studentenschaft im 19. und 20. Jahrhundert. In: Wendehorst, A. (Hrsg.): Erlangen. München 1984, S. 93-99.
586. Ders.: Bibliographie zur Geschichte der Friedrich-Alexander-Universität Erlangen-Nürnberg. Erlangen 1993.
587. Kielleuthner, L.: [Verleihung der Ehrenmitgliedschaft an Graser]. In: Verh. Dt. Ges. Urol. 1929. S. 418.
588. Ders.: Geschichte der Urologie. In: Verh. Dt. Ges. Urol. 1930. S. 39-43.
589. Killian, H.: Meister der Chirurgie und die Chirurgenschulen im deutschen Raum. 2. Aufl., Stuttgart 1980.
590. Kirby, John; Malgaigne, Joseph Francois: Über die Eingeweidebrüche, deren Symptome, Diagnose und Behandlung. Vorlesungen von John Kirby in Dublin und Joseph F. Malgaigne in Paris. (dt. bearbeitet von F. O. Lietzau). Leipzig 1842.
591. Kirschner, M.; Graser, E.: Einige wichtige Grundsätze zur Behandlung der Schußwunden. Münch. med. Wschr. 61, 1914, Feldärztliche Beilage Nr. 5, S. 1923 f.
592. Kirschner, M.: [Antwort auf eine Umfrage über die chirurgische Behandlung des Mastdarmkrebses]. Med. Klinik 21, 1925, S. 1492 f.
593. Ders.: Allgemeine und spezielle chirurgische Operationslehre. 5. Bd., 1. Teil, Berlin 1933.
594. Ders.: Allgemeine und spezielle chirurgische Operationslehre. 7. Bd., 1.Teil. 2. Aufl., Berlin 1957.
595. Kiesselbach, W.: Beitrag zur näheren Kenntnis der sog. grauen Degeneration des Sehnerven bei Erkrankungen des Cerebrospinalsystems. Diss. med. Erlangen 1875.
596. Ders.: Beitrag zur normalen und pathologischen Anatomie des Schläfenbeins mit besonderer Rücksicht auf das kindliche Schläfenbein. Habil.schr., Erlangen 1879.
597. Kitasato, S.: Die Widerstandskraft der Cholerabacterien gegen das Eintrocknen und gegen Hitze. Ztschr. Hyg. 5, 1888, S. 134-140.
598. Ders.: Über den Tetanus-Erreger. Allg. Wiener med. Ztg. 34, 1889, S. 221 [Kitasato (1889.1)].
599. Ders.: Über den Rauschbrandbacillus und sein Culturverhalten. Ztsch. Hyg. 6, 1889, S. 105-116 [Kitasato (1889.2)].
600. Ders.: Collected papers. Tokyo 1977.
601. Klapp, R.; Dönitz, W.: Über Chirosoter. Dt. med. Wschr. 33, 1907, S. 1366.
602. Dies.: Über Chirosoter. In: Bericht über: Verh. Dt. Ges. Chir. 1908. Beilage zum Ztrbl. Chir. 35, 1908, S. 41
603. Kliche, C.: Die Stellung der deutschen Militärärzte im Ersten Weltkrieg. Diss. med. FU Berlin 1968.
604. Klug, M.: Otto Ringleb. Biobibliographie eines Urologen. Diss. med. FU Berlin 1984.
605. Knöner, W., Schultheiss, D., Kramer, F.-J.; Hausamen, J.-E.: Stromeyer-Haken. Leben und Werk des Mannes hinter dem Eponym. Mund-Kiefer-GesichtsChir. 3, 1999, S. 270-274.
606. Köberlin, K.: Geschichte des humanistischen Gymnasiums bei St. Anna in Augsburg. Augsburg 1931.
607. Koch, E.: Ärzte, die Geschichte machten. Augsburg 1981.
608. Koch, J.: Beschreibung der Neubauten. Beitr. klin. Chir. 13, 1895, S. 13-32.
609. Koch, R.: Weitere Mittheilungen über ein Heilmittel gegen Tuberculose. Dt. med. Wschr. 16, 1890, S. 1029-1032.
610. Ders.: Die Ätiologie und Bekämpfung der Tuberkulose. Leipzig 1912.
611. Kocher, T. E.: Die Exstirpatio recti nach vorheriger Excision des Steißbeins. Ztrbl. Chir. 1, 1874, S. 145.
612. Ders.: Über die einfachsten Mittel zur Erziehung einer Wundheilung durch Verklebung ohne Drainröhren. Leipzig 1882.
613. Ders.: Zur Radikalkur der Hernien. Korrbl. Schweizer Ärzte 22, 1892, S. 561-576 [Kocher (1892.1)].
614. Ders.: Chirurgische Operationslehre. Jena 1892 [Kocher (1892.1)]. [2. Aufl., 1894; 3. Aufl. 1897; 4. Aufl. 1907 [Kocher (1907.1)]].
615. Ders.: Über die Erfolge der Radikaloperation freier Hernien mittels der Verlagerungsmethode. Arch. klin. Chir. 50, 1895, S. 170-176.

247

616. Ders.: Akute Appendizitis. *Korrbl. Schweizer Ärzte 37*, 1907, S. 379 [Kocher (1907.2)].
617. Ders.: Appendicitis gangränosa und Frühoperation. *Korrbl. Schweizer Ärzte 38*, 1908, S. 409.
618. Ders.: [Operative Behandlung der Appendizitis]. *Korrbl. Schweizer Ärzte 43*, 1913, S. 1630-1644.
619. Kocka, J.: Klassengesellschaft im Krieg. Deutsche Sozialgeschichte 1914-1918. Göttingen 1973.
620. Koenigsberger, L.: Hermann von Helmholtz. 3 Bde., Braunschweig 1902/ 1903.
621. Kolde, T.: Die Universität Erlangen unter dem Hause Wittelsbach 1810-1910. Festschrift. Erlangen; Leipzig 1910 [Neudruck 1991].
622. Köle, W.: Appendix. In: Heberer, G.; Köle, W.; Tscherne, H. (Hrsg.): Chirurgie. 4. Aufl., Berlin; Heidelberg; New York 1983, S. 338-342 [Köle (1983.1)].
623. Ders.: Hernien. In: Heberer, G.; Köle, W.; Tscherne, H. (Hrsg.): Chirurgie. 4. Aufl., Berlin; Heidelberg; New York 1983, S. 398-407 [Köle (1983.2)].
624. König, F.: Zur modernen Technik der Darmresektion und Anastomosenbildung (Murphy's Knopf etc.). *Ztrbl. Chir. 22*, 1895, S. 85 f.
625. Ders.: [Diskussionsbeitrag zu: Poppert: Über eine Methode zur Erziehlung eines normalen Blasenverschlusses bei angeborener Blasen- und Harnröhrenspalte]. In: Verh. Dt. Ges. Chir. 1896. I, S. 77 f.
626. Ders.: Aseptik der Hände? Operation ohne direkte Berührung der Wunde mit Fingern und Hand. *Ztrbl. Chir. 27*, 1900, S. 905-907.
627. Ders.: Lehrbuch der speziellen Chirurgie für Aerzte und Studierende. 2. Bd., 4. Aufl., Berlin 1904.
628. König, H.: Burschen, Knoten und Philister. Erlanger Studentenleben von 1743-1983. Nürnberg 1983.
629. Konjetzny, G.: Gustav Adolf Neuber und die Asepsis. Stuttgart 1950.
630. Kornbichler, T.: Tiefenpsychologie und Biographik. Ein Beitrag zur Wissenschaftsgeschichte. Frankfurt a. M. 1989.
631. Körner, H.-M.: Staat und Geschichte in Bayern im 19. Jahrhundert. München 1992.
632. Ders.: Kulturpolitik im Königreich Bayern: Von der Revolution von 1848 bis zum Ende der Monarchie. In: Bayerische Landeszentrale für politische Bildungsarbeit (Hrsg.): Kulturstaat Bayern, 19. und 20. Jahrhundert. München 1997, S. 31-43.
633. Körner, O.: Die Vertretung der Ohrenheilkunde an den Universitäten des Deutschen Reiches in den Jahren 1878 und 1902. *Ztschr. Ohrenhk. 41*, 1902, S. 244-246 [Körner (1902.1)].
634. Der.: Wilhelm Kiesselbach [Nekrolog]. *Ztschr. Ohrenhk. 41*, 1902, S. 381 f. [Körner (1902.1)].
635. Körte, W.: [Diskussionsbeitrag zu: Sonnenburg: die Indikation zur chirurgischen Behandlung der Appendizitis]. In: Verh. Dt. Ges. Chir. 1899. I, S. 115 f.
636. Ders.: [Diskussionsbeitrag zu: Appendizitis]. In: Verh. Dt. Ges. Chir. 1901. I, S. 213 f.
637. Ders.: Über den günstigsten Zeitpunkt des operativen Einschreitens bei der Wurmfortsatzentzündung. In: Verh. Dt. Chir. Kongr. 1905. II, S. 298-314.
638. Ders.: [Antwort auf eine Umfrage über die chirurgische Behandlung des Mastdarmkrebses]. *Med. Klinik 21*, 1925, S. 1453.
639. Koselleck, R.: Geschichte, Geschichten und formale Zeitstrukturen: In: ders.; Stempel, W.-D. (Hrsg.): Geschichte - Ereignis und Erzählung. München 1973, S. 211-222 [Koselleck (1973.1)].
640. Ders.: Ereignis und Struktur. In: Ders.; Stempel, W.-D. (Hrsg.): Geschichte - Ereignis und Erzählung. München 1973, S. 560-571 [Koselleck (1973.2)].
641. Ders.; Stempel, W.-D. (Hrsg.): Geschichte - Ereignis und Erzählung. München 1973.
642. Ders.; Lutz, H.; Rüsen, J. (Hrsg.): Formen der Geschichtsschreibung. München 1982.
643. Kössler, H. (Hrsg.): 250 Jahre Friedrich-Alexander-Universität Erlangen-Nürnberg [Festschrift]. Erlangen 1993.
644. Kottmann, W.: [Die Perityphlitis (Appendizitis) und ihre medizinische und chirurgische Bedeutung]. *Korrbl. Schweizer Ärzte 22*, 1892, S. 452 f.
645. Kovacsics, H.: Personalbibliographien der Lehrer der Heilkunde der Universität Erlangen 1792-1900. Außerordentliche Professoren, Honorarprofessoren und Privatdozenten. Diss. med. Erlangen 1967.
646. Krafft, C.: Über die frühzeitige operative Behandlung der durch Perforation des Wurmfortsatzes hervorgerufenen Perityphlitis stercoralis. Leipzig 1889.
647. Kraft, W.: Überlegungen zum Thema Biographie und Autobiographie. In: Dt. Akad. Sprache und Dichtung Darmstadt (Hrsg.): Jahrbuch 1971. S. 70-79.
648. Kramer: [Rezension: Graser: Über Perityphlitis und deren Behandlung]. *Ztrbl. Chir. 19*, 1892, S. 795 f.
649. Kraske, K.: Zur Exstirpation hochsitzender Mastdarmkrebse. In: Verh. Dt. Ges. Chir. 1885. II, S. 464-474.
650. Ders.: Erfahrungen über den Mastdarmkrebs. Leipzig 1897.
651. Kraußold, H.: Über die Krankheiten des Processus vermiformis und des Coecums und ihre Behandlung nebst Bemerkungen zur zirkulären Resektion des Darmes. Leipzig 1881.

652. Krecke, A.: [Rezension. Ruggi, G.: Methode operativo nuovo per la cura radicale dell'ernia crurale]. *Ztrbl. Chir. 19*, 1892, S. 624.

653. Ders.: [Rezension: Graser: Beitrag zur Pathologie und chirurgischen Therapie der Nierenkrankheiten]. *Münch. med. Wschr. 42*, 1895, S. 1229.

654. Ders.: Können wir die schweren, die sofortige Operation erfordernden Appendizitisfälle erkennen. *Münch. med. Wschr. 53*, 1906, S. 695-699.

655. Ders.: Zur Frage der primären Bauchdeckennaht bei appendizitischen Eiterungen. *Münch. med. Wschr. 58*, 1911, S. 1748.

656. Ders.: Beitrag zur Behandlung der akuten Appendizitis insb. bei der umschriebenen Abszeßbildung. *Münch. med. Wschr. 66*, 1919, S. 1052-1056.

657. Kr[ecke, A.]: [Rezension: Graser: Behandlung der Appendizitis. In: Bier, Braun und Kümmell: Operationslehre]. *Münch. med. Wschr. 68*, 1921, S. 1135.

658. Ders.: Ernst Graser. *Münch. med. Wschr. 76*, 1929, S. 542-545 [auch als Sonderabdruck].

659. Kryger, M. v.: Orthopädische Behandlung innerer Krankheiten. In: Penzoldt, F.; Stintzing, R. (Hrsg.): Handbuch der speciellen Therapie. 6. Bd., 3. Aufl., Jena 1903, S. 403-478.

660. Kremling, H.: Geschichte der gynäkologischen Urologie. München 1987.

661. Krockow, C. v.: Von deutschen Mythen. München 1997.

662. Krogius, A.: Über die vom Processus vermiformis ausgehende diffuse eitrige Peritonitis. Jena 1901.

663. Krönig, B.: Über Sterilisation des Katgut. *Ztrbl. Gyn. 18*, 1894, S. 650-653.

664. Ders.: Zur Wahl des Nahtmaterials. *Dt. med. Wschr. 26*, 1900, S. 703-705, 724-728.

665. Ders.; Blumberg, C.: Beiträge zur Händedesinfektion. Leipzig 1900 [Krönig; Blumberg (1900.1)].

666. Dies.: Vergleichende Untersuchungen über den Wert der mechanischen und Alkoholdesinfektion der Hände gegenüber der Desinfektion mit Quecksilbersalzen. *Münch. med. Wschr. 47*, 1900, S. 1004-1006, 1044-1046 [Krönig; Blumberg (1900.2)].

667. Kröncke, A.: Zur Geschichte der Zahn-, Mund- und Kieferklinik in Erlangen. *Deutscher Zahnärztekalender 43*, 1984, S. 145-157.

668. Krönlein, R. U.: Die offene Wundbehandlung nach Erfahrungen aus der chirurgischen Klinik zu Zürich. Zürich 1872.

669. Ders.: Historisch-kritische Bemerkungen zum Thema der Wundbehandlung. *Arch. klin. Chir. 18*, 1875, S. 74-97.

670. Ders.: Offene und antiseptische Wundbehandlung. *Arch. klin. Chir. 19*, 1876, S. 1-58.

671. Ders.: Über die operative Behandlung der acuten, diffusen, jauchig-eitrigen Peritonitis. *Arch. klin. Chir. 33*, 1886, S. 507-524.

672. Kübler, B.: Bericht über die Studienjahre 1916/ 17 und 1917/ 18. In: Busch, M.: Die Katalyse in ihrer gegenwärtigen Bedeutung. Rede beim Antritt des Prorektorates. Erlangen 1918, S. 14-27.

673. Kudlien, F.; Michler, M.: Neuere Geschichte der Chirurgie (von 1600-1900). *Hippokrates 35*, 1964, S. 279-286.

674. Kuhn, F.: Katgut vom gesunden Schlachttier. *Münch. med. Wschr. 53*, 1906, S. 2018-2020.

675. Ders.: Katgut steril vom Schlachttier, als frischer Darm vor dem Drehen mit Jod oder Silber behandelt. *Dt. Ztschr. Chir. 86*, 1907, S. 150-223.

676. Ders.: Das Sterilkatgut. Leipzig 1912.

677. Kühn, D.: N. Frankfurt a. M. 1970.

678. Ders.: Die Präsidentin. Frankfurt a. M. 1973.

679. Ders.: Josephine. Aus der öffentlichen Biographie der Josephine Baker. Frankfurt a. M. 1976.

680. Ders.: Ich Wolkenstein. Frankfurt a. M. 1977.

681. Kullmer, P.: Die Laparotomien der chirurgischen Klinik zu Erlangen aus den Jahren 1890-94 mit besonderer Berücksichtigung der Probelaparotomie. Diss. med. Erlangen 1895.

682. Kümmell, H.: Zur Radikalbehandlung der Perityphlitis durch frühzeitige Resektion des Processus vermiformis. *Arch. klin. Chir. 40*, 1890, S. 618-629.

683. Ders.: Weitere Erfahrungen über die operative Heilung der recidivierenden Perityphlitis. *Arch. klin. Chir. 43*, 1892, S. 466-484.

684. Ders.: Über die Anwendung des Murphyknopfes bei der Operation des Magenkarzinoms und über die Frühoperation desselben. In: Verh. Dt. Ges. Chir. 1896. II, S. 145-161.

685. Ders.: [Diskussionsbeitrag zu: Appendizitis, Perityphlitis]. In: Verh. Dt. Ges. Chir. 1899. I, S. 111 f.

686. Ders.: [Diskussionsbeitrag zu: Sprengel: Zur Frühresektion bei akuter Appendizitis]. In: Verh. Dt. Ges. Chir. 1901. I, S. 210-212.

687. Ders.: [Diskussionsbeitrag zu: Körte: Über den günstigsten Zeitpunkt des operativen Einschreitens bei der Wurmfortsatzentzündung]. In: Verh. Dt. Ges. Chir. 1905, I, S. 27-29.

249

688. Ders.: Wodurch setzen wir die Mortalität der Appendizitis herab und verhüten Abscesse und Peritonitiden? In: Verh. Dt. Ges. Chir. 1910, II, S. 1-44.
689. Ders.: Die Entwicklung der Chirurgie in den letzten 50 Jahren. Hamburg 1922.
690. Kuntz, S.: Universalgerät mit vielen Vorteilen. *Zahnärztl. Mitt. 91*, 2001, S. 130-135.
691. Kussmaul, Adolf: Jugenderinnerungen eines alten Arztes. München 1899.
692. Ders.: Aus meiner Dozentenzeit. Stuttgart 1903.
693. Küster, B.: Über Operationshandschuhe. *Arch. klin. Chir. 62*, S. 339-345.
694. Küster, E.: Über Jodoformbehandlung, insbesondere bei Wunden der Bauchhöhle. In: Bericht über: Verh. Dt. Ges. Chir. 1883. Beilage zum *Ztrbl. Chir. 10*, 1883, S. 8 f.
695. Ders.: [Diskussionsbeitrag zu: Poppert: Über eine Methode zur Erziehlung eines normalen Blasenverschlusses bei angeborener Blasen- und Harnröhrenspalte]. In: Verh. Dt. Ges. Chir. 1896. I, S. 78 f.
696. Ders.: Geschichte der neueren deutschen Chirurgie. Stuttgart 1915.
697. Küttner, H: Über die Behandlung akzidentieller Wunden. *Klin.-therap. Wschr. 17*, 1910, S. 311-317 [Küttner (1910.1)].
698. Ders.: Die sakrale Verlagerungsmethode beim hochsitzenden Rektumkarzinom. *Dt. med. Wschr. 36*, 1910, S. 606-610 [Küttner (1910.2)].
699. Ders.: Die Desinfektion der Hände und des Operationsfeldes [Umfrage zum Chirurgenkongreß 1911]. In: Verh. Dt. Ges. Chir. 1911. II, S. 34-52.
700. Ders.: [Antwort auf eine Umfrage über die chirurgische Behandlung des Mastdarmkrebses]. *Med. Klinik 21*, 1925, S. 1491 f.

701. L.: [Rezension: Graser: Über die Grundlagen, Hilfsmittel und Erfolge der modernen Wundbehandlung]. *Wiener med. Wschr. 52*, 1902, S. 287.
702. Lafrenz, W.: Die Geschichte des zahnärztlichen Unterrichtes in Deutschland. Diss. med. Erlangen 1936.
703. Lalanne, C.; Coussement, A.: Geschichte der Radiodiagnostik. In: Toellner, Richard (Hrsg.): Illustrierte Geschichte der Medizin. 4. Bd., Erlangen 1992 [Sonderausgabe], S. 2137-2163.
704. Lang, W.: Beiträge Erlanger Kliniker zur Entwicklung der Radiologie 1895-1930. Diss. med. Erlangen 1962.
705. Lange, F.: Ein Leben für die Orthopädie. Stuttgart 1959.
706. Lanz, O.: Asepsis contra Antisepsis. *Münch. med. Wschr. 47*, 1900, S. 492-497.
707. Ders.: Weg mit der Taxis. *Münch. med. Wschr. 49*, 1902, S. 177-179.
708. Lardy, E.: Über die Jodtinktur in der Berner Schule. *Dt. Ztschr. Chir. 116*, 1912, S. 326-346. [auch als Sonderdruck. Leipzig 1912].
709. Laschitza, A.: Gedanken zur Biographieschreibung aus Erfahrungen über Rosa Luxemburg: In: Sitzungsberichte der AdW der DDR 16 G/ 1984. S. 26-32.
710. Dies.; Radczun, G.: Rosa Luxemburg. Berlin 1971.
711. Lauenstein, C.: Über Mac Ewen's Radikaloperation der Hernien. *Arch. klin. Chir. 40*, 1890, S. 639-652.
712. Ders.: Welchen Rückschluss gestatten uns heute die klinischen Zeichen der Blinddarmentzündung auf den pathologischen Zustand des Wurmfortsatzes und der Bauchhöhle. In: Verh. Dt. Ges. Chir. 1904. II, S. 318-362.
713. Lautermann, W.; Schlenke, M. (Hrsg.): Geschichte in Quellen. 5. Bd., Weltkriege und Revolutionen 1914-1945. 2. Aufl., München 1975.
714. Ledderhose, G.: [Rezension: Graser: Die erste Verklebung der serösen Häute]. In: Jahresbericht 1895 über die Fortschritte auf dem Gebiete der Chirurgie, S. 642.
715. Leibbrand, W.: Romantische Medizin. Hamburg 1937.
716. Ders.: Heilkunde. Freiburg; München 1953.
717. Lejeune, P.: Der autobiographische Pakt. Frankfurt a. M. 1994.
718. Lennander, K. G.: Über den Bauchschnitt durch die Rectusscheide mit Verschiebung des medianen oder lateralen Randes des musculus rectus. *Ztrbl. Chir. 25*, 1898, S. 90-94.
719. Ders.: Über die Verwendung konzentrierter Karbolsäure bei operativer Behandlung von Infektionen. *Beitr. klin. Chir. 51*, 1906, S. 1-22.
720. Lenzmann, R.: Die entzündlichen Erkrankungen des Darmes in der Regio ileocoecalis und ihre Folgen. Berlin 1901.
721. Lepenies, W.: Der Wissenschaftler als Autor. *Akzente 2*, 1978, S. 129-147.
722. Lészai, D. v.: Die Dentition. Wien 1830.
723. Leube, W. O.: Beiträge zur Kenntnis des Dünndarmsaftes und seiner Wirkungen. Habil.schr. Erlangen 1868.
724. Ders.: Über die Therapie der Magenkrankheiten. Leipzig 1876 [Leube (1876.1)].

725. Ders.: Specielle Diagnose der inneren Krankheiten. In: Ziemmssen, H. W. v. (Hrsg.): Handbuch der speciellen Pathologie und Therapie. 7. Bd., Leipzig 1876 [Leube (1876.2)].

726. Ders.: Die Magensonde. Erlangen 1879.

727. Ders.: Ueber die ammoniakalische Harngährung. *Arch. path. Anat.*, 1885, S. 540-564.

728. Ders.: Specielle Diagnose der inneren Krankheiten, 1.Bd., 4. Aufl., Leipzig 1895.

729. Ders.: Specielle Diagnose der inneren Krankheiten. 1.Bd., 5. Aufl., Leipzig, 1898

730. Ders.; Graser, Ernst: Ueber harnstoffzersetzende Pilze im Urin. Sitzungsber. Phys.-med. Soc. Erlg. 1885, S. 12.

731. Ludwig-Maximilians-Universität zu München: Amtliches Verzeichnis des Personals der Lehrer, Beamten und Studierenden. Wintersemester 1881/82. München 1881.

732. Levin, A.: Gründung einer Deutschen Gesellschaft für Urologie. *Ztrbl. Krkh. Harn- Sexualorg. 17*, 1906, S. 529 f.

733. Levy, W.: Zur Technik der Mastdarmresektion. *Ztrbl. Chir. 16*, 1889, S. 218.

734. Lexer, E.: Über die örtliche Behandlung der chirurgisch wichtigen Infektionen. *Ther. Gegenwart 44*, 1903, S. 9-14.

735. Ders.: Allgemeine Chirurgie. 1. Bd., 3. Aufl., Stuttgart 1908.

736. Ders.: Allgemeine Chirurgie. 1. Bd., 14.-16. Aufl., Stuttgart 1924.

737. Ders.: [Antwort auf eine Umfrage über die chirurgische Behandlung des Mastdarmkrebses]. *Med. Klinik 21*, 1925, S. 1453 f.

738. Leyden, E. v.: Über die Ziele und Aufgaben des Vereines für innere Medicin. *Dt. med. Wschr. 7*, 1881, S. 131-134.

739. Lichtenberg, A. v.: Eduard Pflaumer zum 60. *Ztschr. urol. Chir. 34*, 1932, S. I-III [beigeheftet zwischen S. 156 und 157]

740. Lichtenthaeler, C.: Geschichte der Medizin. 2 Bde., 2. Aufl., Köln-Lövenich 1982.

741. Der.: Geschichte der Medizin. Ergänzungsband [Vollständiges Literaturverzeichnis]. Köln 1988.

742. Lieblein, V.: Zur Kenntnis der chemischen Zusammensetzung des aseptischen Wundsekretes. *Beitr. klin. Chir. 35*, 1902, S. 42-93.

743. Liermann, H.: Die Friedrich-Alexander-Universität Erlangen 1910-1920. Neustadt a. d. Aisch 1977.

744. Lilienfeld, L.: Über Blutgerinnung. *Ztschr. Physiolog. Chem. 20*, 1894, S. 89-165.

745. Linderer, J.: Die Zahnheilkunde nach ihrem neusten Standpunkte. Erlangen 1851.

746. Lindpaintner: Ergebnisse der Listerschen Wundbehandlung. *Dt. Ztschr. Chir. 7*, 1877, S. 187-273

747. Linhart, W.: Vorlesungen über Unterleibshernien. Würzburg 1866.

748. Linke: Feinde rechts und links. *Zahnärztl. Rdsch. 15*, 1906, S. 263 f.

749. Lister, J.: Erste Veröffentlichung über antiseptische Wundbehandlung (1867, 1868, 1869) (übersetzt und eingeleitet von F. Trendelenburg). Leipzig 1912.

750. Lobenhoffer, W.: Funktionsprüfung an transplantierten Nieren. Habil.schr., Erlangen 1913 [Lobenhoffer (1913.1)].

751. Ders.: [Diskussionsbeitrag zu: Graser: Klinische Beobachtungen über Nerveneinflüsse auf die Nierensekretion]. In: Bericht über Verh. Dt. Ges. Chir. 1913. Beilage zum *Ztrbl. Chir. 40*, 1913, S. 87 f. [Lobenhoffer (1913.2)].

752. Ders.: Physiologisches über Niereninnervation. In: Verh. Dt. Ges. Chir. 1913, I, S. 195 f. [Lobenhoffer (1913.3)].

753. Ders.: Erfahrungen mit Mesothoriumbehandlung maligner Tumoren. *Beitr. klin. Chir. 88*, 1914, S. 629-636.

754. Lobstein, Friedrich: Tägliche Weckstimmen oder eine Schriftstelle kurz beleuchtet, auf alle Tage im Jahr. 6. Aufl., Basel 1887.

755. Lochner: [Rezension: Graser: Die Unterleibsbrüche]. *Münch. med. Wschr. 38*, 1890, S. 906.

756. Loerke, O.: Tagebücher (1903-1939) (hrsg. von H. Kasack). Frankfurt a. M. 1986.

757. Loewit, M.: Über die Beziehung der weißen Blutkörperchen zur Blutgerinnung. *Beitr. path. Anat. allg. Path. 5*, 1889, S. 469-520.

758. Lorenz, H.: [Antwort auf eine Umfrage über die chirurgische Behandlung des Mastdarmkrebses]. *Med. Klinik 21*, 1925, S. 1757 f.

759. Lotheissen, G.: Zur Radikaloperation der Schenkelhernie. *Ztrbl. Chir. 25*, 1898, S. 548-550.

760. Louyer-Villermay, J. B. de: Observations pour servir á l'histoire des inflammations de l'appendice du coecum. *Arch. gén. méd. 5*, 1824, S. 246-250.

761. Lübbe, H.: Politische Philosophie in Deutschland. 2. Aufl., München 1974.

762. Lüdtke, A.: Alltagsgeschichte. Frankfurt a. M.; New York 1989.

763. Ludwig, E.: Goethe. Berlin 1920.
764. Ders.: Napoleon. Berlin 1925.
765. Ders.: Bismarck. Berlin 1926.
766. Ders.: Der entzauberte Freud. Zürich 1946.
767. Ludz, P. C. (Hrsg.): Spengler heute. München 1980.
768. Lukács, G.: Reportage oder Gestaltung. Kritische Bemerkungen anläßlich eines Romans von Ottwalt. In: ders.: Schriften zur Literatursoziologie. 4. Aufl., Neuwied; Berlin 1961, S. 122-142.
769. Luthardt, Ch. E.: Apologetische Vorträge über die Grundwahrheiten des Christentums. Leipzig 1864.
770. Ders.: Apologetische Vorträge über die Heilswahrheiten des Christentums. Leipzig 1867.
771. Ders.: Vorträge über die Moral des Christentums. Leipzig 1872.
772. Ders.: Die modernen Weltanschauungen und ihre praktischen Konsequenzen. Leipzig 1880.
773. Lüthke, A.: Alltagsgeschichte. Frankfurt a. M.; New York 1989.
774. Luyken, R.: Abstieg vom Olymp. *Die Zeit 49*, 11.03.1994, S. 17-19.

775. Maas, E.: Photobilder als Grundlage für Biographien (Ein Beitrag zur Analyse anonymer Fotografien). In: Sparn, W.: Wer schreibt meine Lebensgeschichte? Gütersloh 1990, S. 163-177.
776. Maass, A.: [Rezension: Graser: Die Unterleibsbrüche]. *Dt. Ztschr. Chir.*, 1891, S. 218 f.
777. Maaß, M.: Der Männerbund Schlaraffia 1914-1937. Nürnberg 1993.
778. Mac Ewen, W.: On the radical cure of oblique inguinal hernia by internal abdominal peritoneal pad. *Ann. Surg. 4*, 1886, S. 89-119.
779. Malgaigne, J. F.: Über die Eingeweidebrüche. Leipzig 1842.
780. Mandl, F.: [Antwort auf eine Umfrage über die chirurgische Behandlung des Mastdarmkrebses]. *Med. Klinik 21*, 1925, S. 1955 f.
781. Mann, G.: "Die Geschichte kennt kein Wenn". *Historische Zeitschrift 198*, 1964, S. 78.
782. Ders.: Wallenstein. Frankfurt a. M. 1971.
783. Manninger, V.: Der Entwicklungsgang der Antiseptik und Aseptik. Breslau 1904.
784. Marchand, F.: Der Process der Wundheilung mit Einschluß der Transplantation. Stuttgart 1901.
785. Marquard, O.: Kleine Philosophie des Festes. In: Schultz, U. (Hrsg.): Das Fest. München 1988, S. 412-420.
786. Martens, M.: Über den Bau und die Einrichtung moderner Operationsräume. *Berl. klin. Wschr. 43*, 1906, S. 1372-1380.
787. Marwitz, B. v.: Eine Jugend in Dichtung und Briefen (hrsg. von O. Grautoff). Dresden 1924.
788. Massopust: [Rezension: Biondi: Cura radicale dell' onfalocele]. *Ztrbl. Chir. 22*, 1895, S. 1144 f.
789. Matthes, J.: Ein schwieriger Diskurs. Überlegungen zur zeitgenössischen Fremdheitsforschung. (Vorwort). In: Shimada, S.: Grenzgänge - Fremdgänge. Frankfurt a. M., New York 1994, S. 7-22.
790. Ders., Pfeiffenberger, A.; Stosberg, M. (Hrsg.): Biographie in handlungswissenschaftlicher Perspektive. Nürnberg 1983.
791. Mauermayer, W.: Deutsche Gesellschaft für Urologie 1907-1878. Eröffnungsreden der Präsidenten. 1.-30. Kongreß. Berlin; Heidelberg; New York 1979.
792. Maurer, G.; Hartl, H.: Die Geschichte der Chirurgie in Bayern. München; Berlin 1960.
793. Maydl, K.: Über die Radikaltherapie der ectopia vesicae urinariae. *Wiener med. Wschr. 44*, 1894, S. 1169, 1209, 1256, 1297.
794. McBurney, C.: Experience with early operative interference in cases of disease of the vermiform appendix. *New York med. Journ. Med. rec. 1*, 1889, S. 676-684.
795. Ders.: The indication for early laparotomy in appendicitis. *Ann. of Surg. 13*, 1891, S. 233-254.
796. Ders.: The incision made in the abdominal wall in cases of appendicitis, with a description of a new method of operating. *Ann. Surg. 20*, 1894, S. 38-43.
797. McInnes, E. O.; Plumpe, G.: Bürgerlicher Realismus und Gründerzeit (1850-1890). München 1996.
798. Mechs, J.; Kalb, W.; Waltner, F.: Geschichte der Burschenschaft Germania zu Erlangen, 1849-1899. Erlangen 1899.
799. Medizinalabteilung des Ministeriums der geistlichen, Unterrichts- und Medizinalangelegenheiten (Hrsg.): Die Spezialärzte in Preußen im Jahre 1904. Berlin 1906.
800. Meidinger-Geise, I. (Hrsg.): Erlangen 1686-1986. Kulturhistorisches Lesebuch. Erlangen 1986.
801. Meier, C.: Narrativität, Geschichte und die Sorgen des Historikers. In: Koselleck, R.; Stempel, W.-D. (Hrsg.): Geschichte - Ereignis und Erzählung. München 1973, S. 571-585.
802. Meineke, F.: Kausalitäten und Werte in der Geschichte. In: ders.: Werke, 4. Bd., Stuttgart 1959, S. 61-89.
803. Meinel; Deuerlein, E.: 140 Jahre Burschenschaft Germania zu Erlangen. Geschichte unserer Burschenschaft 1827-1967. Erlangen 1967.

804.   Meldola, E. E.: Beitrag zur Statistik der radikalen Herniotomie. 27 Fälle aus der Erlanger Klinik. Diss. med. Erlangen 1894.

805.   Mendelssohn, P. de: Einige Schwierigkeiten beim Schreiben von Biographien. In: Dt. Akad. Sprache und Dichtung Darmstadt (Hrsg.): Jahrbuch 1971. S 80-98.

806.   Mendes de Leon, M. A.: Über die Gefahren der Wundinfektion durch das Sprechen bei Operationen. *Arch. klin. Chir. 72*, 1904, S. 904-942.

807.   Ders.: Über die Gefahren der Wundinfektion durch das Sprechen bei Operationen. *Münch. med. Wschr. 58*, 1911, S. 2793.

808.   Menge, K. G.: Über den suprasymphysären Fascien-Querschnitt nach Pfannenstiel. *Mschr. Geburtshilfe Gyn. 17*, 1903, S. 1259-1278 [Menge (1903.1)].

809.   Ders.: Zur Radikaloperation der Nabelbrüche und der epigastrischen und subumbilikalen Hernien der Linea alba. *Ztrbl. Gyn. 27*, 1903, S. 385-391 [Menge (1903.2)].

810.   Ders.: Zur Radikaloperation von Nabelbrüchen und von epigastrischen und subumbilikalen Hernien der Linea alba durch quere Faszienspaltung und Muskelaushülsung. *Münch. med. Wschr. 55*, 1908, S. 1436-1437.

811.   Metschnikoff, E.: Über eine Sproßpilzkrankheit der Daphnien. Beitrag zur Lehre über den Kampf der Phagozyten gegen Krankheitserreger. *Arch. path. Anat. 96*, 1884, S. 177-195.

812.   Meyer, G.: Über Wundheilung und Wundbehandlung. Leipzig 1906.

813.   Meyer-Steineg, Th.: Illustrierte Geschichte der Medizin. 5. Aufl., Stuttgart 1965.

814.   Meyers großes Konversationslexikon. 6. Aufl., Leipzig; Wien 1902-1909.

815.   Michelsson, Friedrich (Hrsg.): Deutscher Chirurgenkalender. 2. Aufl., Leipzig 1926.

816.   Middell, M.; Sammler, S.: Alles Gewordene ist Geschichte. Die Schule der Annales in ihren Texten 1929-1992. Leipzig 1994.

817.   Mikulicz, J.: Über einen Fall von günstig verlaufener Pylorusresektion. In: Bericht über. Verh. Dt. Ges. Chir. 1883. Beilage zum *Ztrbl. Chir. 10*, 1883, S. 39 f.

818.   Ders.: Bestrebungen die aseptische Wundbehandlung zu vervollkommnen. Über Laparotomie bei Magen-Darm-Perforationen. Leipzig 1885.

819.   Ders.: Zur operativen Behandlung des stenosierenden Magengeschwürs. In: Verh. Dt. Ges. Chir. 1887. II, S. 337-348.

820.   Ders.: Zur operativen Behandlung des stenosierenden Magengeschwürs. *Arch klin. Chir. 37*, 1888, S. 79-90.

821.   Ders.: Das Operieren in sterilisierten Zwirnhandschuhen und mit Mundbinde. *Ztrbl. Chir. 24*, 1897, S. 713-717 [Mikulicz (1897.1)].

822.   Ders.: Die chirurgische Behandlung des chronischen Magengeschwürs. *Mitt. Grenzgeb. Med. Chir. 2*, 1897, S. 184-272 [Mikulicz (1897.2)].

823.   Ders.: Die chirurgische Behandlung des chronischen Magengeschwürs. In: Bericht über Verh. Dt. Ges. Chir. 1897. Beilage zum *Ztrbl. Chir. 24*, 1897, S. 69-98 [Mikulicz (1897.3)].

824.   Ders.: Über die jüngsten Bestrebungen die aseptische Wundbehandlung zu verbessern. In: Verh. Dt. Ges. Chir. 1898. II, S. 1-37 . [Mikulicz 1898.1)]

825.   Ders.: Bestrebungen die aseptische Wundbehandlung zu vervollkommnen. *Arch. klin. Chir. 57*, 1898, S. 243-279 [Mikulicz 1898.2)].

826.   Ders.: Bestrebungen die aseptische Wundbehandlung zu vervollkommnen. In: Bericht über. Verh. Dt. Ges. Chir. 1898. Beilage zum *Ztrbl. Chir. 25*, 1898, S. 9-31 [Mikulicz 1898.3)].

827.   Militärhandbuch des Königreiches Bayern (Sonderausgabe, nur für den Dienstgebrauch). München 1916.

828.   Miller, W. D.: Der Einfluß der Mikroorganismen auf die Caries der menschlichen Zähne. *Arch. exper. Path. Pharm. 16*, 1883, S. 291-303.

829.   Ders.: Die Mikroorganismen der Mundhöhle. Leipzig 1889.

830.   Ders.: Lehrbuch der conservierenden Zahnheilkunde. Leipzig 1896.

831.   Mills, G. A.: Directions to the treatment of the so-called Riggs Disease. *Dent. Cosmos 20*, 1878, S. 92-94.

832.   Minkow, L.: Zur Geschichte der Strahlentherapie bei der Universität Erlangen-Nürnberg 1905-1975. Diss. med. Erlangen 1976.

833.   Misch, G.: Geschichte der Autobiographie. 4 Bde., 1. Bd., Bern 1949/ 1950, 2.-4. Bd., Frankfurt a. M. 1955-1969.

834.   Mittelfränkischer Ärztetag: [Aus dem Bericht 1888]. *Münch. med. Wschr. 35*, 1888, S. 559.

835.   Ders.: [Aus dem Bericht 1889]. *Münch. med. Wschr. 36*, 1889, S. 572.

836.   Ders.: [Aus dem Bericht 1894]. *Münch. med. Wschr. 41*, 1894, S. 643 f.

837.   Ders.: [Aus dem Bericht 1902]. *Münch. med. Wschr. 49*, 1902, S. 2062 f.

838. Ders.: [Aus dem Bericht 1905]. *Münch. med. Wschr. 53*, 1906, S. 190.
839. Mittelstrass, J.: Der Chirurg als moderner Demiurg. *Neue Zürcher Ztg., internat. Ausgabe 218*, 02./ 03.08.1997.
840. Mommsen, W.: Legitime und illegitime Geschichtsschreibung. *Zeitwende 5*, 1929, S. 302-314.
841. Möllers, B.: Robert Koch. Hannover 1950.
842. Morgagni, G. B.: Sitz und Ursache der Krankheiten (Venedig 1761) (hrsg. von M. Michler). Stuttgart 1967.
843. Morton, T. G.: The diagnosis of pericaecal abscess and its radical treatment by removal of the appendix vermiformis. *Jour. am. med. Ass. 10*, 1888, S. 733-739.
844. Ders.: The operative treatment of appendicitis. *Med. surg. rep. 65*, 1891, S. 808-812.
845. Moseting–Moorhof, A. R. von: Der Jodoformverband. Leipzig 1882.
846. Moszkowicz, L.: Die erhöhte Resistenz des Peritoneums bei der akuten Perityphlitis. *Arch. klin. Chir. 72*, 1904, S. 773-830.
847. Ders.: [Antwort auf eine Umfrage über die chirurgische Behandlung des Mastdarmkrebses]. *Med. Klinik 22*, 1926, S. 54.
848. Müller, J. E.: Qui donc est je - Michel Leiris` "La règle du jeu". Zur historischen Funktion autobiographischer Texte. In: Matthes, J., Pfeiffenberger, A.; Stosberg, M.: Biographie in handlungswissenschaftlicher Perspektive. Nürnberg, 1983, S. 365-406.
849. Müller, L. R.: Lebenserinnerungen. München 1957.
850. Müller, N.: Die Geschichte der Zahn-, Mund- und Kieferklinik Erlangen von 1887-1999, *ZWR 108*, 1999, S. 701-705, 766-771.
851. Müller, R.: Niedergang der weißen Götter? *Nürnberger Zeitung 191*, 12.10.1994.
852. Munck, W.: The Roll of the Royal College of Physicians of London. 3 Bde., London 1878.
853. Munk, F.: Das medizinische Berlin um die Jahrhundertwende. 2. Aufl., München; Wien; Baltimore 1979.
854. Murken, A. H.: Das Bild des deutschen Krankenhauses im 19. Jahrhundert. Münster 1978.
855. Ders.: Die bauliche Entwicklung des deutschen Allgemeinen Krankenhauses im 19. Jahrhundert. Göttingen 1979.
856. Ders.: Vom Armenhospital zum Großklinikum. Die Geschichte des Krankenhauses vom 18.Jahrhundert bis zur Gegenwart. Köln 1988.
857. Murphy, J. B.: Cholezysto-intestinal, gastro-intestinal, entero-intestinal anastomosis approximation without sutures. *Med. Rec. 42*, 1892, S. 665-675 [Murphy (1892.1)].
858. Ders.: Cholezysto-intestinal, gastro-intestinal, entero-intestinal anastomosis approximation without sutures. *Chic. med. Rec. 3*, 1892, S. 803-840 [Murphy (1892.2)].
859. Musil, R. v.: Der Mann ohne Eigenschaften. [Buch 1] Berlin 1930, [Buch 2] Berlin 1933, [Buch 3, hrsg. von M. Musil] Lausanne 1943.

860. Naegelsbach, W.: Über die während der letzten 12 Jahre in der Erlanger chirurgischen Klinik zur Behandlung gelangten Oberkiefertumoren. Diss. med. Erlangen 1897.
861. Narath, A.: Zur Geschichte der zweiten Billrothschen Resektionsmethode am Magen. *Dt. Ztschr. Chir. 136*, 1916, S. 62-136.
862. Nauck, E. Th.: Die Anfänge des Zahnheilkunde-Unterrichts an der Universität Freiburg im Breisgau. *Ber. Natforsch. Ges. Freiburg i. Br. 43*, 1953, S. 47-73.
863. Neidhardt; A.: Medizinische Universitätsklinik Erlangen. Sammlung von Daten und Ereignissen der Klinik im Zeitraum von 1820-1980. Diss. med. Erlangen 1985.
864. Neidhardt, F.: Die Familie in Deutschland - gesellschaftliche Stellung, Struktur und Funktion. 4. Aufl., Opladen 1975.
865. Nessel, F.: Compendium der Zahnheilkunde. Wien 1856.
866. Neuber, G. A.: Anleitung zur Technik der antiseptischen Wundbehandlung und des Dauerverbandes. Kiel 1883.
867. Ders.: Die aseptische Wundbehandlung in meinen chirurgischen Privat-Hospitälern. Kiel 1886.
868. Ders.: Kurze Beschreibung der antiseptischen Wundbehandlung. Kiel; Leipzig 1892.
869. Neubert, Ch.; Faupel, L; Katzenmeier, U.: Bauchwandbrüche. In: Sailer, F. X.; Gierhake, F. W.: Chirurgie historisch gesehen. Deisenhofen 1973, S. 139-152.
870. Neuburger, M.; Pagel, J.: Handbuch der Geschichte der Medizin. 2. Bd., Jena 1903.
871. Neugebauer, F. L.: Taxis bei Brucheinklemmungen, *Med. Klinik 22*, 1926, S. 885.
872. Niall, F. (Hrsg.): Virtuelle Geschichte. Historische Alternativen im 20. Jahrhundert. Darmstadt 1999.
873. Nicolson, H.: Die Kunst der Biographie. Berlin 1958.

874. Niethammer, L. (Hrsg.): Lebenserfahrung und kollektives Gedächtnis. Die Praxis der Oral history. Frankfurt a. M. 1980.

875. Nietzsche, F.: Werke in drei Bänden (hrsg. von K. Schlechta). München 1954-1956.

876. Nipperday, Th.: Deutsche Geschichte 1866-1918. Arbeitswelt und Bürgergeist. 2. Aufl., München 1991.

877. Ders.: Deutsche Geschichte 1866-1918. Machtstaat vor der Demokratie. München 1992.

878. Nissen, R: Helle Blätter - Dunkle Blätter. Erinnerungen eines Chirurgen. Stuttgart 1969.

879. Nitze, M.: Das Operationskystoskop. Vorläufige Mitteilung. *Ztrbl. Chir. 18*, 1891, S. 993-997.

880. Ders.: Lehrbuch der Kystoskopie. Wiesbaden 1889.

881. Noetzel, W.: Die Prinzipien der Peritonitisbehandlung. *Beitr. klin. Chir. 46*, 1905, S. 514-546 [Noetzel (1905.1)].

882. Ders.: Die Ergebnisse von 241 Peritonitisbehandlungen. *Beitr. klin. Chir. 47*, 1905, S. 241-348 [Noetzel (1905.2)].

883. Ders.: Die Behandlung der appendizitischen Abszesse. *Beitr. klin. Chir. 47*, 1905, S. 821-844 [Noetzel (1905.3)].

884. Ders.: Über Wundbehandlung. In: Verh. Dt. Chir. Ges. 1911. II, S. 195-204.

885. Nordmann, O.: [Diskussionsbeitrag zu: Appendizitis]. In: Verh. Dt. Ges. Chir. 1910. I, S. 127-129.

886. Ders.: [Antwort auf eine Umfrage über die chirurgische Behandlung des Mastdarmkrebses]. *Med. Klinik 21*, 1925, S. 1451 f.

887. Ders.: Die Entwicklung der Dickdarmchirurgie in den letzten 25 Jahren. *Arch. klin. Chir. 142*, 1926, S. 312-367.

888. Nothnagel, H.: Die Erkrankungen des Darmes und des Peritoneum. Wien 1898.

889. Nußbaum, J. N. von: Die chirurgische Klinik zu München im Jahre 1875. Stuttgart 1875 [Nußbaum (1875.1)].

890. Ders.: Listers große Erfindung. *Ärztl. Intelligenzbl. 22*, 1875, S. 41-44 [Nußbaum (1875.2)].

891. Ders.: Die gegenwärtige Behandlung der Unterleibsbrüche. München 1881.

892. Ders.: Leitfaden zur antiseptischen Wundbehandlung. Stuttgart 1887.

893. O'Conell, C. D.: Birth and growth of a speciality. *Irish Journ. Med. Sci. 401*, 1959, S. 215-227.

894. Oberpfälzischer Ärztetag: [Aus dem Bericht 1896]. *Münch. med. Wschr. 43*, 1896, S. 1197.

895. Oelkers, J.: Biographik - Überlegungen zu einer unschuldigen Gattung. *Neue politische Literatur 19*, 1974, S. 296-309.

896. Ollendorf, A.: Eine neue Methode zur Herstellung von Zahnersatzstücken. *Dt. Mschr. Zahnhk. 22*, 1904, S. 657-664.

897. Oppelland, T. (Hrsg.): Deutsche Politiker 1949-1969. 2 Bde., Darmstadt 1999.

898. Orth, H.; Kis, I.: Schmerzbekämpfung und Narkose. In: Sailer, F. X. und F. W. Gierhake: Chirurgie historisch gesehen. Deisenhofen 1973, S. 1-31.

899. Ostarhild, F.: Als Einjähriger in Erlangen 1897/ 98 und bei Reserveübungen in Nürnberg 1899/ 1904. *Erlang. Bausteine fränk. Heimatforsch. 17*, 1970, S. 3-24.

900. Ottmann, H.: Individuum und Gemeinschaft bei Hegel. Berlin, New York 1977.

901. Otto, H. F.; Wanke, M.; Zeitlhofer, J.: Darm und Peritoneum. In: Doerr, W.; Seifert, G.; Uehlinger, E. (Hrsg.): Spezielle pathologische Anatomie. 2. Bd., Teil 2, Berlin 1976, S. 409 f.

902. Otto, H. F.; Remmele, W.: Kolon und Rektum. In: Remmele, W. (Hrsg.): Pathologie. 2. Bd., Verdauungsorgane, Berlin 1984, S. 387 f.

903. Oury, M.: Geschichte der Tuberkulose. In: Toellner, R. (Hrsg.): Illustrierte Geschichte der Medizin. 5. Bd., Erlangen 1992 [Sonderausgabe], S. 2735-2755.

904. Pagel, J.: Biographisches Lexikon hervorragender Ärzte des 19. Jahrhunderts. Berlin; Wien, 1901.

905. Papastavrou, N.: Darm. In: Sailer, Franz X.; Gierhake, Friedrich W. (Hrsg.): Chirurgie historisch gesehen. Deisenhofen 1973, S. 107-131 [Papastavrou (1973.1)].

906. Ders.: Wurmfortsatz. In: Sailer, F. X.; Gierhake, F. W.: Chirurgie historisch gesehen. Deisenhofen 1973, S. 132-138 [Papastavrou (1973.2)].

907. Parker, W.: An operation for abscess of the appendix vermiformis caeci. *Med. Rec. 25*, 1867, S. 25-27.

908. Paul, Th.; Sarwey, O.: Experimentaluntersuchungen über Händedesinfektion. *Münch. med. Wschr. 46*, 1899, S. 934-937, 968-971, 1006 f. 1038-1044, 1075-1077.

909. Payr, E.: Über die Behandlung akzidentieller Wunden. *Jahreskurse ärztl. Fortbildung 1*, 1910, S. 5-33.

910. Penzoldt, F: Perityphlitis. In: Ders., Stintzing, R. (Hrsg.): Handbuch der speciellen Therapie, 4. Bd. Jena 1896, S. 706-736.

911. Ders.: Über den Krankheitsverlauf bei vor 19 Jahren mit Tuberkulin behandelten Lungentuberkulösen. *Dt. Arch. klin. Med. 100*, 1910, S. 68-87 [Penzoldt (1910.1)].

912. Ders.: Über den Krankheitsverlauf bei vor 19 Jahren mit Tuberkulin behandelten Lungentuberkulösen. In: Festschrift Wilhelm v. Leube. Leipzig 1910, S. 82-101 [Penzoldt (1910.2)].

913. Ders.: Die Beteiligung der Universität an der Verwundeten und Krankenpflege in der Heimat. In: Erlangen in der Kriegszeit. 1915. Ein Gruss der Universität an ihre Studenten. Erlangen 1915, S. 12 f.

914. Ders.: Wilhelm O. v. Leube zum Gedächtnis. *Münch. med. Wschr. 69*, 1922, S. 936 f.

915. Ders.: Wilhelm O. Leube zum Gedächtnis. *Sitzungsber. Phys.-med. Soz. Erlangen 54/ 55*, 1922/ 1923, S. 1-6.

916. Ders.: [Selbstdarstellung]. In: Grote, L. R.: Die Medizin der Gegenwart in Selbstdarstellungen. Leipzig 1923, S. 168-186.

917. Penzoldt, F.; Stintzing, R. (Hrsg.): Handbuch der speciellen Therapie. 6 Bde., Jena 1894-1899.

918. Perthes, G.: Zur Frage der Operationshandschuhe. In: Verh. Dt. Ges. Chir. 1898. I, S. 8-10 [Perthes (1898.1)].

919. Ders.: Zur Frage der Operationshandschuhe. In: Bericht über die Verh. Dt. Ges. Chir. 1898. Beilage zum *Ztrbl. Chir. 25*, 1898, S. 32 f. [Perthes (1898.2)].

920. Ders.: Einiges über Wundbehandlung. *Med. Korrbl. Württbg. 82*, 1912, S. 495-498.

921. Petermann, A.: Des deutschen Reiches Zahnärzte. *Dt. Mschr. Zahnhk. 2*, 1884, S. 78-80.

922. Petermann, J.: [Antwort auf eine Umfrage über die chirurgische Behandlung des Mastdarmkrebses]. *Med. Klinik 21*, 1925, S. 1759.

923. Petersen, H.; Gocht, H.: Amputationen und Exartikulationen. Stuttgart 1907.

924. Petersen, W.: Anatomische und chirurgische Beiträge zur Gastroenterostomie. *Beitr. klin. Chir. 29*, 1901, S. 597-616.

925. Pfannenstiel, J.: Über die Vorteile des suprasymphysären Fascienquerschnitts für die gynäkologische Koeliotomie. Leipzig 1900.

926. Ders.: Über Schnitt und Naht bei gynäkologischen Laparotomien. *Ztrbl. Gyn. 27*, 1903, S. 399-402.

927. Pflaumer, E.: Über Aufgaben, Hilfsmittel und Erfolge der Urologie. *Münch. med. Wschr. 69*, 1922, S. 733-735.

928. Ders.: Die Stellung der Urologie zur Inneren Medizin und Chirurgie. In: Verh. Dt. Ges. Urol. 1926. S. 83-95.

929. Ders.: [Eröffnungsansprache, 2. Tag. Ges. Reichdt. Urologen], *Ztschr. Urol. 31*, 1937, S. 793-797.

930. Ders.; Lobenhoffer, W.: Erfahrungen mit Mesothoriumbehandlung maligner Tumoren. *Beitr. klin. Chir. 88*, 1914, S. 629-636.

931. Phelps, A. M.: Die Behandlung von Abszessen der Gelenke mit Glasspeculum, Drainage und reiner Karbolsäure. *Münch. med. Wschr. 47*, 1900, S. 1307-1310.

932. Physikalisch-Medizinische Sozietät zu Erlangen: Festschrift zur Feier ihres 100-jährigen Bestehens. Erlangen 1908.

933. Pittroff, R.: Die Lehrer der Heilkunde der Universität Erlangen 1843-1943 und ihr Werdegang. Diss. med. Erlangen 1964.

934. Plumb, J. H.: Men and Places. London 1963.

935. Poppert, P.: Über eine Methode zur Erziehlung eines normalen Blasenverschlusses bei angeborener Blasen- und Harnröhrenspalte. In: Verh. Dt. Ges. Chir. 1896. II, S. 411-421.

936. Port, K.: Die Grasersche Operation grosser Nabel- und Bauchbrüche. *Münch. med. Wschr. 55*, 1908, S. 1231 f.

937. Posner, C.: Wege und Ziele der modernen Urologie. *Ztschr. Urol. 6*, 1912, S. 176-184.

938. Pott, O.: Zur Prognose der Hernien-Radikaloperation. Diss. med. Erlangen 1903.

939. Preobranjensky, M. J.: Les bases physiques du traitement antiparasitaire des plaies. *Ann. de l'inst. Pasteur 11*, 1897, S. 699-719.

940. Preiswerk, G. A.: Lehrbuch und Atlas der Zahnheilkunde. 2. Aufl., München 1908.

941. Propping, K.: Die gegenwärtigen Erfolge bei der chirurgischen Behandlung der freien eitrigen Wurmfortsatzperitonitis. *Beitr. klin. Chir. 74*, 1911, S. 163-191.

942. Proux, C.: Geschichte der Radiotherapie. In: Toellner, R. (Hrsg.): Illustrierte Geschichte der Medizin. 4. Bd., Erlangen 1992 [Sonderausgabe], S. 2165-2183.

943. Pschyrembel, 255 Aufl., Berlin; New York 1986.

944. Puchelt, F. A. B.: Perityphlitis. *Neue Jahrbücher der teutschen Medicin und Chirurgie [= Heidelberger klinische Annalen] 8*, 1832, S. 524-535.

945. Pusch, L. F.: Berühmte Frauen [Taschenkalender seit 1988]. Frankfurt a. M.

946. Querner, H.; Schipperges, H.: Wege der Naturforschung 1822-1972 im Spiegel der Versammlungen Deutscher Naturforscher und Ärzte. Berlin 1972.

947. Quervain, F. de: Die Behandlung der akuten Appendicitis, auf Grund einer schweizerischen Sammelstatistik. *Korrbl. Schweizer Ärzte 43*, 1913, S. 1609-1624.

948. Ranke, J.: Tetanus. Leipzig 1865.

949. Ranke, L. v.: Weltgeschichte. 5.Aufl., München, Leipzig 1922.

950. Ders.: Historische Charakterbilder (ausg. von Richard Sternfeld). Berlin o. J.

951. Raulff, U. (Hrsg.): Mentalitäten-Geschichte. Berlin 1987.

952. Reble, A.: Das Schulwesen. In: Spindler, M.: Das neue Bayern 1800-1970 (= Handbuch der bayerischen Geschichte, 4. Bd., 2 Teilbände). München 1974/ 1975, S. 949-990.

953. Reckow, J. v.: Grundlagen zur Geschichte der deutschen zahnärztlichen Approbation bis 1913. Greifswald 1927.

954. Rehn, L.: [Diskussionsbeitrag zum Thema Appendizitis, Perityphlits]. In: Verh. Dt. Ges. Chir. 1899. I, S. 113.

955. Ders.: Die chirurgische Behandlung der acuten Appendicitis. In: Verh. Dt. Ges. Chir. 1901. II, S. 659-670.

956. Ders.: Über die Behandlung infektionseitriger Prozesse im Peritoneum. In: Verh. Dt. Ges. Chir 1902. II, S. 173-186.

957. Ders.: [Diskussionsbeitrag zu: Appendizitis]. In: Verh. Dt. Ges. Chir. 1910. I, S. 129 f.

958. Reich: Radikaloperation. *Beitr. klin. Chir. 73*, 1911, S. 104-115

959. Reichard, H.: Radikaloperation bei doppelseitigem Leisten- und Schenkelbruch. Diss. med. Erlangen 1904.

960. Reichel, P.: Die Lehre von der Brucheinklemmung. Stuttgart 1886.

961. Ders.: Die Entstehung der Mißbildungen der Harnblase und Harnröhre an der Hand der Entwicklungsgeschichte bearbeitet. *Arch. klin. Chir. 46*, 1893, S. 740-808 [Reichel (1893.1)].

962. Ders.: [Rezension: Condamin: De la cure radicale des hernies ombilicales per l'omphalectomie totale]. *Ztrbl. Chir. 20*, 1893, S. 954 f. [Reichel (1893.2)].

963. Ders.: Behandlung der Appendizitis. *Münch. med. Wschr. 48*, 1901, S. 2124-2125.

964. Reifferscheid, M.: Pathogenese der Sigma-Divertikulitis und die Indikation zur Resektionsbehandlung. *Arch. klin. Chir. 318*, 1967, S. 134-160.

965. Recklinghausen, F. v.: [Diskussionsbeitrag zu: Graser: Über multiple Darmdivertikel in der flexura sigmoidea]. In: Verh. Dt. Path. Ges. 1899. S. 255 f.

966. Remmele W. (Hrsg.): Pathologie. 2. Bd., Verdauungsorgane. Berlin 1984.

967. Renvers, R. v.: Zur Pathologie und Therapie der Perityphlitis. *Dt. med. Wschr. 25*, 1891, S. 175-179.

968. Ders.: Über Blinddarmerkrankung. In: Verh. Dt. Ges. Chir. 1899. II, S. 709-174.

969. Rheinen, U.: Die Zahnärztedynastie Eduard August Moritz Beck (1812-1878), Georg Jakob Bock (1846-1921) und Julius Georg Bock (1828-1955). Ein Beitrag zur Geschichte der Zahnheilkunde im mittelfränkischen Raum Nürnberg-Erlangen. Diss. med. München 1970.

970. Rheinsberg, A.: Kriegs/läufe. Mannheim 1989.

971. Ribbert, H.: [Rezension: Graser: Die erste Verklebung der serösen Häute]. *Dt. Med. Wschr. 22*, 1896, (Literaturbeilage), S. 6.

972. Richardson, B. W.: A new method of producing local anesthesia applicable to dental surgery. *Trans. Odont. Soc. G. B. 5*, 1866, S. 45-68.

973. Richter, W.: Über das Schreiben von Biographien. *Dt. Beitr. 3*, 1949, S. 479-488.

974. Riedel, B.: Über die sogenannte Frühoperation bei Appendizitis purulenta resp. gangränosa. *Berl. klin. Wschr. 36*, 1899, S. 717-721, 747-751.

975. Ders.: [Diskussionsbeitrag zum Thema Appendiztis]. In: Verh. Dt. Ges. Chir. 1901. I, S. 212 f.

976. Ders.: Die Versorgung des Appendixstumpfes. *Ztrbl. Chir. 30*, 1903, S. 1393-1396.

977. Riesenberger, D.: Biographie als historiographisches Problem. In: Bosch, M. (Hrsg.): Persönlichkeit und Struktur in der Geschichte. Düsseldorf 1977, S. 25-39.

978. Riha, O.: Aktuelle ethische Probleme in der Medizin, *Dt. Zahnärtl. Wo. 41*, 1997, 9/ S 20-22, 10/ S. 18-20, 11/ S. 44-46, 12/ S. 14-15, *ebenda 42*, 1998, 1/ S. 18 f. 3/ S. 24-28.

979. Ring, M. E.: Geschichte der Zahnmedizin. Köln 1997.

980. Ritter G. A., Kocka, J. (Hrsg.): Deutsche Sozialgeschichte 1870-1914. 3. Aufl., München 1982.

981. Ritter, L.: Die Spezialgebiete der Medizin und ihre Geschichte. Darmstadt 1978.

982. Roesler, K.: Die Finanzpolitik des Deutschen Reiches im ersten Weltkrieg. Berlin 1967.

983. Rohde, E.: [Antwort auf eine Umfrage über die chirurgische Behandlung des Mastdarmkrebses]. *Med. Klinik 21*, 1925, S. 1535.

984. Rokitansky, C.: Handbuch der speziellen pathologischen Anatomie. 2. Bd., Wien 1842.

985. Rollmann, B.: Personalbibliographien von Professoren der Physiologie, Hygiene und Bakteriologie, Geburtshilfe und Frauenheilkunde, Röntgenologie und Strahlenheilkunde, Medizinischen Strahlenkunde (Biophysik) sowie der Humangenetik und Anthropologie an der Medizinischen Fakultät der Universität Erlangen-Nürnberg im ungefähren Zeitraum von 1919-1967. Diss. med. Erlangen 1969.

986. Romein, J.: Die Biographie. Einführung in ihre Geschichte und ihre Problematik. Bern 1948.

987. Röntgen, W. C.: Eine neue Art von Strahlen. Würzburg 1895.

988. Rose, E.: Über die Exstirpation gutartiger Bauchgewächse. Dt. Ztschr. Chir. 19, 1883, S. 24-50.

989. Rosen, E. (Hrsg.): Der große Krieg. Stuttgart 1915.

990. Rosenbach, J.: Der Hospitalbrand. Stuttgart 1888.

991. Rosenfeld, H.: Operative Dauerresultate von eingeklemmten Schenkelhernien. Diss. med. Erlangen 1912.

992. Rosenthal, C.: Zum 70. Geburtstag I. Rosenthals - Erlangen. Münch. med. Wschr. 53, 1906, S. 1361 f.

993. Rosenthal, I.: Der physiologische Unterricht und seine Bedeutung für die Ausbildung der Ärzte. Leipzig 1904.

994. Rossi, P.: Theorie der modernen Geschichtsschreibung. Frankfurt a. M. 1987.

995. Rost, L.: Die Erfolge der Gaumenspaltenoperationen an der Chirurgischen Universitätsklinik zu Erlangen. Diss. med. Erlangen 1922.

996. Rostaing, A.; Sylvester, C.: Über das unveränderliche und marmorharte Zahncäment von Rostaing. Der Zahnarzt 13, 1858, S. 180-185.

997. Rothschuh, K. E.: Konzepte der Medizin in Vergangenheit und Gegenwart. Stuttgart 1978.

998. Rottenbach, K.: Die Hasenschartenoperationen in der Erlanger chirurgischen Klinik in den Jahren 1923-1930 unter besonderer Berücksichtigung der Nahtdehiszens und ihrer Verhinderung durch Facialisvereisung. Diss. med. Erlangen 1931.

999. Rotter, J.: [Diskussionsbeitrag zum Thema Appendizitis, Perityphlitis]. In: Verh. Dt. Ges. Chir. 1899. I, S. 110 f.

1000. Ders.: [Diskussionsbeitrag zu: Appendizitis]. In: Verh. Dt. Ges. Chir. 1901. I, S. 216 [Rotter (1901.1)].

1001. Ders.: Zur Behandlung der acuten Perityphlitis. In: Verh. Dt. Ges. Chir. 1901, II, S. 528-533 [Rotter (1901.2)].

1002. Routier, A.: De l'appendicite et son traittement. Semaine Méd. 10, 1891, S. 337-339.

1003. Ders.: Traitement chirurgical des app.. Presse méd., 1895, S. 97-99.

1004. Roux, C.: Traitement chirurgical de la pérityphlite suppurée. Rev. Méd. Suisse Rom. 10, 1890, S. 289-331.

1005. Ders.: [Die Perityphlitis (Appendizitis) und ihre medizinische und chirurgische Behandlung]. Korrbl. Schweizer Ärzte 22, 1892, S. 446-449 [Roux (1892.1)].

1006. Ders.: Traitement de l'appendicite. Mercredi Méd. 3, 1892, S. 210 f. [Roux (1892.2)].

1007. Ders.: Über einige Complicationen und Schwierigkeiten bei der Excision des processus vermiformis im Ruhezustand der Appendizitis. In: Verh. Dt. Ges. Chir. 1902. II, S. 136-141 [Roux (1892.3)].

1008. Rubritius, H.: Fritz Voelckers Schaffen auf urologischem Gebiet. Ztschr. Urol. Chir. 46, 1943, S. 201-204.

1009. Rüsen, J.: Geschichtsschreibung als Theorieproblem der Geschichtswissenschaft. In: Koselleck, R., Lutz, H., Rüsen, J.: Formen der Geschichtsschreibung. München 1982, S. 14-35 [Rüsen (1982.1)].

1010. Rüsen, J.: Die vier Typen des historischen Erzählens. In: Koselleck, R., Lutz, H., Rüsen, J.: Formen der Geschichtsschreibung. München 1982, S. 514-605 [Rüsen (1982.2)].

1011. Rydygier, L.: Über Pylorusresektion. Leipzig 1882.

1012. Ders.: Eine neue Methode der temporären Resektion des Kreuzsteißbeines behufs Freilegung der Beckenorgane. Ztrbl. Chir. 20, 1893, S. 1-5.

1013. Ders.: Anus praeternaturalis. Wien. Klin. Wschr. 7, 1894, S. 220.

1014. Sahli, H.: [Die Perityphlitis (Appendizitis) und ihre medizinische und chirurgische Bedeutung]. Korrbl. Schweizer Ärzte 22, 1892, S. 449-452 [Sahli (1892.1)].

1015. Ders.: Über das Wesen und die Behandlung der Perityphlitiden. Korrbl. Schweizer Ärzte 22, 1892, S. 593-612 [Sahli (1892.2)].

1016. Ders.: Über die Pathologie und Therapie der Typhlitiden. In: Verh. Congr. Innere Med. 1895, S. 194-232.

1017. Sailer, K.-L.: Die Innere Medizin an der Universität Erlangen-Nürnberg seit dem Bestehen der medizinischen Klinik mit einem personalbibliographischen Anhang. Diss. med. Erlangen 1972.

1018. Salkowski, E. L.; Leube, W. O.: Die Lehre vom Harn. Berlin 1882.

1019. Salzwedel, R.: Weitere Mitteilungen über dauernde Spiritusverbänden. Berl. klin. Wschr. 33, 1896, S. 1021.

1020. Samter, O.: Über die Verwendbarkeit der Mikuliczschen Peritonealtamponade. In: Verh. Dt. Ges. Chir. 1901. I, S. 150-156.

1021. Sands, H. B.: Notes on perityphlitis, *Ann. anat. surg. Soc. 2*, 1880, S. 249-270.

1022. Sandweg, J.: Bauen und Wohnen im Wandel von hundert Jahren (1820-1920). In: Ders.; Richter, H. (Hrsg.): Erlangen. Von der Strumpfer- zur Siemens-Stadt. Beiträge zur Geschichte Erlangens vom 18. zum 20. Jahrhundert. Erlangen 1982, S. 405-450 [Sandweg (1982.1)].

1023. Ders.; Richter, H. (Hrsg.): Erlangen. Von der Strumpfer- zur Siemens-Stadt. Beiträge zur Geschichte Erlangens vom 18. zum 20. Jahrhundert. Erlangen 1982 [Sandweg (1982.2)].

1024. Sauerbruch, F.: [Operative Behandlung der Appendizitis]. *Korrbl. Schweizer Ärzte 43*, 1913, S. 1652 f.

1025. Sauerwein, E.: Kariologie. Stuttgart 1974.

1026. Ders.: Zahnerhaltungskunde. 5. Aufl., Stuttgart 1985.

1027. Sautermeister, G.; Schmid, U. (Hrsg.): Zwischen Restauration und Revolution 1815-1848. München 1998.

1028. Schadewaldt, H.: Zur Geschichte des Wundverbandes. *Arch. Chir. 339*, 1975, S. 573-585.

1029. Ders.: [Vorwort]. In: Tröhler, U.: Der Nobelpreisträger Theodor Kocher 1841-1917. Basel; Boston; Stuttgart 1984, S. I-XV.

1030. Schambach, T.: Appendizitis und Appendektomie. Diss. med. München 1973.

1031. Scheckel, G.: Zahnmedizinische Schulen gemäß dem fachlichen Schrifttum: Fakultäten Erlangen, München, Würzburg, Wien und Prag. Diss. med. Erlangen 1976.

1032. Schede, M.: Zur Frage von der Jodoformvergiftung. *Ztrbl. Chir. 9*, 1882, S. 33-38.

1033. Scheff, J.: Handbuch der Zahnheilkunde. 2. Aufl., Wien 1884.

1034. Scheibe, A.: Die neue Ohrenklinik. In: Erlangen in der Kriegszeit. 1915. Ein Gruß der Universität an ihre Studenten. Erlangen 1915, S. 18.

1035. Ders.: Die neue Kgl. Universitäts-Klinik und -Poliklinik für Ohren-, Nasen- und Kehlkopfkrankheiten in Erlangen. *Arch. Ohren-, Nasen- und Kehlkopfhk. 100*, 1917, S. 1-26.

1036. Scheuer, H.: Biographie. Stuttgart 1979 [Scheuer (1979.1)].

1037. Ders.: Historische Belletristik am Ausgang der Weimarer Republik. Emil Ludwig und Stefan Zweig. In: Kirchhoff, H. G.; Kampen, W. van (Hrsg.): Geschichte in der Öffentlichkeit. Stuttgart 1979, S. 172-193 [Scheuer (1979.2)].

1038. Ders.: Kunst und Wissenschaft. In: Klingenstein, G.; Lutz, H.; Stourzh, G. (Hrsg.): Biographie und Geschichtswissenschaft. München 1979, S. 81-110 [Scheuer (1979.3)].

1039. Schiffer, W.: Theorien der Geschichtsschreibung und ihre erzähltheoretische Relevanz. Stuttgart 1980.

1040. Schimmelbusch, C.: Die Durchführung der Asepsis in der Klinik des Herrn Geheimrats von Bergmann in Berlin. Berlin 1891.

1041. Ders.: Anleitung zur aseptischen Wundbehandlung. Berlin 1892.

1042. Schinz, H. R.: 60 Jahre medizinische Radiologie. Stuttgart 1959.

1043. Schipperges, H.: 5000 Jahre Chirurgie. Stuttgart 1967.

1044. Ders. (Hrsg.): Die Versammlung Deutscher Naturforscher und Ärzte im 19. Jahrhundert. Stuttgart 1968.

1045. Ders.: Moderne Medizin im Spiegel der Geschichte. Stuttgart 1970.

1046. Ders.: Die Kranken im Mittelalter. 3. Aufl., München 1993.

1047. Ders.; Lindner, F.: Ein Jahrhundert Antisepsis und Asepsis. *Chirurg 38*, 1967, S. 149-153.

1048. Schlaaff, J.: Magen und Darm-Carcinome in ihrer biologischen Wertigkeit und ihrem Verhalten zur Ca-Dosis. *Beitr. klin. Chir. 122*, 1921, S. 336-341.

1049. Schlaraffia: *Der Schlaraffia Zeytungen 565*, 1. Christmondes a. U. 65 [=1924]

1050. Diess.: *Der Schlaraffia Zeytungen 628*, 16. des Christmondes a.U. 70 [=1929]

1051. Schleich, C. L.: Die Infiltrationsanästhesie (lokale Anästhesie) und ihr Verhältnis zur allgemeinen Narkose. In: Bericht über die Verh. Dt. Ges. Chir. 1892. Beilage zum *Ztrbl. Chir. 19*, 1892, S. 30 f.

1052. Schlichtegroll, M.: Statistische Beiträge zur Perityphlitis und deren operative Behandlung. Diss. med. Erlangen 1896.

1053. Schloffer, H.: Über abdominale Mastdarmresektion. In: Bericht über die Verh. Dt. Ges. Chir. 1903. Beilage zum *Ztrbl. Chir.*, 1903, S. 91 f.

1054. Ders.: Perubalsam als Wundbehandlungsmittel. In: Verh. Dt. Ges. Chir. 1905. II, S. 399-409.

1055. Ders.: [Antwort auf eine Umfrage über die chirurgische Behandlung des Mastdarmkrebses]. *Med. Klinik 21*, 1925, S. 1534 f.

1056. Schmid, M. (Hrsg.): Medizin und Geschichte. Index der Erlanger medizingeschichtlichen Dissertationen 1956-1974. Erlangen 1974.

1057. Schmidt, A.: Die Lehre von den fermentativen Gerinnungserscheinungen in den eiweissartigen tierischen Körperflüssigkeiten. Dorpat 1877.

1058. Schmidt, A.: Das steinerne Herz. Karlsruhe 1956.

1059. Ders.: Kaff auch Mare Crisium. Karlsruhe 1960.

1060. Ders.: Zettels Traum. Stuttgart 1970.

1061. Ders.: Fouqué und einige seiner Zeitgenossen. Frankfurt a. M. 1975.

1062. Schmidt, B.: Über die Resultate der Herniotomie seit Einführung der antiseptischen Operationsweise. In: Bericht über die Verh. Dt. Ges. Chir. 1883. Beilage zum *Ztrbl. Chir.* 10, 1883, S. 46-48.

1063. Ders.: Die Unterleibsbrüche. Stuttgart 1896.

1064. Schmidt, H.: Das biogenetische Grundgesetz. Ernst Haeckels und seine Gegner. Jena 1902.

1065. Schmidt, H.: Über die Entdeckung der Trichinenkrankheit. Diss med. Erlangen 1949.

1066. Schmidt, I.: Personalbibliographie der Professoren und Dozenten der Chirurgie und Gynäkologie der Universität Erlangen-Nürnberg 1900- ca. 1960. Diss. med. Erlangen 1967.

1067. Schmidt, M.: [Rezension: Graser: Untersuchungen über die feineren Vorgängen bei der Verwachsung peritonealer Blätter]. *Ztrbl. Chir. 15*, 1888, S. 702-704.

1068. Ders.: [Rezension: Graser: Walter v. Heineke. Ein Nekrolog]. *Ztrbl. Chir. 29*, 1902, S. 889 f.

1069. Schmidtsdorf, G., Schmolinski, E.: Die Entwicklung der Chirurgie an der Universität Rostock. *Wissenschaftl. Ztschr. Univ. Rostock [mat.-naturwiss. Reihe] 2*, 1974, S. 1329-1341.

1070. Schmiedebach, H.-P.: Robert Remak (1815-1865). Ein jüdischer Arzt im Spannungsfeld von Wissenschaft und Politik. Stuttgart 1995.

1071. Schmieden, V.: Der chirurgische Operationskurs. 3. Aufl., Leipzig 1914.

1072. Ders.: Die Operationen am Darme. In: Bier, A.; Braun, H.; Kümmell, H. (Hrsg.): Chirurgische Operationslehre. 3. Bd., 2. Aufl., Leipzig 1917, S. 237-401.

1073. Ders.: [Antwort auf eine Umfrage über die chirurgische Behandlung des Mastdarmkrebses]. *Med. Klinik 21*, 1925, S. 1452 f.

1074. Ders.; Fischer; A. W.: Die abdomino-sakrale Rektumexstirpation. Normalmethode in der Therapie des Mastdarmkrebses. *Arch. klin. Chir. 132*, 1924, S. 503-527.

1075. Schmitt, A.: [Nachruf auf Ernst Graser]. *Ztrbl. Chir. 57*, 1930, S. 2227.

1076. Schnalke, T.: Hals- Nasen- Ohrenheilkunde in Erlangen. Graefelfing 1989.

1077. Ders.: Aller Anfang ist Schwer. Die Hals-, Nasen-, Ohrenheilkunde in Erlangen ist 100 Jahre alt. *Das neue Erlg. 84*, 1990, S. 8-11 [Schnalke (1990.1)].

1078. Ders.: 18 Quadratmeter Ohrenklinik. Die Hals-, Nasen-, Ohrenheilkunde in Erlangen ist 100 Jahre alt. *Erlg. Bausteine Fränk. Heimatforsch. 38*, 1990, S. 189-200 [Schnalke (1990.2)] .

1079. Ders.: Medizin im Brief. Der städtische Arzt des 18. Jahrhunderts im Spiegel seiner Korrespondenz. Stuttgart 1997.

1080. Ders.: Zwischen den Zeilen. Medizinische Briefwechsel im 18. Jahrhundert. In: ders.; Wiesemann, C.: Die Grenze des Anderen. Medizingeschichte aus postmoderner Perspektive. Köln; Weimar; Wien 1998, S. 143-165.

1081. Schneider, C.: [Redebeitrag zur Verleihung der Ehrenmitgliedschaft an Graser]. In: Verh. Dt. Ges. Urol. 1929, S. 418.

1082. Schneider, M.: Die erkaltete Herzensschrift. Der autobiographische Text im 20. Jahrhundert. München 1986.

1083. Schneider, M.: "Ohne Bauer kein Schuckert". *Monatsanzeiger [Museen und Ausstellungen in Nürnberg]*, August 1998, S. 4 f.

1084. Schnitzler, J.: Einige Bemerkungen über Wundverbände und das Verbinden. *Wiener med. Wschr. 56*, 1906, S. 69-77.

1085. Ders.: [Antwort auf eine Umfrage über die chirurgische Behandlung des Mastdarmkrebses]. *Med. Klinik 21*, 1925, S. 1956.

1086. Schoeppe: [Rezension: Graser: Frage an die Herren Kollegen]. *Münch. med. Wschr. 76*, 1929, S. 760.

1087. Schoeps, H.–J.: Biographien, Tagebücher und Briefe als Geschichtsquellen. *Deutsche Rundschau 86*, 1960, S. 813-817.

1088. Ders.: Was ist und was will die Geistesgeschichte? Über Theorie und Praxis der Zeitgeschichtsforschung. Göttingen 1959.

1089. Schott, C.: Die Krankheit Liebe. *Dt. Allg. Sonntagsbl. 45*, 04. 12. 1992

1090. Schreier, E.: Ein neues auf chemischer Zersetzung beruhendes Verfahren, den jauchigen Inhalt von Wurzelkanälen unschädlich zu machen. *Österr.-ungar. Vjschr. Zahnhk. 8*, 1892, S. 119-125.

1091. Schreiter, R.: Kalium hydicum, ein empfehlenswertes Mittel. *Dt. Mschr. Zahnhk. 12*, 1894, S. 335-340.

1092. Ders.: Dr. phil. Friedrich Wilh. Schneider. *Dt. Mschr. Zahnhk. 17*, 1899, S. 446-448.

1093. Schröder, H.: Ein Erinnerungsblatt für Friedrich Albert v. Zenker. *Münch. med. Wschr. 72*, 1925, S. 436 f.

1094. Sachs, H.: Die Behandlung lockerer Zähne nach Younger-Sachs. Berlin 1929.

1095. Schuchardt, K.: Kopfklammer zur raschen und sicheren Einhüllung des Kopfes mit steriler Verbandgaze. *Ztrbl. Chir. 27*, 1901, S. 402.

1096. Schüller, M.: Allgemeine acute Peritonitis in Folge von Perforation des Wurmfortsatzes. Laparotomie und Excision des Wurmfortsatzes. In: Verh. Dt. Ges. Chir. 1889. II, S. 332-346.

1097. Schultze, A. W.: Über Listers antiseptische Wundbehandlung nach persönlichen Erfahrungen. Leipzig 1873.

1098. Schultze-Seemann, F. (Hrsg.): Geschichte der Deutschen Gesellschaft für Urologie 1906-1986. Berlin 1986.

1099. Schulz, O.: Isidor Rosenthal. *Münch. med. Wschr. 44*, 1897, S. 508 f.

1100. Schulze, H.: Die Biographie in der Krise der Geschichtswissenschaft. *Geschichte in Wissenschaft und Unterricht 29*, 1978, S. 508-518.

1101. Ders.: Weimar. Deutschland 1917-1933. Berlin 1983

1102. Schwabe, K. (Hrsg.): Deutsche Hochschullehrer als Elite 1815-1945. Boppard 1988.

1103. Schwalbe, C.: Zur Radikalheilung der Hernien. *Dt. med. Wschr. 3*, 1877, S. 541 f.

1104. Schwalm, R.: Odontologia am Kreuzwege! Gleichzeitig ein historischer Rückblick zur zahnärztlichen Doktorfrage. *Dt. zahnärztl. Wschr. 15*, 1912, S. 957-961.

1105. Schwartz, C.: Personalbibliographien der Lehrstuhlinhaber der Fächer Anatomie, Physiologie, Pathologie und pathologische Anatomie, Pharmakologie, Innere Medizin, Chirurgie, Frauenheilkunde, Augenheilkunde, Hals- ,Nasen- und Ohrenheilkunde, Psychiatrie, Zahnheilkunde an der Medizinischen Fakultät der Universität Erlangen im Zeitraum von 1850-1900. Diss. med. Erlangen 1969.

1106. Schwartzkopff, E.: Erinnerungsblätter an Friedrich Schneider. *Dt. zahnärztl. Wschr. 2*, 1899, S. 827 f.

1107. Schwerdtfeger, F.: Zwei durch Einpflanzung der Ureteren in den Dickdarm (Maydl) geheilte Fälle von Blasenektopie. Diss. med. Erlangen 1909.

1108. Seckbach, V.: Fünfundzwanzig Herniotomien aus der Erlanger Klinik mit besonderer Berücksichtigung der Radikaloperation. Diss. med. Erlangen 1892.

1109. See, K. v.: Die Ideen von 1789 und die Ideen von 1914. Frankfurt a. M. 1975.

1110. Seefisch: [Diskussionsbeitrag zu: Graser: Zur Technik der Radicaloperationen kleiner [sic!, offensichtlicher Druckfehler] Nabel - und Bauchwandhernien]. In: Verh. Dt. Ges. Chir. 1906. I, S. 291.

1111. Sailer, Franz X.: Magen. In: ders.; Gierhake, Friedrich W. (Hrsg.): Chirurgie historisch gesehen. Deisenhofen 1973, S. 43-71.

1112. Ders.; Gierhake, F. W.: Chirurgie historisch gesehen. Deisenhofen 1973.

1113. Semmelweis, I. P.: Ätiologie, Begriff und Prophylaxis des Kindbettfiebers. Pest; Wien; Leipzig 1861

1114. Senn, N.: Appendicitis obliterans. *Jour. am. med. Ass. 22*, 1894, S. 403-411.

1115. Sève, L.: Marxismus und die Theorie der Persönlichkeit. 3. Aufl., Frankfurt a. M. 1977.

1116. Seyboth, P.: Statistik der Appendizitis- und Perityphlitisoperationen an der chirurgischen Klinik zu Erlangen 1902-1919. Diss. med. Erlangen [masch.] 1920.

1117. Shakespeare, W.: Macbeth. In: Ders.: Dramatische Werke. 1. Bd., Leipzig 1876, S. 800-856.

1118. Sick, C.: [Rezension: Graser: Über die Grundlagen, Hilfsmittel und Erfolge der modernen Wundbehandlung]. *Dt. Ztschr. Chir. 61*, 1901, S. 229 f.

1119. Ders.: Erfahrungen über aseptische und antiseptische Wundbehandlung. *Dt. med. Wschr. 38*, 1912, S. 2113-2117.

1120. Sickmann, J. H.: Über den Einfluß des Perubalsams auf Bakterien und seinen therapeutischen Wert in der Wundbehandlung. *Dt. Ztschr. Chir. 104*, 1910, S. 298-320.

1121. Siebert, K.: Wilhelm Kiesselbach. *Hanauer Geschichtsblätter 3/ 4*, 1919, S. 98 f.

1122. Siegmund, H.: Divertikelbildung des Dünn- und Dickdarmes. In: Henke, F., Lubarsch, O. (Hrsg.): Handbuch der speziellen pathologischen Anatomie und Histologie. 2. Teil, Berlin 1929, S. 231-235.

1123. Siemens Aktiengesellschaft, Bereich Medizinische Technik (Hrsg.): 100 Jahre Röntgen, 100 Jahre Innovation von Siemens. Erlangen o. Jahr.

1124. Sigerist, H. E.: Einführung in die Medizin. Leipzig 1931.

1125. Ders.: Große Ärzte. 5. Aufl., München 1965.

1126. Simmer, H. H.: Medizin an der Universität. In: Wendehorst, A.; Pfeiffer, G. (Hrsg.): Erlangen. München 1984, S. 130-138.

1127. Sing, A.: Die Wissenschaftspolitik Maximilians II. von Bayern (1848-1864). Berlin 1996.

1128. Sittmann, G.: [Rezension: Graser: Beitrag zur Pathologie und chirurg. Therapie der Nierenkrankheiten]. *Münch. med. Wschr. 42*, 1895, S. 677.

1129. Smreker, E.: Handbuch der Porzellanfüllungen und Goldeinlagen. 2 Bde., Berlin 1909/ 1911.

1130. Socin, A.: Über Radikaloperation der Hernien. *Arch. klin. Chir. 24*, 1879, S. 391-398.

1131. Solbrig, O.: Fabrication des blocs d'or coulés par la méthode de la cire perdue. *Rev. Stom. 14*, 1907, S. 340-344, 357 f.

1132. Sonnenburg, E.: Erfahrungen über die operative Behandlung der Perityphlitis mit besonderer Berücksichtigung der zweizeitigen Operation. Leipzig 1891.
1133. Ders.: Über appendicitis simplex. In: Verh. 12. Kongr. innere Med. 1895, S. 262-287.
1134. Ders.: Über die Operationen am processus vermiformis. In: Verh. Dt. Ges. Chir. 1896. II, S. 42-67.
1135. Ders.: Pathologie und Therapie der Perityphlitis. 3. Aufl., Leipzig 1897 [5. Aufl., Leipzig 1902; 6. Aufl., Leipzig 1909].
1136. Ders.: Die Indikation zur chirurgischen Behandlung der Appendicitis. In: Verh. Dt. Ges. Chir. 1899. II, S. 468-479.
1137. Ders.: Verletzungen und Erkrankungen der Harnblase und Vorsteherdrüse. In: Bergmann, E. v.; Bruns, P. v. (Hrsg.): Handbuch der praktischen Chirurgie. 4. Bd., 3. Aufl., Stuttgart 1907, S. 341-512.
1138. Ders.: Diagnose und Therapie des Frühstadiums der akuten Appendizitis. In: Verh. Dt. Ges. Chir. 1910. I, S. 106 f.
1139. Sontheimer, K.: Die deutschen Hochschullehrer in der Zeit der Weimarer Republik. In: Schwabe, K. (Hrsg.): Deutsche Hochschullehrer als Elite 1815-1945. Boppard 1988, S. 215-224.
1140. Spann, W. (Hrsg.): Wer schreibt meine Lebensgeschichte? Gütersloh 1990.
1141. Specht, G.: Krieg und Geistesstörung. Rede beim Antritt des Prorektorates der k. k. Friedrich-Alexander-Universität Erlangen. Erlangen 1913.
1142. Spengler, Oswald: Der Untergang des Abendlandes. 1. Bd. [Gestalt und Wirklichkeit], Wien 1918; 2. Bd. [Welthistorische Perspektiven], München 1922.
1143. dass.: 1. Bd., 2. Aufl., München 1973; 2. Bd., München 1972.
1144. Sperling, O. K.: Die Geschichte der Orthopädie an der Medizinischen Fakultät zu Berlin. Ztschr. ärztl. Fortbildung 54, 1960, S. 496-502.
1145. Spielmann, K.: Ehrenbürger und Ehrungen in der Bundesrepublik. Dortmund 1965.
1146. Spindler, M.: Das neue Bayern 1800-1970 (= Handbuch der bayerischen Geschichte, Bd. 4, 2 Teilbände). München 1974, 1975.
1147. Spindler, S.: Zur Geschichte der deutschen Gesellschaft für Urologie. Diss. med. Würzburg 1988.
1148. Sponsel, Inge: Drei Lebensbilder - Jüdische Schicksale in unserer Stadt, Isidor Rosenthal. In: Das neue Erlangen 45, 1978, S. 3310-3312.
1149. Sprengel, O.: [Diskussionsbeitrag zu: Sonnenburg: Die Indikation zur chirurgischen Behandlung der Appendizitis]. In: Verh. Dt. Ges. Chir. 1899. I, S. 116 f.
1150. Ders.: [Diskussionsbeitrag zu: Sprengel: Zur Frühresektion bei akuter Appendizitis]. In: Verh. Dt. Ges. Chir. 1901. I, S. 214-216 [Sprengel (1901.1)].
1151. Ders.: Zur Frühresektion bei akuter Appendizitis. In: Verh. Dt. Ges. Chir. 1901. II, S. 87-105 [Sprengel (1901.2)].
1152. Ders.: Versuch einer Sammelforschung zur Frage der Frühoperation. In: Verh. Dt. Ges. Chir. 1902. II, S. 447-482.
1153. Ders.: Die Bedeutung der Leukozytose bei akuter Appendizitis. Münch. med. Wschr. 51, 1904, S. 1637-1641.
1154. Ders.: Appendizitis. Stuttgart 1906.
1155. Ders.: [Diskussionsbeitrag zu: Appendizitis]. In: Verh. Dt. Ges. Chir. 1910. I, S. 115 f.
1156. Stankau, A.: Als wär's ein Stück von ihr. Memoirenschreiben ist groß in Mode. Nürnberger Nachrichten 53, 06./ 07.09.1997
1157. Staehelin, R.: Die Therapie der Lungentuberkulose in den letzten 50 Jahren. Dt. med. Wschr. 58, 1932, S. 763-766, 806-809.
1158. Stark, E.: Aus dem Leben des ersten Fürther Stadtarztes Dr. Johann Emil Friedrich Stark. In: Fürther Heimatblätter, 1968, S. 21-42.
1159. Steffen, E.: Die Behandlung der freien Hernien mit Alkoholinjektionen. Leipzig 1904.
1160. Steiger, Hugo: Aus meiner Studienzeit 1879-1883. O. Ort, o. Jahr [Sonderdruck aus der Erlanger Germanenzeitung 1933], S. 1-35.
1161. Ders.: Ernst Graser. In: Erlanger Germanenstammbuch, Heft 41-60, Erlangen 1925-1933, S. 309-314.
1162. Steinhäuser, E.: 100 Jahre zahnärztlicher Unterricht in Erlangen. Von der privaten Lehranstalt zum Universitätsinstitut. In: Uni-Kurier 14, 1988, S. 12 f.
1163. Steinmetz, I.: Ärztefreundschaften im 19. Jahrhundert. Diss. med. Mainz 1954.
1164. Stelzner, F.: Zur Geschichte der Wundinfektion und der Aseptik. Dt. Med. Wschr. 94, 1969, S. 730-732.
1165. Stern, C.: Biographie - ein Brachland. Die Zeit 21, 16.12.1966.
1166. Stiller, H.: Forschungs- und Darstellungsprobleme einer historischen Biographie. Berlin 1985.
1167. Stimson, L. A.: Intramuscular opening in operating for appendicitis, Ann. Surg. 25, 1897, S. 364.
1168. Stoeckel, W.: Die Zystoskopie in ihrer Bedeutung für den Gynäkologen. Habil.schr., Erlangen 1903.
1169. Ders.: Atlas der gynäkologischen Zystoskopie. Berlin 1908.

1170. Ders.: Lehrbuch der gynäkologischen Zystoskopie und Urethroskopie. Berlin 1910.
1171. Ders.: Die Erkrankungen der weiblichen Harnorgane. In: Ders.; Reifferscheid, K.: Lehrbuch der Gynäkologie Leipzig 1924, S. 143-199.
1172. Ders.: Gelebtes Leben. Stuttgart 1954.
1173. Ders.: Erinnerungen eines Frauenarztes (hrsg. v. H. Borgelt). München 1966.
1174. Ders.: Erinnerungen eines Frauenarztes. Die Stoeckel Memoiren. Leipzig 1979.
1175. Stokum, J. W. v.: Der erste Verband auf dem Schlachtfelde. *Ztrbl. Chir. 31*, 1904, S. 777-780.
1176. Störig, H. J.: Ludwig Wittgenstein. Sprache als Zentralthema heutigen Philosophierens. In: ders.: Weltgeschichte der Philosophie. Zürich 1982, S. 678-690.
1177. Storp, J.: Beitrag zur Anwendung des Murphyknopfes. In: Bericht über die Verh. Dt. Ges. Chir. 1898. Beilage zum *Ztrbl. Chir. 25*, 1898, S. 129 f.
1178. Strauss, H.: Die Procto-Sigmoscopie. Leipzig 1910.
1179. Stricker, W.: Reisetaschenbuch für Ärzte und Naturforscher. Dresden 1841 [2. Aufl., Frankfurt 1845].
1180. Stromeyer, G. F. L.: Erinnerungen eines deutschen Arztes. 2 Bde., 2. Aufl., Hannover 1875.
1181. Strößner, G.; Kurzel-Runtscheiner, E. von: Heinrich Ritter von Buz. In: Lebensbilder aus dem bayerischen Schwaben. 10. Bd., Weißenhorn 1973, S. 319-360.
1182. Strümpell, A.: Specielle Pathologie und Therapie. 1. Bd., 7. Aufl., Leipzig 1892 [10. Aufl., Leipzig 1896; 16. Aufl., Leipzig 1907; 19. Aufl., Leipzig 1914].
1183. Ders.: Aus dem Leben eines deutschen Klinikers. Leipzig 1925.
1184. Stucken, R.: Deutsche Geld- und Kreditpolitik 1914 bis 1963, 3. Aufl., Tübingen 1964.
1185. Stürmer, M.: Das kaiserliche Deutschland. Politik und Gesellschaft 1870-1918. Düsseldorf 1970.
1186. Ders.: Das ruhelose Reich. Deutschland 1866-1918. Berlin 1983.
1187. Sudeck, P: Die Operationen bei den Unterleibsbrüchen. In: Bier, A.; Braun, H; Kümmell, H. (Hrsg.): Chirurgische Operationslehre, 4. Bd., 2. Aufl., Leipzig 1917, S. 1-105.
1188. Sudhoff, K.: Hundert Jahre Deutscher Naturforscherversammlungen. Leipzig 1922 [Sudhoff (1922.1)].
1189. Ders.: Rudolf Virchow und die deutsche Naturforscher-Versammlungen. Leipzig 1922 [Sudhoff (1922.2)].
1190. Sudzuki, K.: Über Divertikel am S romanum. *Arch. klin. Chir. 6*, 1900, S. 708-716.
1191. Suter, F. A.: Der Perubalsam als Mittel zur Wundbehandlung. *Beitr. klin. Chir. 53*, 1907, S. 566-686.

1192. [Tagesgeschichtliche Notizen]. *Münch. med. Wschr. 68*, 1921, S. 689.
1193. Taggart, H.: A new and accurate method of making gold inlays. *Dent. Cosmos 49*, 1907, S. 1117-1121.
1194. Tavel, E.: Bakteriologisches und Klinisches über Vioform. *Dt. Ztschr. Chir. 55*, 1900, S. 557-576.
1195. Ders.: Chirurgische Infektion und deren Prophylaxe. Berlin 1905.
1196. Terrier, F. S.: Traitement de l'appendicite. *Le Mercredi Méd. 3*, 1892, S. 281 f.
1197. Thamhayn, O.: Der Listersche Verband. Leipzig 1875.
1198. Thiele, H-H. F.: Zur Geschichte der deutschen Gesellschaft für Urologie. Diss. med. Würzburg 1988.
1199. Thierfelder, T.: Das Großherzogliche Universitätskrankenhaus. In: Festschrift der XXVI. Versammlung des Deutschen Vereins für öffentliche Gesundheitspflege gewidmet von der Stadt Rostock. Rostock 1901, S. 347-357.
1200. Thiersch, K.: Bildungsfehler der Harn- und Geschlechtswerkzeuge eines Mannes. *Illustr. Med. Ztg. 1*, 1852, S. 7-16.
1201. Ders.: Klinische Ergebnisse der Listerschen Wundbehandlung und über den Ersatz der Karbolsäure durch Salizylsäure. Leipzig 1878.
1202. Thöle, F.: [Diskussionsbeitrag zu: Graser: Über traumatische Leberruptur]. In: Verh. Dt. Ges. Chir. 1904. I, S. 99 f.
1203. Thomann, K-D. (Hrsg.): Tradition und Fortschritt in der Orthopädie. Stuttgart 1985.
1204. Thomas, W. I.; Znaniecki, F. W.: The polish peasant in Europe and America. New York; Dover 1927.
1205. Thorwald, J.: Das Jahrhundert der Chirurgen. Stuttgart 1957.
1206. Ders.: Das Weltreich der Chirurgen. 4. Aufl., Stuttgart 1967.
1207. Tierney, J. L.: Doctor of Dental Surgery in Europa. *Dt. Mschr. Zahnhk. 2*, 1884, S. 293-296.
1208. Tillmanns, H.: Erysipelas. Stuttgart 1880.
1209. Tomes, J.: Ein System der Zahnheilkunde (übers. von A. zur Nedden). Leipzig 1861.
1210. Toellner, Richard (Hrsg.): Illustrierte Geschichte der Medizin. 6 Bde., Erlangen 1992 [Sonderausgabe].
1211. Trapp: [Rezension: Mayo: Further experiences with the vertical overlapping operation]. *Ztrbl. Chir. 30*, 1903, S. 1236.
1212. Trebisch, H.: Odontologen und Stomatologen. *Zahnärztl. Rdsch. 18*, 1909, S. 195-197, 231 f.
1213. Treitschke, H. v.: Charakterbilder aus der deutschen Geschichte, (hrsg. von R. Sternfeld und H. Spiero). Berlin o. J..

1214. Treitschke, H. v.: Deutsche Geschichte im 19. Jahrhundert. 1. Bd., Leipzig 1913.
1215. Treml, M.: Königreich Bayern (1806-1918). In: Ders. (Hrsg.): Geschichte des modernen Bayern. München 1994, S. 13-145 [Treml (1994.1)].
1216. Ders. (Hrsg.): Geschichte des modernen Bayern. München 1994 [Treml (1994. 2)].
1217. Trendelenburg, F.: Über Heilung der Harnblasen-Ektopie durch direkte Vereinigung der Spaltränder. Arch. klin. Chir. 34, 1887, S. 621-625.
1218. Ders.: Über Blasen-Scheidenfisteloperationen und über Beckenhochlagerung bei Operationen in der Bauchhöhle. Leipzig 1890.
1219. Ders.: Über Operationen zur Heilung der angeborenen Harnblasen- und Harnröhrenspalten. Arch. klin. Chir. 43, 1892, S. 394-438.
1220. Ders.: Die ersten 25 Jahre der Deutschen Gesellschaft für Chirurgie. Berlin 1923.
1221. Treves, F.: A series of cases of relapsing typhlitis treated by operation. Brit. med. Journ. 1, 1893, S. 835-837.
1222. Tröhler, U.: Der Nobelpreisträger Theodor Kocher 1841-1917. Basel; Boston; Stuttgart 1984.

1223. Ueding, G.: Klassik und Romantik: Deutsche Literatur im Zeitalter der Französischen Revolution (1789-1815). München 1987.
1224. Universität Rostock: Verzeichnis der Behörden, Lehrer, Beamten, Institute und Studierenden der Landesuniversität Rostock SS 1901.
1225. Dies.: Vorlesungsverzeichnis Sommersemester 1901.
1226. Universitätsbund Erlangen: Neubauten und bauliche Änderungen [Erweiterung der urologischen Abteilung]. In: Ders. (Hrsg.): Jahresbericht 1930. S. 32-34.
1227. Urbantschitsch, V.: Wilhelm Kiesselbach [Nekrolog]. Mschr. Ohrenhk. 37, 1903, S. 373-376.

1228. Valentin, B.: Geschichte der Orthopädie. Stuttgart 1961.
1229. Ders.: Die Wurzel der Orthopädie. Hippokrates 33, 1962, S. 207-213.
1230. Verein für Krüppelfürsorge e.V. in Nürnberg (Hrsg.): Erster Jahres- und Rechenschaftsbericht für die Jahre 1909 und 1910. Nürnberg 1910.
1231. Verein zur Förderung des Fremdenverkehrs in Erlangen und Umgebung (Hrsg.): Die Universitätsstadt Erlangen. Erlangen 1905.
1232. Virchow, R.: Die Cellurarpathologie in ihrer Begründung auf physiologische und pathologische Gewebelehre. Berlin 1858.
1233. Ders.: Über den Fortschritt in der Entwicklung der Humanitätsanstalten. In: Amtlicher Bericht über die 33. Versammlung deutscher Naturforscher und Ärzte in Königsberg 1860. Königsberg 1861, S. 41-43.
1234. Ders.: Über die nationale Entwicklung und Bedeutung der Naturwissenschaften. In: Amtlicher Bericht über die 40. Versammlung deutscher Naturforscher und Ärzte zu Hannover 1865. Hannover 1866, S. 56-65.
1235. Vircondelet, A.: Marguerite Duras. Freiburg i. Br. 1992.
1236. Vogel, E.; Endriß, G.: Zweihundert Jahre Universität Erlangen. Beiträge zur Geschichte der Universität, ihrer Lehrer und Forschungsstätten sowie der Studentenschaft. [masch.] Erlangen 1943.
1237. Vogl, A.: [Einleitende Worte zu dem Thema: Die Bruchanlage und -Erkrankung in ihrer Bedeutung für die Militärdiensttauglichkeit und der Entscheid über Versorgungs-, bezw. [sic] Entschädigungsansprüche.]. In: Verh. Ges. Dt. Naturf. Ärzte 1899. S. 515 f.
1238. Voit, W.: Bericht über 50 an der Erlanger Klinik ausgeführte Radikaloperationen von Leistenhernien. Diss. med. Erlangen 1904.
1239. Volkmann, R.: Beiträge zur Chirurgie, anschließend an einen Bericht über die Tätigkeit der chirurgischen Universitätsklinik zu Halle im Jahre 1873. Leipzig 1875.
1240. Ders.: Über den antiseptischen Occlusivverband und seinen Einfluss auf den Heilungsprozess der Wunden. Leipzig 1876.
1241. Vollbrecht, H.: Die Infektion der Schußwunden und ihre Behandlung mit Perubalsam. Arch. klin. Chir. 90, 1909, S. 502-528.
1242. Volz, A.: Über die Verschwärung und Perforation des processus vermiformis bedingt durch Fremdkörper. Arch. ges. Med. 4, 1843, S. 305-338.
1243. Ders.: Die durch Kothsteine bedingte Durchbohrung des Wurmfortsatzes, die häufig verkannte Ursache einer gefährlichen Peritonitis und deren Behandlung mit Opium. Karlsruhe 1846.
1244. Vulpius, O.: Zur Sicherung der Asepsis bei Operationen. Münch. med. Wschr. 45, 1898, S. 595.
1245. Wagner, P.: [Rezension: Graser: Beitrag zur Pathologie und chirurgischen Therapie der Nierenkrankheiten]. Ztrbl. Chir. 22, 1895, S. 1035 f.
1246. Ders.: [Rezension: Graser: Luxatio patellae inverterata]. Dt. Med. Wschr. 30, 1904, S. 1519.

264

1247.   Waldeyer-Hartz, W. v.: Einiges über Hernien. In: Gedenkschrift für Dr. Rudolph von Leuthold. 2. Bd.,
        Berlin, 1906, S. 55-69.
1248.   Walser, H.: Zur Einführung der Äthernarkose im deutschen Sprachgebiet im Jahre 1847. Diss. med.
        Zürich 1947.
1249.   Walte, H.: Ist bei Perityphlitis die Abtragung des processus vermiformis nötig oder nicht? Diss. med.
        Erlangen 1894.
1250.   Wapnewski, P.: Geschichte in Geschichten gespiegelt. *Merkur 27*, 1973, S. 282-288.
1251.   Watzek, J.: Die Geschichte der Hals-, Nasen- und Ohrenheilkunde an der Friedrich-Alexander-
        Universität Erlangen-Nürnberg von den Anfängen bis zum Jahre 1960. Diss. med. Erlangen 1987.
1252.   Weber, J.: Die Geschichte der Universitätsklinik und Poliklinik für Zahn-, Mund- und Kieferkranke
        Erlangen. Diss. med. Erlangen 1961.
1253.   Wehler, H.-U.: Zum Verhältnis von Geschichtswissenschaft und Psychoanalyse. In: ders. (Hrsg.):
        Geschichte und Psychoanalyse. Köln 1971, S. 9-30.
1254.   Ders. (Hrsg.): Geschichte und Psychoanalyse. Köln 1971
1255.   Ders.: Deutsche Gesellschaftsgeschichte 1849-1914. München 1995.
1256.   Weibliche Biographien: Dokumentation der Tagung „Weibliche Biographien" in Bielefeld, Oktober
        1981. München 1982.
1257.   Weidner, O.: Eduard Pflaumer zum 70. Geburtstag. *Ztschr. Urol. 36*, 1942, S. 74-79.
1258.   Ders.: Eduard Pflaumer zum 80. Geburtstag. *Ztschr. Urol. 45*, 1952, S. 65-68.
1259.   Weigand, B: Personalbibliographien von Professoren und Dozenten der Klinik und Poliklinik für Hals-,
        Nasen- und Ohrenkranke und der Klinik und Poliklinik für Zahn-, Mund- und Kieferkranke der
        Universität Erlangen-Nürnberg im ungefähren Zeitraum von 1900-1968. Diss. med. Erlangen 1968.
1260.   Weiss, P.: Fluchtpunkte. Frankfurt a. M. 1962.
1261.   Ders.: Die Ästhetik des Widerstands. Frankfurt a. M. 1975-1981.
1262.   Weizsäcker, C. F.: Wahrnehmung der Neuzeit. München 1983.
1263.   Wendehorst, A.: Erlangen. Geschichte der Stadt in Darstellung und Bilddokumenten. München 1984.
1264.   Ders.: Geschichte der Universität Erlangen-Nürnberg 1743-1993. München 1993.
1265.   Wenzel: Die Verwendung von Gazeschleiern. *Ztrbl. Chir. 29*, 1902, S. 513-518.
1266.   Westhues, H.; Papp, H.: Zehn Jahre Rectumchirurgie unter Graser. *Dt. Ztschr. Chir. 229*, 1930, S. 216-
        228.
1267.   Westphal: Was war uns Friedrich Schneider. *Dt. zahnärztl. Wschr. 2*, 1899, S. 884-886.
1268.   Wich, R.: Gegen "Kunstfehler", "Notgemeinschaft Medizingeschädigter" hat Sitz in Erlangen. *Erlanger
        Nachrichten 141*, 30./ 31.01.1999.
1269.   Wick, R.: Zur Entwicklung der Chirurgie und des chirurgischen Lehrbetriebes an der Universität
        Rostock. Diss. med. Rostock 1988.
1270.   Wiegler, P.: Wilhelm der Erste. Sein Leben und seine Zeit. Hellerau bei Dresden 1927.
1271.   Wiener, A.: Murphys Anastomosenknopf und seine Leistungen. *Ztrbl. Chir. 22*, 1895, S. 81-85.
1272.   Wille, F. W.: Friedrich Schneider. *Dt. zahnärztl. Wschr. 2*, 1899, S. 839-940.
1273.   Wilson, A.: Biographie as History. Moskau 1970.
1274.   Wimschneider, A.: Herbstmilch. Lebenserinnerungen einer Bäuerin. München 1984.
1275.   Windsheimer, B.: 100 Jahre Klinikum Nürnberg. Die Geschichte des Nürnberger Gesundheitswesens
        im späten 19. und 20. Jahrhundert. Nürnberg 1997.
1276.   Winkelmann, K.: Die Unterleibsbrüche und ihre chirurgische Behandlung. Leipzig 1896.
1277.   Ders.: Radikaloperation der Hydrocele. *Ztrbl. Chir. 25*, 1898, S. 1092.
1278.   Witt, F. H.: Dr. Friedrich Schneider 1844-1899. *Zahnärztl. Mitt. 47*, 1959, S. 780-782.
1279.   Ders.: Die Zahnärzte-Dynastie Bock Nürnberg. *Zahnärztl. Mitt. 49*, 1961, S. 16-18.
1280.   Wittern, R.: Aus der Geschichte der Medizinischen Fakultät. In: Kössler, H. (Hrsg.): 250 Jahre
        Friedrich-Alexander-Universität Erlangen-Nürnberg [Festschrift]. Erlangen 1993, S. 315-420.
1281.   Dies. (Hrsg.): Die Professoren und Dozenten der Friedrich-Alexander-Universität Erlangen 1743-1960.
        Teil 2: Medizinische Fakultät. Erlangen 1999.
1282.   Witzel, A.: Zur Technik der Magenfistelanlegung. *Ztrbl. Chir. 18*, 1891, S. 601-604.
1283.   Witzel, A.: Die praktische Behandlung exponirter und kauterisirter Pulpen. *Dt. Vjschr. Zahnkh. 14*,
        1874, S. 434-447.
1284.   Ders.: Pathologie und Therapie der Pulpakrankheiten des Zahnes. Hagen i. W. 1886.
1285.   Ders.: Das Füllen der Zähne mit Amalgam. Berlin 1899.
1286.   Wolff, E.: Zur Behandlung der appendicitischen Abscesse. *Beitr. klin. Chir. 41*, 1918, S. 263-345.
1287.   Wolff, O.: Wie läßt sich der Bauchbruch nach Laparotomie vermeiden? *Ztrbl. Chir. 29*, 1902, S. 1289-
        1291.

1288. Wölfler, A.: Resektion des carcinomatösen Pylorus mit glücklichem Erfolge. *Anz. ges. Ärzte Wien 10*, 1880, S. 267.

1289. Ders.: Über die von Herrn Prof. Billroth ausgeführte Resektion des karzinomatösen Pylorus. Wien 1881 [Wölfler (1881.1)].

1290. Ders.: Über die Resektion des carcinomatösen Pylorus. *Wien. med. Bl. 4*, 1881, S. 556, 586 [Wölfler (1881.2)].

1291. Ders.: Über den parasakralen und pararektalen Schnitt zur Blosslegung des Rektums, des Uterus und der Vagina. *Wien. klin. Wschr. 2*, 1889, S. 296-298.

1292. Ders.: Zur Radikaloperation des freien Leistenbruches. Stuttgart 1892.

1293. Ders.: Über Operationshandschuhe, *Beitr. klin. Chir. 19*, 1897, S. 255-259.

1294. Wullstein: [Diskussionsbeitrag zu: Graser: Zur Technik der Radicaloperationen grosser Nabel- und Bauchwandhernien]. In: Verh. Dt. Ges. Chir. 1906. I, S. 316-318.

1295. Wyeth, J. A.: An instructiv case of appendicits necessitating an unusual method of operation. *Jour. am. med. Ass. 23*, 1894, S. 928 f.

1296. Zahl, K.: Über Perityphlitis und ihre frühzeitige Behandlung. Diss. med. Erlangen 1892.

1297. Zahrnt, H.: [Klappentext] zu: Friedenthal, R.: Luther. 7. Aufl., München 1982.

1298. Zeitler, R.: Die Kunst des 19. Jahrhunderts. Berlin 1990.

1299. Zeitschrift für Krüppelfürsorge.

1300. Zenker, F. A. v.: Ösophagusdivertikel. In: Ziemssen, H. W. v.: Handbuch der speciellen Pathologie und Therapie, 7. Bd. [Anhang], Leipzig 1874, S. 50-80.

1301. Zieler, G.; Scheffer, T. (Hrsg.): Das akademische Deutschland. Biographisch-bibliographisches Handbuch für die Universitäten des Deutschen Reiches als Ergänzung zum Deutschen Universitätskalender. 3. Bd., Leipzig 1906.

1302. Ziemssen, H. v; Moritz, F.: Friedrich Albert von Zenker [Bekanntgabe des Todes]. *Arch. klin. Med. 60*, 1898 [als Vorsatz].

1303. Zieten, S.: Drei Jahrhunderte Musik in Erlangen. In: Meidinger-Geise, I. (Hrsg.): Erlangen 1686-1986, Kulturhistorisches Lesebuch. Erlangen 1986, S. 226-307.

1304. Zimmermann, B.: Der amerikanische Einfluß auf die deutsche Zahnheilkunde im ausgehenden 19. Jahrhundert, Diss. med. Bonn 1969.

1305. Zsigmondy, O. [Festrede]. *Wiener zahnärztl. Mschr. 4*, 1902, S. 97-130.

1306. Zuckerkandl, O.: Notiz über die Blosslegung der Beckenorgane. *Wien. klin. Wschr. 2*, 1889, S. 276, 356.

1307. Zweig, S.: Drei Meister. Balzak, Dickens, Dostojewski. Leipzig 1920.

1308. Ders.: Die Heilung durch den Geist. Mesmer, Mary Baker-Eddy, Freud. Leipzig 1931.

1309. Ders.: Marie Antoinette. Leipzig 1932.

1310. Ders.: Magellan. Stockholm 1938.

1311. Ders.: Die Königinnen. [Lizenzausgabe für den europäischen Buch- und Phonoclub Reinhard Mon]. Stuttgart o. Jahr.

1312. Ders.: Verwirrungen der Gefühle. In: ders.: Die Mondscheingasse. Gesammelte Erzählungen. Frankfurt a. M. 1989, S. 466-563.

6. Anhang
6.1. Personenregister zu:
3. Ernst Graser im Spiegel seines wissenschaftlichen Werkes

6.2 Photographien

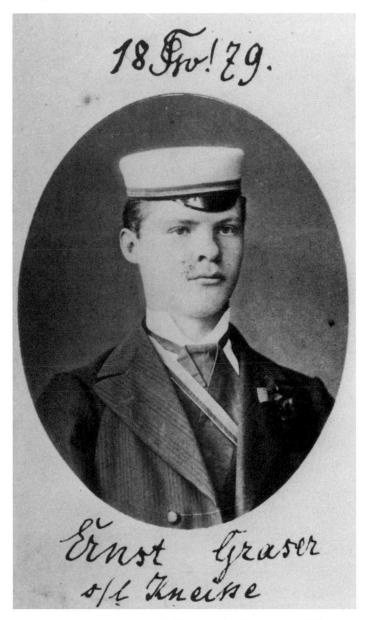

Bild 1: Als „Germanenfuchs" im ersten Studiensemester, 1879
(Burschenschaft Germania Erlangen).

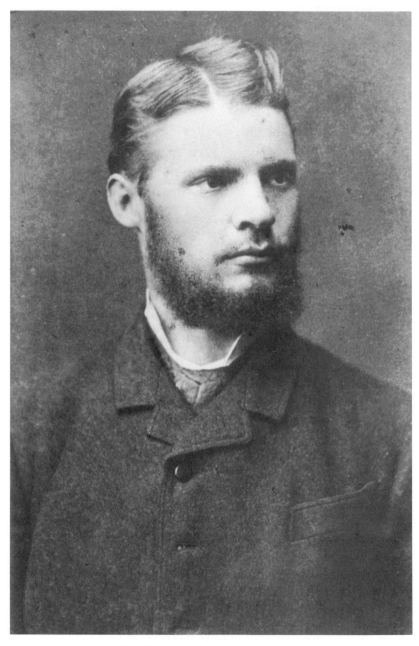

Bild 2: Student, um 1885
(Burschenschaft Germania Erlangen).

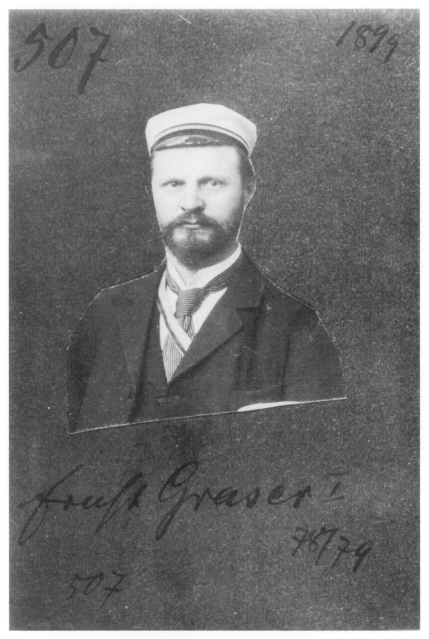

Bild 3: „Philister", um 1890
(Burschenschaft Germania Erlangen).

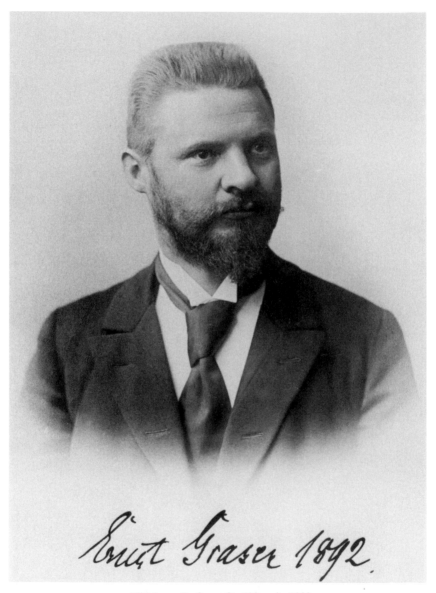

Bild 4: a.o. Professor für Chirurgie, 1892
(Universitätsbibliothek Erlangen).

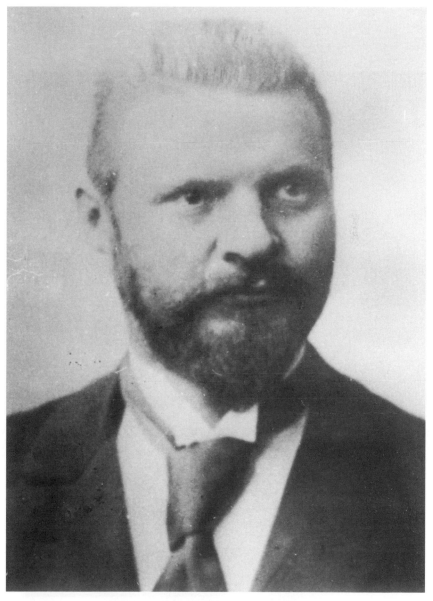

Bild 5: Professor für Chirurgie in Rostock, 1901
(Universitätsbibliothek Rostock).

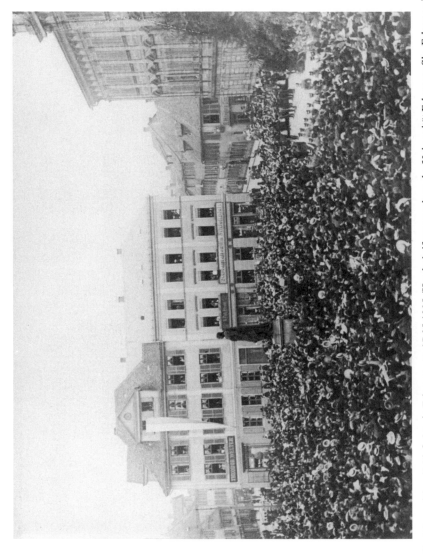

Bild 6: Schillerfeier auf dem Schloßplatz in Erlangen am 07.05.1905 (Handschriftensammlung der Universität Erlangen: Slg. Erlangensia V, 9).

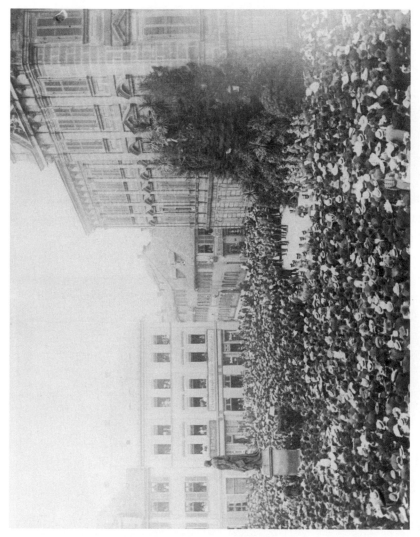

Bild 7: Schillerfeier auf dem Schloßplatz in Erlangen am 07.05.1905 (Handschriftensammlung der Universität Erlangen: Slg. Erlangensia V, 9).

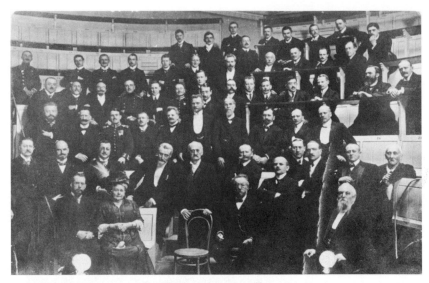

Bild 8: Feier anläßlich der 25 jährigen klinischen Tätigkeit Wilhelm Olivier Leubes in Würzburg. Gruppenbild der Teilnehmer, 1910
(Bildpostkarte, Privatbesitz Fam. Graser, Tübingen).

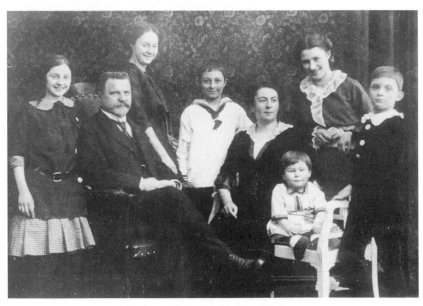

Bild 9: Im Kreis der Familie, um 1913
(Privatbesitz Fam. Graser, Tübingen).

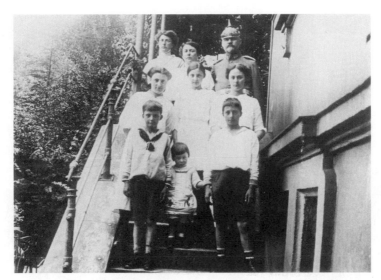

Bild 10: „Ins Feld!" Abschied auf der Treppe vor dem Haus in der Sieglitzhofer Straße, 08.08.1914
(Privatbesitz Fam. Graser, Tübingen).

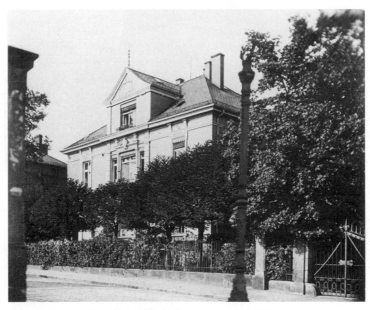

Bild 11: Das Grasersche Haus in der Sieglitzhofer Straße, um 1920
(Privatbesitz Fam. Graser, Tübingen).

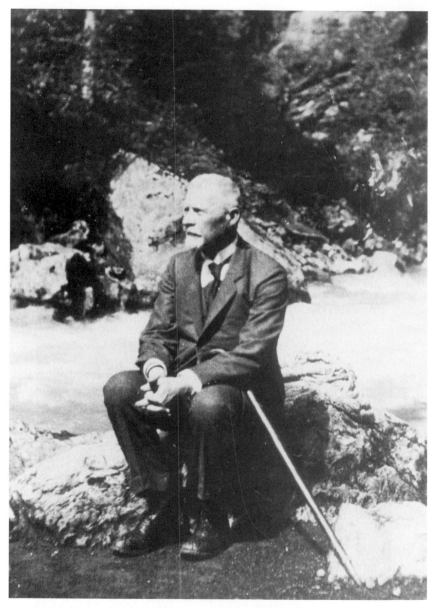

Bild 12: Rast in den geliebten Bergen, um 1920
(Privatbesitz Fam. Graser, Tübingen).

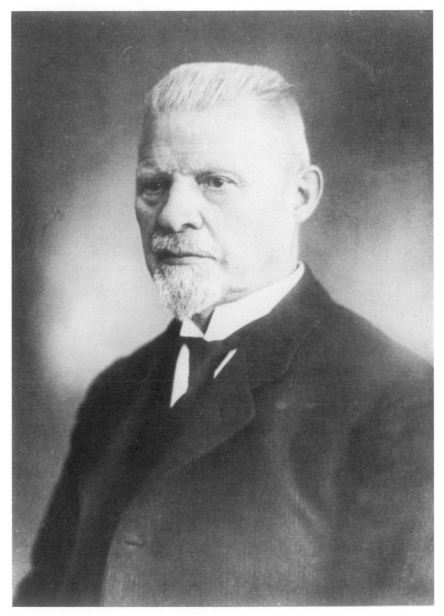

Bild 13: Portrait, 1929
(Universitätsbibliothek Erlangen).

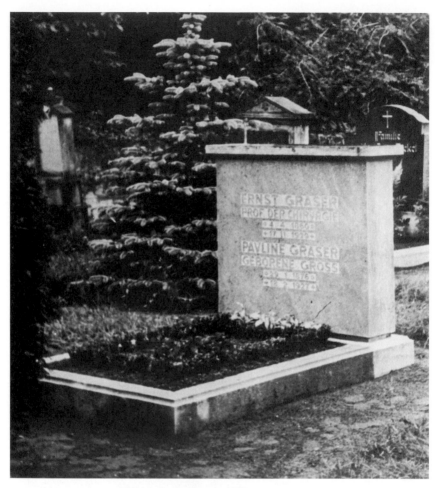

Bild 14: Grabstätte, um 1930
(Privatbesitz Fam. Graser, Tübingen).

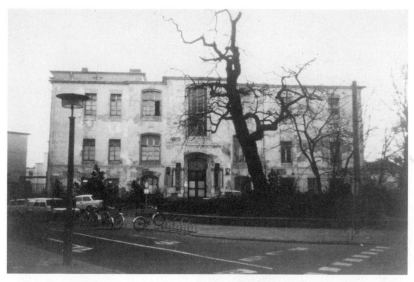

Bild 15: Hauptgebäude der alten Universitätsklinik Rostock am Gertrudenplatz, Zustand
Frühjahr 1991
(Privatbesitz des Autors).

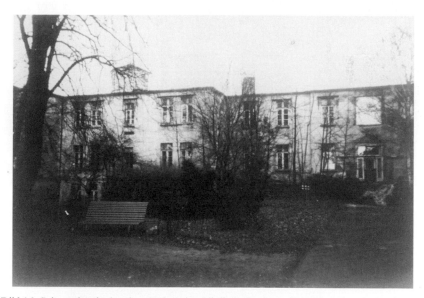

Bild 16: Seitengebäude der alten Universitätsklinik Rostock am Gertrudenplatz, Zustand
Frühjahr 1991
(Privatbesitz des Autors).

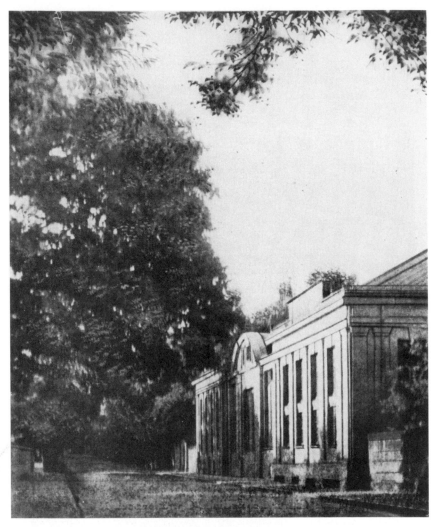

Bild 17: Operationstrakt der chirurgischen Klinik, um 1905
(gedruckt in: Gross, Joseph: Die Universität Erlangen in Wort und
Bild. Düsseldorf 1928, S. 35).

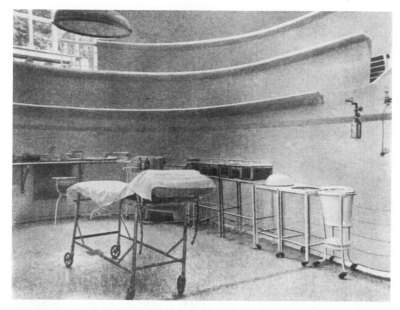

Bild 18: Im Operationssaal, um 1905
     (gedruckt in: Gross, Joseph: Die Universität Erlangen in Wort und Bild. Düsseldorf
     1928, S. 36).

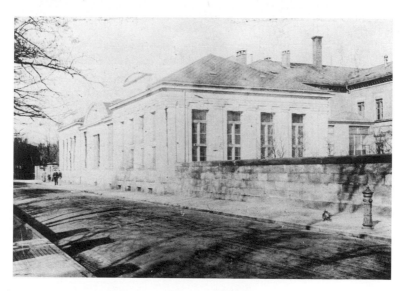

Bild 19: Operationsgebäude der chirurgischen Klinik, um 1909
     (Handschriftensammlung der Universität Erlangen: Slg. Erlangensia, III, 14).

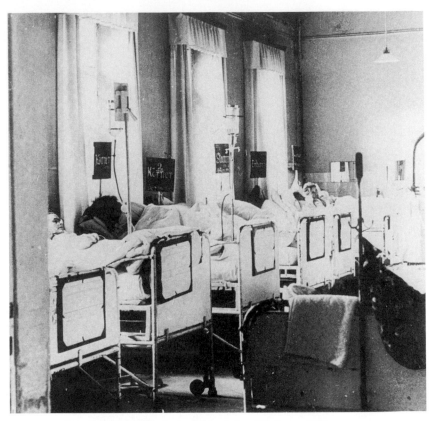

Bild 20: Krankenzimmer in der chirurgischen Klinik, um 1920
(gedruckt in Fröba, Klaus: Bilder einer Stadt. Erlangen 1994, S. 65).